# 名老中医诊治肝病临证经验

主　编　胡建华　李京涛

全国百佳图书出版单位
中国中医药出版社
·北京·

**图书在版编目（CIP）数据**

名老中医诊治肝病临证经验/胡建华，李京涛主编 . —北京：
中国中医药出版社，2022.1
ISBN 978 - 7 - 5132 - 7214 - 8

Ⅰ . ①名… Ⅱ . ①胡… ②李… Ⅲ . ①肝病(中医) - 中医临
床 - 经验 - 中国 - 现代 Ⅳ . ①R256.4

中国版本图书馆 CIP 数据核字（2021）第 203311 号

---

**中国中医药出版社出版**

北京经济技术开发区科创十三街 31 号院二区 8 号楼
邮政编码 100176
传真 010 - 64405721
河北新华第二印刷有限责任公司印刷
各地新华书店经销

开本 880 × 1230 1/32 印张 18.5 字数 380 千字
2022 年 1 月第 1 版 2022 年 1 月第 1 次印刷
书号 ISBN 978 - 7 - 5132 - 7214 - 8

定价 89.00 元
网址 www. cptcm. com

**服 务 热 线 010 - 64405510**
**购 书 热 线 010 - 89535836**
**维 权 打 假 010 - 64405753**

**微信服务号 zgzyycbs**
**微商城网址 https://kdt. im/LIdUGr**
**官 方 微 博 http://e. weibo. com/cptcm**
**天猫旗舰店网址 https://zgzyycbs. tmall. com**

如有印装质量问题请与本社出版部联系（010 - 64405510）
版权专有 侵权必究

本书出版得到北京市扬帆计划重点医学专业——中西医结合重症肝病项目（课题编号：ZYLX201819）资助

# 《名老中医诊治肝病临证经验》

# 编委会

# 序

　　"读经典，跟名师，做临床"，传统师承教育的传承模式是以师徒之间口传心授、心领神会为主的传承途径，这一途径为中医药的传承和中医药人才培养发挥了重要作用。为系统总结与传承名老中医的学术思想，培养优秀的中医临床人才，我国基本形成了院校教育、师承教育以及私塾教育相结合的培养模式。为了提高中医临床水平，传承中医药学术思想，有的高等中医药院校在本科教育阶段实行分段式教学，让学生早临床、多临床、反复临床，在本科教育阶段中融入了跟师学习的传统教育模式。

　　名老中医是当代中医临床水平的优秀代表，他们经过几十年的临床实践积累了宝贵的经验，这些经验体现了名老中医巧妙的构思以及严谨的临证过程，并且经过反复提炼形成了自己独到的学术思想和丰富的辨证及用药经验。有些名中医虽然积累了丰富的临床经验，但需要我们在传承的实践中"沉潜往复"，认真体悟，深入发掘，从而凝结成临证精髓，充实和发展中医基本理论。为了传承和发掘名老中医诊治慢性肝病临证思路，中华中医药学会肝胆病分会组织青年学者编写了《名老中医诊治肝病临证经验》一书，本书广泛搜集整理了关幼波、王鸿士、邓铁涛、周信有、钱英等50位名老中医诊治慢性肝病的文献资料，深度总结和提炼了名中医学术思想、疾病诊治的临床经验、临证用药思路和名中医经验方等，每一部分都进行了仔细的整理和阐述，对名中医经验的整理较为全面。我接到书稿后，仔仔细细地阅读了每位名中医的学术思想和临证经验，觉得这样高屋建瓴的概述更加有助于读者系统性地整理和发掘名中医经验，提炼出对中医药学术发展具有开创性和指导意义的学术观点，从而形成学术流派的学术思想及其深层次的内涵建设，在提升中医临床思维能力的同时，推动中医肝病学术流派的传承和创新。

关于书中名中医经验的学习，读者要从经验入手，探究名老中医的学术思想、临证经验的理论渊源，追本溯源，才能有利于全面掌握和灵活运用名中医经验。掌握名中医辨证立方的思路，师其法而灵活运用其经验方，因人、因时、因地制宜，不能丢掉中医辨证论治的精髓，切勿偏执某名中医经验而死守其用药及药物用量。这是一个信息多元化、百花齐放、百家争鸣的时代，中医学者要在学习和继承名老中医学术思想的同时，切忌临证思维固化，临床中要综合思考，培养良好的学术思维，形成独到的学术观点。

国家中医药管理局原副局长、世界中医药学会联合会创会副主席兼秘书长李振吉教授说："名医传承的四大总体目标是总结临床经验，研究学术思想，传承创新方法，培养新一代名医。"所以，本书所做的工作以总结和整理名中医经验为宗旨，承载着传承名老中医学术思想、培养一代名医的重要作用。《名老中医诊治肝病临证经验》是中华中医药学会肝胆病分会在收集大量原文献和著作的基础上系统整理和选辑而成，出版本书的目的是系统整理肝胆病名老中医经验，从而为读者研究学习提供方便，同时读者可以相互借鉴，以便于名老中医学术经验的传承。在此，我代表中华中医药学会中医肝胆病分会对文献资料的原著作者及名老中医致以衷心感谢！正是有了他们对名老中医学术经验的整理、发掘，才使中医治疗肝病的学术经验得以薪火传承！

李秀惠

2021 年 10 月 20 日

# 目　　录

# 谌宁生

谌宁生，男，1933年9月出生，湖南临湘人，主任中医师、教授，国内著名肝病中医专家，国家级名老中医，湖南省首批名中医，国家人事部、卫生部及国家中医药管理局批准的第二批全国老中医药专家学术经验继承工作指导老师。1962年9月分配到北京市中医医院，从事临床工作，2004年被聘为世界教科文卫生组织专家成员，2009年6月获中华中医药学会成就奖，被聘为中华中医药学会终身理事。曾参与国家"八五"攻关，负责湖南省科委、教委及卫生厅局等肝病科研重点课题多项，两次获湖南省科技进步奖，三次获湖南省中医药科技进步奖。现为中华中医药学会内科肝胆病专业委员会顾问，国家中医药管理局"十一五"肝病中医重点专科和国家重大传染病项目"中医治疗慢性重型肝炎临床研究"专家委员会专家。承担多项课题，研制中药新药两个，获省级科技成果奖两项。

## 一、临证经验

### （一）急性肝炎审因论治

急性病毒性肝炎的病因应从外因立论，主因是湿热入侵。病机为外感湿热,内蕴中焦,侵犯脾胃,熏蒸肝胆。由于急性肝炎病程短,患者正气未损,一般预后好,所以对急性肝炎的辨治宜简不宜繁,不必辨证分型。在以上理论指导下,自拟急肝方:茵陈、田基黄、土茯苓各15g,山栀子、黄柏、木通、夏枯草各10g,甘草5g。急性病毒性肝炎病因均为湿热之邪侵犯脾胃,蕴郁肝胆,导致运化失司,疏泄不利,而见疲乏、纳差、恶心、厌油、肝区痛、发热、黄疸等,故治宜清热利湿,方以白花蛇舌草、夏枯草、山栀子、田基黄清热解毒,茵陈、黄柏、木通、土茯苓利湿退黄,甘草调和诸药,增加解毒功能。急性肝炎有黄疸者,说明湿热较重,宜用此方。无黄疸者,由于病因亦为湿热所致,故仍可用此方。因此急性肝炎患者无论有无黄疸,不必分为多型(如湿盛、热盛、湿热并重型)均按湿热论治。谌宁生认为急性肝炎不辨证分型论治,并未违反中医辨证施治的理论,而是更加强调"辨证求因""治病求因""审因论治"的原则,具有更严格的科学性和更好的实践性。治疗急性肝炎虽不必分型,但不可一法一方,始终不变,应根据病变的不同时期分阶段治之。因为病初属邪盛阶段,虽有脾失健运之候,但因湿阻中焦,损伤脾胃,故治肝时不宜补脾,更不能滋阴,因补脾和滋阴均可留邪,使湿热之邪难祛,而致病证缠绵难愈。故急性期务必以清热利湿为主,以求邪去正复。如经过治疗,主要症状基本消失,肝功能恢复或接近正常,此为邪去而正气未复,则可改用调理肝脾之法,方用柴芍六君子汤加减,以调理脾胃,恢复正气,巩固疗效,达到防止复发的目的。

### （二）慢性肝病辨证论治

对于慢性肝炎，由于病程较长，病位侵犯较深，不仅侵犯中焦，肝胆脾胃受损，且可深达下焦肾与膀胱，累及全身气血，病因病机较为复杂，因此必须按照气血脏腑辨证论治，进行多法多方分型论治。单纯运用一法一方，难以取得满意效果。

**1. 湿热稽留难除尽，肝郁脾肾气血虚**

谌宁生认为慢性乙型肝炎病因病机复杂，可概括为"湿热稽留难除尽，肝郁脾肾气血虚"。慢性乙型肝炎属于中医学"胁痛""黄疸""积聚""鼓胀""肝著""肝热病"等范畴。肝炎病毒（湿热夹毒之邪）是致病的主要病因；免疫功能低下（正气虚弱，脾肾功能受损）是发病的重要病机；肝组织损伤，微循环障碍（肝郁气滞血瘀）是基本病理变化。湿热疫毒侵袭人体，蕴结日久，损伤肝脾肾三脏，导致气虚血瘀，脏腑功能失调。其中湿热夹毒之邪是致病的先决条件，但"虚邪贼风，不能独伤人，邪之所凑，其气必虚"，故正气虚弱不能抵御外邪是本病发生的内在因素，正虚邪恋，邪毒久羁，气血运行不畅，脉络瘀阻，毒、虚、瘀三者相互作用共同形成慢性乙肝"湿热稽留难除尽，肝郁脾肾气血虚"的复杂病机。

**2. 解毒、补虚、化瘀**

谌宁生对慢性乙型肝炎的治疗强调整体观念和"治病必求于本"的原则，认为本病乃慢性肝毒（湿热夹毒之邪）、虚（正气虚弱）、瘀（肝郁气滞血瘀）相互作用所致。因此，治疗慢性乙型肝炎主要从以下三方面着手。

（1）解毒祛邪：主要是针对病因治疗。中医学认为湿热毒邪是乙肝发生发展的始动因素。湿性黏滞，缠绵难愈，乙肝病毒（湿热毒邪）不彻底清除，则慢性肝炎难求痊愈。因邪不祛尽，则正气难复。故治疗上宜解毒以祛邪，清热解毒可作为治疗本病的基本大法。常用药物：白花蛇舌草、虎杖、半枝莲、半边莲、猫爪草、垂盆草、夏枯草、田基黄、板蓝根、山豆根等。

（2）补虚扶正：目的是针对病机，增强正气，提高免疫功能。当代许多专家认为，机体免疫功能低下是导致慢性肝炎发病的重要因素。中医学的脾肾与人体免疫功能有着非常密切的关系，盖因脾统血，司运化，为后天之本，生化之源；而肾主骨生髓藏精，为先天之本。故补益脾肾，不仅可以增强正气，提高免疫功能，而且能促进肝炎病毒的清除，补益脾肾实为本病补虚扶正的根本大法。常用药物：生黄芪、太子参、西洋参、党参、白术、山药、茯苓、沙参、麦冬、菟丝子、枸杞子、淫羊藿、女贞子、墨旱莲等。

（3）化瘀固本：目的是针对病理，因肝组织损伤、微循环障碍是慢性肝炎的基本病理改变。活血化瘀可以改善肝脏微循环，促进病变恢复，达到巩固疗效的目的。活血化瘀方药的应用，可以改善肝脏微循环障碍，减少病变部位的缺血，增加肝脏营养及氧的供应，促进肝细胞的修复，并且有防治肝硬化和癌变的作用。常用药物：赤芍、丹参、川芎、生地黄、当归、桃仁、红花、泽兰、三七、鳖甲等。

以上三法虽各有区别，但可互为因果，不可孤立而视之。在临证时应根据病情变化及临床证候不同，解毒、化瘀、补虚三法各有主次，慢性乙肝病程较长，缠绵难愈，故治疗时，不可操之过急，进行猛攻或大补，而宜和中守方，缓图功效，以求全功。

**3. 从脏腑辨证分型论治**

慢性肝炎由于病机复杂，不仅具有正虚邪恋、虚实夹杂的特点，更因病势缠绵，迁延难愈，病情复杂多变，病位涉及多个脏腑，因此，单纯运用一法一方，难以取得满意效果，临床中应从脏腑辨证分型论治。谌宁生根据慢性肝炎的病因病机临床辨证分为四个证型，即肝郁气滞、肝郁脾虚、肝肾阴虚、气滞血瘀。此外，谌宁生对有些常见证型有不同看法，如认为湿热未尽或湿热中阻，不能单独成为一个证型：一则因湿热为致病之因，如果湿热除尽，则病应痊愈，急性肝炎不会转为慢性肝炎，因此慢性肝炎各证型均有湿热存在，只是程度轻重不同而已，在辨证论治中应注意对不同证型需酌情佐用清利湿热之品即可，而不必单独另立湿热未尽型，同时湿热未尽只能说明此型病因，而无病机病位，不符合中医辨证分型应包括有病因、病机、病位三大原则。二则所谓湿热中阻，即是指湿热阻滞中焦，而中焦包括肝、胆、脾、胃四个脏腑，证候比较复杂，很难用一个证型概括殆尽。再如关于脾肾阳虚型，临床上少见于慢性肝炎，而多见于肝硬化患者，故不必单独分为一型，可归纳于肝郁脾虚型中，如果患者出现形寒肢冷，下肢浮肿，脉沉细等阳虚证时，治疗时加附子、肉桂、淫羊藿等温阳之品即可。上述证型可相互转化，或两型或多型的兼夹，故临床辨证论治时，应灵活加减变通，不可拘泥于一法一方。

## （三）重症肝炎快速截断论治

重症肝炎（肝衰竭）是病毒性肝炎之重症，由于急剧而广泛的肝细胞坏死、肝功能严重受损的一种临床综合征，具有病情进展迅速、变证多、病势重、死亡率高、治疗棘手等特点。重症肝炎属中医急黄、瘟黄范畴，为黄疸中之重症。病因为湿热毒盛，弥漫三焦，侵犯脾胃，损伤肝胆，致胆汁排泄不循常道，浸渍于肌肤，而症见发热，身目俱黄，尿黄赤。因脾胃受损，运化失司，故神疲乏力，胸闷不饥，腹胀满，甚则水湿内停而出现腹水，如邪热侵犯营血，迫血妄行，则兼见齿鼻衄血、便血，或皮肤出现赤疹瘀斑；若瘟毒内陷，侵犯心包，轻则烦躁不安或倦困嗜睡，重则抽搐躁动、神志不清、昏迷不醒而死亡。重症肝炎发病规律是按温病卫气营血传变，因此宜按卫气营血辨证论治。病变初起为邪在卫分或气分，治宜清热利湿退黄，可用甘露消毒丹加减，一般于方中去射干、薄荷、浙贝母，加板蓝根、半枝莲、白花蛇舌草、大黄等清热解毒退黄之药。若瘟邪由气分侵入营血而现气血两燔之候，用清瘟败毒饮加减，常于方中去桔梗，加茵陈、大黄、板蓝根，清气中之热而解血中之毒。若邪毒侵入营血，宜清营解毒，凉血止血，用清营汤或犀角地黄汤合黄连解毒汤加茵陈、大黄。若瘟邪内陷，蒙蔽心窍，宜清心解毒，醒脑开窍，用清营汤或清宫汤加郁金、石菖蒲、牛黄等清心开窍之品，或选加安宫牛黄丸、至宝丹、紫雪丹等。

**1. 毒瘀胶结，重在解毒，贵在化瘀**

谌宁生认为重型肝炎具有传染性强、病势凶险、易入营血、危及心包、多有变证等温病的特点。其病机有"温乃热之渐，热乃温之极，热极必生毒"，以及"毒寓邪中，毒随邪入，热由毒生，变由毒起"的特点，与一般的湿热黄疸大不相同。《金匮要略》云"脾色必黄，瘀热以行"，阐明了邪瘀热结于血分发黄的机理。湿热疫毒侵入血分，初则血滞不行，毒热与瘀相结，导致病邪深痼难去，故"毒瘀胶结"为其基本病机。"毒"与"瘀"互为因果：一方面，热毒为患，导致血滞成瘀，是其致病特点之一，热毒熏蒸，血炼成瘀；或热毒耗阴，津亏血凝；又或毒伤血络，外溢成瘀。另一方面，肝病"久病入络""久病必瘀"，在内有瘀血的情况下，热毒更易与之纠结而形成"毒瘀胶结"。对于重型肝炎来说，"毒"为致病之因，"瘀"为病变之本，热毒伏于肝脏，日久气血为之瘀滞，瘀久则化热，进而毒瘀胶结，暗伤营血，肝失疏泄，胆汁外溢，不循常道，入于血脉，溢于肌肤而发为黄疸。须知毒虽为致病之因，若毒盛则必导致瘀甚，而瘀甚则必定生毒，从而加重肝脏血瘀病变，形成恶性循环，最终导致毒瘀胶结难解的局面。谌宁生认为重在解毒，贵在化瘀，为治疗重症肝炎的重要法则。

**2. 快速截断，扭转病机**

重症肝炎由于病情凶险，传变极快，因此不必按照一般辨证论治的基本原则，也不可用叶天士治疗温病按卫气营血发展顺序的尾随治则，而应遵照张仲景"见肝之病，知肝传脾，当先实脾"以及《黄帝内经》"治病必求于本""审证求因"和"审因施治"的根本原则。对重症肝炎必须采取快速截断治疗的果断措施，以阻断瘟邪热毒侵入营血，扭转病机，不致内陷心包。因瘟病初起邪在卫分或气分，病情尚轻，为重症肝炎早期，治愈较容易；若瘟毒侵入营血，则病情转重，为重症肝炎中期，治愈比较困难；若瘟毒热邪内陷，危及心包，是为危候，为重症肝炎晚期，则不可治，死亡率极高。重症肝炎的治疗，关键在于早期诊断和早期治疗，预防其病变发展到中、晚期。谌宁生据此自拟解毒化瘀汤和凉血化瘀汤。解毒化瘀汤以清热解毒为主，佐以凉血活血化瘀，加强利湿退黄功效；而凉血化瘀汤则以凉血活血化瘀为主，佐以清热解毒利湿退黄为辅。两方用药虽侧重不同，但基本原则一致，均具有强大的清热解毒、活血化瘀退黄功效。针对重症肝炎"毒瘀"胶结的病因病机，截断和扭转重症肝炎按温病卫气营血病变发展顺序，使病情迅速得到控制和好转，因而获得较按卫气营血辨证论治更好的疗效，这亦充分证实重症肝炎从快速截断论治符合《黄帝内经》"治病求本"和仲景"见肝治脾"的根本治疗原则。

## （四）肝硬化腹水从攻、消、补论治

肝硬化腹水属中医鼓胀病范畴。多因肝病久治不愈，出现肝功能衰退，肾功能受损，而形成低蛋白血症，且极易合并感染，以致腹水形成并反复发作或持久难退，治疗颇难。谌宁生认为鼓胀多在肝硬化基础上发生，病程较长，易损伤肝脾，日久可伤及肾。疾病早期，邪气入攻，正气充实，肝脾先伤，肝失疏泄，脾失健运，两者互为因果，乃致气滞湿阻，清浊相混，以实证为主；病至中期，湿浊内蕴中焦，阻滞气机，既可郁而化热，致水热蕴结，亦可湿从寒化，水湿困脾，久则气血凝滞，瘀结水留，此时邪气实而正气不衰；晚期正气耗伤，肝脾渐虚，病延及肾，肾火虚衰，无力温助脾阳，运化水湿，且开阖失司，气化不利，而致阳虚水盛。至此肝脾肾三脏俱伤，气、血、水三者错杂为患，病机更为复杂，变证多端，临床治愈甚难。

**1. 攻、消、补三法**

鼓胀（肝硬化腹水）是由多种病因所致肝脾肾三脏受损，全身气血机能失调，导致脉络瘀阻，三焦不通，瘀血及水湿停蓄而成的全身性疾病。具有水瘀交结，正虚邪实，上虚下实，虚实夹杂等错综复杂之病机。谌宁生认为，由于本病病因繁多，病机病理病变复杂，不能简单使用一法一方，或纯攻纯补，以求速效。必须精细辨证，谨守病机，各司其属，灵活施治。鼓胀治法虽多，但归纳之，不外消、攻、补三法。①消法：着重于肝，包括疏肝、行气、活血、利水、消胀等。常用方：柴胡疏肝散、逍遥散、龙胆泻肝汤、大小柴胡汤或胃苓汤等。胁痛明显者，加蒲黄、五灵脂、延胡索、川楝子、郁金等以行气止痛；胀甚偏热胜者，用中满分消丸，属虚寒者，用中满分消汤。本法多用于鼓胀初期，邪气尚轻而正气充实者。②攻法：着重于肠胃，包括逐水、攻下、破瘀、消坚等法。常用方：十枣汤、三承气汤、抵当汤、膈下逐瘀汤、血府逐瘀汤、舟车丸、鳖甲煎丸、大黄䗪虫丸等。瘀血甚者，加三棱、莪术；水湿甚者，加蝼蛄、蟋蟀。本法多用于鼓胀中期，邪气实而正气不衰者。③补法：着重于脾肾，包括益气健脾，温补脾肾，滋补肝肾等法。常用方：参苓白术散、归脾汤、实脾饮、右归丸、济生肾气丸、六味地黄丸、一贯煎等。本法多用于鼓胀晚期，正气虚弱而邪气不盛者，或鼓胀治疗好转进入恢复期。

因鼓胀为虚实夹杂之证，故攻、补、消三法，通常不宜单独长期使用，往往是先后掺杂间断或同时兼用。如鼓胀实证，宜用攻法，但攻中应以补法佐之，反之虚证宜补，但亦不可纯补，补中当兼泻或兼消。鼓胀早中期，患者正气未衰，以攻消为主，佐以补虚扶正，中晚期正气已衰，当扶正补虚为主，以固其本，少加消导，以除其积，然后再顺气以通其滞。由于鼓胀中期，多是邪实而正气将衰，攻邪易伤正，补虚虑留邪，晚期为正气虚弱而邪气更甚，有正虚不能补，邪实不能攻，攻补两难之虞。故鼓胀早期易治，中晚期难愈。

**2. 并发症论治**

肝硬化腹水常见并发症，主要有发热、出血及肝性昏迷，如不及时治疗，必危及患者生命，故临床医生应积极重视，辨证准确，贵在分清寒热，辨别虚实。

（1）发热：肝硬化腹水患者，多久病体虚，正气早衰，故极易感受外邪，引起黄疸、发热，是为实热证，如不及时处理，会发生热毒内陷，危及生命。按急则治标原则，宜清热解毒，化瘀退黄。可用甘露消毒丹或龙胆泻肝汤合犀角地黄汤加茵陈、板蓝根、白花蛇舌草、虎杖等大量清解毒之品，并重用赤芍 50g 以上凉血化瘀退黄。如患者低热缠绵，日久难退，或午后发热，烦热难寐，为久病肝郁化火，肝肾阴津耗损，呈阴虚内热之候，属虚热证，治宜滋养肝肾而清虚火，用知柏地黄汤或青蒿鳖甲汤加减。

（2）出血：因肝藏血，主疏泄，体阴而用阳，肝脏受邪而病，最易气血瘀阻或肝郁化火损伤脉络。轻者可见牙龈出血、鼻衄或皮下瘀斑，宜清热解毒，凉血止血，用丹栀逍遥散加茜草、白茅根、大小蓟等；如火毒内扰，肝胃脉络大伤，症见呕血、便血，宜泻火解毒，凉血止血，可用犀角地黄汤合黄连解毒汤加白及、乌贼骨、三七粉等；如症见牙衄，皮下瘀斑少许，日久不消，兼见纳差、便溏，是脾虚不能统血，属虚证，宜补脾摄血，用归脾汤加艾叶、血余炭、藕节炭等。故不可一见血证即概之为血热或肝火迫血妄行之候，妄投清热凉血止血之品，以免损伤脾胃使虚者更虚。

（3）肝性昏迷：是晚期肝硬化病情发展的严重阶段，属于鼓胀变证之危候，有热毒内陷与寒湿瘀阻蒙蔽心窍之分。如鼓胀病势迅猛，症见发热、黄疸，烦躁不宁，神昏谵语，便秘尿短，舌质绛红，苔黄燥，脉弦数，是为热毒内陷，扰乱神明，治宜清热解毒，醒脑开窍，方选清营汤或清宫汤加郁金、菖蒲、犀牛黄（用代用品），再选加安宫牛黄丸、至宝丹、紫雪丹等；如鼓胀症见神昏渐起，面色晦暗，神倦嗜睡，胸脘痞满，大便溏泄，舌质淡，苔白腻，脉濡细或沉迟，是为寒湿瘀阻，蒙蔽心窍。治当温中化湿，芳香开窍，回阳救逆，用回阳救急汤（《伤寒六书》）加远志、菖蒲、麝香，再选加苏合香丸、玉枢丹等。

## 二、特色诊治方法

### （一）用药经验

#### 1. 赤芍、大黄为治疗重症肝炎要药

重型肝炎具有"热毒盛、血瘀重、毒瘀胶结"的特点，谌宁生治疗重型肝炎"重在解毒，贵在化瘀"，临证用药常以赤芍、大黄为治疗重型肝炎要药。大量的实验研究和临床试验已证实，赤芍和大黄均具有泻肝、清热、凉血、活血、散瘀之功效。赤芍性味苦酸微寒，入肝、脾二经，如《本草纲目》曰："赤芍散邪、能行血中之滞"。谌宁生常重用至60g，以增强凉血退黄功效，疗效颇佳。大黄味苦性大寒，入肝、脾、胃、大肠诸经，不仅有荡涤肠胃、泻血分实热、除下焦湿热、下有形积滞之功，且能清肝胆湿热、治血热之吐衄、化无形之痞满，有急下存阴、推陈出新、釜底抽薪的作用。《本草纲目》载："大黄乃足太阴、手足阳明、手足厥阴五经血分，泻血分伏火要药，凡病在五经血分者宜用之"。现代药理研究表明大黄通腑泻毒，能激发机体产生干扰素，提高机体的抗病毒能力，起到病因治疗作用，并可抑制体液免疫，增强细胞免疫，消除免疫复合物，减轻肝细胞损伤，促进毒素从肠道排出；赤芍具有改善血液黏滞度、减少红细胞聚集、增加肝脏血流量、保护肝细胞及调整血浆环化核苷酸等多种作用。故重用赤芍不仅能改善肝脏血液循环，恢复肝功能，且有利胆作用，使黄疸迅速消退。

### 2. 肝硬化腹水用药注意事项

鼓胀中晚期，多属正虚邪实，有实不能攻，虚不受补之难，如《张氏医通》谓"胀本虚而证实，攻补两难，泻之不可，补之无功，极为危险"。故鼓胀用药应注意，攻邪不可伤正，补虚不能留邪，因攻可以祛邪，但亦可伤正，正气不足，则邪气难以祛尽。补虚可以扶正，但亦可留邪，若邪气不去，则正气难以恢复。因此，谌宁生对于逐水攻下药，如大戟、甘遂、芫花、商陆、二丑等，非常慎用，因用之虽可获暂效，但停药后，腹水可反复而较前更甚；同时因上述诸药均有毒性，可伤正气，加重患者肝功能损害，并且有过因使用上述药物而诱发肝昏迷致死之教训。因而对于病毒性肝炎所致鼓胀者，如欲攻泻，可用大黄、芒硝等无毒之品。熟地黄、龟胶、鹿胶等，虑其性滋腻而易留邪，宜慎用，可用生地黄、龟甲、鹿角霜等代之。

### （二）经验方

### 1. 参仙乙肝汤

组成：生黄芪 30g，太子参 20g，山药 15g，茯苓 10g，丹参 15g，赤芍 15g，女贞子 10g，淫羊藿 10g，枸杞子 10g，虎杖 15g，白花蛇舌草 15g，生甘草 5g。

功效：补脾益肾，清热解毒。

方解：方中虎杖、白花蛇舌草清热化湿解毒以祛除湿热伏邪；生黄芪、太子参、山药、女贞子、枸杞子、淫羊藿、茯苓补益脾肾，扶正培元，以助祛邪；丹参、赤芍药活血化瘀，疏通经络。

临床应用：在临床运用中，根据疾病病因病机及传变规律，在基础方之上，分清主次及侧重点，随症加减。胁痛、口干、口苦、脉弦等偏于肝郁气滞者加枳壳、香附、陈皮、郁金、川楝子等行气解郁；偏于乏力、纳差、腹泻、舌淡、苔薄白、脉缓者加白芍、炒麦芽、炒鸡内金、陈皮、炒山楂、郁金、莲子肉、白术等疏肝解郁，健脾利湿；肝区隐痛、手足心热、口干、失眠多梦、舌红、少苔、脉细等偏阴虚者加沙参、麦冬、生地黄、当归、桑椹子、墨旱莲等滋补肝肾；偏于气滞血瘀者加桃仁、红花、鳖甲、泽兰、白茅根、茜草活血化瘀。

**2. 解毒化瘀汤**

组成：白花蛇舌草、茵陈、赤芍各30g，丹参、田基黄各15g，生山栀、郁金、石菖蒲、通草各10g，枳壳6g，甘草5g，生大黄10g（后下）。

功效：清热解毒，凉血活血，利湿退黄。

方解：此方是谌宁生根据对重型肝炎的病因病机为"毒瘀胶结"的认识，以解毒化瘀为基本治疗原则而拟。方中以白花蛇舌草、赤芍清热解毒、凉血活血、化瘀退黄为君药；辅以茵陈、山栀子、田基黄等清热解毒之品为臣药，重在解毒祛邪；配丹参、郁金活血退黄，菖蒲、通草利湿退黄，以加强解毒利湿，活血退黄之功效；枳壳行气解郁为佐药；配大黄通腑排便，清除肠道浊物和内毒素，使湿热毒瘀从大便分消，病邪得去；甘草调和诸药为使，不仅可缓和大黄之苦寒，并可增强解毒功效。全方贯穿清热、解毒、利湿、凉血活血、化瘀退黄之治法，切中病因病机，快速截断病邪，治其根本，防其传变。

临床应用：若黄疸严重者，赤芍、茵陈可重用至60g；

若舌质淡苔白腻，偏湿重者，加蔻仁、藿香等芳香化湿；若舌质红，苔黄脉数，发热，偏热重者，加板蓝根、半枝莲、虎杖等清热解毒；若齿鼻衄血，皮下瘀斑，出血倾向明显者加生地黄、丹皮、水牛角凉血止血；若心烦躁动、神志异常、有肝昏迷先兆者，选加安宫牛黄丸、至宝丹、紫雪丹。

**3. 凉血化瘀汤**

组成：生地黄20g，丹参30g，葛根30g，丹皮20g，赤芍60~80g（另煎兑服），白茅根30g，半枝莲20g，白花蛇舌草15g，虎杖15g，茵陈30g。

功效：清热凉血，化瘀解毒。

方解：本方是谌宁生在汪承柏凉血活血方的基础上发展而来的经验方。重用赤芍凉血活血；丹参、生地黄、白茅根活血止血，祛瘀生新；白花蛇舌草、虎杖、葛根、半枝莲清热解毒，茵陈利湿退黄，并根据中医的辨证原则依不同兼证而加减运用。

临床应用：现代医药学研究证明，活血化瘀的中药如赤芍、丹参有抑制血栓素 $\beta_2$（$TX\beta_2$）的作用，而 $TX\beta_2$ 是强烈的血管收缩剂，当 $TX\beta_2$ 抑制后肝血管胆管扩张，从而改善其微循环，增加肝脏血流量和营养的供应。而胆管扩张有利于胆红素从胆道排出，而加速黄疸消退作用。因此重用赤芍意在改善肝脏微循环，增加肝脏血流量，促进胆红素排泄，保护和促进肝细胞功能的恢复。丹参可清除肝内自由基，以减轻其对肝细胞的损害，大黄可减轻内毒素血症。因此，凉血化瘀汤对高胆红素肝炎患者肝细胞功能的恢复，促进肝细胞再生，缓解临床症状，提高存活率具有显著作用。脘腹胀满甚者加枳壳，便秘者加大黄，呕吐者加法半夏。

**4. 疏肝活血健脾汤**

组成：柴胡、白术、郁金、鸡内金、法半夏、虎杖、夏枯草各 10g，太子参、山楂肉、炒麦芽、茯苓、赤芍各 15g，陈皮、甘草各 6g。

功效：疏肝活血，健脾化痰。

方解：中医认为脂肪肝是由于酒食不节、损伤脾胃、情志抑郁、肝气不舒以及寒气侵袭、脏腑失和，久则痰食凝聚，气滞血瘀所致。其病机与肝、脾二脏关系最为密切。现代医学研究证实脂肪肝发病的主要病因是肝细胞脂肪增多、积聚，肝脏血液循环及代谢障碍所引起的肝组织的病理变化。中医则认为本病形成病机是肝郁血瘀，脾虚痰浊所致。本方以参、术、苓、草四君子益气健脾，扶正固本，加陈皮、法半夏、麦芽、内金、山楂化痰消食以清病源，降低血脂。柴胡、郁金疏肝活血化瘀，以疏通脉络，改善肝脏血循环，配虎杖、夏枯草清热解毒，可加强活血降脂功效。

临床应用：若脂肪肝出现肝功能异常，转氨酶升高，胆红素增多，为肝胆湿热，加茵陈、山栀子、金钱草以清湿热；若大便燥结，腑气不通，加生大黄、枳实行气通便；肝脾肿大者，加桃仁、红花、鳖甲、地龙活血化瘀，软坚散结；腹胀甚者加大腹皮、炒莱菔子行气消胀。

# 参考文献

［1］谌宁生，孙克伟，李晓良. 急肝方对急性肝炎辨证分型疗效比较［J］. 深圳中西医结合杂志，1998（1）：15 – 16.

[2] 谌宁生. 肝炎解毒饮临床疗效分析 [J]. 广州中医学院学报, 1986 (4): 23 - 26.

[3] 毛德文, 李雅, 孙克伟, 等. 急性病毒性肝炎辨病论治 201 例临床总结 [J]. 湖南中医药导报, 2002 (9): 533 - 534.

[4] 谌宁生, 褚裕义, 陈绮翔, 等. 自拟 "急肝方" 治疗急性病毒性肝炎 168 例临床分析 [J]. 湖南中医学院学报, 1982 (4): 21 - 23, 20.

[5] 刘琼, 陈兰玲. 谌宁生从解毒补虚化瘀论治慢性乙型肝炎经验 [J]. 湖南中医杂志, 2016, 32 (6): 21 - 22.

[6] 陈斌, 孙克伟, 谌宁生. 谌宁生治疗病毒性肝炎的经验 [J]. 中西医结合肝病杂志, 2004 (2): 118 - 119.

[7] 蒋伟, 谌宁生. 谌宁生教授治疗慢加急性肝衰竭的经验 [J]. 中西医结合肝病杂志, 2010, 20 (6): 364 - 364.

[8] 朱文芳, 谌宁生. 谌宁生教授治疗重型肝炎的经验 [J]. 中西医结合肝病杂志, 2009, 19 (6): 362 - 363.

[9] 黄裕红, 谌宁生, 阳航, 等. 解毒化瘀汤联合中药保留灌肠治疗肝衰竭临床观察 [J]. 中国中医急症, 2007 (11): 1336 - 1337.

[10] 谌宁生, 孙克伟. 试谈重型肝炎辨证论治之经验 [J]. 中西医结合肝病杂志, 2002 (3): 163 - 164.

[11] 谌宁生, 李晓良, 孙克伟. 中医药治疗重型肝炎 3 法比较 [J]. 中医杂志, 1998 (3): 165 - 167.

[12] 谌宁生, 孙克伟. 重症肝炎从快速截断论治 [J]. 新中医, 2001 (1): 3 - 4.

[13] 谌宁生. 略谈重症肝炎辨证论治的体会 [J]. 湖南中医学院学报, 1986 (1): 26 - 27.

[14] 黄慧琴, 陈斌, 谌宁生, 等. 谌宁生教授治疗中晚期慢性重型肝炎经验 [J]. 湖南中医杂志. 2012, 28 (2): 25 - 26.

[15] 谌宁生. 肝硬化腹水辨证论治规律之探讨 [J]. 北京中医杂志, 1986 (4): 26 - 28.

［16］谌宁生．肝硬化腹水的辨证论治［J］．云南中医学院学报，1988（4）：17 – 19.

［17］谌宁生．浅谈鼓胀论治之经验［J］．中西医结合肝病杂志，2011，21（3）：165 – 166.

［18］谌宁生，孙克伟．应用消攻补三法论治肝硬化腹水［J］．新中医，2001（4）：3 – 4.

［19］黎运芳，陈斌，谌宁生．谌宁生治疗晚期肝硬化腹水经验［J］．湖南中医杂志，2018，34（2）：18 – 19.

［20］谌宁生，陈斌．浅谈中医对脂肪肝的诊治［J］．中西医结合肝病杂志，2019，29（1）：69.

［21］朱文芳，孙克伟．谌宁生医案精华［M］．北京：人民卫生出版社，2015.

（刘江凯　张建文）

# 成冬生

成冬生，男，生于1947年，国家级名老中医药专家，陕西省名中医，第三批全国名老中医药专家学术经验继承工作指导老师，全国重点学科建设单位学术带头人，全国卫生系统先进工作者，陕西省白求恩精神奖获得者，陕西省有突出贡献专家，享受国务院政府特殊津贴专家。

## 一、学术思想

### （一）脾肾阳虚是鼓胀病的基本病机

成冬生在传统认识肝脾肾三脏功能障碍，气滞、血瘀、水蓄互结腹中的基础上，提出鼓胀病的基本病机为脾肾阳虚，尤其是肾阳虚衰。鼓胀病为本虚标实之证，本虚为脾肾阳虚，标实为气滞、血瘀、水停腹中。由实致虚，因虚致实，虚实夹杂。疾病初期情绪不畅，肝失条达，情志郁结，肝气郁滞，木郁克土，脾失健运，水湿内生，血气凝聚；疾病进展，由脾及肾，气虚及阳，阳虚不能温化水湿而水停腹中。故成冬生认为鼓胀病前期病机重点在肝郁脾虚，水湿内停。肝病既久，不仅乘伐脾土、损及化源，而且子盗母气、下劫肾精，以致脾肾皆伤，先后天之本不固，则后期病机重点在脾肾阳虚，水湿内停。脾肾阳虚，气滞、血瘀、水湿停聚腹中，三焦阻塞，气化不利，决渎无权，水湿停聚，终成鼓胀。

## （二）血虚是慢性病毒性肝炎的基本病机

慢性病毒性肝炎多数医家遵从《金匮要略》所言"见肝之病，知肝传脾，当先实脾"的理论，把健脾、运脾放在首要位置。《金匮翼·胁痛统论》云："肝郁胁痛，悲哀恼怒，郁伤肝气。""肝虚者，肝阴虚也，阴血燥则经脉失养而痛。"成冬生按照肝"体阴而用阳"的理论，提出了肝血不足是慢性病毒性肝炎的基本病机。"体阴"是指肝属阴脏，主藏血，所藏血液能濡养肝体，保持肝体柔和，血属阴，故称肝体阴，同时又指肝为刚脏，非柔润不和，必赖阴血的滋养方能发挥其正常生理功能。"用阳"指肝的功能活动为阳，肝主疏泄，性喜条达，具有调畅气机，通利气血，促进脾胃升降，主升主动，内寄相火，其功能活动属阳。肝"体阴而用阳"是肝本体与功能间关系的概括。肝藏血，血养肝，"体"为"用"的物质基础。肝体柔和才能制约肝用，防止其升动太过，维护疏泄功能的冲和条达。而肝疏泄冲和，又有助于肝脏的阴血调节自如。在病理情况下，肝阴阳失衡，疏泄失度，出现肝气郁结、肝火上炎、肝阳上亢、肝风内动等病理改变，临床症见胁肋胀痛，情绪抑郁或烦躁易怒，面红目赤，头胀头痛，眩晕肢麻，肌肉抽搐等。肝体不足则出现肝阴亏虚、肝血不足的病理表现，常见倦怠乏力、头晕耳鸣、双目干涩、烦躁少寐或多梦、指甲苍白易折、肢麻、关节屈伸不利、女子月经量少、经闭等症状，常归纳为肝的虚证。由于病理状态下肝阴、肝血易于亏虚，肝阳、肝气易亢、易逆、易郁，故有"肝阴肝血常不足，肝阳肝气常有余"的特点。综合分析，说明肝血虚是慢性病毒性肝炎病情进一步发展的基本病机。

## 二、临证经验

### （一）辛开苦降法治疗肝胆疾病

辛开苦降法是将辛温和苦寒两种截然不同性味药物配伍使用，从而达到辛以散结、苦以降气的一种治疗方法，其中辛者开散宣通，苦者沉降通泄。辛开苦降法是针对脾胃升降的生理病理特点，在药物升降浮沉特性的认识基础上提出的。脾宜升、宜健、宜燥；胃宜降、宜润、宜泄。张锡纯曰："脾主升清，所以运津液上达；胃主降浊，所以运糟粕下行。"脾胃升清降浊既相互对立又相互统一，脾升胃降既是脏腑的协调，表里的相关，更是功能的配合。胃气失于和降，影响脾的升清和运化；脾气运化失职，清气不升，又可影响胃的受纳与通降。辛开苦降法以苦辛并用调和升降，寒热同用和其阴阳，补泻兼施调其虚实，各奏其功，两者合用，开散之中寓有通泄，通泄之中寓有开散，从而使清阳上升浊阴下降。痞证常常表现出寒热夹杂、虚实相兼、升降失常的病机特点，因此辛开苦降法被广泛应用于各种证型的痞证。

成冬生认为，慢性肝病中医病因病机复杂，证候繁多，但多起因于湿热疫毒致病，病机特点为虚实错杂，正虚邪实。病位重视肝病传脾，首当脾胃，脾胃运化不健，升降失司。临床症见胃脘胀满，呃逆嗳气，恶心呕吐，泛酸吐苦，或胃中灼热疼痛，大便不调，舌质淡红，苔白腻或黄腻，脉沉弱或弦缓。治疗采用辛开苦降、调理气机、运化脾胃的半夏泻心汤加味，屡见奇效。不拘泥于是否有寒热错杂的证候，重视辨证，灵活进行药量的调整和加减化裁。如属寒热错杂，用半夏泻心汤原方加厚朴、藿香、沉香曲、鸡内金以助行气和胃消痞；若胃中灼热疼痛，烧心者，加瓦楞子、乌贼骨以制酸止痛；痛者加郁金、蜈蚣以行气通络止痛；黄疸者加陈皮、金钱草以利胆退黄。属脾胃虚弱者，以半夏泻心汤重用党参 15～30g，加白术、茯苓以健脾益气；大便稀溏者，加大生姜用量，如生姜泻心汤，加白扁豆、炒山药以健脾利湿止泻。属湿阻气滞者，加生薏仁、苍术、藿香以除湿消痞。属肝郁气滞者，原方加郁金、玫瑰花、香附等以疏肝行气消痞。

## （二）疏肝健脾法治疗慢性肝炎

慢性肝炎初期的病理本质是肝脾同病，病理关键是肝郁脾虚。肝藏血，主疏泄，性喜条达而恶抑郁。湿热疫毒之邪缠绵难解，阻滞气机，一旦内侵，将会导致肝经疏泄失常，气机郁滞不畅，症见两胁胀痛，腹胀，目涩头眩等。慢性肝炎，肝疏泄太过则横逆犯脾乘胃，或湿热疫毒留恋不解，湿阻气机，脾气被困，运化失常，气血生化乏源，临床症见乏力纳呆，呕恶便溏等。肝气郁结，影响脾胃的升降功能，则水谷不能运化，气血生化乏源，出现纳差、乏力之症；而脾气不健，水湿不运，使肝气郁结更甚。根据《黄帝内经》"木郁达之"和仲景"见肝之病，知肝传脾，当先实脾"的理论，成冬生认为疏肝健脾是慢性肝炎最常用的治疗法则。同时注意把握肝郁与脾虚这二者的关系。若病偏于肝，则多见肝气郁、肝火甚，治当侧重治肝，或疏肝，或清肝，助以理脾，用逍遥散或丹栀逍遥散化裁；若病偏于脾，则为脾虚湿困、中气下陷诸证，治宜侧重在脾，如健脾运湿、补中益气等，助以疏肝，分别用柴芍六君子汤、补中益气汤化裁，临床随症加减，每多奏效。临床发现有些无症状患者，于体检时发现患慢性肝炎，或为病毒标志物阳性，或兼有肝功能异常，多数医生认为无证可辨，无从下手。成冬生认为此类患者病位在肝，具有传染性，辨病当属"肝瘟"范畴，辨证为肝病传脾，脾气虚损，湿热疫毒留恋中焦，脾失健运，湿从内生，内外合邪，正虚邪恋。治疗宜扶正祛邪，以扶正为主，祛邪为辅，当用香砂六君子汤益气健脾除湿，方中木香、砂仁行气醒脾，使气得补而不出现壅滞，更好地发挥补气药的作用，更加忍冬藤、半枝莲、白花蛇舌草解毒祛湿。诸药配合，健脾益气，燥湿解毒，补而不滞，消而无伤，使脾气健运而湿浊自化，湿毒祛除更有利于脾气恢复，标本兼治，相得益彰，临床每获良效。

## （三）重视肝胆并治

成冬生认为，慢性肝病的治疗在调理肝脾肾三脏的同时，还应重视治胆，肝胆并治法是取得疗效不可忽视的重要环节。

### 1. 生理互参

（1）肝居胁下，胆附于肝，肝胆有经脉相互络属而互为表里。其气相通，均属木应于春气，肝胆在升发、疏泄的功能上是共同作用的，很难将其截然分开。

（2）肝胆皆司胆汁排泄。胆与肝相连，胆汁是肝之余气，积聚而成，汇集于胆，泄于小肠，以助消化。

（3）肝胆共同参与情志活动。肝主谋虑，胆主决断，从情志意识过程来看，谋虑后则必须决断，而决断又来自谋虑，两者密切联系共同参与情志活动，调畅情志，使气机调畅，气血和调，心情开朗。

**2. 病理相随**

肝与胆生理方面有许多共同之处，病理方面将必然互相影响，肝病常影响胆，胆病也常波及于肝，终则肝胆同病，如肝胆火旺、肝胆湿热等。若肝失条达，疏泄失职，则必然影响胆腑，而出现少阳枢机不利，正邪相争则见寒热往来；影响胆腑，则胆汁排泄不利，一则影响及脾胃的运化功能，出现胁下胀满疼痛，食欲减退，腹胀便溏等症；二则胆汁上逆犯胃而见口苦、呕吐黄绿苦水；三则胆汁不循常道外溢见黄疸。相反，若少阳胆腑气机不舒，影响及肝，胆气郁结，经气不利则胸胁胀满疼痛，肝郁乘脾则见腹中痛；肝失条达，情志失和则情志抑郁，久郁不解，失其柔顺舒畅之性则见情绪急躁易怒；气郁生痰，痰随气逆，循经上行，搏结于咽则见梅核气；肝郁化火上攻头目见头晕胀痛，面红目赤；暗耗阴血，筋脉失养则见拘挛、手足震颤，肌肉瞤动等。另外，肝胆皆主情志活动，而情志活动的异常又是肝病病情反复波动发展的重要因素。

**3. 临床应用**

（1）利胆法：适用于肝郁较重，脾虚较轻者，多见于慢性肝病的初起，症见胁肋胀痛，胸闷叹息，纳少便溏，情绪抑郁或急躁，脘痞腹胀，苔白脉弦细，常用药物有柴胡、郁金、生姜、薄荷等。

（2）清胆法：适用于湿热蕴结，症见身目俱黄，黄色鲜明，胁肋胀痛，脘腹胀满，口干口苦，纳呆厌油，恶心欲吐，大便秘结或大便不爽，小便黄赤，身困乏力，舌红、苔黄厚腻，脉弦滑数，常用药物有茵陈、金钱草、败酱草、夏枯草等。

（3）泻胆法：适用于热毒炽盛，症见黄疸在慢性肝病的基础上迅速加深，黄色鲜明，伴高热烦渴，呕吐频繁，脘腹胀满，疼痛拒按，大便秘结或黏滞不爽，小便黄赤短少，烦躁不安，舌苔黄糙或焦黑起刺，舌红绛，脉弦或弦大滑数，常用药物有龙胆草、栀子、大黄、茯苓等。

（4）活血利胆法：适用于肝胆瘀热，症见右胁刺痛，伴有灼热感，按之痛甚，或有肝掌、蜘蛛痣，身目发黄，黄色晦暗，口干口苦，牙龈出血，鼻衄，舌质红或紫暗，有瘀点或瘀斑，脉弦数或滑数，常用药物有虎杖、赤芍、丹参、蒲黄等。

（5）化痰利胆法：适用于痰湿内结，症见右胁疼痛，伴有沉重感，身目发黄或不黄，体形肥胖，胸脘腹满，肢体沉重，酸困乏力，纳食减退，恶心多痰，口干口苦，虚烦不眠，大便秘结或溏而不爽，舌体胖嫩，边有齿痕，舌苔白腻，脉弦滑或濡，常用药物有胆星、白矾、陈皮、半夏、枳实等。

（6）温阳利胆法：适用于阳虚水停，症见腹大胀满不舒，朝宽暮急，面色苍黄，或苍白或晦暗，脘闷纳呆，神倦怯寒，少气懒言，肢冷或下肢浮肿，小便短少，大便溏泄，舌质淡胖、苔白腻，脉沉细无力，常用药物有桂枝、白术、橘络、郁金等。

（7）养阴利胆法：适用于阴虚水停，多见于慢性肝病后期，症见腹大胀满如鼓，甚则青筋暴露，面色晦暗或黧黑，心烦口渴，失眠难寐，齿鼻时见衄血，小便短少，舌红绛少津、或见剥落，脉弦细数，常用药物有玉竹、生龙骨、生牡蛎、川楝子等。

## （四）临证重视养血柔肝法

成冬生强调肝阴血不足是慢性肝炎病情继续发展的根本原因，病情的发展多呈阴虚邪恋之候，阴虚则病长，阴足则邪退，处方用药处处以柔肝、养肝、护肝为要。慢性肝炎，病情缠绵难愈，久则情志不畅，加之邪毒侵袭，必致肝气郁结，自当疏肝理气。但理气药物大多辛温香燥，不利肝体，如过用或用之不当，疏泄太过，则耗气伤阴，或肝郁日久不解，可直接化火伤阴。肝藏血，体阴而用阳，湿热疫毒之邪留于肝脏，损伤肝体，影响肝用，加之热为阳邪，最易耗气伤阴（血），可直接耗伤阴血，造成肝体失养，肝用失常，甚至子病及母，导致肝肾阴虚，表现为阴虚邪恋之候，阴愈伤则病愈重，甚至引起昏迷、出血。阴血不足则肝失柔润，精气亏虚则筋脉失养，以致出现胁肋隐痛，心烦失眠，形瘦头晕，舌红绛少津诸症。虽脾虚不荣肌肉，但成冬生认为此与肝虚筋脉失养有关，《黄帝内经》曰："肝者，罢极之官。"治宜滋阴养血柔肝，成冬生善用补肝汤加味，方中四物汤养血柔肝，木瓜、酸枣仁、

甘草酸甘化阴，更加山萸肉、何首乌、枸杞子、鸡血藤养
阴平补肝肾。临床灵活运用，效果十分显著。慢性肝炎日
久，穷必及肾，肝血亏虚则肾精化源不足；肝阴不足，下
汲肾阴；肝火过盛亦可耗伤肾阴。因此临床常见轻则肝阴
不足，重则乙癸同源病久及肾，出现肝肾阴虚或虚火亢盛
表现。阴虚水亏火旺，烦扰不宁，症见骨蒸潮热、五心烦
热、夜寐不安，甚至损及血络而见出血等，或肝郁日久化
热伤阴，致既有肝经郁热而又有肝肾阴虚见症者，治宜滋
养肝肾，兼疏肝清热，成冬生善用滋水清肝饮化裁，方中
六味地黄汤滋阴补肾，当归、白芍、酸枣仁养血柔肝，柴
胡、丹皮、栀子疏肝清热。

## （五）温补脾肾治鼓胀

成冬生根据鼓胀病正虚邪实、虚实夹杂的病机特点，
特别是疾病后期脾肾阳虚，水湿停聚，已有正不胜邪之势，
在辨证治疗方面提出不能单以治疗腹水为目的。而应以扶
正为主，攻邪为辅，邪正兼顾，全面考虑，方能收效。提
出治疗注意攻补兼施，以温补脾肾为主，行气、活血、利
水攻邪为辅。做到补虚不忘实，泻实不忘虚的原则。具体
以辨证论治为基础，掌握邪正消长，明确虚实，分清寒热。
临床较多使用如下四种证型进行辨证：脾虚气滞、脾阳虚
水停、寒湿困脾及肾阳虚水停。具体治法方药如下：

### 1. 脾虚气滞证

多见于肝硬化腹水早期少量腹水。症见：腹大胀满，
伴胁肋胀满，乏力纳呆，舌淡红，苔白腻，脉弦或弦滑。

治法：通阳健脾，化气利湿。

方药：胃苓汤加味。茯苓、泽泻、大腹皮、车前子各30g，猪苓20g，白术、丹参、鸡内金各15g，桂枝、陈皮、苍术各10g，炙甘草6g。

**2. 脾阳虚水停**

见于肝硬化腹水中期中量腹水，蛋白比倒置不明显。症见：腹大胀满，午后加重，倦怠乏力，畏寒，喜热饮，可伴纳食减少，口不干或口干不欲饮，小便短少，大便不调，舌质淡红或体胖苔白，脉细弦或沉细弦。

治法：振奋脾阳，利湿行水。

方药：苓桂术甘汤加减。茯苓、炒白术、大腹皮、车前子、黄芪各30g，桂枝、猪苓、泽泻、丹参、沉香曲各15g，鸡内金、炙甘草各10g。

**3. 寒湿困脾**

见于肝硬化腹水晚期大量腹水，蛋白比倒置严重者。症见：腹大胀满，按之如囊裹水，脘腹胀满，得热则舒，纳差，畏寒乏力，大便溏薄，下肢水肿，舌质淡红苔白腻，脉细弦或缓。

治法：温阳健脾，行气利水。

方药：实脾饮加减。制附子、干姜、木香、木瓜、草果、泽兰各10g，茯苓、炒白术、大腹皮、车前子各30g，沉香曲、鸡内金各15g，炙甘草6g。

**4. 肾阳虚水停**

见于肝硬化腹水重症大量腹水，甚至顽固性腹水，蛋白比倒置严重者。症见：腹大胀满，朝宽暮急，面色无华，纳食减少，畏寒乏力，下肢水肿，尿少，大便稀，腰膝酸软，舌质淡红体胖边有齿痕，苔白腻或白滑，脉沉弱。

治法：温阳补肾，利水消胀。

方药：真武汤加味（制附子、白芍、炒白术、猪苓、鸡内金各15g，干姜10g，茯苓、泽泻、生黄芪、益母草各30g）。

制附子辛甘大热，是温里扶阳的要药，具有回阳救逆、温补肾阳、散寒燥湿功效。其药性干燥，性属纯阳，走而不守，通行十二经，主归心脾肾三经，上助心阳以通脉，中温脾阳以济运，下补命火暖肾阳，暖肾水以益水消阴。成冬生认为少量附子助气化，大量附子温阳补肾利水。临床温阳补肾利水常用15～30g，亦有大剂量用至60g，甚至更多。但其有毒，如炮制不当或剂量过大以及煎煮时间不够，均可引起中毒反应。成冬生强调制附子为辛甘大热之品，临床必须辨证准确，只能用于脾肾阳虚证或里虚寒证。因患者个体差异很大，临床应从小剂量开始使用，逐渐加大剂量，至取得满意疗效为止。同时注意药物配伍减轻其毒性，临床发现配伍干姜、生姜、甘草等，其毒性会大大降低。制附子久煎降低毒性，一般先煎30～60分钟，口尝无麻辣感觉为度。成冬生认为处方时一定要写清制附子，提出一般剂量如15～20g以内，无须先煎，只需开水煎煮或头煎煮沸40分钟以上即可。大剂量如30g以上时，一定要按照如上要求先煎。成冬生依据本病伴随症状的侧重点有上、中、下三焦之不同，进行随症加减，以上焦为主，伴见咳嗽、气喘、转侧不利甚则不能平卧等肺气郁闭症状，方中加生麻黄、桂枝、桑白皮、葶苈及大枣以助宣肺化饮；以中焦为主，伴见纳食减少、腹痛便溏、畏寒乏力及下肢水肿等脾阳虚症状，方中去泻下通便之商陆，加大干姜剂量至 15g，另加木香、草果、木瓜温脾祛湿止痛；以下焦为主，伴见脘腹胀满、朝宽暮急、畏寒肢冷、腰膝酸软及下肢水肿等肾阳虚症状，方中加大制附子量为 20～30g 以加强温肾利水之力。

## 三、用药经验

### （一）温阳药物选用

鼓胀初期多以水湿停留为主，温阳多选桂枝，配黄芪以辛散通阳利水为主，后期则选制附子、干姜辛热之品，温阳祛湿为主。制附子振奋全身阳气，干姜温补脾阳，两药配伍，以大补脾肾阳气。桂枝性味辛甘温，辛散温通经脉，助阳化气，活血通络，能温通五脏的阳气，调畅血脉和经络。可助心脾肾之阳气，其性虽温煦而力较缓和。用于以上三脏的阳虚证。在上则温通胸阳，助心阳和温化水饮，配伍茯苓、白术、生麻黄、葶苈子以健脾化湿、宣肺利水；在中温运脾阳，配伍茯苓、白术以化湿利水，如苓桂术甘汤；在下温肾及膀胱之阳，助膀胱气化而化气利水，配伍猪苓、泽泻以化气利水，如五苓散。

### （二）利水药物选用

宜选用健脾渗湿利水药物，如茯苓、猪苓、泽泻、生薏苡仁、车前子、大腹皮等，体质壮实者，可酌情加牵牛子、商陆等较缓和的泻下逐水药，忌用峻猛攻下之品，如甘遂、大戟、芫花等，因其峻猛有毒，易伤正气，变生他证。

## （三）行气药物选用

行气方面，成冬生注重一行肝气，二行脾气。气血不行，则水湿难化，气机条达，才能使脾胃健运，三焦通利，水湿易退。常选用郁金、香附、玫瑰花等疏肝行气，陈皮、木香、厚朴、大腹皮等行气调中。且提倡行气与补气相结合，气滞久而必伴气虚，行气之品易伤正气。常重用生黄芪 30~120g，生白术 30~60g，能补气健脾利尿，提高白蛋白。临床避免使用枳实、槟榔等破气伤气之品。

## （四）活血药物选用

瘀血是肝硬化腹水常见的病理产物，是病情进展的关键因素，因此活血化瘀贯穿治疗始终，活血以养血活血为主，常选用丹参、泽兰、益母草等活血不伤正，养血不滞血，且主张活血与止血相结合，活血是行血瘀，止血是防血散，肝硬化腹水患者不仅有血瘀的一面，尚有气不摄血容易出血的另一面。常用三七粉、水牛角及白茅根等活血止血药物。临床避免使用破血之品如三棱、莪术等，以防耗伤正气变生他证。同时成冬生擅长使用血肉有情之品，以养血活血，软坚散结，如阿胶、鹿角胶、龟甲胶、鳖甲、牡蛎等。并提出益气活血之法能提高白蛋白，纠正白球蛋白倒置。益气健脾之品能改善消化吸收功能，活血化瘀能改善肝脏微循环，减少病变部位缺血，有利于病灶的吸收而达到升高白蛋白的目的，善用黄芪、白术、三七粉、鳖甲等。

### (五) 重视疏利三焦

成冬生认为三焦气化不利则水湿停留，从生理上讲，肺、脾、肾和三焦气化有着密切的关系。若肺气不能宣达清降，脾不健运，肾气开阖不利均可影响三焦决渎作用。

## 参考文献

[1] 高风琴，刘瑞，董璐，等．养血柔肝汤治疗慢性乙型肝炎肝纤维化临床研究 [J]．陕西中医，2017，38 (11)：1564 - 1566.

[2] 高风琴，杨跃青，何瑾瑜，等．成冬生从温补脾肾入手治疗鼓胀病经验 [J]．陕西中医，2014，35 (12)：1671 - 1672.

[3] 高风琴，杨跃青，何瑾瑜，等．成冬生主任医师采用养血柔肝法治疗慢性病毒性肝炎的临床经验 [J]．陕西中医，2013，34 (3)：344 - 345，361.

[4] 高风琴，路波，何瑾瑜，等．成冬生运用辛开苦降法治疗慢性病毒性肝炎的经验 [J]．中西医结合肝病杂志，2012，22 (4)：236 - 237.

[5] 高风琴，成冬生，李煜国，等．浅谈肝胆并治法在治疗慢性肝病中的意义 [J]．陕西中医，1996 (8)：355 - 356.

[6] 成冬生．从肝血虚论治慢性病毒性肝炎的理论探讨 [J]．中西医结合肝病杂志，2011，21 (5)：257 - 259.

[7] 段喜乐，高风琴，成冬生．温阳利水法治疗肝硬化腹水的临床探讨 [J]．陕西中医，2010，31 (5)：569 - 570.

(李京涛　刘永刚)

# 戴裕光

戴裕光，男，1937 年 5 月生，北京人，第三军医大学第一附属医院中医科教授、主任医师、博士生导师。先后承担国家自然科学基金 1 项、校科研课题 2 项。抗衰老中药及其相关研究获医疗成果奖 3 项。主编或参编《戴裕光医案医话集》《新编简明中医方剂学》《实用中医老年病学》《中西医结合消化病学》《现代中医学》等专著 5 部。先后获"中华中医药学会首届中医药传承特别贡献奖""中国人民解放军院校育才奖银奖""重庆市卫生局老中医药专家业绩突出一等奖"，被评为"全军中医药工作先进个人""重庆市名中医"。

## 一、学术思想

### （一）善用经方，师而不泥

曾师从秦伯未、祝谌予、赵绍琴、李介鸣等老前辈，加之临床多年，熟用且善用经方，临床上举证灵活，常变通组方，师而不泥。戴裕光十分重视立法，每临证必详辨病情，立法严格，依据八纲辨证，尤其注意养颐调补但不滞腻、攻伐祛邪而不伤正的准则立法、处方，用药则更是细加斟酌，认为组方关键在于方药之配伍及所针对的主要病机，故每临证必反复推敲，常以经方中一方或数方化裁组方。不仅具有扎实的中医理论基础与丰富的临床经验，且对现代医学亦有深入了解，认为处方用药要师古而不泥古，既要吸取经方之精炼的特点，又要采纳现代药理研究成果，只有如此，才能提高临床效果。如在乙肝治疗中，常在辨证用药基础上，加上茯苓、猪苓、菌灵芝等经现代药理实践证实的含有黏多糖类药物，收效甚好。

## （二）重气机升降，善寒热并用

《黄帝内经》云："升降出入，无器不有""出入废则神机化灭，升降息则气立孤危"戴裕光精研古籍，结合自己多年心得，认为内伤之病，与人体之气机升降失调，确有很大关系。而脾胃为后天之本，司升降运化之功，脾胃气机升降失调，则常导致全身功能紊乱，从而促使人体发病或加重原有病情，而形成虚实、寒热错杂的病理。正如张景岳所言："养生家必当以脾胃为先……凡欲察病者，必须先察胃气；凡欲治病者，必须常顾及胃气，胃气无损，诸可无虑。"故此，戴裕光在临床极其重视脾胃之升降，认为人之一身唯赖内外相应，五脏气机协调，气血津液流畅，升降出入不悖，才可百病不生。平素诊病，四诊合参，不仅注意季节、饮食、生活习惯等，尤其重视内在因素。因其行医于西南，气候潮湿，多湿邪为患，故而对于脾胃之升降则更是几乎贯穿于治疗各种疾病的过程中，常谓：内伤慢性疾病，多病于升降失调。其自创之升降汤、宣降汤等，无时无刻不照顾气机之升降。常用升麻、柴胡、荆芥、羌活、防风等以升清，川朴、陈皮、晚蚕砂、蒲公英、何首乌等以降浊，临证举验，每获捷效。

其次，在治疗疑难杂症中，处方每多寒热并用，如用石膏之辛寒降泄与细辛之温热升散，干姜之温燥，取其辛开，与蒲公英之甘寒，取其解毒降浊，寒热兼施，补阴而不滞腻。玄参之养阴与苍术之燥湿同用，各制其偏而展其才，健脾滋阴相得益彰。在这里，同样也体现重视脏腑升降的特点。

## （三）因势利导，邪有去路

戴裕光强调给邪找出路，主张凡治病，总宜使邪有去路，临证中或泻下，或利小便，或发散，或温通，总之要使邪有出路。如在辨治肺气壅塞时则宜散；在大便不畅而浊气不降时则温通化湿（或清热燥湿）以降浊；在小便不利或小溲短赤时，则清热利湿以使邪从小便去。故常用枳壳、晚蚕砂、瓜蒌仁等润肠导下；用茯苓、泽泻之淡渗导邪从小便出；用荆芥、苏梗等以辛散祛邪；用干姜、白蔻、肉桂等以温运脾阳，临证实践，颇有效验。给邪找出路这一观点用于临床，为后学者开阔了视野。

## （四）补益肝肾，顾护阳气

戴裕光秉承《素问·生气通天论》"阴平阳秘，精神乃治；阴阳离决，精气乃绝"之旨，临床上既重视养肝肾之阴，又顾护阳气之存亡。养肝肾之阴，善用二至丸、一贯煎等成方，灵活加减，用二至常以桑寄生易旱莲草，以桑寄生补益肝肾之力强之故；用一贯煎则多以陈皮易川楝子，常与自拟之升降汤加减组方，使全方静中有动，补而不腻。

在临床实践中，他也强调人身之阳气，深信"阳来则生，阳去则死"。正如《黄帝内经》所说："阳气者，若天与日，失其所则折寿而不彰。"认为温阳、补阳最有力者，是为附子，他喜用附子，善用附子，不仅症见面色苍白、汗出、溲清、舌淡、脉沉等阳虚重症时，大胆使用附子，对于虚阳浮越之虚寒证，辨证准确之后，也重用附子，但需佐以龙骨、牡蛎以敛浮阳；其他，如脾阳虚湿盛证候，虽暑天亦可作为主药而重用之。治疗慢性病，也常用附子、肉桂等以达温通、温运、从阳引阴、引火归原之效。特别强调清热燥湿，切勿损伤脾阳，故组方中多佐以干姜，使祛邪而不伤阳气。

## （五）辨证求本，重视整体

戴裕光重视人与自然的统一观，认为自然气候与疾病的发生、发展和转归有相当密切的关系，强调"必先岁气，毋伐天和"。就感冒而言，均宜解表，但由于气候之夏暑、秋燥、冬寒、春温有不同，所处地理位置不同，而有不同见证，如西南潮湿多雨，病春温则夹湿邪，治疗上则除辛凉解表外，还要用六一散、苍术、石菖蒲等化湿之品，并佐以白蔻、干姜等温通药物，使温开热越而获效。

强调人体为统一的整体，认为阴阳之平衡、卫气营血之调和、脏腑经络之通畅，均与病变息息相关，因而，在具体辨证时，要首先辨阴阳、寒热，再辨脏腑、虚实，从整体论治，切忌头痛医头，脚痛医脚。如治疗咽痛，病虽在上而从下治，常用大黄以釜底抽薪；又如治疗老年便秘患者，多用益气升阳法，并佐以细辛温通肺肾，使阴复阳升而力足，以运浊下行。

戴裕光临证重视辨证论治，务求其本，认为邪之中人及传化因人而异，同一病因，由于患者体质不同，脏腑阴阳偏胜不同，所处地理环境及季节不同，则所表现的外候不同，同一疾病，邪入于人，有从寒化，有从热化，故需明辨而因人施治。如湿邪为病，从寒化则湿停为饮，从热化则湿热内蕴，甚则熬煎为痰，治疗上也就有清利湿热与温化寒湿之不同，这也体现了同病异治、异病同治的辨证观点。

## 二、特色诊治方法

戴裕光主张中医之治乃治人也，非治病也。临证要以患者的具体情况出发，密切注意患者的舌脉证，抓住主要矛盾，从根本处下手，往往能取得柳暗花明的效果。要重视固护阳气，祛邪时以恢复正气为主。临床所见之患，多为虚实夹杂，即使年老体弱久病之人，看似一派虚象，也必有邪作乱，故祛邪也是不容忽视的大法，应当注意邪正二者的关系。治水以温利为主，不能单纯利水，水为阴邪，温化是治水之根本，只有"水之主"壮，"阴翳"才能消。治水同时当治血，水与血在很多方面具有一致性，皆为液体，病理时皆为阴邪，都是以通为用，故某一方蓄聚或停滞就容易引起另一方相应的变化，水聚久则生瘀，瘀日久则成水，这在治疗水湿一类疾病中是不容忽视的。

## 三、经验方

戴老在长期医疗实践中逐渐筛选出确认疗效好而副作

用小的药物，自创了升降汤（柴胡、升麻、川朴、枳壳、蒲公英、晚蚕砂）、宣降汤（荆芥、前胡、杏仁、桔梗、川朴、枳壳、枇杷叶）、三物加味汤（当归、川芎、白芍、茜草根、桑寄生、女贞子、柴胡）、加味葛根芩连汤（葛根、黄芩、川连、广木香、肉桂、银花、枳壳）等，变化运用。如升降汤，依据不同病情，可化裁为二陈升降汤，即二陈汤合升降汤；平胃升降汤，即平胃散合升降汤；温胆升降汤，即温胆汤合升降汤，虽为平淡之剂，却颇能中病奏效。如有痰浊阻滞肺胃气机的咳痰胸闷、纳呆、大便不畅者，用二陈升降汤。如舌苔厚腻、胃脘胀满、大便不畅是脾为湿困，运化失常，故可用平胃升降汤。如胃气上逆、恶心欲呕、腹胀失眠、大便失调者，可用温胆升降汤。又如，以温胆升降汤加减应用于喘病、胃脘痛、呃逆、不寐多种疾病，多有效验，由此可见其异病同治之精妙处。脾肾阳虚用温补脾肾阳虚的利水方（黄芪、茯苓、车前草各30g，苍术、益母草、淫羊藿各15g，川芎、干姜、制附片、木通各9g，肉桂4g，泽泻、猪苓、怀牛膝、补骨脂各12g）治一切肝性、心性、肾性、营养不良性水肿，利水消肿迅速，且无副作用。

## 参考文献

［1］晋献春. 戴裕光诊治温病经验［J］. 实用中医药杂志，2000（5）：39-40.

［2］白桦，韩国华，包狄. 戴裕光学术特色与临床经验［J］. 四川中医，1999（8）：1-2.

（杨志云 解宇晴）

# 方和谦

　　方和谦（1923 年 12 月—2009 年 12 月），男，山东烟台人，我国著名中医学家，首届国医大师，第一至第四批国家中医药管理局全国老中医药专家学术继承工作指导老师，享受国务院特殊津贴。先后任中华中医药学会理事，中华中医学会内科专业委员会委员，北京市红十字会理事，北京中医药学会会长，北京市科协常务委员，北京中医学会名誉会长等职务。从医 60 年以来，先后参与了 1956 年北京流行性乙型脑炎及 2003 年非典型性肺炎的抢救及诊治工作，为中国中医药事业发展做出了重大贡献。

## 一、学术思想

### （一）调和阴阳，以平为期

　　方和谦深刻钻研《黄帝内经》阴阳学说和治病求本的理论，总结历代医家的经验，在临床实践中，逐渐形成了自己的辨证和诊治思想。在临床诊断上强调"善诊者，察色按脉先别阴阳"，在治疗上提出"谨察阴阳所在而调之，以平为期"的基本法则。方和谦在调和阴阳时重用"和解法"，并提出了"和为扶正，解为散邪"的观点，就是通过和解、调和，使表里寒热虚实的复杂证候，各脏腑阴阳的偏盛偏衰归于平复，以达到祛除病邪治疗疾病的目的。

## （二）补益气血，重在补脾

脾主运化，胃主受纳，脾胃化生气血精微以营养机体，脏腑得养，从而维系正常的生理活动。《金匮要略》提出："见肝之病，知肝传脾，当先实脾"，方和谦在治疗肝病时，注重脾胃，提出"大病体虚，重在培中"，"大病必顾脾胃"的观点。他认为"保胃气则可安五脏"，即顾护胃气，可使脾胃健运、生化气血，肝气和解，肺气调畅，肾气充盈，五脏安康。脾胃健而五脏皆荣，其制方用药的特点是"保胃气、存津液"：苦寒之品中病即止，以防寒凉太过损伤中阳；理气适中，以防理气药之香燥太过耗伤津液；大辛大热之味需用之极慎，以防变生他疾。在方剂中经常有炒稻芽、炒谷芽、炒莱菔子、焦神曲、鸡内金、砂仁、百合、麦冬、石斛、玉竹、甘草、大枣等和胃、养阴益气之品。

## （三）滋补阴阳，应当益肾

《素问·阴阳应象大论》云："肾生骨髓，髓生肝"，在生理功能上肾主藏精，肝主藏血，故肝肾同源于精血。然而肾为元阴元阳之所居，是全身阴阳之本原。五脏阴阳之虚衰，皆会影响到肾之阴阳。所谓"善补阳者，必于阴中求阳，则阳得阴助而生化无穷；善补阴者，必于阳中求阴，则阴得阳升而泉源不竭"，故在治疗肝病等慢性疾病的阴阳虚衰之证时，方和谦认为应注意益肾，因肝肾同居下焦，"肝肾同源"，而脾肾又是先后天之本，因而肝郁脾虚证会损伤肾的功能，故方和谦多喜用补肾滋阴类药物如生熟地黄、枸杞子、山药、杜仲、山萸肉等，滋补肾阴，顾护下元。

## 二、临证经验

### （一）升散得当，顾护脾胃

方和谦认为药物治疗疾病的机理是"五味入胃，各归所喜"，是以药性之偏治病阴阳之偏，从而达到治病祛邪的目标。但有利亦有弊，偏则易伤正，故选择药物时需谨慎，切不可伤及正气，亦即需顾护脾胃之意。方和谦认为慢性肝病者多因忧郁，郁则肝气逆，郁久则血瘀，是以气病可致血病，血病亦可致气病，所以无论肝病的任何阶段，肝郁气结是基础病机，治疗上始终遵守疏通气血的原则。方和谦用和肝汤，以升、散、疏、达为原则，兼以疏通气血，健脾和胃。

### （二）选方遣药，注意时令

方和谦对疾病的诊治强调"知时论证"，临床十分注意时令用药，每当更替节气，在处方中加入当令药物。方和谦认为，"人与天地相参，与日月相应"，要做到"必先岁气，勿伐天和"，要因人、因时、因地制宜。如一年二十四个节气，各有其气候特点，所患疾病亦有其季节性。如暑季患病，暑为阳邪，升散开泄，易伤津液；暑多夹湿，其性黏滞，易阻遏气机。故暑季用药应注意清热、化湿、理气、养阴药物的加减应用，常用药味有藿香、佩兰、竹叶、芦根、石菖蒲、郁金、滑石、通草、苍术、白芷、厚朴、麦冬、石斛等；如惊蛰之际，少阳当令，积聚了一冬的郁火挟岁气升发，此时对虚证用自拟滋补汤去肉桂，对肝郁脾虚证用自拟和肝汤去柴胡，以防燥热助阳；且每于方中加竹茹清热除烦、莲子心清心去热。药物用量也根据时令而变，如和肝汤中的柴胡用量，春季时，柴胡由9g减至5g；暑湿季节则去柴胡不用，防其苦辛升发及劫阴之弊；进入秋季则逐渐加量，由5g到9g。这充分体现了"天人合一"的整体观，做到"知时论证"，药效甚佳。

### （三）配伍巧妙，量效适宜

方和谦治疗肝病选方用药十分讲究配伍，他认为："每一味药物的配伍与选择，医者不能因其繁而简之，斟酌一方一药，一克一钱，以达到最佳治疗效果。"如疏肝理气时，常配以白芍，防止辛散走窜；养阴寓动，稍加助阳和胃之品，防其滋腻；助阳寓静，稍加养阴之品，防其亢烈。在药剂的用量上，急证一般投药3剂，慢证一般投药5～7剂，观察患者用药后的反应，指导下一步的治疗，谓之"探探路子"。倘若对于服药有效的病例则"效不更方"，如治疗肝硬化等疑难杂病时，先开几剂，探明路径，然后坚持自己的辨证，轻易不更方换药。这是根据证候有无变化而定，若病机证候依然，坚持原方原法治疗，往往会有意想不到的疗效，一旦证候病情有了变化则会随之而变。这种坚持不是盲目的，它体现了方和谦深厚的医学功底及丰富的临床经验。

## （四）重视平素养肝保肝

方和谦特别重视在健康养生中调护肝胆功能的作用。他认为养护肝脏需要注重生活调摄，尤其是饮食有节、起居规律，切勿饮酒过度和轻易动怒。在中医看来，肝脏具有疏泄气机，主藏血，分泌胆汁，促进消化和吸收等生理功能，如果一个人常发怒，会使肝气疏泄不利，从而引起很多疾病的发生；所以日常生活中应保持情绪稳定，遇事不要太过激动，尤其不能动怒。平素饮食要清淡，尽量少吃或不吃辛辣、刺激性食物如生姜、辣椒等，不可暴饮暴食，以免损伤肝气；可以多吃新鲜蔬菜、水果，吃枸杞、当归、阿胶等滋养肝血。认为饮酒伤肝，当节制，不可酗酒，更不可经常醉酒，肝病患者更应当严禁饮酒。因为酒精有刺激、伤害肝细胞的毒性作用，可使肝细胞变性或坏死，引起转氨酶急剧升高；如果长期饮酒，还可能导致酒精性肝炎、酒精性脂肪肝，甚至是酒精性肝硬化。其次，方和谦坚持认为人的起居作息应当顺应人体内阴气、阳气的升降规律，应在丑时（凌晨一点到三点）前进入深度睡眠，这个时段是肝脏气血最旺盛及肝脏修复的最佳时间。同时，生活中多按摩日月穴和风池穴也有疏肝利胆功效。

# 三、特色诊法

## （一）重视查舌诊脉

对于正常舌象，方和谦概言之"舌洁"。洁，清洁之意，即为不病之舌。方和谦认为"有者求之，无者有之"，也有疾病征象未反映到舌上或有些舌象是患者本身体质使然，非疾病的反映，所谓"人病舌未病"，需结合其他症状，综合诊断。于脉而言，方和谦认为在一般情况下，"有是脉即有是病"，但脉象也常常受体质、环境兼疾病的影响，故有"舍症从脉"或"舍脉从症"之辨。方和谦诊脉先辨明患者之脉有无胃、神、根，以确定治病之大法，是扶正还是祛邪，是顺证还是逆证，以确定疾病之预后。对于疾病预后的判断，方和谦都能成竹在胸，一语中的，原因是其具有细察明辨的诊病功底，结合丰富的临床经验，熟悉常见病的发病规律，对疑难重症能根据病情症状及舌象脉象做出正确推论。

## （二）辨病与辨证相结合

方和谦深得经典要领，临证辨证与辨病密切结合，立足于中医的理论，发挥中医整体观念和辨证论治的优点，吸收现代医学对病因、病理的认识和现代科学的检查方法，帮助我们深刻理解认识病机，观察疾病进退和疗效。如治疗疾病时要根据疾病发展的不同时期、患者的不同证候而分证治之，如方和谦自拟的和肝汤是治疗肝郁脾虚、气血失调证的代表方剂，不仅是治疗肝脏自身病变，也可治疗与肝生理功能相关的他脏腑病症，他用此方加减治疗肝炎、肝硬化、月经不调、消化不良、抑郁症、心悸、失眠等多系统疾病均获效。其自拟的"滋补汤"阴阳气血双补，成为补益各脏腑虚损的代表方剂，临床治疗心肺脾胃肝肾系的虚证也颇有疗效。因此方和谦临证注重辨证与辨病相结合，运用同病异治、异病同治的方法取得了很好的临床疗效。

## 四、经验方

### (一) 和肝汤

组成：当归、党参、白芍、茯苓、白术、香附、紫苏梗、生姜、大枣、薄荷、炙甘草。

功效：疏肝健脾，养血柔肝。

方解：方以当归、白芍为君药，养血柔肝，肝为刚脏，体阴而用阳，当归、白芍以阴柔之性涵其本；以柴胡、薄荷、苏梗、香附为臣药，疏肝解郁、行气宽中，以遂肝脏条达之性；又以党参、茯苓、白术、生姜、大枣为佐药，甘温益气、健脾和胃，遵循了仲景"见肝之病，知肝传脾，当先实脾"的宗旨；以甘草为使药，既可甘缓和中，又可调和诸药。从方药中不难看出，方和谦是在逍遥散基础上加用了党参、香附、紫苏梗、大枣4味药，不仅能降肝之逆，且能调达上、中、下三焦之气，使得和中有补，补而不滞，既保留了逍遥散疏肝解郁、健脾养血之内涵，又加重了培补疏利之特色，疏肝柔肝于一体，调和肝脾，扶后天之正气，祛郁滞之邪气。

临床应用：肝郁血虚，脾胃失和，两胁作痛，胸胁满闷，头晕目眩，神疲乏力，腹胀食少，心烦失眠，月经不调，乳房胀痛，脉弦而虚者。诸如临床常见的胁痛、慢性肝炎、脂肪肝、肝硬化、乳腺增生症等，凡影响肝之气血失和而导致肝功能失常者，均可用和肝汤治疗。

### (二) 滋补汤

组成：党参、白术、茯苓、甘草、熟地黄、当归、白

芍、官桂、陈皮、木香、大枣

功效：健脾养血，疏肝和营。

方解：方中用四君子汤之党参、茯苓、白术、炙甘草补脾益气，培后天之本；四物汤之当归、熟地黄、白芍滋阴补肾、养血和肝，固先天之本；佐肉桂、陈皮、木香、大枣温补调气、纳气归元。使其既有四君、四物之气血双补之功，又有温纳疏利之力，使全方补而不滞、滋而不腻、补气养血、调和阴阳，集益肺、养心、健脾、和肝、补肾于一方。具有补而不滞、滋而不腻、上下通达气血得生之效，是气血兼顾，心肝脾肾同治的有效方。

临床应用：临床用于慢性胃肠炎、慢性肝炎、肝硬化等消化系统疾病。脾气虚或肝郁乘脾而致纳呆、腹胀腹泻、胁痛等症，以滋补汤加焦曲麦、炒谷芽、炒薏苡仁、陈皮、半夏曲或柴胡、郁金等，补土培中，脾健能运化水谷精微，使气血生化之源充足。

## （三）降脂汤

组成：陈皮、焦神曲、莱菔子、郁金、焦山楂。

功效：健脾化痰，降脂排浊。

方解：方中陈皮具有理气健脾，燥湿化痰的功能。现代研究表明陈皮抗动脉硬化、抗高血脂。山楂性甘、微温，健脾活血通络，化浊行气散瘀，为消化油腻肉食积滞之要药，既可直接入药，又可水煎代茶饮。山楂主要有效成分为山楂总三萜酸和山楂总黄酮，可降低 TC、CG 和 LDL－C，并同时升高 HDL－C，具有抗氧化作用，而无明显的毒副作用，其降脂作用明确而有效。神曲甘、辛、温，消食和胃。郁金具有活血、行气解郁之功，药理研究显示郁金具有保肝、利胆和降血脂等作用。莱菔子消食除胀、降气化痰。朱丹溪称赞莱菔子"治痰有推墙倒壁之功"，现代研究证明莱菔子总生物碱能提高 HDL - C 的含量，具有降脂作用。方中陈皮、莱菔子、郁金三味药相伍，升降相合，疏理气机，化浊行气散瘀，是临床治疗脂肪肝或高脂血症的一张良方，可与其他方剂合用，随症加减。现代药理学研究显示降脂汤能改善患者高脂状态，明显改善血管内皮功能，降低血浆超敏 C 反应蛋白、甘油三酯、胆固醇和低密度脂蛋白，并同时升高高密度脂蛋白，具有保肝、利胆和降血脂、抗氧化等作用。

临床应用：临床用于肝郁气结，头晕胀痛，胸脘痞闷，脾失健运，腹胀食少，身沉肢重，乏力倦怠，舌淡，苔腻，脉濡滑者。诸如临床常见的高脂血症、脂肪肝、慢性肝炎等。

# 参考文献

[1] 崔筱莉. 方和谦治疗肝胆病证重视和解法与滋培法的运用 [J]. 北京中医，2000 (5)：3 - 5.

[2] 崔筱莉，方和谦. 方和谦教授以培中升清法治疗疑难杂症举隅 [J]. 北京中医，1999 (5)：3 - 4.

[3] 高剑虹，李文泉，范春琦，等. 方和谦治疗肝郁脾虚证中药配伍规律研究 [J]. 北京中医药，2013，32 (2)：95 - 98.

[4] 高剑虹，李文泉，范春琦，等. 方和谦经验方"滋补汤"临床应用数据挖掘研究 [J]. 吉林中医药，2014，34 (1)：32 - 34.

[5] 李文泉，权红，高剑虹，等. 方和谦创"和肝汤"的组方原则和临床应用 [J]. 上海中医药杂志，2008 (2)：1 - 3.

［6］李文泉，权红，高剑虹，等．方和谦经验方"和肝汤"临床应用数据的挖掘研究［J］．中国中医基础医学杂志，2008（11）：855－857.

［7］李文泉，范春琦，权红，等．方和谦教授学术思想探析［C］．第二届著名中医药学家学术传承高层论坛论文汇编，2006：128－135.

［8］李文泉，范春琦，权红，等．方和谦学术思想研究［J］．中医杂志，2010，51（6）：491－494.

［9］权红，李文泉，高剑虹，等．方和谦教授"和法"临床应用数据的挖掘研究［J］．中国中医药科技，2009，16（6）：470－471.

［10］权红，李文泉，高剑虹，等．方和谦教授运用"和肝汤"的思辨特点［C］．第二届著名中医药学家学术传承高层论坛论文汇编，2006：421－428.

［11］于青，刘新桥，孙波，等．方和谦教授验方降脂汤治疗高脂血症［J］．中国实验方剂学杂志，2013，19（4）：286－288.

［12］于彦．方和谦教授"和"法学术思想探悉（附2例解析）［J］．中国社区医师，2015，31（8）：74－75.

（萧焕明　谢玉宝）

# 谷济生

谷济生，1917 年出生于河北，1936 年毕业于北平华北国医学院。曾任天津市第一医院中医科副主任，天津市肝病研究所顾问，是第一批全国老中医药专家学术经验继承工作指导老师，享受首批国务院政府特殊津贴，长期从事肝病研究。谷济生主张中西医结合，认为其捷径是中医现代化，并认为结合可从逐个疾病开始，逐渐向理论化深化来实现。在临床上，谷济生主张将西医的辨病与中医的辨证相结合，将肝病的五种中医辨证分型与西医的病理学研究灵活结合，巧妙相互运用，他认为这有利于中西医结合开展，同时他重视各种实验室检查，认为这是中医望诊和切诊的发展。

## 一、学术思想

### （一）主张中医现代化

谷济生师承施今墨先生，力主中医现代化，赞同辨证与辨病相结合的形式，因此临床一般先确定诊断，在辨病的基础上辨证论治。在肝病的临床与科研上，强调要有全国统一的诊断标准，符合诊断标准再辨证治疗。谷济生认为，在慢性肝炎的治疗中，无论采用何种方法，均要注意以下 4 个环节：改善肝功能、改善肝脏病理、调控免疫、清除乙肝病毒。在乙肝急性期或慢肝活动期多采用清热利湿和凉血解毒之法，乙肝慢性期多采用疏肝解郁、益气健脾、滋肝补肾之法，慢性乙肝早期肝硬化多用滋肝补肾、活血化瘀之法结合治疗。

## （二）强调保存胃气

谷济生认为保存一分胃气，便多一分生机，若正强邪实，祛邪就是保护胃气，久病正衰，则应"衰其大半则止"。谷济生还认为中药均有偏性，如若使用不当，则或伤阴，或伤阳，胃气首当其冲，因此主张临床处方用药必须做到中病即止，这也是保护胃气的重要方法。例如在治疗慢性肝炎时，强调清而不寒，补而不滞，滋而不腻，重视五谷调养。

## （三）创立治肝五法治疗慢性乙型肝炎

谷济生认为慢性乙型肝炎的病机主要是湿热羁留残未尽，肝郁脾肾气血虚。慢性肝炎疾病迁延难愈，久病多虚，虚是本质。在用药治疗上，注意疏泄不可太过，健脾不宜过壅，清热不宜过寒，祛瘀不宜过破，宜清润忌温燥，宜平淡忌猛攻，调整阴阳平衡须先天肝肾和后天脾胃分别缓图，互相兼顾，主方有权变才能显示出中医辨证的优势性。在临床上，谷济生对于慢性肝炎的治疗，提出分五种证型，提出治肝五法，分别是疏肝解郁、清热利湿、益气健脾、滋肝补肾、活血化瘀，其中解毒、活血、滋肝补肾尤为重要。

## 二、临证经验

谷济生治疗慢性肝病强调需要明确诊断，再辨证治疗。在辨证时，强调分清主次、兼夹，化裁用药；并适当结合西药，方可收到事半功倍之效。对于此，先生提出肝病治疗的治肝五法。

### （一）疏肝解郁法

适应证：胸闷不舒，情绪烦躁或抑郁，精神疲倦，失眠多梦，右肋部疼痛为主，偶也见左右肋疼痛，多为胀痛或窜痛，或连右背，或牵胸乳，或引少腹，情绪激动则痛甚，卧则减轻，胸脘满闷，口苦，嗳气，纳呆，舌淡红，苔白或薄黄，脉弦或弦缓。

治法：疏肝解郁。

常用药：柴胡、黄芩、枳壳、丹参、郁金、茯苓、板蓝根、白术、鸡骨草、垂盆草、川楝子、延胡索等，若失眠烦躁者加酸枣仁、五味子，消化不良者加焦三仙、陈皮。

### （二）清热利湿法

适应证：身体困重，食少纳呆，胸胁胀满，恶心厌油，口干口苦，手热心烦，尿短赤，大便或结或溏，或有黄疸，舌红舌体胖，舌苔白厚或腻，色或微黄，脉濡数或濡缓。

治法：清热利湿。

常用药：茵陈、栀子、大黄、板蓝根、连翘、丹参、泽泻、薏米、蔻仁、茯苓、藿香、七叶一枝花。临床加减：

热象明显，如黄疸、口渴多饮，加大黄、大金钱草；湿重则加汉防己、秦艽、苍术。

### （三）益气健脾法

适应证：面色萎黄，体倦肢乏，动则汗出，少气懒言，胁下隐痛，食少纳呆，便溏，尿清而短，舌淡胖有齿痕，苔薄白而滑、脉沉缓或细弦，部分病人尿少，伴有腹水。

治法：益气健脾

常用药：党参、茯苓、白术、升麻、黄芪、补骨脂、桑寄生、丹参、郁金、薏苡仁、香附、肉豆蔻、五味子、生麦芽、砂仁益气健脾。若腹水明显者，加泽泻、猪苓；消化不良者加神曲、麦芽、鸡内金。

### （四）滋肝补肾法

适应证：疲倦乏力，头晕目眩，失眠多梦，腰酸腿软，手足心热，心悸心烦，胁部隐痛，津少，口干纳呆，遗精，月经失调，面色晦滞，有肝掌和蜘蛛痣，舌红苔薄或无苔，脉细数或弦细。

治法：滋肝补肾

常用药：女贞子、桑寄生、首乌、生地黄、熟地黄、麦冬、淫羊藿、当归、川楝子、炙鳖甲养阴。若合并低热者，加地骨皮、丹皮、知母清虚热；齿、鼻衄者加茜草、白茅根。

### （五）活血化瘀法

适应证：面色晦暗，颊部赤缕，上身血痣，鱼际发红，纳呆腹胀，齿鼻皮肤衄血，性情急躁，胁部刺痛，尿色深黄，胁下癥积，质地较硬，皮肤不泽，巩膜晦黄，口唇暗紫或有瘀斑，苔薄白或腻，脉涩或沉涩或细。

治法：活血化瘀

常用药：黄芪、当归、泽兰、赤芍、制鳖甲、益母草、水红花子、茯苓、三七等益气滋阴，活血化瘀。临证加减：疼痛明显加没药、延胡索、五灵脂；肝质地硬加龟甲、牡蛎。

## 三、特色诊法

### （一）重视望诊

临床上，谷济生非常重视四诊合参，他指出"中医治病以望、闻、问、切为四要领。望者，察病人之色也；闻者，听病人之声也；问者，究致病之因。三者既得，然后以脉定之，故曰切，切者合也。诊其脉浮、沉、迟、数，合于所望，所闻、所问之病，如其合也。则从证从脉两无疑义，以之立方选药，未有不丝丝入扣者。否则舍脉从症，或舍症从脉，临时斟酌，煞费匠心矣。"他反对以切脉故弄玄虚。指出："切脉乃诊断方法之一，若舍其他方法于不顾，仅凭切脉，或仗切脉为欺人之计，皆为识者所不取。"在四诊当中，尤其重视望诊。他认为有诸内，必形于外。望诊为四诊之首，通过望神、色、形、态，即可窥见内脏之病症，预见病之吉凶。谷济生非常重视神色的观察，通过观察患者的神色判断疾病的预后。

同时，谷济生非常重视中医辨证的微观指标，如在肝病的诊疗中，重视患者的实验室、病理等各种检查，认为微观指标是中医望诊和切诊的发展，宏观与微观相结合是时代发展的必然。

### （二）人参配五灵脂治疗肝脾肿大

人参与五灵脂是"十九畏"中的一畏，属中药配伍禁忌的一类。《珍珠囊药性赋》中有四物加人参、五灵脂治血块的记载，《东医宝鉴》中的人参芎归汤中也是人参与五灵脂同用。谷济生在临床中，认为二药合用不影响疗效，常常将二药配伍用于治疗慢性肝炎、肝脾肿大，效果显著且未发现副作用。

## 四、经验方

### （一）慢肝 1 号方

组成：柴胡、白芍、枳壳、丹参、郁金、白术、鸡骨草、垂盆草。

功效：疏肝解郁，行气止痛。

适应证：病毒性乙型肝炎急性期或慢性病毒性乙型肝炎活动期，肝郁气滞型。

### （二）慢肝 2 号方

组成：茵陈、栀子、泽泻、薏米、白豆蔻、茯苓、鸡骨草、垂盆草、丹参、郁金、板蓝根、连翘、藿香、甘草。

功效：清热解毒，利湿和中。

适应证：病毒性乙型肝炎急性期或慢性病毒性乙型肝

炎活动期，湿热未尽型，或伴黄疸。

（三）慢肝 3 号方

组成：沙参、党参、何首乌、生地黄、熟地黄、麦冬、当归、川楝子、丹参、郁金、炙鳖甲、鸡骨草、垂盆草。

功效：滋肝补肾，益阴养血。

适应证：慢性迁延性肝炎，慢性活动性肝炎及早期肝硬化，肝肾阴虚型。

（四）慢肝 4 号方

组成：党参、白术、茯苓、柴胡、香附、肉豆蔻、补骨脂、五味子、丹参、郁金、鸡骨草、垂盆草、生麦芽、砂仁。

功效：疏肝解郁，益气健脾。

适应证：慢性迁延性肝炎，慢性活动性肝炎及早期肝硬化，肝郁脾虚型。

（五）慢肝 5 号方

组成：黄芪、当归、赤芍、丹参、泽兰、龟甲、鳖甲、益母草、水红花子、白术、茯苓、三七、郁金、垂盆草、鸡骨草。

功效：活血化瘀，益气软坚。

适应证：慢性迁延性肝炎，慢性活动性肝炎及早期肝硬化，肝郁脾虚型。

（六）参灵汤

组成：人参、五灵脂、当归、穿山甲、炙龟甲、鳖甲、白术、丹参、赤芍、鸡骨草、枳壳、郁金。

功效：益气活血，软坚消癥。

适应证：慢性肝炎、肝脾肿大。

# 参考文献

[1] 韩康玲，谷济生，王培生，等．慢性肝病中医辨证分型与临床化验及组织学病理检查的关系 [J]．天津医药，1983（10）：613 - 616.

[2] 韩康玲，谷济生，王培生，等．181 例慢性肝病辨证论治疗效分析 [J]．中西医结合杂志，1983（5）：274 - 276.

[3] 韩康玲，乐锦锽，谷济生，等．慢性活动性肝炎的治疗（附 184 例疗效分析）[J]．天津医药，1980（10）：615 - 618.

[4] 张俊富．慢性乙型肝炎中医辨证分型和乙肝病毒复制关系的初步研究 [J]．中医杂志，1989（12）：25 - 26.

[5] 张俊富．谷济生主任治疗慢性乙型肝炎的经验 [J]．天津中医，1995（1）：1 - 3.

[6] 张俊富，崔丽安，苑叔芳，等．活血化瘀益气软坚法治疗肝炎后肝硬化临床观察 [J]．中西医结合肝病杂志，1992（2）：17 - 18.

[7] 张俊富，崔丽安，苑淑芳，等．乙肝 I 号治疗慢性乙型肝炎的临床研究 [J]．中医杂志，1993（11）：673 - 675，644.

[8] 张伯礼．津沽中医名家学术要略·第 3 辑 [M]．北京：中国中医药出版社，2017：106 - 113.

[9] 王凤岐．中华名医特技集成 [M]．北京：中国医药科技出版社，1993：135 - 137.

[10] 王广尧，尚晓玲．国家级名老中医用药特辑·肝胆病诊治 [M]．长春：吉林科学技术出版社，2015：50 - 56.

（萧焕明　谢玉宝）

# 关思友

　　关思友，男，1936 年 9 月出生于河南安阳，现任河南省卫校中医内科教研室主任、高级讲师、主任中医师，附属医院名誉院长，河南省首届继承型高级中医人才导师，第三批 500 名全国老中医药专家学术经验继承工作指导老师，河南省中等卫校中医教学研讨会主任委员，中国名医疑难病研究所特约研究员。临证主张顾护胃气，提倡辨证辨病结合，善于运用逆向思维，诊治疑难病证独辟蹊径，力挽沉疴。著有《临证实效录》《关思友医案》《中医学概要》等。

## 一、学术思想

### （一）清热解毒，慎用苦寒，以防伤胃

　　关思友认为中医治疗慢性肝病的观点与西医治疗有相似之处：西医认为抗病毒治疗应贯穿慢性肝病治疗始终，中医则采用清热解毒之法逐邪，但关老强调"清热解毒，慎用苦寒"。乙肝的发病在于正气内虚，湿热疫毒侵袭肝脏，稽留不退。故治疗上常以蒲公英、连翘、板蓝根、苦参之类清热解毒。但由于其病程长，缠绵难愈，病机属正

虚邪恋，故黄连、龙胆草等过于苦寒之品需慎用，以防寒凉伤胃。

（二）清热化湿，健脾祛湿，标本兼顾

对慢性肝病，中医予清热化湿，健脾化痰祛湿之法。湿热疫毒之邪是肝病主要致病因素，湿热蕴结常可贯穿慢性肝病发展整个过程，且由于现代生活水平提高，生活方式改变，形体肥胖之人渐次增多，加之过多进食肥甘厚味之品，致机体脾胃运化失常，痰湿内蕴，故清热化湿，健脾化痰祛湿是肝病主要治法。药以虎杖、车前草等清热化湿，生薏苡仁、云茯苓、白术等健脾化痰祛湿，但应慎用温燥之品，以防伤阴。脾为阴土，胃为阳土，同居中州，互为表里，以膜相连，所以脾病易传胃，胃病易及脾。肝水气犯胃，木旺克土，胃被其克，脾亦受害，故在疏肝和胃同时，尚须注意到脾土。

（三）疏肝理气，活血化瘀，慎防伤正

中医学根据疾病临床表现将其归属"胁痛"等范畴，认为肝气郁滞，肝络不畅而发为此病，"久病入络，久病入血"，运用疏肝理气，活血化瘀，通络软坚之法，以达到防治肝硬化的目的。临床治疗上常可予柴胡、香橼、郁金、丹参、白芍等理气活血化瘀，鳖甲、炮穿山甲、水蛭、僵蚕等以软坚通络散结，佐以太子参、黄芪等益气养阴以防伤正。

肝气为病，疏泄失司，一为不及，一为太过。对于肝气郁结，疏泄不及者，当遵"木郁达之"的原则，疏解肝郁,常用的药物有柴胡、青皮、制香附、郁金、川楝子、延胡索等。对于肝气横逆,疏泄太过者,法依"肝欲散,急食辛以散之,用辛补之,酸泻之"之旨,着重选用味酸,归肝经药以泻之,如乌梅、木瓜、白芍等。

### (四)坚持守方,随症加减,不急于求成

慢性肝病病程长,病情容易反复,常迁延难愈,临床治疗颇为棘手。故临床治疗中关思友强调用药着重于稳,稳中求变,平淡轻灵,不可操之过急,要力求"缓缓图攻,攻而不伤正气"。在肝病治疗过程中关思友信守著名老中医岳美中所言:"治慢性病要有方有守"。所以在长期临床实践基础上关老总结出疏肝解毒丸治疗慢性乙型肝炎,临床疗效满意,基本方药如下:柴胡、郁金、白芍、枳壳、连翘、白花蛇舌草、丹参、生薏苡仁、太子参等。

## 二、临证经验

### (一)用药经验

关思友认为慢性肝病病因为"湿热疫毒",肝藏血、主疏泄,其经脉布两胁,若湿热邪毒侵袭肝脏,则使肝失疏泄,气机不畅,脉络不通。甲肝病人多是湿热疫毒从口而入,直趋中焦,湿遏脾胃,熏蒸肝胆,故其病机偏于气分;而乙肝病人多是湿热疫毒直入血分,影响肝胆疏泄,进而影响脾胃升降和运化,故其病机偏于血分。慢性肝病病机关键在于正气内虚,湿浊邪毒瘀阻肝络。气虚血滞为本,湿浊疫毒之邪稽留为标。故治疗上予柴胡、白芍、枳壳取

"四逆散"之意透邪解郁，疏肝理脾，连翘、白花蛇舌草清热解毒，丹参、郁金活血化瘀，生薏苡仁健脾祛湿，太子参益气扶正固本。针对"久病入络，久病多顽"这一特点，酌加三七、赤芍、鳖甲、山楂、郁金、延胡索等药物活血化瘀，软坚散结，疏通肝络。或加土鳖虫、水蛭等虫类药物搜剔"追拔深混气血之邪"。气血调和，运行通畅，不仅可使肝有所养，也可使药力顺利到达病所充分发挥疗效。

## （二）重辨证

在临证中既重视专方专药，又十分强调辨证。治病没有一成不变的治法和方药，当随着疾病的发展变化而采取相应的治法。此即仲景所谓"观其脉证，知犯何逆，随证治之"之意。例如，一般而言，盗汗多阴虚；自汗多阳虚；产后多虚；痹证责之于风、寒、湿邪的侵袭；舌苔黄腻多湿热，等等。然而按照此法辨治疾病效失参半，何也？辨证不精之故。虽曰盗汗多阴虚，但并非盗汗皆属阴虚。阳虚、肺热壅盛、湿热内阻、瘀血阻滞等均可致之。

## （三）重脾胃

李东垣细研《黄帝内经》后指出："历观诸篇而参考之，则元气之充足，皆由脾胃之气无所伤，而后能滋养元气。若胃气之本弱，饮食自倍，则肠胃之气既伤，而元气亦不能充，而诸病之所由生也。"在调理脾胃时，关思友强调要遵循其自然的生理特点而调之，顺其自然，以平为期。故欲使脾胃恢复正常生理功能，首当健脾化湿，理气活血。治疗肝气犯胃，需要疏肝和胃，但疏肝理气药如柴胡、郁金、川楝子、青皮、制香附等，大多香燥耗散，重用、多用、久用不但破气耗气，且耗气伤阴液，引起内热。因此，依情况而定，选择适当药物，适可而止。肝气犯胃，木郁化火，既能灼损胃津，又耗伤肝血。对于前者，当胃津亏乏时，不宜清肝泻火，如龙胆草、芦荟等，大多苦寒，用之易伤脾胃，损伤中阳。遣药宜选北沙参、麦冬、石斛、元参、花粉、山药等甘寒濡润之品，益胃生津，截断传变。对于后者，宜补肝不宜伐肝。因火旺伤阴，阴愈伤则火愈旺，火愈旺则阴益伤，形成恶性循环，病多虚实夹杂，缠绵难愈，治宜补养肝血为主，佐以益胃，常用药物有当归、熟地黄、制何首乌、阿胶、枸杞子、石斛、山药、玉竹等。

## 三、特色诊治方法

### （一）特色诊法

#### 1. 依胃镜望黏膜，辨虚实寒热

随着纤维内窥镜的问世，中医在观察内脏的病变方面看得更加清楚。如胃镜检查，若胃黏膜表现为充血水肿、色红，则为脾胃蕴热；色紫为瘀血阻滞；水肿而色淡者则为水湿内停；弥漫性点状出血者，以肝胃气滞多见；片状渗血则以胃热炽盛为主；若胃黏膜红白相间，以白为主，或灰白，或灰黄，甚至苍灰，则多示气血不荣之证；同时胃镜又可获取病变组织，通过病理切片诊断病变的性质，为我们的诊断提供较为可靠的依据。有了纤维胃镜的检查，使我们对内部的病变看得更加清楚，望诊更加全面。所以说，胃镜是中医望诊的延伸。

### 2. 凭 CT、B 超定病位，断气血阴阳

随着 CT、B 超的出现，我们对某些疾病的内在变化看得更加清楚，视野更加开阔，使辨证更具全面性、准确性。如用 CT 对脑出血、肺癌、脑肿瘤、肝癌、卵巢囊肿以及脊柱方面病变的诊断，利用 B 超对肝（肝炎、肝硬化、肝癌、肝内胆管结石等）、胆（胆结石、胆囊炎等）、脾（脾肿大）、心（心悸、心脏瓣膜的病变等）的病变诊断，以及外周血液循环系统的检查等。借助 CT、B 超的"望诊"，一些平常很难诊断清楚的病证得以确诊，为辨证论治提供了可靠的依据。

### 3. 借 X 光观察脏腑，别病态病势

关思友曾治疗一患者，因某医诊为肝气郁滞，曾服柴胡疏肝散合金铃子散加减数剂鲜效，从病因上看，诊为肝气郁结无误，然为何服柴胡疏肝散无效呢？经详细询问得知：患者食后两胁胀满紧束，站立时加重，平卧时症状若失，遂嘱其做 X 线钡餐透视，报告胃底位于两髂嵴连线下 5cm。至此方悟，本病缘于肝气郁滞，横克脾土，脾虚不运，中气下陷。于是转换思路，从肝郁脾虚，中气下陷论治，投补中益气汤加味，以补中益气，升阳举陷。药后，两胁胀紧症状解除，X 光透视恢复正常。这说明在辨证的基础上，参照现代仪器的检查，有助于抓住主要矛盾，从而提高疗效。

## （二）特色治法

### 1. 经验方

（1）疏肝解郁调和汤

组成：陈皮 12g，清半夏 13g，茯苓 20g，枳壳 12g，竹

茹 10g，柴胡 12g，桂枝 12g，白芍 18g，生龙牡各 30g，石
菖蒲 18g，郁金 20g，黄芩 12g，琥珀 4g（冲服），甘草
10g，丹参 15g，大枣 5 枚，生姜 6g。

功效：疏肝理气，清化痰热，祛瘀开窍，调和阴阳。

方解：肝气郁结，气滞血瘀，或肝郁化火，上扰心神，
下汲肾水而致诸症。朱丹溪说："气血冲和，百病不生，一
有怫郁，诸病生焉"，是以治疗本证，总以疏通气机为要。
该方选四逆散疏肝理脾，透解郁热；取温胆汤燥湿化痰，
清热除烦；择小柴胡汤和解少阳，运转机枢；撷桂枝加龙
骨牡蛎汤重在调和阴阳；更益石菖蒲、郁金、丹参开窍化
湿，清热祛瘀；琥珀入肝、心经，祛瘀镇惊，安神。针对
本病复杂的病机，执简御繁，以方代药，熔诸方于一炉，
共奏疏肝理气、清化痰热、祛瘀开窍、调和阴阳，以期达
到五脏元真通和之功。此外，还应注意精神疏导，解除思
想苦闷，使其怡情自遣，宽怀调养。

临床应用：若心悸，胸闷，气短，善太息明显者加生
脉散，琥珀改 6g（冲服），以益气养阴、祛瘀安神；若焦
虑，头痛，悲观多疑，沮丧，舌红少苔，脉沉细者加炙甘
草 30g，大枣 15 枚，小麦 30g 以养心安神、和中缓急；若
夜不能寐，噩梦纷纭，常从梦中惊醒者，上方去黄芩加黄
连 7g，栀子 12g，白芍改 30g，清心除烦、平抑肝阳；若神
智时清时昧，静而不烦，视物目睛不转，舌苔腻浊，脉沉
滑者重用石菖蒲、郁金，加天竺黄 12g，胆南星 12g，或加
服苏合香丸以增强豁痰开窍之力；若胸胁麻木疼痛，甚则
肢颤，逆冷，舌质淡紫，脉沉者，桂枝改 15g，丹参改
30g，加黄芪 30g，当归 20g，温阳益气，养血活血；若易

怒，头摇多动，舌红，脉弦有力者加珍珠母 30g，羚羊角粉 3g（冲服），天麻 12g，钩藤 12g（后下），清热育阴，平肝息风；若心烦易怒，盗汗颧红，咽干口燥，少寐多梦，舌红少津，脉弦细数者加熟地黄、枸杞子、女贞子、旱莲草、百合、醋龟甲、阿胶之类，滋养肝肾，清热安神。

（2）小柴胡汤

《伤寒论·辨少阳病脉证并治》曰："少阳之为病，口苦、咽干、目眩也。"（263 条）"伤寒五六日，中风，往来寒热，胸胁苦满，嘿嘿不欲饮食，心烦喜呕……小柴胡汤主之。"（96 条）张仲景于论中曾有"但见一证便是"之语。因此，关思友在应用小柴胡汤时，只要病机相符，有其中一证即根据病情加减灵活应用，常收显效。

组成：柴胡 12g，黄芩 9g，制半夏 12g，党参 10g，生姜 6g，大枣 5 枚。

方解：柴胡苦平，《神农本草经》谓："治心腹肠胃中结气，饮食积聚，寒热邪气，推陈致新。"可见，其是一味疏气行滞的解热药，而有治胸胁苦满的特性，方中用为主药。佐以黄芩除热止烦，半夏、生姜逐饮止呕，复以人参、大枣补胃以滋津液。病之所以传入少阳，主要是胃气失振，气血外却。全方具有和解少阳之功，临床多得良效，随证化裁，可应万变。

（3）吴茱萸汤

柯琴在《伤寒附翼》曰："吴茱萸辛苦大热，禀东方之气色，入通于肝，肝温则木得遂其生矣。苦以温肾，则水不寒，辛以散邪，则土不扰，佐人参固元气而安神明，助姜、枣调营卫以补四末。"

组成：吴茱萸 10g，党参 21g，大枣 6 枚，生姜 10g。

方解：本方证乃肝胃虚寒，浊阴上逆所致。方中吴茱萸味辛苦而性热，归肝、脾、胃、肾经。既能温胃暖肝以祛寒，又善和胃降逆以止呕，一药而两擅其功，是为君药。重用生姜温胃散寒，降逆止呕，用为臣药。吴茱萸与生姜相配，温降之力甚强。人参甘温，益气健脾，为佐药。大枣甘平，合党参以益脾气，生姜以调脾胃，并能调和诸药，是佐使之药。四药配伍，温中与降逆并施，寓补益于温降之中，共奏温中补虚，降逆止呕之功。

（4）黄连温胆汤

《素问·至真要大论》云："必伏其所主，而先其所因。"关思友认为成功之关键，正是抓住了致病的原因。《类经》曾指出："情志之伤，虽五脏各有所属，然求其所由，则无不从心而发。"

组成：黄连 6g，竹茹 9g，枳实 9g，半夏 9g，陈皮 6g，甘草 3g，茯苓 9g，生姜 6g，大枣五枚。

方解：方中半夏降逆和胃，燥湿化痰；枳实行气消痰；竹茹清热化痰，止呕除烦；陈皮理气燥湿化痰；茯苓健脾渗湿消痰；黄连清热燥湿，泻火解毒；甘草、生姜、大枣益脾和胃，以绝生痰之源。制方精当，药专力宏，若病机与痰、浊、湿、热相关，拘其法而不泥其方，随症加减，可获良效。

**2. 对药**

（1）旱莲草与女贞子

如二至丸，由旱莲草和女贞子组成，本方所治为肝肾阴虚证。其病机为肝肾阴虚。阴虚精血亏损，筋骨失养，故腰膝酸软，下肢酸软；阴虚火旺，魂不守舍，精关不固，阴精不得上荣，故头昏目眩，须发早白；故口苦咽干，失眠多梦，遗精滑脱，治宜补肾养肝。本方为平补肝肾之剂。方中女贞子甘苦凉，滋肾补肝，辅旱莲草甘酸寒，滋阴益精，凉血止血。本方药味少，药性温和，补而不滞，宜常服用。关老认为此对药具有滋阴而不助湿之功。

（2）续断与杜仲

如杜仲丸，由杜仲和续断组成，杜仲补肝肾，强筋骨，降血压，善走经络关节之中；续断补肝肾，强筋骨，通利血脉，功在筋节气血之间。二药配伍，其功益彰，补肝肾，壮筋骨，通血脉，调冲任，止崩漏，安胎的力量增强。

（3）黄连与吴茱萸

如左金丸，由黄连和吴茱萸组成。其中以黄连为君，清肝泄胃，吴茱萸为佐，一方面疏肝解郁，一方面佐制黄连之寒凉之性，防其苦寒伤胃。

（4）石菖蒲与郁金

石菖蒲辛温，豁痰开窍、醒神健脑，功擅开窍；郁金苦辛性凉，清心开窍、活血止痛、行气解郁，长于解郁。二者合用，共奏豁痰除湿、解郁清心、开窍醒神之功效，用于治疗湿温病热入心包或湿浊蒙蔽清窍所致之神志昏乱、谵语；气郁、血郁、痰郁所致之心悸、胸闷、健忘以及抑郁性精神病、脑震荡后遗症、癫痫、癔症等。

# 参考文献

[1] 王萍，蒋翔，阎清海. 关思友治疗慢性肝病思路探析 [J]. 中医药导报，2012，18（1）：17-18.

[2] 徐江雁，鲁嵬. 关思友教授临证经验点滴 [J]. 光明中医，

2009，24（8）：1434 – 1436.

　［3］关凤岭．关思友教授学术思想简介［J］．中医药研究，1996（1）：3 – 5.

　［4］康进忠．关思友运用经方治疗杂病的经验［J］．辽宁中医杂志，2006（2）：230 – 231.

　［5］关凤华．关思友教授诊治疑难病症思路撷菁［J］．河南中医，2006（2）：23 – 24.

　［6］关凤岭．关思友治脾胃病注重湿邪临床经验谈［J］．中医药研究，1999（3）：52 – 53，58.

　［7］康进忠．关思友运用小柴胡汤经验［J］．辽宁中医杂志，2005（12）：1305 – 1306.

　［8］关凤岭．关思友教授治疗疑难病诊治思路举隅［J］．四川中医，2003（6）：1 – 2.

　［9］关凤岭．关思友运用黄连温胆汤治疗疑难病症 5 则［J］．辽宁中医学院学报，2003（2）：109 – 110.

　［10］关凤岭，关思友．肝郁不宜皆疏肝［J］．中医杂志，2001（11）：701.

　［11］关凤岭，关思友．现代仪器检查——中医望诊的延伸［J］．河南中医，2000（4）：7 – 9.

　［12］关思友．关思友医案医话选：中国临床思维例释［M］．郑州：郑州大学出版社，2002.

（杨志云　于莉华）

# 关幼波

关幼波，男，1913 年 4 月出生，汉族，北京人，主任医师，教授，享受国务院政府特殊津贴。生前任全国中医药学会常务理事、北京中医药学会名誉会长、中华医学会内科分会理事、中国中医研究院学术委员会委员，被国家中医药管理局确定为全国老中医药专家学术经验继承工作指导老师。临床擅长治疗内、外、妇、儿等各科疑难杂重证，对肝胆系统疾病治疗尤为突出，总结出"治肝十法"和"化痰活血解毒"贯穿始终的治黄经验，强调"治病必求其本"，以阴阳为总纲，下设气血、表里、寒热、虚实成十纲辨证。并把中医学与现代电子计算机技术相结合，编制成"关幼波肝病诊疗程序"，为中医现代化做了大胆的尝试。主要著作有《关幼波临床经验选》《关幼波肝病百问答》等。

## 一、学术思想

### （一）"中州"理论

关幼波在临床中，尊崇脾胃学说，并将气血辨证应用其中，认为血行通畅离不开气的推动与固摄作用，气血充足，正气强健；反之，气血虚弱，生化乏源，诸病皆生。同时，不忘调理气机，将补益气血与健脾理气之法相互结合，防止甘温药物过于滋腻，阻碍脾胃正常的升降功能，时刻强调重视脾胃，顾护中州，由此形成了独具特色的中州思想。

关幼波认为脾为土脏，为五脏之中心，胃乃水谷气血之海，其腐熟水谷的功能促进脾之运化，糟粕经大肠排出体外，精微物质经过脾的运化升清作用后布散周身。所以，脾胃功能强弱，对于其他脏腑疾病的发生、发展、转归、预后起着重要作用。若思虑、饮食、劳逸过度致使脾胃损伤，则可导致气滞、痰湿、血瘀等诸多病理产物，阻碍气血的运行、气机的升降，从而造成疾病的发生。

肝与脾胃之间的关系一在气血运行，二在气机调畅。因为脾胃常为肝病波及之要害，从五行生克关系来看，肝木克脾土，正如《金匮要略》所云："见肝之病，知肝传脾，当先实脾。"从病因病机上看，"脾为生痰之源""脾胃为气机升降之枢纽"，脾胃升降失司，肝之疏泄失调，则气机不畅，痰湿聚于中焦。若肝疏泄过剩，则湿易从热化，致肝气犯胃、肝胃热盛；若肝之疏泄不及，则湿易从寒化，可见肝郁脾虚、脾虚湿困。所以，不论是清热抑或补虚，皆以调治中焦为治病关键，恢复中焦脾胃气机升降功能为主。

（二）"痰瘀"学说

关幼波认为疾病的病因、病理变化与气血息息相关，痰瘀是气血病理变化的必然结果。关幼波指出，中医所谓之痰，应从广义来理解。痰形成的基本机制离不开气，归根到底是气机的失调而致。痰随气行，无处不到，而生百病。对于那些胶固有形，发于体表者易察，阻于血络形成痞块、积聚者易见。但是发于体内，阻遏气机，在显形以前，病位不易确定，不易察觉，称为隐伏的痰，往往被临床医家称为疑难怪病。瘀血的形成有多种因素，而气血的失调又是其根本原因。气为血帅，血随气行，气主统血，气虚则无力推动血液循行；气机郁滞，血脉凝滞不通；气虚无力统血，血溢脉外，以上均可形成瘀血。血自病亦可导致血瘀，如血遇寒则凝，则有血寒血瘀，热迫血妄行，血不循常道，则有血热血瘀，等等。所以瘀血是气血失调的另一病理结果。

痰与瘀同是气血病理变化的产物，痰与瘀之间存在着相辅相成的关系。痰与瘀同属阴，易于胶结凝固。气血流畅则津液并行，无痰以生，无瘀以成。气滞则血瘀痰结；气虚则血涩少而痰凝；血瘀气滞则络阻，津液不布；血少脉道不充，行缓涩滞，津少不能布化畅通，均瘀积而生痰。因此，气血失调可同时导致痰瘀的产生。痰阻气机，血行失畅，可形成瘀血；瘀血日久，又可化为痰水，痰与瘀之间又可以相互转化。而痰与瘀二者的形成皆与气相关，痰与瘀构成了相辅相成的辩证关系。

（三）"十纲辨证"

八纲辨证是对人体一系列病理变化总的纲领，是个抽象的概念，是以脏腑经络组织的病理变化作为物质基础，并结合临床出现的脉证加以高度概括的结论。气血既是生理上脏腑组织功能活动的物质基础，又在病理上决定疾病发生的基本病因病机。因此，气血同样具备八纲的属性，气血赋予八纲以实质，八纲通过气血与脏腑、经络、组织的具体实质性病理变化联系起来。关幼波在长期临床实践生涯中，借鉴古代医家之长，结合西医学的发展，重视气血辨证。八纲辨证与气血息息相关，除了八纲之外，确有必要突出气血在辨证施治中的地位和作用，力倡以"十纲"进行辨证施治，即以阴阳为总纲，下设气血、表里、寒热、虚实八纲。

关幼波认为疾病发生的病理及其发展转归，离不开气血这个主题。关幼波在血证中论到血病必及气，气病血必伤，气充则血足，气失血濡则成"燥气""浮气"，成为残害机体的"病气"。治血必治气，气实者应当降气清气，虚者当补中升陷，气充以摄血，气和血归经，方可达止血目的。所以辨证的主体在于气血，气血调和与条达，则正胜邪去百证皆息。

## 二、临证经验

### （一）调理肝脾肾，中州要当先

脾胃为水谷之海、气血生化之源，气机升降出入之枢纽，又为肝病波及之要害，因此，应尤其重视脾胃在肝病治疗中的作用。由于慢性肝病病机多以正虚为主，关幼波主张治疗以益脾胃、扶正祛邪为主，调理脾胃之升降，提出"调理肝脾肾，中州要当先"的治疗原则。

#### 1. 健脾益胃以治本

关幼波认为慢性肝病的发生，其内因是脾胃虚弱，气血不足，或情志失调，肝气郁结，肝木克脾土，导致土虚木壅；或久病大病后正气耗伤，脾失运化，加之外感湿热之邪，阻滞脾胃气机之升降，湿热之邪蕴结在里困遏脾胃；或饮食失节，损伤脾胃，湿热内生，郁蒸肝胆。其病机总以脾胃不足、中州失运、湿热阻滞为要。治疗当以健脾益胃为本，以杜绝湿热生化之源。具体治疗又分为益脾气、温脾阳、养脾胃之阴等方法。

（1）益脾气　由于脾气虚多伴随着慢性肝病发生、发展的整个过程，临床多表现为面色㿠白，不思饮食，腹胀便溏，舌质淡红边有齿痕，舌体胖大等脾气虚弱之象，治宜健脾益气，常用药物有生黄芪、党参、白术、山药、莲子肉、诃子肉等。脾虚湿困者，多在健脾益气的基础上，佐以芳化醒脾之法，加用砂仁、豆蔻仁、藿香、佩兰、杏仁、厚朴花等芳化醒脾，加用杏仁、橘红、法半夏、茯苓、生薏米、木瓜、佛手等祛湿调脾，以达标本兼治的目的。

（2）温脾阳　脾阳不足或脾肾阳虚在慢性肝病中亦多常见，多表现形寒肢冷，口泛清水，身疲乏力，腹胀午后为甚，大便稀软，脐腹隐痛，喜按喜暖，女子白带清稀、量多，舌质淡，脉沉弱无力等，治宜温脾散寒。在健脾药基础上加用高良姜、干姜、白术、乌药、附子、沉香、白果、焦白术等。脾阳不足多与肾阳不足并见，或由脾阳不足发展为肾阳不足，症见身倦乏力，腰酸腿沉，喜暖畏寒，小腹或下肢发凉，下肢水肿，大便溏泄，或纳少腹胀，完谷不化，小便清长，女子白带稀薄，经期后错，舌淡苔白，脉沉细等，治宜温补脾肾，常用药：炮附子、干姜、补骨脂、淫羊藿、仙茅、五味子、生黄芪、党参、焦白术、枸杞子、菟丝子、续断等。

（3）养脾胃之阴　慢性肝病经久不愈，湿热之邪，蒸液耗津，导致脾胃阴亏。胃阴不足，燥热内生，多表现为口舌干燥、口渴喜饮、胃脘灼热疼痛、大便秘结、苔少或无苔、舌干或裂、舌质红、脉细数等症状。治疗多用养阴润胃、生津止渴之法，药用沙参、麦冬、生地黄、石斛、玉竹、天花粉、生扁豆等。口渴甚者，加用生石膏、知母；有虚热者加黄芩、地骨皮等。脾阴不足，多表现为脘腹胀满，不思饮食，大便秘结，口干唇燥，手足心热，苔燥，舌质偏红或红绛，脉细而弱等症状，治宜养阴润肠通便，药用麻子仁、白芍、北沙参、石斛、玉竹等，此证多由胃强脾弱而致，胃强则燥热伤津，脾弱则不能为胃行其津液。滋补脾阴药中多佐以温燥之干姜，能温脾之阳，能走能守，可减少滋阴药的黏腻寒凉之性，亦有利于化除湿邪。脾以升为健，而滋阴之品多滋腻且性多沉降，宜加入柴胡、升麻为佐使，以升提脾气。

**2. 升脾降胃，调畅气机**

脾胃居中焦，具冲和之性，通连上下，是气机升降之枢纽，具有"脾宜升则健，胃宜降则和"的生理特点，因此通畅是脾胃的基本特点。临床上，关幼波多把脾胃的升降功能与其他脏腑的升降功能相联系，突出脾胃为升降功能中枢的同时，兼顾肝之生发、肺之肃降、肾水之上济、心火之下交，调理周身脏腑气机的升降出入。由于慢性肝病以脾胃虚弱为内因，加上邪侵、湿阻、食积、血瘀和郁热等病理因素的影响，多会出现脾胃升降失和，进一步导致周身气机的阻滞、逆乱。因此，调理中州脾胃的升降在慢性肝病的治疗中是一个非常重要的环节。临床辨治中多运用条达肝木与升清降逆相结合的治疗方法，在补中益气升脾胃清阳的同时加枳实、佛手、大腹皮之属，使之升中有降，从而达脾胃升降平衡。

临床上，调理脾胃升降，降逆气，化痰浊，关幼波最善用旋覆花、代赭石、杏仁、橘红，取其降逆化痰，益气和胃之效。旋覆花苦辛性温，下气化痰，代赭石甘寒质重，善镇冲逆，可达下气降逆止噫之功，助旋覆花降逆化痰，二者一花一石，性皆下行，相互为用而又相互制约，以顺胃气下降之性。杏仁、橘红化痰浊，行气开胃，济生橘杏丸由橘红、杏仁两味药物组成，为治老人气闭、大腑不通而设，关幼波取此两味药化痰浊、通肠腑、降逆气的功效，与旋覆花、代赭石配合共奏降胃气、通肠腑的功效。

总之，中州理论是关幼波核心学术思想之一，在慢性肝病的治疗中，多强调"中州"的作用，并在实践中，总结出了一系列的益脾胃、化痰浊、祛湿热、调升降、理气机的方法，是关幼波中州理论在临床上的具体运用。

### 3. 治黄三法

（1）治黄必治血，血行黄易却

黄疸的产生与病人体质密切相关，致病因素有湿热、寒湿之不同，脏腑阴阳也有偏盛偏衰之别。黄疸一证，阳黄居多，阴黄较少，关幼波认为"阳黄为主证，阴黄为变证"。关幼波指出："内蕴湿热与外界湿热、疫毒相搏，并非全部都出现黄疸，只有湿热瘀阻血脉才会发为黄疸。无论是瘀热发黄，还是瘀血发黄，都说明黄疸是血液受病，所以治黄必然要从治血入手。"临床常加用活血药物，要凉血而不滞邪，养血而不助热，常用药物如：生地黄、牡丹皮、赤芍、白茅根、小蓟、丹参、白芍、当归、益母草、泽兰、郁金等。关幼波擅用泽兰，认为泽兰有通肝脾之血的特点，横行肝脾之间，活血而不伤血，补血而不滞血，同时又能利水，因此可用于各阶段、各种类型的黄疸。阴黄者，则需使用温阳通脉的药物，常用附子、桂枝等。

（2）治黄需解毒，毒解黄易除

在正虚兼有湿热内蕴之际，若外感湿热邪毒之气或湿蕴化毒，湿热与毒邪相互影响，湿得热益深，热因湿愈炽，湿热挟毒，热势弛张，缠绵胶固，则更易凝滞瘀阻血脉，毒邪之势更盛。热助毒势，毒助热威，若不用解毒药物，湿热难以化散，黄疸不易消退。因此，常根据病情，在清热祛湿的基础上加用解毒药物，如：大黄、黄芩、黄连、黄柏、虎杖、金钱草、金银花、蒲公英、败酱草、苦参、土茯苓等。

（3）治黄要治痰，痰化黄易散

脾湿胃热，肝胆失于疏泄为黄疸发生、脏腑功能失调的基本病理。脾不运化，水湿停聚，蕴湿郁热，煎熬凝炼则为痰。湿热凝痰，其性更加胶固黏滞，痰阻血络，脉道不通，胆液排泄受阻，湿浊之气不得下利，则黄疸加剧。若痰浊与瘀血凝结成块，可形成痞块（肝脾肿大）。化痰散结，祛除胶结凝滞的湿热，痰滞得通，则瘀热易清，必然利于黄疸的消散。关幼波临床上运用化痰法常与行气、活血、化瘀等法则配合使用。常用药物如：杏仁、橘红、瓜蒌、莱菔子、天竺黄、海浮石等。

**4. 审证求因，重在气血**

气血在生理上相互依存，关幼波教授强调"气血两者不可分", 但并不是说气血不分。气与血如水与火、阴与阳, 为截然不同的概念, 所以治疗时气病当治气, 血病当治血, 此为治疗原则, 不可混淆。但是气血生理上的相关决定病理上的互相影响, 气病必及血, 血病必及气。调治气血应在上述大原则的指导下, 顾及气血之间病理生理的相关特点, 这是关幼波气血同治的思想。

气虚证在补气的同时, 配合应用白芍、当归、生地黄等养血活血药, 其作用: ①可防止补气药温燥伤及阴血; ②血为气之母, 能载气, 补血以生气; ③气虚生化血液能力必虚, 必有血虚, 可以直接补血; ④气虚推动乏力, 血行缓慢, 易生瘀滞, 活血兼能防瘀消滞。血虚证, 在养血同时常配以党参、白术、黄芪、砂仁、绿萼梅、豆蔻补气理气和胃, 其作用: ①防止养血药滋腻碍邪; ②气能生血, 助血之化生; ③健脾和胃, 助其化源。出血除止血之外, 血上逆者用牛膝、沉香、旋覆花、代赭石等; 血下行者用黄芪、升麻、远志、柴胡, 血随气行, 顺其道而行之, 有助止血之效; 血热者, 气血双清, 用牡丹皮、白茅根、栀子、黄芩等。气滞者, 理气兼活血, 因气滞血行必涩滞。血瘀者, 活血必理气, 理气中补气, 多合用人参、黄芪、白术、黄精、茯苓; 行气多合用木香、香附、厚朴、陈皮、沉香、柴胡、枳壳等。关幼波在调理气血时, 重视整体观念, 临床视证情变化决定调气与调血孰轻孰重, 或调气以和血, 或调血以和气, 灵活化裁。

## (二) 慢性肝炎从肝、脾、肾诊治

关幼波对慢性肝炎的辨证施治, 基本上以脏腑、气血论治为原则，且以扶正治其本，祛除余邪治其标。慢性肝炎主要是因湿热余邪未尽，其损害部位主要是肝、脾、肾三脏，肝与肾的关系是"木"与"水"的关系，即肝肾同源，肝肾同治。肝与脾的关系主要是疏泄与运化的关系，肝气郁结或肝强横逆均可导致脾胃运化失常，病为自肝及脾；反之，湿热蕴于脾胃，可导致肝气郁滞；亦可因脾胃气伤或阴伤，导致肝气来乘。肝、脾、肾三脏互为影响。

**1. 治脾方面**

若属脾呆，症见无食欲，尚能进食，但食而不知其味，舌苔白或腻。治宜芳化醒脾，旨在促进脾运功能。常选用藿香、佩兰、砂仁、蔻仁、杏仁、厚朴花等。

若属脾湿，症见食欲不振、中满、口干不思饮、四肢倦怠、大便溏、舌苔白。治宜祛湿调脾。常选用：杏仁、橘红、法半夏、茯苓、生薏米、木瓜、佛手等。

若属脾热，症见多食善饥或不欲进食、恶心、厌油、口苦或口中黏滞不爽、大便黏腻不畅或大便干燥、舌苔黄厚。治宜清热理脾。常选用：黄连、黄芩、大黄、枳实、白头翁、秦皮、生石膏、薄荷等。

若属脾虚，症见面色㿠白、不思饮食、消瘦、完谷不化、便泻或溏、舌质淡、体胖有齿痕。治宜健脾补气。常选用党参、白术、苍术、生芪、山药、莲肉、诃子肉等。

若属脾寒，症见形寒怕冷、四肢发凉、或见浮肿、口泛清水、脘腹隐痛喜按、喜暖，女子白带清稀量多、舌质淡、脉沉弱无力。治宜温散脾寒。常选用白术、附子、干姜、沉香、乌药、生姜、白果等。

若属脾胃失和，症见食后腹胀、能食不能化、脘腹胀满、大便量多、舌苔白。治宜调理脾胃。常选用莱菔子、焦槟榔、木香、砂仁、厚朴、生麦芽、炒谷芽、神曲、焦三仙、生山楂等。

若属肝胃（脾）不和，症见胸胁胀满、食后呃逆、吞酸、胁痛不舒、舌苔白腻或黄厚、脉弦滑。治宜平肝和胃。常选用旋覆花、生赭石、生瓦楞、刀豆子、藿香、蔻仁、炒黄连、乌贼骨、当归、白芍、香附、青皮、陈皮等。

**2. 治肝方面**

若属肝热，症见头痛眩晕、耳鸣耳聋、急躁易怒、面红目赤、胁肋灼痛、口干口苦、尿黄便干。妇女月经前期色黑、舌边尖红、苔黄、脉弦数。治宜清热平肝。常选用酒胆草、酒黄芩、丹皮、赤芍、夏枯草、青黛、野菊花、杭菊花、苦丁茶、猪胆、羚羊角粉等。

若属肝胆湿热，症见恶心、厌油、食欲不振、口苦咽干胁痛、烦躁易怒，或伴有低烧，或出现黄疸、舌苔黄腻、脉弦滑数。治宜清利肝胆湿热。常选用：藿香、醋柴胡、茵陈、青蒿、金钱草、草河车、黄连、丹参、青黛、白矾、车前子、白茅根等。

若属肝郁气滞，症见胸满胁痛或时痛时止、时有窜痛、心烦善怒、睡眠不安、妇女月经不调或经期腹痛、舌淡苔薄白、脉弦。治宜疏肝理气。常选用：醋柴胡、当归、白芍、香附、川楝子、郁金、旋覆花、生赭石、木瓜、佛手、青皮、陈皮等。

若属肝郁血瘀，症见面色晦暗、胁下痞硬、胁痛有定处、刺痛不移、妇女月经后错、量少色黑有血块、经行腹痛、舌质紫暗或有瘀斑、脉细涩。治宜活血化瘀。常选用：

泽兰、益母草、王不留行、延胡索、当归、香附、藕节、丹参、炒山甲、鸡血藤、没药等。

若属肝虚，症见面色萎黄、肝区隐痛、劳累加重、目眩目干、视物不清、夜盲、身痒肢麻、失眠、妇女月经涩少或经闭、唇舌色淡、脉沉细。治宜养血柔肝。常选用：白芍、当归、生地黄、川芎、香附、沙参、枸杞子、川楝子、丹参、石斛、首乌藤等。

慢性肝炎常见的肝风有两种情况：一是肝血不足，肝失濡养，血虚生风，症见眩晕、肢体麻木、震颤或肢体拘急；另一种是湿热蕴毒，毒火炽盛，以致肝热动风，症见神昏谵语、高热抽搐、循衣摸床、躁动不安。前者以养血柔肝为主，佐以镇肝，常用的药物见肝虚证，另加钩藤、珍珠母、龟甲、鳖甲、菊花等。后者治宜清肝息风，常选用生赭石、生石决明、生龙牡、佩兰、莲子心、黄连、菖蒲、远志、郁金、羚羊粉、琥珀等，或加用安宫牛黄丸、局方至宝丹等。

### 3. 治肾方面

肾阴虚，症见低热颧红、五心烦热、咽干盗汗、腰酸腿软、下肢无力、耳鸣耳聋、梦遗、尿多、头晕目眩、失眠健忘、舌质红、脉细数。治宜滋补肾阴。常选用：熟地黄、山药、女贞子、旱莲草、黄精、泽泻、金樱子、芡实、夏枯草、菊花、首乌藤、远志、玄参、地骨皮、青蒿、鳖甲、浮小麦、丹皮等。

肾阳虚，症见腰酸腿软、形寒肢冷、浮肿、睾丸阴冷寒痛、食少便溏、面色㿠白、脉沉弱。治宜温补肾阳。常选用：仙茅、淫羊藿、巴戟天、补骨脂、杜仲、鹿茸、鹿角胶。若肾虚寒明显者，可加肉桂、附子、干姜、胡芦巴、荔枝核等。浮肿加腹皮、冬瓜皮、二丑、茯苓皮、茯苓块、猪苓、白术、车前子等。

### （三）早期肝硬化

关幼波认为早期肝硬化病在血分，基本病机为正虚邪恋，气虚血滞。正虚包括脏腑气血阴阳的虚损，但以脾气亏虚贯穿整个病程，故扶正着重强调补益脾气，以恢复气血生化之源；邪恋为湿热未清，痰瘀互结，故祛邪要活血化痰解毒。

关幼波在本病气虚血瘀的病理实质上进行辨证论治，将本病分为肝肾阴亏、阴虚血热、脾肾阳虚三种常见证型。治疗以补气活血、养血柔肝为基础，并根据证型滋补肝肾、养阴清热、温补脾肾，同时佐以祛邪之品，兼清余邪。根据多年临床经验提出了益气活血解毒化痰基本方：生黄芪30g，黄精10g，白芍10g，夏枯草10g，橘红10g，草河车15g，小蓟20g，泽兰20g。多项临床研究均证实以该方为基础辨证加减治疗，可明显改善临床症状，提高患者生活质量，恢复肝脏功能，显著缓解肝纤维化程度。

### （四）肝硬化腹水

关幼波认为，肝硬化腹水有痰血瘀阻、腹水等邪实的一面，又有肝脾肾虚损、气血大亏的一面。虚中夹实，实中夹虚，虚实夹杂。其正虚为本，邪实为标。因此，在治疗上以扶正为本，逐水为标，以扶正为常法，逐水为权变。水的代谢，因"其源在脾"，故要从中焦下功夫。气为血帅，气旺血生，气率血行，恶血久蓄，正气大伤，血失其帅，焉能自行？如不补气扶正，健脾化痰，而单纯寄于活血利水药物，则会往返徒劳，难以收效。活血首先要照顾到气，治气要考虑到血，气血不能分割，故当先以补气养血，健脾化痰，而以平和之品行血利水，加以软坚柔肝之味。治疗中切忌以"舟车丸"等逐水之法，扬汤止沸，徒伤其正；勿以三棱、莪术、水蛭、虻虫等破瘀攻伐之品。关幼波治疗肝硬化腹水的基本方药：生黄芪50g，当归10g，白术10g，茵陈30g，杏仁10g，橘红10g，茯苓30g，赤芍15g，白芍15g，泽兰20g，香附10g，藕节10g，车前子15g，木瓜10g，厚朴15g，生姜3g，大腹皮10g，丹参15g。方解：方中以当归补血汤中两药为君，二芍、泽兰、丹参、香附、藕节佐之。君药中重用生黄芪，补气扶正以率血行，更能走皮肤之湿而消肿，可重用30～150g。二芍味酸入肝，凉血活血，为缓急止痛养肝之要药。丹参功同四物，能养能行。泽兰善通肝脾之血脉，活血不伤正，养血不滋腻。香附、藕节为血中气药，气血兼行，藕节还兼有开胃之长。臣药白术、茯苓健脾运湿，以杏仁、橘红、木瓜、厚朴、大腹皮、茵陈、车前子为佐。杏仁、橘红辛开苦降，醒脾开胃，通利三焦，化痰和中。木瓜味酸，调胃不伤脾，疏肝不伤气，柔肝止痛，为调和肝胃之要药。厚朴、腹皮行气利水而消胀。茵陈、车前子清热祛湿，利水消肿而不伤阴，有黄无黄皆可用之。少佐生姜辛温醒脾，为方中之使药。若湿热仍炽，伴有黄疸者，应先治其标，方中去生黄芪，易茵陈为君，再伍以草河车、蒲公英、小蓟、板蓝根等清热解毒之品。肝脾肿大者，可选用生牡蛎、炙鳖甲、鸡内金等，慎用三棱、莪术、水蛭、虻虫之品，虑其破血伤正之虞。蛋白倒置者，加用鹿角胶、龟甲胶、紫河车等血肉有情之品。经治疗腹水顺利消退后，因病久肝肾俱损，应取中下焦之法，滋补肝肾，健脾和胃，调理气血，以巩固疗效；如残毒余热未净者，仍可用清热解毒之品，以除后患；如病情迅猛发展，腹水黄疸加重，伴有早期神志改变，应考虑到肝昏迷发生的可能。

## 三、经验方

### (一) 温肝汤

组成：黄芪30g，附片、白术、香附、杏仁、橘红各10g，党参、紫河车各12g，白芍、当归、茵陈各15g。

功效：温补肝肾，健脾益气，养血柔肝。

主治：慢性肝炎、早期肝硬化，症见面色萎黄，神疲乏力，口淡不渴，小便清长，大便稀溏，腹胀阴肿，腰酸背寒，胁下痞块，手脚发凉，舌淡苔水滑，脉沉弦弱。

方解：方中附片、紫河车温补肾气；黄芪、党参、白术甘温益气、健脾燥湿；香附、茵陈清疏肝胆；白芍、当归养血柔肝；杏仁、橘红开肺气，化痰水，通三焦，诸药合用，温而不燥，补而不腻，使肾气旺、脾气健、肝气舒、邪毒解，则肝炎可消、硬化可软。本方配伍严谨，如附子与紫河车、归芍相伍，温阳之效不减，辛燥伤阴之弊则无；黄芪、党参与香附、橘红相伍，甘温益气而无滞中之弊，疏肝化痰解郁而无耗气伤中之害；茵陈与白芍相伍，清利肝胆湿热而不伤阴血，养血柔肝而不碍湿除。组方之精、用药之巧、配伍之妙，由此可见一斑。

（二）滋补肝肾丸

组成：北沙参 12g，麦冬 12g，当归 12g，五味子 10g，何首乌 15g，熟地黄 10g，女贞子 15g，续断 15g，陈皮 10g，旱莲草 15g，浮小麦 15g。

功效：养血柔肝，滋阴补肾。

主治：肝病后腰酸腿软，头晕失眠，倦怠纳呆者。临床多用于肝炎恢复期，肝功能已恢复正常，见有体虚、消瘦、神经衰弱者。

方解：方中女贞子、旱莲草、沙参、麦冬、续断滋补肝肾；当归、首乌、熟地黄补肾养血安神；五味子、麦冬，补五脏，敛心气；陈皮和胃理脾。诸药合用，重在滋补阴血、强壮肝肾以扶正固本，使余邪无法残留。乙癸同源，肝肾相关。肝木得肾水之涵养则荣，失之则萎。病理上，子病及母，肝病累肾，则肝肾同病，阴血耗伤。所以，肝病日久，不能一味治肝，还应补肾，肝肾同治，水旺木荣，方有利于肝病的恢复，防止迁延性、慢性肝炎的发生。"治病必求其本"，此之谓也。

（三）荣肝汤

组成：党参 12g，炒白术 10g，炒苍术 10g，木香 10g，茵陈 15g，当归 12g，白芍 12g，香附 10g，佛手 10g，山楂 15g，泽兰 15g，生牡蛎 15g，王不留行 12g。

功效：健脾疏肝，活血化瘀，清热利湿。

主治：慢性肝炎、早期肝硬化，症属肝郁脾虚、气滞血瘀，湿热未清者。

方解：党参、白术健脾益气，培土荣木；苍术、木香醒脾化湿；茵陈清热解毒、利湿退黄；香附、佛手疏肝理气；当归、白芍养血柔肝；山楂、泽兰、王不留行活血化瘀；牡蛎软坚散结。诸药合用，脾土得健，湿浊得化，热毒得清，瘀血得解，而收本固标去、正复邪除之效。肝炎尤其是乙型肝炎，病机复杂，易于反复，难于根除。其根源即在于既有肝损伤——正虚的一面，又有乙肝病毒潜伏——邪实的一面，并贯彻整个病程之中，又因祛邪解毒、祛湿、活血易伤正气，扶正又易恋邪，故临床治疗颇为棘手。由此认为治疗本病应两手抓：既要祛邪务尽，又要处处顾护正气。祛邪扶正并施，方能达到预期目的。荣肝汤即为扶正祛邪的代表方剂。

## 四、常用药对

### （一）醋柴胡配酒黄芩

常用剂量为各 10 ~ 15g，本对药出自《伤寒论》之小柴胡汤。专用醋制后的柴胡，酸而入肝，配伍酒黄芩，以解表退热，可疏肝理气、开郁泻火解毒。二者一升清阳，一降浊火，升清降浊，调和表里，和解少阳，清少阳三焦之邪热甚妙，泄肝胆之热益彰，能调转阴阳升降之枢机。诸凡肝胆胰脾之疾皆可用，正所谓少阳百病此为宗。

### （二）旋覆花配生赭石

出自《伤寒论》旋覆花代赭石汤，常用剂量为 10 ~

15g。诸花皆升，旋覆独降，旋覆花为降气之灵药，本品苦降辛散，咸以软坚消痰，温以宣通壅滞，善于下气散结，行水消痰，长于降逆止呕。生赭石味苦，苦寒体重，苦能清热，寒能泻火，重以降逆，善走心、肝血分，可镇逆降气止呕，凉血止血，降气平喘。旋覆花以宣为主，代赭石以降为要，二药伍用，一宣一降，宣降合法，共奏镇逆降气、镇静止痛、下气消痞、豁痰开胸之功。据气为血之帅，气升血亦升，气降血亦降之理，旋覆花、代赭石伍用，可用于治疗气血并走于上，以致面红耳赤，头晕目眩，以及吐血、衄血诸症，还可以用于常欲蹈其胸上的肝着之证。经过多年临床经验，关幼波认为二药合用可以治疗一切气机不畅、病位在中上焦的病证。

## （三）生黄芪配党参

常用生黄芪 15～120g，党参 10～30g。生黄芪能补一身之气，兼有升阳、固表止汗、利水消肿的作用，对于贫血、浮肿、体虚多汗、气血两亏、阴虚等均有卓著的疗效，可治身体困倦、无力、气短。党参补气兼能养血，用于气血两虚，气短心悸，疲倦乏力，面色苍白。二者共用，可健脾益气，调补肝肾。《黄帝内经》云"肝为罢极之本"，肝病患者多有乏力、纳差等气虚症状。气为生命活动的基础，气血失调则百病生，故关幼波多用大剂量生黄芪补气利水，配伍党参健脾益气。元气充足，才可抗病邪，气不虚方可理气，否则气愈虚，体现了关幼波注重补益元气的学术观点。

## （四）酒黄芩配炒白术

常用剂量为各 10～15g。酒黄芩味苦、寒，可以清热燥湿，泻火解毒，止血，降血压，用于湿温、暑温胸闷呕恶，湿热痞满，黄疸，高热烦渴，血热吐衄。炒白术健脾益气，燥湿利水，用于脾虚食少，腹胀泄泻，痰饮眩悸，水肿。二药配伍，清热燥湿，健脾益气，治疗肝病肝热脾虚证。

## （五）杏仁配化橘红

常用剂量为各 10～15g，杏仁、橘红配伍辛开苦降、醒脾开胃、通利三焦、化痰和中。关幼波言"用杏仁，不单因其治咳嗽、化痰，这里适合化痰，并且开胃作用非常好，还有润大便的作用；橘红也是化痰，并且讲究七爪红（大柚子），化痰开胃比陈皮效果好"。关幼波十分注重痰瘀理论，认为百病日久多有痰瘀，故遣方用药强调应用化痰开郁之药，并指出化痰之药种类繁多，包括化热痰、寒痰、湿痰等，有的化痰药偏于寒凉泻下，有的化痰药燥热伤阴。关幼波喜用杏仁配伍化橘红，性质平和，理气化痰解郁，治疗肝病气郁痰阻证效果甚佳。

## （六）丹参配泽兰

常用剂量为各 10～30g，治疗肝病瘀血证，特别是肝硬化瘀血阻络。丹参可以养血活血，泽兰能够通肝脾之血，二药配伍而用，活血而不伤于血，养血而不逆于血，畅通肝脾血络，化瘀通络。治疗肝硬化腹水时，重用泽兰通肝脾之血，不单纯利尿消除腹水，而通过活血利尿、扶正化瘀之法，使瘀血去、经络通、小便利。

# 参考文献

［1］李杰，戚团结，徐春军，等. 关幼波教授"中州"理论探析发挥［J］. 继续医学教育，2018，32（3）：160 – 162.

［2］罗明理，孙凤霞. 关幼波、邹良材治疗慢性肝炎经验共性之探讨［J］. 北京中医药，2017，36（12）：1127 – 1129.

［3］张晴，徐春军. 关幼波"中州思想"在肝病辨治中的应用［J］. 北京中医药，2017，36（2）：142 – 143.

［4］李杰，徐春军. 关幼波治疗肝病常用对药应用辨析［J］. 北京中医药，2016，35（4）：318 – 319.

［5］温洋洋，谢苗，郭选贤. 对关幼波气血辨证的思考［J］. 光明中医，2015，30（10）：2093 – 2094.

［6］陈勇. 关幼波"气血痰瘀"理论在肝病中的运用［A］. 江西省中西医结合学会、南昌市第九医院. 江西省第四次中西医结合肝病学术研讨会暨全国中西医结合肝病新进展学习班论文汇编［C］. 江西省中西医结合学会、南昌市第九医院：江西省中西医结合学会，2014：4.

［7］郭锋. 运用"关氏三法"辨证治疗黄疸病心得［J］. 中国中医药现代远程教育，2014，12（18）：8 – 9.

［8］吕媛媛，薛博瑜. 关幼波治疗慢性肝病经验［J］. 河南中医，2013，33（4）：521 – 522.

［9］齐京，王新颖，徐春军. 关幼波中医药防治脂肪肝学术思想及临床经验［J］. 北京中医药，2012，31（11）：824 – 825，847.

［10］刘汶. 读《丹溪心法》悟关幼波肝病理论［J］. 中国中医药现代远程教育，2011，9（12）：7.

［11］王莒生，徐春军，吴义春. 论关幼波"三因学说"［J］. 中医杂志，2011，52（6）：458 – 461.

［12］方南元，薛博瑜. 关幼波治疗肝病辨证方法刍议［J］. 辽

宁中医杂志，2010，37（4）：738 – 739.

[13] 刘敏，李献平. 关幼波治疗肝硬化腹水的经验 [J]. 中医药通报，2006（4）：11 – 12.

[14] 刘立群，赵伯智. 运用关幼波"痰瘀"学说理论治疗慢性肝炎体会 [J]. 北京中医，2002（1）：16 – 17.

[15] 赵天敏. 关幼波教授谈肝病的辨证施治 [J]. 云南中医中药杂志，1995（5）：4 – 7.

[16] 王庭岚. 辨气血、治奇病——学习关幼波气血辨证的体会 [J]. 北京中医，1993（1）：9 – 10.

[17] 李鸿钧. 关幼波治黄三法举隅 [J]. 北京中医，1991（5）：3 – 4.

[18] 向知. 关幼波学术思想及临床经验简介 [J]. 中医药研究，1991（1）：5 – 8.

（李京涛　刘永刚）

# 黄保中

黄保中，男，1932 年生，陕西省西安市中医医院主任医师，出身于中医世家，治学严谨，医术精湛，通古融今，师古不泥古，创新不离宗，从事中医临床近 60 载，逐渐形成了自己独特的临证思辨特点及诊疗方法。曾任陕西省暨西安市中医学会副会长、《陕西中医》杂志编委会副主任委员、中医内科肝胆专业委员会副主任委员等职，为第二、三、四批全国老中医药专家学术经验继承工作指导老师，2007 年荣获"全国老中医药专家学术经验继承工作优秀指导老师"称号。学术上力倡中医现代化，突出中医特色；立足整体观念，强调中医综合；重视气机升降，推崇和肝理脾。

## 一、学术思想

### （一）调和思想

#### 1."未病"之时，注重调摄正气

黄保中秉承《黄帝内经》"上工治未病"的预防思想，积极倡导在养生调摄和饮食起居预防的基础上，扶助正气，从而使正气旺盛，利于驱邪外出，使病情保持稳定或逐渐好转。此类病人多由正气不足，湿热疫毒之邪乘虚而入，

内伏肝脏而成。并以"肝苦急，急食甘而缓之；肝欲散，急食辛以散之，以辛补之，以酸泻之"为依据，拟方和肝理脾丸（药物组成：赤芍药、白芍药各15g，冰片3g，肉桂6g，薄荷、连翘各12g，厚朴10g，香附6g。上药研为细末，炼蜜为丸，每丸重6g），以酸甘化阴，辛甘通阳，具有护肝解毒、扶正活血的作用。本方由张锡纯"肝脾双理丸"及"新拟和肝丸"化裁而来，去其有毒之朱砂。张氏谓"此方用甘草之甘以缓肝；芍药之润以柔肝；连翘以散其气分之结；冰片、薄荷以通其血管之闭；肉桂以抑肝木之横态。其味辛香甘美，能醒脾健胃。又其药性平和，在上能清，在下能温。故凡一切肝之为病，徐服此药，自能奏效。"因此具有护肝解毒、扶正活血的综合效应。

**2. 既病防变，注重调畅气机、运化中焦**

中焦主要包括脾和胃的功能，脾主运化，胃主受纳，共为人体气血生化之源。肝主疏泄，脾主运化，两者协调，则气机升降有序，运化正常。肝炎、肝硬化患者，常可出现两胁疼痛不适，胸闷善太息，心烦失眠，急躁易怒，恶心，咽部似有异物感等肝经气郁症状。同时，肝脏之病，常累及脾胃，出现乏力、身困、脘闷、腹胀、纳差、便溏等脾胃功能失调之证。"木郁达之""中焦如衡，非平不安"。在治疗时注重调畅气机，运化中焦，提倡"和肝理脾"。"和"与"理"均为补泻兼施之法，而非单纯的养肝、疏肝，理气药物多辛温香燥，用量过大，或长期应用、配伍不当，易耗伤肝阴，甚至化火动风，使病情加剧。黄保中强调理脾绝非单纯补脾，而贵乎运脾，脾运则诸脏不郁，升降复常，肝郁自可通畅。其在临床上善用四逆散、枳实芍药散、枳术丸等，并在此基础上加减变化以调畅气机，运化中焦，用于治疗肝炎、肝硬化，可有效缓解症状，改善病情，取得较好的疗效。

**3. 病瘥防复，注意调养及坚持治疗**

急性肝病经过治疗，症状消失，肝功能正常；慢性肝病经过治疗，症状消失，体力恢复，精神好转，指标改善。但这并不是治疗的终结，"病向愈而阴精阳气一时难复"，正如《医宗金鉴·伤寒心法要诀》所言："新愈之后，脏腑气血皆不足，营卫未通，肠胃未和，惟宜白粥静养。"对于急性肝炎患者，黄保中除嘱其注意休息、饮食多样化、生活规律外，常根据辨证让患者继续服药调理，以防复发。形体较丰满，苔腻脉缓，或食后中满，大便不实的气虚型患者，治宜益气健脾，和中化湿，多用参苓白术散化裁；形体消瘦，舌质红，脉细，或手足发热，或失眠、腰痛的阴虚型患者，治宜滋阴养血，多用天王补心丹化裁；多数患者给予和肝理脾丸服用，调理肝脾，以利正气的恢复。对于慢性肝病患者，除上述嘱咐外，常建议患者坚持用药，或改用中成药长期服用，坚持治疗，以保持病情稳定。

## （二）注重处方用药的平衡，重视药物配伍

黄保中临证处方用药，非常注重处方的平衡，常扶正与祛邪并用、益气与养阴并用、行气与活血并用，以及升降并用、气血并用、寒温并用等。如治疗慢性肝炎的经验方肝瘥汤，方中柴胡配枳壳，一升一降，使清升浊降，郁解结开，阳气疏达；枳实配芍药，一气一血，使气血调和；升麻与土茯苓相伍，一上一下，使湿热去，邪毒散；赤芍

配川芎，寒温并用，使气血流畅。又如治疗以肝脾肿大为
主要特点的慢性肝病的经验方肝积汤，白术配枳壳，一急
一缓，一行一补，使脾气健，气机畅，化源充足；川芎、
丹参、川牛膝三药相配，上中下并用，气血并用，以行气
止痛，养血化瘀，使血脉通畅，气血流通。

## （三）注重脾胃调理，推崇和肝理脾

"见肝之病，知肝传脾，当先实脾"，由张仲景最早提
出的这一理论一直被后人遵从，且经临床长期证明亦行之
有效。黄保中认为慢性肝病久延不愈，常与湿热疫毒之邪
迁延有关。"邪之所凑，其气必虚"，故要扶正以祛邪，在
治疗中注重对中州（脾胃）的调理。其理一，脾为后天之
本，气血生化之源。气血乃人体赖以生存的物质基础，脾
气健旺，气血充足，脏腑得养才能正常运行，所以前人有
"脾气充，四脏皆赖煦育，脾气绝，四脏不能自生"及
"脾统四脏"之说，李东垣《脾胃论》亦云："百病皆由脾
胃衰而生也。"其理二，脾居中州，是运化水湿之枢纽，
"脾恶湿"，易被湿邪所困。其理三，"脾为生痰之源"，肝
病后期常见瘀湿等与痰互结，更加胶固难祛，故治脾实为
治痰之先、除疾之根。其理四，脾胃的消化功能是通过脾
升胃降来完成的，脾气健旺，胃气和降，则能纳谷且能运
化吸收，而脾胃的升降又离不开肝调节气机的功能，肝的
疏泄功能正常，则脾胃既能纳又能化，从而保持正常的消
化吸收功能。临床上无论急性或慢性肝病都有一个肝病及
脾的病理过程，使脾运化功能受损，而产生一系列肝郁脾
虚的临床证候，如食欲差、乏力、腹胀、便溏等，甚至因

脾虚水停而发为水鼓。李冠仙亦有"肝气一动，即乘脾土，作痛作胀，甚则作泄"之论。由此可知，肝病多会导致脾胃功能失常，调理脾胃对于肝病的治疗具有重要的意义。黄保中临证注重脾胃的调理，常用枳术丸、小陷胸汤作为基础方，并常用生黄芪、炒白术、太子参之类以健脾，并用半夏曲等和胃降逆。

肝病之所以慢性化且缠绵难愈，肝脾不和、肝郁脾虚是其主要原因，故治疗时应注意和肝理脾，临证灵活运用和肝理脾丸以和肝理脾。该方出自张锡纯《医学衷中参西录》，原名"肝脾双理丸"，由赤芍、白芍、甘草、冰片、肉桂、薄荷、连翘、厚朴、香附组成。其中赤芍、白芍与甘草配伍，取《伤寒论》芍药甘草汤酸甘化阴之意以缓肝之急；冰片醒脾清热；厚朴、香附、薄荷、连翘行气祛风解毒以达清除内毒素、保护肝脏之功；少量肉桂鼓动阳气，激发免疫功能。纵观其配伍，本方寓有"甘以缓之，酸以敛之，辛以散之"之意，具有和肝理脾、凉血活血、清热解毒之功，临证中可作为肝病慢性期的基础治疗、急性期的辅助治疗。

## 二、用药经验

### （一）解毒勿忘透邪

湿热疫毒之邪为肝病的主要致病因素，湿热蕴结的基本病理可贯穿于慢性肝病之始终，故清热利湿解毒是肝病的主要治法，如何运用该法在肝病的治疗中至关重要。对此，黄保中认为应注意"解毒勿忘透邪"，故用升麻祛风清热、解毒消肿，旨在驱邪外出。如与葛根配伍治疗阴阳毒，与柴胡配伍治上半身疾病，与解毒除湿、分消湿热之土茯苓配伍，一上一下，以达清热解毒、祛风除湿之功，使邪有出路，湿热疫毒之邪得以祛除。

### （二）治黄勿忘治血

急性肝炎合并黄疸者其主要病机为肝胆湿热内蕴，故治疗以清热利湿退黄为原则。而慢性肝病合并黄疸者其主要病机为肝脉瘀阻、瘀热内结，即"瘀热发黄""瘀血发黄"，故治疗应在清热利湿解毒之基础上，加用凉血活血之品，如赤芍、牡丹皮、丹参、川芎等，以加速瘀热的清除。黄疸的消退，有利于肝脾肿大的回缩，因活血可祛瘀，祛瘀可生新，正所谓"治黄必活血，血行黄易却"，否则不仅有寒凉伤中败胃之弊，而且易变生他证。

### （三）解郁勿忘降肺

肝郁为慢性肝病的主要病机之一，肝郁日久可变生他郁，使病情缠绵难愈。而肺主一身之气，故治肝郁除遵循疏肝理气之法外，对于久病不解或经疏肝治疗效果不佳者，应注意清降肺气，以使治节有权，升降协调，三焦气化通畅，从而使肝郁得以解除。临证常加瓜蒌 15～30g，宽胸理气、清金抑木以降肺气，使气机畅通，诸郁因而得消。

### （四）活血勿妄用破血

肝脉瘀阻为慢性肝病的主要病机，治疗应注重活血化瘀，阻止和逆转肝纤维化。但运用活血药时应注意度和量，勿妄用破血之品。因慢性肝病本身存在脾肾气血虚的一面，故治疗应中病即止，消补兼施，寓消于补，活血不可妄用破血之品，如桃仁、红花、土鳖虫、水蛭、三棱、莪术等，否则有耗血、动血之弊。临证常用赤芍、丹参、仙鹤草、生牡蛎、炙鳖甲等活血养血、软坚散结之品，同时加一味川芎以行血分之气，疗效颇佳。

### （五）理中勿忘升降

脾胃居中焦，乃升降之枢机。慢性肝病日久必影响脾胃运化功能，致升降失常，临床多见胁痛腹胀，食后胀剧，全身乏力，大便溏薄或黏腻不爽，舌体胖大、边有齿痕，苔白腻，脉弦濡或沉缓。治以调理脾胃气机为要，升降复常，肝郁自可畅达。临证运用枳术丸，枳壳15g，白术30g，以调理脾胃气机，清升浊降，脾胃调和，则邪去正复，气机通畅，肝气得舒。同时大量使用白术可以润肠通便，改善胃肠道功能，减少肠源性内毒素的吸收，若兼大便干或黏腻不爽者，可加大白术用量。

### （六）滋阴勿忘补肾

慢性肝病瘀热内结，易致肝阴受耗，而肝肾同源，久必及肾，致肝肾阴虚。故注意肝肾阴液有无耗伤，并及时加用滋养肝肾之品是慢性肝病治疗中的一个重要环节。尤其是慢性肝病患者伴有肝掌、蜘蛛痣及出血症状时，则为肝阴受耗、血热妄行之象，治疗时在清热凉血活血基础上，佐以此法更为适宜。常加用川牛膝、怀牛膝以引血下行、补益肝肾，疗效较好。

## （七）善用风药疏肝

《黄帝内经》云："肝欲散，急食辛以散之，用辛补之，酸泻之。"张介宾曰："木不宜郁，故欲以辛散之，顺其性者为补，逆其性者为泻，肝喜散恶收，故辛为补，酸为泻之味。"《本草从新》认为"辛能散气""辛散郁"。风药辛散之性，与肝主疏泄、喜条达之机恰合。辛以散之是风药疏肝的主要机理。肝主疏泄，喜条达，恶抑郁，肝失疏泄，气机郁滞，治当疏肝解郁、疏利气机，药宜辛散。因此，凡肝气郁结、气机不舒之证皆可选用风药治之。疏肝理气之药，多为行气走窜之品，久用或过用有损气致虚之虞，而风药禀性轻灵，能畅达肝气，且在方剂中药味少、剂量轻，故不会有损气之偏。黄保中在临证治疗中，非常善用风药。如治疗肝瘟病肝潜期用薄荷，肝温期用苍术，肝痹期用柴胡、川芎，肝积期、鼓胀期用川芎等，均是运用风药辛散之性，而达到疏肝而不伤气之目的。

# 三、治疗经验

## （一）黄疸病治疗经验

### 1. 急性期宜辨病因、定病位，清热利湿退黄

感受湿热疫毒是急性期黄疸的主要病因。湿热疫毒蕴结中焦，郁而不达，脾胃运化失常，湿热交蒸于肝胆，肝失疏泄，胆液不循常道，外溢浸淫而发为黄疸，故当清热利湿以退黄，临证宜辨病因、定病位。首先应辨别湿热之

轻重，以确定施治重点。湿与热又互相影响，湿郁则生热，热郁则生湿，湿热相助，热炽湿深，日益胶固。加之感受湿与热邪的程度不同，机体反应的差异，故临床上有湿重于热、湿热并重、热重于湿之分，区别二者之孰轻孰重，目的是同中求异，使治疗分清层次，各有重点，从而取得良好效果。同时，湿蒸热郁可以化毒，故应当根据病情的需要，在清热利湿之基础上加用解毒之品，否则湿热难以化散，黄疸不易消退。其次应进一步辨湿热之病位，以明确清热利湿退黄的主要途径。治疗应遵循"治病必求于本"的原则，以清利脾胃、肝胆湿热为其退黄的主要途径。自拟肝瘟汤：苍术15g，龙胆草15g，茵陈30g，车前草15g，升麻15g。其中苍术辛苦温，善燥脾湿以清利脾胃湿热；龙胆草苦寒，清热燥湿以清利肝胆湿热。二者共为主药不仅使脾胃肝胆湿热得以清除，且互相佐制以防利湿太过重伤阴液与苦寒太过损伤阳气之虞。伍以茵陈清热利湿退黄，升麻祛风清热解毒，驱邪外出。佐以车前草清热解毒，平肝利尿，导邪外出。全方配伍共奏清热利湿解毒退黄之功。

**2. 慢性期宜谨守病机，活血化瘀退黄**

慢性肝病合并黄疸，常由肝郁气滞，日久成瘀；或因湿热黄疸迁延不愈，湿郁气机不利，瘀积肝胆，肝主疏泄失职，胆汁不循常道而发黄。其主要病机为肝郁脾虚、瘀血阻络，即"瘀血发黄""瘀热发黄"，故治疗应在疏肝健脾，清利湿热之基础上，加用活血之品，如丹参、赤芍、川芎、郁金等，如此才能加速黄疸的消退，有利于肝脾的回缩，因活血即可去瘀，祛瘀即可生新，正所谓"治黄必治血，血行黄易却"。临证具体有凉血活血、化痰散瘀之不同。

（1）凉血活血

慢性肝病肝郁脾虚，瘀血阻络，久则致瘀热内结，故宜加用凉血活血之品，旨在清血中瘀热，凉血而不滞邪，使血脉畅利通达，湿热得除，热邪得清，瘀结得散，则黄疸易于消退。常用药物有生地黄、丹皮、赤芍等凉血活血之品，否则热邪不清，瘀血难除，病情难愈。

（2）化痰散结

痰缘于津，瘀缘于血，人体津血同源，故痰瘀往往相因而生，相兼为病。慢性肝病湿热久羁，化生痰湿，痰浊阻络，痰滞而血瘀；或血阻而瘀，瘀血内阻，津运不畅而生痰，终致痰瘀交结，气机郁滞，肝失疏泄，胆汁泛溢而发黄。故应活血化痰、痰瘀同治，临证常在活血化瘀的基础上加用化痰散结之品，痰瘀同治，如硝石矾石散。

（二）肝硬化腹水治疗经验

**1. 正确掌握病机，确立治疗原则**

肝硬化腹水属中医学鼓胀、单腹胀等范畴。临床表现为乏力、身困、纳差、腹胀、尿少等，盖肝硬化腹水实为肝硬化代偿期失治的结果。肝脏受损，则气失条达，久之气病及血，血液瘀滞，瘀积胁下则见肝脾肿大；瘀阻于络，隧道不通，水湿不得敷布，从而引起腹水，甚至下肢水肿。在此阶段若缺乏有效的治疗，则肝脾虚损更甚，并可累及肾脏。肾虚则膀胱气化失司，小便排泄更为不利，腹水更甚且持续增多，更为难治。基于此，黄保中认为，肝硬化腹水病机为正虚邪实，正虚为气、血、阴、阳、脏腑之亏虚，邪实为瘀血阻滞、水湿内停。正虚临床可有脾虚、肝肾两虚、脾肾两虚、气阴两虚等不同情况。因而肝硬化腹水的治疗原则为"扶正固本，化瘀软坚，利水渗湿"。其中扶正固本又据不同的虚损情况，施以不同的补法。同时黄保中指出，在治疗中应始终"法随证变"，充分发挥中医辨证论治的针对性和灵活性。

**2. 抓住中心病机，病证结合，合理组方**

黄保中指出"肝郁脾肾气阴（血）虚"是贯穿于肝硬化病情始终的中心病机，制定了治疗肝硬化腹水的基本方——鼓胀汤。本方以鳖甲煎丸、枳术丸、枳实芍药散等化裁，以枳术丸为核心。方中白术"除胃中之湿热，补脾家之元气"，枳实"泄心下痞满，消胃中所伤"，二药一急一缓，一行一补，使脾气得健，气机得畅，化源充足，全身脏腑得以濡养；白芍药柔肝止痛，养血敛阴；牛膝补益肝肾，引血下行，使肝肾得以滋养；丹参、赤芍药、川芎凉血活血，行气止痛，养血化瘀，使血脉通畅，气血流通，精微得以荣养全身；鳖甲软坚散结，改善肝脏循环，促进肝脾回缩；车前草平肝利水；桂枝通阳利水，以改善水湿代谢，促进腹水消退；更具特色的是加入牵牛子以利水通便，所谓"小关不通，通大关，一关通，百关俱通"。本方以脾胃为中心，兼顾肝肾，辅以活血利水、化瘀软坚，共奏和肝理脾、益肾化瘀、软坚利水之效，使肝硬化腹水的病理得到改善，灵活加减，更能兼顾各种症状，使其迅速改善和消失。

**3. 权衡标本缓急，法随证变**

肝硬化腹水在不同阶段，其临床表现各不相同，其病机亦各有侧重，故治疗亦不可千篇一律，而应有所侧重，法随证变。如在中、重度的肝硬化腹水中，常可出现三焦壅塞，隧道不通的情况。表现在上为胸水、咳嗽、气喘、不能平卧；在中则为纳差、腹胀如鼓、食后更甚；在下则为下肢水肿、小便不利等。此时虽病机仍为正虚邪实，但邪实更盛，且以三焦壅塞，瘀阻络脉，隧道不通。故治疗中应急则治标，先予以疏利三焦，活血利水，再标本兼治以收全功。黄保中总结先辈经验，结合自己临床，在三五合剂（五子饮、五皮饮、五苓散）的基础上，拟定了疏通合剂。方中以葶苈子、紫苏子宣肺利水治上；茯苓、大腹皮行气利湿渗水；枳壳、白术升脾降胃，疏理气机；莱菔子行气消胀以治中；车前草、茯苓利水渗湿以治下；桂枝通阳利水；丹参、川牛膝活血通络，疏通隧道；牵牛子利水通便，使水从大便而走。全方共使三焦通利，气机畅通，水湿渐退。临床对肝硬化伴胸腹水的患者确有良效。

## 四、经验方

### 1. 肝积汤

组成：炙鳖甲（先煎）15g，丹参 30g，白术 30g，枳壳 15g，川芎 15g，赤、白芍各 15g，川、怀牛膝各 15g，车前草 15g。

功效：和肝理脾，益肾化瘀，软坚活血。

主治：各种原因引起的慢性肝炎、肝硬化，其他疾病证属肝郁脾虚或气滞血瘀者。

方解：方中炙鳖甲软坚散结，丹参活血化瘀共为主药；配以赤芍凉血活血以助鳖甲、丹参之功；白术、枳壳取枳术丸之意以健脾消痞，升清降浊；佐以川芎行气活血，川牛膝活血化瘀增强丹参活血之力，白芍养血柔肝，缓急止痛，与怀牛膝配伍共补肝肾之阴；车前草平肝利尿。诸药合用，共奏和肝理脾、软坚活血之功。

临床应用：临床用于面色晦暗或无华、乏力身困、两胁部疼痛不适、肝脾肿大等症。若气虚，倦怠乏力、纳差，加黄芪 30g；阴虚，症见两目干涩、口干、舌红少苔、脉虚，加女贞子、旱莲草各 15g；气阴两虚，加太子参、生地黄各 15g。黄疸，加大赤芍用量至 30～60g，并可选用青蒿、金钱草各 15g 以利胆退黄。临证中，亦加用消石片（来源于硝石矾石散，为内部制剂），一次 5 片，每日 3 次口服。瘀热内阻，加丹皮 15g。

**2. 和肝理脾丸**

组成：赤芍、白芍各 15g，冰片 3g，肉桂 6g，薄荷、连翘各 12g，厚朴 10g，香附 16g 等。

功效：醒脾和胃，疏肝通络。

主治：用于肝气郁结、脾胃不和型肝病所致的食少纳呆，两胁不舒或肝区疼痛等症。

方解：该方是黄保中受张锡纯《医学衷中参西录》中"肝脾双理丸"之启发，为治疗肝病而设的基础方，后经传统工艺制成蜜丸，为西安市中医院院内制剂。方中赤芍、白芍与甘草配伍，取《伤寒论》芍药甘草汤酸甘化阴之意以缓急止痛，三者共为君药。冰片醒脾，连翘升浮宣散、活十二经之血凝气滞，具有解毒、活血通络之功而清除肝脏之内毒素，又善理肝气，既能疏肝之郁又能平肝气；薄荷味辛性平，能宣通脏腑，贯串经络，具有疏肝解郁之功；

肉桂补火助阳、散寒止痛、温经通脉而达鼓动阳气、激发免疫功能之效。四药共为臣药。厚朴味苦、性温,具有温中燥湿、行气除满之功,为温中下气之要药;香附疏肝理气、调经止痛。二者共为佐药。观其配伍,寓有"甘以缓之,酸以敛之,辛以散之"之意,具有和肝理脾、行气活血、散寒利湿止痛之功。

临床应用:乙肝、丙肝病毒携带者,急慢性肝病,以脘腹胀满、食少纳呆、两胁不适等肝气郁结、脾胃不和为主症的其他内科疾病。

# 参考文献

[1] 吴文平,黄小正. 黄保中主任医师运用"调和"思想治疗肝病的经验 [C]//中华中医药学会第十五届内科肝胆病学术会议暨国家中医药管理局专科专病协作组(肝病组、传染病组)会议论文汇编. 中华中医药学会,2012:626 – 627.

[2] 李晓燕,黄小林. 黄保中老中医治疗慢性肝病的用药经验 [J]. 新中医,1999 (11):6 – 7.

[3] 李晓燕,郭小平,李幸仓. 黄保中辨治肝病黄疸的经验 [J]. 陕西中医学院学报,2002 (6):16 – 17.

[4] 吴文平. 黄保中主任医师治疗肝炎肝硬化用药经验 [J]. 云南中医中药杂志,2012,33 (12):7 – 9.

[5] 吴文平,吕文哲. 黄保中治疗肝硬化腹水经验 [J]. 河北中医,2011,33 (7):967 – 968.

[6] 吴文平,黄小正. 黄保中治疗肝炎及肝硬化思辨特点 [J]. 河北中医,2013,35 (1):5 – 7.

[7] 吴文平,吕文哲,刘素香,等. 黄保中学术经验精粹 [M]. 北京:中国中医药出版社,2013.

[8] 雷成阳,李晓燕,黄小林. 和肝理脾丸治疗慢性乙型肝炎

90 例［J］. 中西医结合肝病杂志，2000（3）：30 – 31.

　　［9］岳宝森，赵锋，王显著. 超微粉碎技术用于和肝理脾丸的制备工艺研究［J］. 湖南中医药大学学报，2016，36（6）：485 – 486.

（李京涛　刘永刚）

# 金洪元

金洪元，男，1937 年出生，回族，1962 毕业于成都中医药大学，新疆维吾尔自治区中医医院前任院长，现中医内科返聘专家，主任医师、教授。全国第一、二、三、四批全国老中医药专家学术经验继承工作指导老师。从医 50 余年，以深厚的中医理论基础、宽广的胸怀，勤求古训，博采众方，勇于实践，不断提高，形成了鲜明的学术思想和学术专长。衷中参西，宏观与微观并进，辨证与辨病相结合，创制了乙肝冲剂、鼓胀黄疸方、益肝转阴汤、清香降糖饮等方药，均取得了满意疗效。金洪元提出慢性乙肝、丙肝基本病机为毒邪蕴伏，肝郁脾虚，湿热瘀阻；立疏肝达郁，扶脾解毒，清热化湿，养阴柔肝基本法则；定益肝转阴汤基方，提纲挈领，指导临床辨治，临床验案颇多。

## 一、学术思想

### （一）健脾为先，以顾后天

本病主要是由于酒食不节、情志内伤、血吸虫感染以及其他疾病转化而成，涉及肝、脾、肾功能相互失调，形成气滞、血瘀、水停腹中，以致腹部日渐胀大而成鼓胀。

临床常见的证型有气滞湿阻、寒湿凝聚、湿热困脾、肝脾血瘀、脾虚水困、脾肾阳虚、肝肾阴虚等。是一种慢性进行性疾病，病程迁延，治疗棘手，故要时时不忘顾护脾胃。在用药时，要根据证情酌加健脾行气之品，如党参、白术、茯苓、陈皮、厚朴、大腹皮、麦芽等。同时选药做到清热而不苦寒伤胃，养阴而不滋腻碍胃。遣方用药，勿求速效，否则欲速则不达。

### （二）滋养肝肾，以护根本

由于气滞、血瘀、湿阻及肝肾阴虚为本病之本，故治疗上除使用健脾调气、祛湿利水、活血祛瘀等法外，更应重视滋养肝肾法的应用。因肾为先天之本，生命之根；肝为将军之官，主疏泄助运化，且肝肾同源，相互滋生。素体虚弱或病程日久，病机为脾肾阳虚或肝肾阴虚时，应分别采用健脾温肾和滋养肝肾之法治之。健脾运，温肾阳，气化以行水；滋津液，益尿源，增水以通渠。滋养肝肾选用滋阴而不助湿碍胃之品，如沙参、麦冬、天冬、黄精、石斛、首乌之类。

### （三）活血祛瘀，贯穿始终

瘀血既是本病的病理产物，同时又是发病的致病因素之一，所以治疗应贯穿活血祛瘀、软坚散结这一大法，选用活血养血而不破血动血、软坚散结而不耗伤正气之品，如丹参、郁金、丹皮、山楂、茜草、鳖甲等。由于本病患者大多并发食道静脉曲张，活血破瘀过猛，常易引起脉络破裂，导致吐血、便血，而使病情恶化，故峻烈破血之品宜慎用。

### （四）峻剂逐水，中病即止

在腹水不退、正虚不甚时，可适当暂用峻剂逐水，中病即止，不可攻伐太过。使用应遵循《黄帝内经》所谓"衰其大半而止"的原则，否则不仅有脾胃衰败、耗伤正气之弊，更有耗血动血之险，使病情恶化，后果严重。肝为刚脏，体阴而用阳，故温阳利水不宜过用刚燥之品，以免助热动血，变生他证。

### （五）数法结合，灵活化裁

本病之病机本虚标实，虚实夹杂，寒热错综。在治疗上不能完全机械地按照证型用药。因各证型之间既有区别，又有联系，往往不能截然分开，如湿热内蕴兼肝肾阴虚、脾肾阳虚兼瘀血停滞等屡见不鲜，所以治疗时宜权衡主次和轻重，随证治之，做到攻补兼施，补虚不忘攻实，泻实不忘补虚。应数法结合，灵活化裁，本病用药物治疗的同时，还必须注意精神和生活上的调摄。

## 二、临证经验

### （一）用药经验

慢性肝病高频证候前五位依次为气滞血瘀、气滞脾虚、湿热中阻、肝阴不足、湿热肝郁。金洪元常用药物之四气五味归经：四气中以微寒、平、寒为主；五味中以苦、甘、辛、酸、微苦为主；归经以肝脾肾为主。肝病高频用药分类使用前五位依次为：活血化瘀药、补气药、理气药、清热解毒药、消食药。常用配伍：柴胡与香附、郁金、丹参、党参；赤芍与丹参、白芍、西红花；郁金与全瓜蒌；白花蛇舌草与一枝蒿等。肝病基本核心方：益肝转阴汤（外围配伍药根据不同证候酌加）。肝病常见证候的常用药：湿热中阻常用白花蛇舌草、柴胡、一枝蒿等；湿热肝郁常用一枝蒿、柴胡、郁金等；气滞血瘀常用丹参、柴胡、郁金、香附、枳壳、白花蛇舌草等；气滞脾虚常用赤芍、白芍、柴胡、郁金等；肝阴不足常用：牡蛎、北沙参、赤芍等。

## （二）清热除湿，重在前后分消

金洪元认为湿热之邪为患，虽有肝胆之偏，轻重之别，治疗均当清热除湿。其组方原则遵循以下四点：①取味苦性寒之品以燥湿清热；②取辛苦微温之品以燥湿运脾；③取甘淡微寒之品以渗湿利尿；④取苦寒下夺之品以通利大便。常用药物有栀子、黄芩、黄连、黄柏、大黄、茵陈、金钱草、白茅根、车前草、云茯苓、生苡仁、小蓟、滑石、通草、苍术、半夏、陈皮等。其中茵陈苦辛微寒，兼具清热利湿之功，常作为首选药。茯苓、生苡仁、滑石、通草之类甘淡微寒，甘不伤脾，淡渗除湿，其性微寒，清热而不助湿，顺其自然之性，渗湿于热下，湿邪一去，热邪势孤，随之而清。栀子、黄芩、黄连、黄柏味苦性寒，苦能燥湿，寒能清热，与病机颇合，且可清利三焦，导湿下行。

金洪元认为，临床选用养阴之品，多取其味；除湿之药，每重其气。气、味均有厚薄之分，气之较薄者如陈皮、苏梗、藿香、砂仁、大腹皮等微辛微苦，辛透邪，苦燥湿，取其气薄以复气化之用。同时辅以茯苓、猪苓、生苡仁、滑石、茵陈等淡渗清利之品，清利除湿，又无伤阴之弊。

## （三）调理脾胃，务须助其纳运

慢性肝病进程中，脾胃功能紊乱较突出。肝硬化后期多因阴损及阳而致脾阳虚或脾肾阳虚，对此类患者，金洪元运用温阳药较为慎重，主张用药时辨证要准，用药宜稳，其量由小递增。助胃之"纳"每从"通"字入手，常用以下数法。①甘凉濡润法：以北沙参、玉竹、麦冬、石斛、黄精、生地黄、麦芽、谷芽为主，甘凉濡润，使胃气下行，自然通降，用于无苔或少苔，口燥脘热，便不爽利者。②消食导滞法：以谷麦芽、建曲、山楂、莱菔子、鸡内金为主，化食消积，开胃进食，用于食滞胃脘所致的胸脘痞闷，腹胀时痛，厌食吞酸，舌苔厚腻者。因饮食积滞多兼气滞湿阻，每随证加入枳实、枳壳、陈皮、厚朴、木香、砂仁行气，白术、茯苓、半夏、薏苡仁除湿。

## （四）化瘀除胀，当分标本虚实

肝硬化患者多腹胀，金师认为此为血瘀气滞所致，其积的形成是由正气先虚，而后邪气居之所致，故不主张用大量活血破积之品纯攻，而当扶正祛邪、攻补兼施。常用养血活血而不破血动血，软坚散结而不耗伤正气之丹参、郁金、白芍、当归、赤芍、茜草、丹皮、山楂、鸡内金、鳖甲等。认为白芍、赤芍、延胡索、川楝子同用，对缓解肝区刺痛效果较好；口苦兼肝区灼热感者用羚羊角粉冲服作用较著；丹参、内金、鳖甲同用，对肝脾肿大者效果较为明显；血清白细胞与球蛋白比值倒置者，养血和血的同时尚须配以白术、云苓、党参、黄芪等益气健中之品；血白细胞及血小板减少时，除益气养血外，尚须伍以凉血止血之品。

气滞部位不同，用药亦应有别。肝郁气滞者常选用柴胡、郁金、香附、延胡索、金铃子、枳壳、苏梗、青皮、麦芽等；肠胃气滞者常选用陈皮、砂仁、木香、川厚朴、苏梗、枳壳、大腹皮、枇杷叶等。

### （五）诸法相辅，尤重饮食宜忌

金老临床多根据患者的不同情况，告以自我疗养之法，并嘱其节房事，戒酒，并辅以食疗。如黑米大枣粥补脾益胃，甲鱼肉滋养肝肾，蜂王浆益气血、健脾胃、改善肝功能等。

## 三、经验方

### （一）金氏疏肝汤

组成：柴胡、白术各10g，香附、郁金、半夏、金钱草、黄芩、栀子各9g，党参、茯苓、陈皮、川楝子、延胡索各15g，甘草6g。

功效：疏肝行气，健脾活血，清热燥湿。

方解：柴胡、香附二药相合，疏肝行气解郁，共为君药。香附有解热镇痛、抗炎、抗菌、解痉、保肝、利胆等作用。以郁金、党参、白术、黄芩、金钱草为臣药，郁金为血中之气药，于活血化瘀之中，兼能行气解郁利胆。党参、白术补气健脾，黄芩清热燥湿、泻火解毒，金钱草清肝胆之火、除湿退黄、利尿通淋。诸药虚实并治，气虚得补，湿热得清，血瘀得化。茯苓、陈皮、半夏、栀子、川楝子、延胡索为佐药，茯苓健脾渗湿，陈皮燥湿化痰、行气宽胸，半夏燥湿化痰、消肿散结止痛、降逆止呕，三药佐助臣药，补气利湿之功更强。栀子泻热除烦、解毒利湿、凉血止血。延胡索活血行气止痛，善治一身上下诸痛，与疏肝行气、泻热解痛之川楝子相合，增强行气止痛之效。此三药活血化瘀、行气止痛，共助郁金之力。甘草调和诸药，为使药。本方虚实并治，疏肝解郁以治其本，补气健脾以固其源。气血兼顾、攻补兼施，气行则血行瘀自除、湿自化；气补则血活痛自止、津自行；活血化瘀则气机顺、气血和调。全方以疏肝行气、补气健脾、活血祛瘀化痰、清热燥湿之法组方施治，以收阴阳自和之效，诸证皆愈。

## （二）金氏软肝饮

组成：柴胡、郁金各 10g，白芍、赤芍、北沙参、牡蛎、鸡内金、黄精、丹参、炒白术、一枝蒿、阴阳草各 9g。

功效：行气化瘀，运脾利湿。

方解：柴胡专攻疏肝、升阳、理气，郁金为血中之气药，除疏肝理气外，更兼活血止痛、利胆退黄之功。两药配伍疏肝理气，以复肝木调达之性。其补肝肾之阴多以北沙参为主，该药不仅有滋阴之效，且兼益气健脾之功，一药而两功兼备，颇合仲景"见肝之病，当先实脾"之圣训。丹参、赤芍为养血活血而不破血，软坚散结而不耗伤正气。牡蛎、黄精养阴柔肝；白芍、炒白术、鸡内金运脾利湿；

阴阳草清热解毒；一枝蒿系新疆民族药，不但清热解毒，且有健脾助运之功效。

## （三） 疏肝健脾化湿方

组成：柴胡 9g，郁金 12g，赤白芍各 12g，茯苓 21g，丹参 12g，厚朴 9g，党参 10g，决明子 12g，鸡内金 9g，生山楂 9g，海藻 9g，昆布 9g，全瓜蒌 12g。

功效：疏肝健脾，化湿行瘀。

方解：方中柴胡、郁金、赤白芍疏肝柔肝，党参、茯苓健脾，厚朴、全瓜蒌加强疏肝的作用，决明子、鸡内金、生山楂、海藻、昆布、丹参活血化瘀、软坚散结。现代研究发现，决明子、内金、生山楂、海藻、昆布、丹参、郁金有一定的降脂、改善血流变的作用。

# 参考文献

［1］王可可. 基于数据挖掘探讨金洪元教授治疗肝病的用药规律［D］. 新疆医科大学，2016.

［2］胡西百合提，王宏峰. 金洪元教授中医辨证治疗慢性病毒型肝炎临床经验［J］. 新疆中医药，2013，31（5）：54 – 55.

［3］胡西百合提，乐永红. 金洪元教授中医辨证治疗肝硬化临床体会［J］. 内蒙古中医药，2013，32（27）：61.

［4］袁忠. 金洪元教授学术思想与临床经验总结及慢性乙型肝炎临床研究［D］. 北京中医药大学，2012.

［5］张志刚，张冰，金洪元. 金洪元教授运用一贯煎加减治疗肝硬化经验［J］. 新疆中医药，2007（1）：48 – 49.

［6］倪卡，胡西百合提. 金洪元教授治疗腹胀经验总结［J］. 新疆中医药，2006（5）：67 – 69.

［7］迪丽努尔，高昌杰. 浅谈金洪元教授遣方用药特色［J］.

新疆中医药, 2005 (4): 38 - 40.

[8] 高昌杰, 迪丽努尔, 金洪元. 金洪元教授的辨证辨病认识观 [J]. 新疆中医药, 2005 (1): 33 - 35.

[9] 王春芳. 金洪元辨证治疗慢性乙肝临床经验 [J]. 上海中医药杂志, 2005 (1): 22 - 23.

[10] 吴尔耿, 李兴立. 金洪元治疗肝硬化经验 [J]. 中国民间疗法, 1999 (11): 4 - 5.

[11] 何江英. 金洪元教授肝病验案 [J]. 新疆中医药, 1995 (2): 39 - 40.

[12] 周建国. 金洪元治疗肝硬化验案举隅 [J]. 新疆中医药, 1992 (3): 40 - 42.

（杨志云　解宇晴）

# 康良石

康良石（1919—2011），福建厦门人，是我国著名的中医肝病专家，国家首批 500 名名老中医之一，被聘为全国老中医药专家学术经验继承工作指导老师、中华中医学会终身理事，享受国务院政府特殊津贴，被评为省部级劳动模范，获中医事业成就奖。在中医肝病治疗领域享有"北关（关幼波）南康（康良石）"之美誉，在学术上多有建树，自成一家。

## 一、学术思想

### （一）首创"肝病疫郁"理论

在肝病诊治中，康良石根据赵献可的"六郁相因"理论，在临证中提出"疫郁"理论指导临床诊治。其中"疫"指疫毒，即乙肝病毒，为病因。乙肝病毒为嗜肝病毒，疫毒伏邪，藏舍于营血之间，侵扰肝脏而致病，正如《瘟疫论》所载："某气，专入其脏腑经络，专发为某病。"肝喜条达，易郁为肝之病理特点，故由疫毒所导致的肝病符合"因疫而致郁"的传变特点。"郁"又分为气郁、热郁及湿郁。由于病程迁延、病情反复，渐化火、熬痰、结瘀，若进一步发展，或失治、误治，还可出现一系列并发症，上干心肺、中伤脾胃、下损肾及冲任。康良石提出，慢性乙肝基本病机为湿热及肝郁，病情由实渐虚，虚实夹杂，迁延日久，水湿不宣或火热伏郁，导致湿与热相互胶着于肝脾，肝脾气机郁滞。同时，气机郁滞又使湿热愈加不得宣化，血行不畅而为瘀，火热内蕴，炼液而为痰，热甚而为毒，煎熬真阴，导致津血营阴亏损，营阴内亏则里热愈炽。闽南地区气候湿热，加上当地居民特有的饮食生活习惯，易酿湿热之邪，结合中医因地制宜的原则，尤其应该重视湿热这一致病因素；其次，湿热既可以是单独的证候，又可以是其他证候的兼夹证，既可以是外感而来的致病因素，又可以是病理产物。疫毒伏邪留于肝，导致肝脏疏泄失职，呈现气机郁结和湿热积滞两种病机演变，二者互为因果，一方面气机郁结导致湿热积滞，另一方面湿热阻遏气机加重气机郁滞。临证之时，湿热积滞为主者，应以清热利湿为主，兼顾调畅气机；气机郁结为主者，应以疏肝行气为主，兼顾清热利湿。本病提倡及早施治，祛除湿热、兼顾行气能有效改善疾病预后。若病情进一步进展，易瘀滞、化火、熬痰、劫阴，导致正气虚损，肝脾肾脏腑功能失调，给治疗增加难度。

## （二）慢性肝病的三期病机

慢性肝病初期病机，来源于《河间六书》的"湿病本不自生，因于火热怫郁"。病始浮肿者多湿，湿上热沸，初有表证乃外邪夹湿伤表，郁而成热；先见气郁者多湿沸，湿沸而生热；起由口鼻而入之湿热，熏蒸于中。三者皆令湿热相搏，困郁肝脾，出现肝脾湿热的病机，并可发黄疸。其发病无症状者，与邪之内伏未发，或体质壮实等有关，故虽胁下积块，或化验检查发现肝功能异常，但无明显不适。

慢性肝病中期病机，在初期基础上，若病从热化则为肝胆郁热，病从湿化则为脾胃痰湿。病机的从化转变多与体质、气候等有关。肝胆郁热者，有偏于肝和偏于胆之分，尚可出现：热蒸胆泄而郁热发黄；血因热沸致血热妄行；阳胜则动，火热生风；热生结痰成痰火互结；甚至热极生毒，痰火蒙蔽，逆传心包。且因热气郁引起木气郁结；木旺侮土，土气不和，热搏成瘀，可成肝经因热、瘀而郁。脾胃痰湿者，若湿阻胆郁，可发为黄疸；湿邪停聚，可成痰饮。若湿阻气机，土气不和；土湿木郁，气血不畅，痰结血瘀，肝经因痰、血郁。木气郁结者，因于热、气郁，土气不和，土不培木。若胆气不升，便为肝肺气郁，若肝郁不生，而为肝郁血少。若气郁化火，可转为肝胆郁热。土气不和者，由于湿阻气机，木气郁结，故木郁乘土。偏中上焦，有气逆于胃；偏中下焦，有气逆于脾；脾胃有病，往往易夹食积所伤。若脾失健运，留湿生痰，可成脾胃痰湿。

慢性肝病后期病机，若肝经血郁，可转为脉络瘀阻，营血腐败而发黄。而热极生毒亦可致营血腐败。进而脉络受损，发为吐血、便血；合并土败水崩则单腹鼓胀。其鼓胀之成，亦可由营血腐败而成。肝经血郁有因热因痰之别。因热者病变发展迅速，因痰者病变进展缓慢。长期肝肺气郁，可致气虚。或上气不足，或中气下陷，或肾气不充，不一而足。肝郁血少与血热妄行，皆可发展为血虚。血虚或生热，或生风，或肝不藏血，视不同条件而定。气为血之帅，血为气之母，因此，气虚可以及血，血虚亦可及气，甚至气血皆虚。经久土气不和，亦可形成肝脾俱虚，甚至肝阴胃汁不足。木气郁结，病程日久，亦可成肝肾俱虚，甚至肝肾阴虚。精血化源来自脾胃，脾胃运化赖于真火。故后天病及先天，先天病及后天，重则二者同病。

## 二、临证经验

### （一）急慢性肝炎至肝硬化的阶段治疗

#### 1. 外邪表证

主要表现为头晕或头痛或头重，或恶风，恶寒，舌苔薄白，脉浮。治疗以解表为主。若头痛身痛，无汗或鼻塞，清涕咳嗽，脉紧或缓，为风寒表证，予加减九味羌活汤或苍耳散；若身热口渴，微汗出或无汗，咳嗽，舌偏红，脉数偏动，为风热表证，用银翘散或羚翘解毒丸；头身困重，关节酸痛，屈伸不利，脉紧，为风寒痹证，可予蠲痹汤；若疹如粟粒，甚则成片，摸之触手或燥热，瘙痒至甚，为风毒表证，用浮萍汤。

#### 2. 肝脾湿热

主要表现为沉困无力，怠惰好卧，纳差，小便黄赤，苔腻黄色，或干或糙，脉弦或滑。治以淡渗利湿。身困懒动，纳差腹胀，溲黄便濡，口干不饮，为湿热困郁，用藿枳汤，或加味四白散；身目俱黄，色光而润，湿热黄疸，用加减渗湿汤。

#### 3. 脾胃痰湿

主要表现为脘腹胀满，纳食日少，便溏或泄，浮肿，右胁胀闷，目下苍黄，苔白腻或厚腻，脉缓弱或弦细、弦滑。治以化痰燥湿。腹胀，纳差，便溏，溲黄，身重，虚肿，面黄，目下苍黄，舌苔腻，脉濡或缓，为脾胃浊湿，用五叶饮或加减三香汤、利水汤；身目俱黄，色不明泽，粪色灰白，小便色黄，为湿盛黄疸，用甘露消毒丹；目下色如烟熏，右胁下积块，触手明显，或左胁下积块，咳痰吐痰，为痰饮已成，用加减温胆汤。

### 4. 肝胆郁热

主要表现为口苦燥渴，胁痛拒按，头痛身热，或腹中灼热，不寐少寐，溲赤便干，目眦赤，舌红苔黄或糙，脉弦数或弦滑，朱砂掌，或肤上有蜘蛛痣。治以疏肝利胆，解郁清热。面色郁红，烦躁善怒，便干带黑，舌红带紫，为热郁于肝，用龙胆泻肝汤；脸色苍黄，两颧色红，虚烦焦虑，脘腹胀满，沉困无力，为热郁于胆，用小芩连汤；身目俱黄，色带赭赤，大便干结，粪色褐黑，小便赤浑，为郁热发黄，用二加减渗湿汤；下血衄血，皮肤紫斑或细小红点，经行前期，色紫血崩，为血热妄行，用小蓟汤或金狗脊散；口苦咽干，两鬓头痛，烦躁不寐，心中嘈杂，痰色黄或难咳，眦赤舌红，舌苔黄，为痰火郁结，用痰火汤；两鬓头痛，头胀或眩晕，恶心或时胸闷，气短，心悸，或肢颤目瞤，脉弦数或弦滑，为火热生风或痰火生风，用夏枯草汤或加味竹沥汤；面色郁红，舌质紫绛，大便干黑，五心烦热，脉弦动或数，口渴喜凉饮，为热极生毒，用败酱草汤；烦躁不安，谵语乱言，妄呼发狂，甚至昏迷不醒，为逆传心包，痰火蒙蔽，用安宫牛黄丸或紫雪丹合菖蒲郁金汤。

### 5. 土气不和

主要表现为脘腹胀痛，嗳气恶呕，肠鸣虚恭，便溏泄泻，苔白，脉弦细或弦紧。治法以和中为主。脘痛嗳气，恶心呕吐，为气逆于胃，用加减平胃散；腹胀肠鸣，多矢气，便溏泄泻，为气逆于脾，用六和汤或藿香正气散；嗳腐口臭，食后胀满，腹痛泄泻，下后即解，舌苔偏厚，为食积所伤，用保和丸或加减四君子汤。

### 6. 木气郁结

主要表现为胁痛心烦，口苦目眩，胸满善太息，神气抑郁，舌红苔白，脉弦等。治以疏肝解郁。胁痛脘闷，善怒心烦，为肝气郁结，用舒肝汤；妇人月经不调，或骨蒸潮热，为肝郁血少，宜和血解郁，用丹栀逍遥散；半声干咳，胸中气闷痰色灰黑，为肝肺气郁，用解郁汤。

### 7. 肝经血郁

主要表现为胁痛如针刺，或如刀砍，胸中烦闷，其舌紫或有紫斑、蓝斑，或有瘀点，或指甲色瘀，腹露青筋，脉涩或沉弦。治法以活血化瘀。病起于痰饮者，因痰血郁，用加减二陈汤，或加用白金丸；病起于郁热者，因热血郁，宜清热化瘀，用血郁汤；肝经血郁，一般轻症，为气滞血郁，用田琥散；肝经血郁，脉络瘀阻，吐血下血，为伤络血出，用止血化瘀散；日益苍黄，腹起青筋，单腹胀大，为血瘀鼓胀，若无发黄用导水茯苓汤，若有发黄用疸胀汤；鼓胀烦躁，谵语或错语，嗜睡神昏，鼓胀昏迷，若无发黄用至宝丹合甘露消毒丹，若有发黄用清宫汤送紫雪丹。

### 8. 肝脾俱虚

主要表现为时有惊怯，嗜卧纳差，或便溏，或完谷不化，或口淡无味，或虚浮水肿，舌体胖嫩，舌质淡红或有横裂龟裂痕，脉细弱，或虚或濡。治以养肝健脾。便溏腹胀，久久足肿，脉象细弱无力，肝脾虚弱，用加味参苓白术散；脘胀灼热，咽干舌红，脉小而缓，为肝阴胃汁不足，用加减叶氏养胃汤，或加味四白散。

**9. 肝肾俱虚**

主要表现为宗筋弛弱，虚怯不眠，惊悸健忘，耳鸣脑响，腰酸脚软，遗精白浊，小便余溺不尽，舌嫩胖或色红，苔白，脉细弱无力。治以养肝益肾。视物模糊，阳痿早泄，气短乏力，腰酸脚软，肝肾虚弱，用五子衍宗丸或一贯煎；胁中灼热，口苦咽干，头晕目眩，两颧红，舌红而干，脉象偏数，为肝肾阴虚，用石斛汤或六味地黄丸。

**10. 久郁气虚**

主要表现为气短乏力，动则汗出，恶风怯寒，面㿠或虚浮，脉象虚大或濡弱无力。治以益气开郁。多嗽气促，声嘶胸闷，心悸怔忡，为上气不足，用生脉散，或天王补心丹；带下或脱肛，或遗尿，小腹坠胀，为中气下陷，用补中益气汤或付氏完带汤；腰酸足软，耳鸣健忘，夜尿频多，为肾气不充，用左归饮或八仙长寿丸。

**11. 久郁血虚**

主要表现为头晕眼花，心悸乏力，经崩经闭，面㿠或虚浮，眼睑苍白，舌淡唇白，脉微弱或结代。治以养血开郁。五心烦热，午后潮热，或骨蒸虚热，为血虚生热，用清骨散；眩晕耳鸣，头重脚轻，筋惕肉瞤，为血虚生风，宜滋阴潜阳，用镇肝息风汤；衄血下血，皮肤有紫斑或细小红点，月经崩漏，为肝不藏血，宜补血养肝，用加减归脾汤；肝经血郁，伤络血出，为血虚血瘀，用加减四物汤；肝经血郁，脉络瘀阻，伤络出血，出血过多，而嗜睡神昏，脱血昏迷，用独参汤。

## （二）肝癌的治疗

肝癌发病可分为早中晚三期，其表现各有特点，治法各异。早期患者邪气较盛，正气未衰，若无禁忌证，首选手术等治疗，中药可全程联合治疗，或对不手术者可以中药为主治疗。治疗以祛邪抗癌，偏重清热解毒、活血化瘀、理气止痛为主法，佐健脾利湿。代表方为消癥舒肝汤，选择手术者术后以上法为辅，扶正固本为主。中期患者正亏邪恋，可采用攻补兼施的方法，用药以解毒抗癌与扶助正气兼施。对于晚期患者，正气已衰，不耐攻伐，则以扶正为主，祛邪为辅，偏重健脾益气、滋养肝肾等，代表方是参芪三甲汤。康良石将解毒化瘀法贯穿于肝癌的各期并注重以辨证为依据来调整祛邪、扶正的用药比例，强调肝癌应中西医结合综合治疗，手术、介入、射频消融等方法应纳入中医祛邪的范畴，其中抗乙肝病毒的治疗更是针对疫毒的治本关键。

### 1. 毒瘀肝脾证

症见：胁下癥积，质地坚硬，胁胀或刺痛，身日瘦而腹日大，沉困怠惰，脘腹胀满，大便时溏或不爽，面色晦暗，蜘蛛痣或血丝缕或肝掌，舌晦暗或夹瘀斑，苔白或黄腻，脉弦或涩。

治法：化瘀解毒，调理肝脾。

方选：消癥舒肝汤。九节茶 30g，龙葵草 30g，半边莲

30g，白花蛇舌草 30g，半枝莲 20g，菝葜 30g，仙鹤草 30g，薏苡仁 30g，黄郁金 10g，蓬莪术 10g，北柴胡 10g，牡丹皮 10g，佛手 10g，田七粉 3g。方中九节茶、龙葵草、蛇舌草、半边莲、菝葜、半枝莲等清热利湿解毒，配郁金、莪术、丹皮、田七等活血化瘀，共起抗癌作用；伍仙鹤草、薏苡仁等养血健脾利湿；合柴胡、佛手引诸药入肝，并能疏肝解郁、行气和胃。若兼见身黄、目黄、皮肤瘙痒，小便黄赤如浓茶，大便干结，苔黄腻或秽浊，脉滑数或细弦数，加田基黄、茵陈蒿、七叶一枝花等加强清热利湿、解毒化瘀之功；若胁痛加剧，可加川楝子、延胡索、犀黄丸布包等同煎，以疏肝理气、活血解毒而止痛；若腹水日增者，可加山桔仔根、猫须草、葶苈子等同煎，以助通调水道、消除鼓胀；若发现患者性格改变或行为失常甚至神昏者，可加用菖蒲、莲子心、连翘心等同煎，牛黄丸或至宝丹药汤送下，以助清热解毒、醒脑开窍。

**2. 湿热瘀毒证**

症见：胁下癥积进行性增大，质地坚硬，表面凹凸不平，牢固盘结，胁胀或刺痛，甚则牵引腹部攻痛，身日瘦而腹日大，沉困怠惰，纳谷欠香，恶心呕吐，身黄、目黄、皮肤瘙痒，小便黄赤如浓茶，大便干黑；或口眼干涩、五心烦热，衄血或紫斑或崩漏；面色晦暗或黧暗，眦赤多眵，舌质暗红或紫红，或有瘀斑，苔黄腻或秽浊，蜘蛛痣或血丝缕、红手掌，或肌肤甲错，爪甲不荣，脉滑数或细弦数。

治法：清热解毒，活血化瘀。

方药：加减茵陈蒿汤。九节茶 30g，龙葵草 30g，白花蛇舌草 30g，半边莲 30g，仙鹤草 30g，田基黄 30g，茵陈蒿

30g，菝葜30g，半枝莲20g，猪苓20g，黄郁金10g，田七粉3g，七叶一枝花10g。七叶一枝花为入肝清热解毒之品，近代研究对肝癌有抑制作用，配以能使肿瘤缩小、症状减轻、延长缓解期的九节茶、郁金和抗癌的龙葵草、半边莲、半枝莲、白花蛇舌草、菝葜、田七粉，不仅能协助清热解毒，而且活血化瘀、利湿退黄；其中半枝莲、龙葵草、蛇舌草伍仙鹤草、茵陈蒿、田基黄、猪苓对癌变湿浊、热毒蕴结者，可加强利胆退黄之力。

**3. 瘀毒伤损证**

症见：胁下癥积质地坚硬，表面凹凸不平，胁胀或刺痛，甚则牵引腹部攻痛，身日瘦而腹日大；神思困倦，气短懒言，纳减腹胀，泄泻完谷不化，面色萎黄、少华或晦暗，或面浮足肿，蜘蛛痣或血丝缕或肝掌，舌暗淡胖或夹瘀斑，有齿印，苔薄白或白腻，脉濡细或虚大。该证型多见于肝癌后期或肝癌手术、化疗、介入等治疗后患者。

治法：气血双补，化解瘀毒。

方药：参芪三甲汤。生晒参5g，生北芪15g，炙龟甲15g，醋鳖甲15g，白茯苓15g，生牡蛎15g，薏苡仁30g，九节茶30g，龙葵草30g，白花蛇舌草30g，半边莲30g，菝葜30g，仙鹤草30g，半枝莲20g。方中生晒参能大补元气，配以北芪、龟甲、鳖甲、茯苓、薏苡仁、生牡蛎以达到益气、健脾、滋阴、降火、扶正固本之效，能增强机体抗肿瘤、抑制肝癌和软坚散结的能力，合以九节茶、龙葵草、白花蛇舌草、半边莲、菝葜、半枝莲等清热利湿解毒化瘀之品，共奏扶正祛邪之功效。此外，还应结合患者体质及临床表现，辨证选用调理肝脾、温阳益气、滋养肝肾等中药。

## （三）淤胆型肝炎辨治思路

### 1. 首重清热利湿解毒

因本病的首要病因是湿热或湿热疫毒，故治宜清热利湿解毒。康良石所创经典方剂如栀子根汤系列方、小芩连汤等加减应用，在临床应用疗效显著。如湿重热轻者用栀子根汤合三仁汤化裁；热重湿轻者用茵陈蒿汤合栀子根汤化裁；湿热并重者用栀子根汤加味等。康良石善用栀子根、白花蛇舌草、黄芩、黄连、茵陈蒿、龙胆草、蒲公英等清热利湿解毒药，特别是栀子根，该药为闽南地方草药，味甘淡，性寒，归肝、三焦经，泻三焦、清肝、利膀胱湿热为其主要功能，重用不伤脾胃，常重用至 30~60g。

### 2. 重视活血凉血通络化痰

淤胆型肝炎多病程长，湿热、气滞与痰瘀互为因果，形成恶性循环，以致痰湿瘀热互结，黄疸日久晦深，面容枯槁，肌肤甲错，形体消瘦，甚者腹大胀满，鼓胀渐成。康良石在清热利湿解毒的基础上，重用凉血化瘀化痰之品以退黄，善用加味二丹汤等方。重用赤芍，加牡丹皮、郁金、大黄、三七、琥珀等药凉血活血、利胆通腑，加半夏、橘红、浙贝母、瓦楞子以助燥湿化痰、消痞散结。久病入络，黄疸顽固不退者，酌加地龙、乌梢蛇、蜂房等虫类搜逐通络之品。

### 3. 重视扶正，久病补虚分阴阳

部分患者或因久服苦寒清利之品伤及脾胃阳气，或久病伤正致气虚，或因寒湿体质，寒凝气滞血瘀，致胆汁排泄不循常道外溢肌肤而致身目发黄。益气温阳法可通经活络、活血化瘀，扶脾开胃以助升阳运湿，温肾回阳以温煦脾阳使后天得济、先天得养。这些患者即使尚无阳气衰微、阴寒滞凝之象，然而有一分黄疸，就有一分湿浊。淤胆型肝炎之黄疸迁延者，虽有热象，而湿浊更为壅甚，湿重困遏脾阳，湿非温不化，脾阳困遏不解，故黄疸难退难消。附子、干姜之品，温通脾阳，脾胃健运如常，湿浊得化，加强其他利湿退黄药之功能。使用中强调注意观察，一见热象加重，或伤津之象，则须减量或停用。

# 参考文献

［1］阮清发，康旻睿，康素琼．康良石教授治疗原发性肝癌经验总结［J］．中医临床研究，2014，6（20）：71 - 72.

［2］章亭，康旻睿，张如棉．康良石教授病证结合治疗原发性肝癌经验［J］．中华中医药杂志，2012，27（12）：3147 - 3149.

［3］阮清发，康旻睿，康素琼．康良石教授治疗淤胆型肝炎的经验［J］．中国中医急症，2014，23（2）：277 - 278.

［4］许晶晶，李淑珠．栀子根汤证［J］．中国医药导报，2007（30）：59，68.

［5］康俊杰，吴剑华，陈进春．康良石肝脏指归［M］．北京：中国中医药出版社，2015.

（陈玮）

# 李佃贵

李佃贵，男，1950 年生，汉族，主任医师、教授、博士生导师，全国老中医药专家学术经验继承工作指导老师。一直从事中西医结合医疗、教学、科研工作，在肝、胆、胃病的中医治疗方面有很深的造诣，总结出一套系统的辨证施治理论和方药，疗效显著。李佃贵在总结前人理论及经验的基础上，经过多年的临床实践和基础研究，首次提出和创立了"浊毒学说"。在肝胆病研究领域，在大量临床试验和深入研究的基础上，根据肝脏的生理和病理特点，提出了肝脏"最喜条达、最恶抑郁""最喜疏降、最恶上亢""最喜柔润、最恶燥热""最喜涵养、最恶湿困"的观点，临床辨证施治，拟定了治疗肝病的 10 种方剂，研制出复肝丹、珍黄丹、利胆化石丹等多个中成药制剂，在治疗乙肝、肝硬化、胆结石等多种肝病方面，达到国内先进水平。

## 一、学术思想

浊毒的概念源于中医学的浊邪和毒邪理论。中医学认为，浊与清是相对的概念，如《素问·阴阳应象大论》曰："清阳出上窍，浊阴出下窍；清阳发腠理，浊阴走五脏；清阳实四肢，浊阴归六腑。"可见，《黄帝内经》对浊的认识有二：一是指体内消化代谢产物，如汗、液、二便排泄的污浊之物；二是指与生理功能气化的产物相对而言，是水谷精微浓浊部分。

毒邪的产生有两种途径：一是外感火热，邪气太盛，入血分而化毒。如王冰注《素问·五常政大论》载："夫毒者，皆五行标盛暴烈之气所为也。"是指邪气太盛，即可化生为毒邪的观点。二是脾虚湿盛，湿郁化热，热蕴成毒。尤在泾注《金匮要略心典·百合狐惑阴阳毒病脉证治》云："毒者，邪气蕴蓄不解之谓。"意指邪气长期在体内蕴积，久而不去，也是产生毒邪的成因。

李佃贵在继承中医学文献中有关"浊""毒"零散记述的基础上，提出"浊毒"一词，并结合现代饮食结构、生活方式和疾病谱等变化，逐渐形成了具有特色的浊毒理论，继而首创"浊毒学说"，使之成为一门独立的学说。李佃贵认为，浊性污秽、浑浊稠厚；毒性陈腐、质变有害。二者性质类同，极易相生互助，相夹为疟，合为一体，"浊毒"并称。浊毒，既是一种对人体脏腑经络气血阴阳均能造成严重损害的致病因素，又是多种原因造成的不能排出体外的病理产物。并以此阐明了浊毒的内涵、产生的原因、病理变化、致病特点，以及从浊毒辨证疾病的临床法则、治法等，而且这些理论得到了中医界同仁的共识。因此，浊毒学说是源于中医基础理论，而又成为中医基础理论创新的一门独立学说。

## 二、临证经验

### （一）衷中参西，辨病选药，勤于调摄

李佃贵认为中医的优势在于辨证施治，从整体出发去治疗疾病，而西医则长于辨病，重视疾病局部的病理变化，二者各有优势，中西合参，辨病辨证相结合，在以中医辨证为主的基础上辨病选药，提高了疗效。例如：肝硬化腹水常存在低白蛋白血症，从中医辨证分析，此系脾虚失运、肝肾不足所致，应从健脾运脾、滋养肝肾入手，多选用白术、黄芪等健脾益气之品，山萸肉、枸杞子等滋养肝肾之品。肝硬化腹水、脾功能亢进患者常有鼻衄、齿衄甚或呕血、便血等血症，辨证选用凉血止血之大蓟、地榆、白茅根，化瘀止血之三七粉、蒲黄、茜草，收敛止血之白及、仙鹤草、藕节，补血止血之地黄、阿胶、何首乌等。肝功能转氨酶升高者，常选用龙胆草、五味子、贯众、桑葚子等，疗效颇著。另肝硬化患者病情缠绵难愈，易忧心忡忡，郁郁寡欢，或烦躁易怒，精神紧张。除药物治疗外，生活、饮食、精神的调摄亦非常重要，要注意休息，保证充足睡眠，饮食清淡，心情开朗，情绪乐观，树立战胜疾病的信心，以配合药物治疗，提高临床疗效。

### （二）明析浊毒，自拟主方

肝硬化根据其临床表现，可归于中医"鼓胀""癥瘕""积聚""单腹胀""蜘蛛蛊"等范畴，亦涉及黄疸、胁痛、腹痛、水肿、眩晕等的部分内容。李佃贵指出，本病的基

本病机是浊毒内蕴，气滞血瘀，毒入肝络。而肝气郁结，络脉阻塞，水湿内停，血瘀肝硬，损及肝肾，是本病的基本病理变化。因此，治疗本病宜采取化浊解毒为主，兼以疏肝、祛瘀、利水、补虚等治法合用。

李佃贵临证选药精当，对中药的临床应用有着独到的认识和用法，自拟化浊解毒软肝方：茵陈、垂盆草、田基黄、龙胆草、当归、香附、川芎、白术、茯苓、佛手、香橼、鳖甲、龟甲、虎杖、泽泻、穿山甲珠。方中茵陈、田基黄、垂盆草性寒凉，善解毒，化浊退黄；当归配伍香附，有养血、活血之功，亦能理血中之气，再配伍川芎，活血、养血、行血三管齐下，润燥相济，活血不留瘀、祛瘀不伤血，同时配伍有情之品之山甲珠，辛香走窜、通透血络，直达病所。《金匮要略》首条便述"见肝之病，知肝传脾，当先实脾"，方中用茯苓、白术健脾益气，燥湿利水；佛手、香橼疏肝理气，和胃安中；鳖甲、龟甲味咸，方中配伍取其软坚散结、滋养肝阴之功；虎杖利湿消黄，清热解毒，活血化瘀，且能泻下通便，使浊毒从二便分消。龙胆草、泽泻清泄下焦湿热，使毒从小便而解。

## （三）治疗大法

### 1. 解毒化浊法

李佃贵以毒邪论治病毒性肝炎，谓"以毒攻毒"，常据舌脉表现，分层次应用解毒法。毒轻者，应用黄连、黄芩、苦参、板蓝根之属；中毒者应用白花蛇舌草、半枝莲、半边莲之属；重毒者用白英、黄药子之属。临床应用此类药物能改善肝功能，抑制病毒复制，调节免疫，防治肝炎及肝纤维化。习仲景之说"黄家所得，从湿得之"，谨记"治湿不利小便非其治也"，临床皆以清热利湿为法，然效果不甚显著。李佃贵指出，当从浊论治，治疗浊邪有三法。①芳香化浊法：此类药辛香温通，芳香悦脾，脾运复健，气行湿化浊消。选用去舌苔浊垢之要药——藿香，重者加佩兰、荷叶以升清降浊。②燥湿化浊法：选用黄连、黄芩。苦寒能通泻下行，能燥湿，能泻火存阴。为免日久碍胃滞脾，喜加砂仁、白豆蔻。③利湿祛浊法：常用茵陈、滑石、白茅根、竹叶等使湿浊从小便而出。此三法不可偏废，亦不可偏执一法，三法灵活应用，治湿化浊效若桴鼓。

**2. 养肝和胃（脾）法**

脾胃为后天之本，肝病患者脾胃功能之好坏，直接关乎预后吉凶。如果脾胃功能健旺，后天充沛，肝病自会逐渐向愈；如果过用苦寒之药败胃伤脾，后天失养，病情就加重恶化。所以治肝时应注意扶助后天，保护脾胃。李佃贵喜用当归芍药散养肝和胃，配二陈汤燥湿和胃降逆，不用参芪草温燥健脾。药虽平凡，守方常服，能明显改善患者乏力、腹胀、纳呆及面色萎黄、黧黑（肝病面容）等病症。

**3. 软肝化坚法**

肝病既久，则气滞、血瘀、湿阻、水停、热结，肝郁脾虚，阴亏血耗，正虚邪恋，肝体失养，萎而变硬，变生鼓胀。这时须入络软坚，缓缓消磨，祛邪兼以扶正。当遵《金匮要略》大黄䗪虫丸之旨，缓中补虚。李佃贵喜用鳖甲、穿山甲珠、三棱、急性子等软肝散结，用全蝎、水蛭、虻虫等动物药入络搜剔。

### 4. 行气法

肝脏喜疏恶郁，肝病必有肝气郁滞，肝失疏泄，随之全身各脏腑气机升降出入失去平衡，滞于上焦胸膈则胸闷，滞于中焦脾胃肠则腹胀，滞于下焦小腹则满闷不适，继则血瘀、湿阻、水停、热结。临床常用辛香理气之品，以畅达全身气机。其意有三：①宣畅气机。临床常用能升降诸气的三焦气分之药木香，和能利三焦、解六郁的气病之总司香附。②醒脾开胃。临床常用具醒脾开胃促进脾胃消化功能的辛温芳香之砂仁、白豆蔻，以改善患者腹胀、纳呆之症状。③辛香理气除湿浊。肝病属湿热者多，舌苔浊腻、厚腻。在清热利湿基础上，非辛香理气之品，方能气行湿化，化腻浊之舌苔于无形。李佃贵常根据三焦辨证选药，气滞上焦用功善行气宽胸利膈之檀香、紫苏梗；气滞中焦用枳实、厚朴、槟榔、莱菔子畅达中焦；气滞下焦常用荔枝核、乌药、沉香之属行气散结。如此三焦气治，气行则血行，气行则湿化，气血调和，病易恢复。

### 5. 疏肝法

《素问·至真要大论》云："疏令气调。"《素问·六元正纪大论》中记载"木郁达之"即指此而言。肝郁为病之始。常根据肝郁之轻重缓急，把疏肝解郁分为两法：①疏泄法。适用于肝郁轻证。李佃贵喜用香苏散加柴胡以调达肝郁。②通泻法。任应秋讲"肝气盛的，还得用泻法"即指此。所以李佃贵常在疏泄法的基础上加用姜黄、郁金、龙胆草、栀子等药以苦泄通降。

### 6. 活血通络法

血瘀之因，约略有四：一曰气滞血瘀；二曰因热致瘀，目前已公认疫毒蕴伏血分是病毒性肝炎的基本原因；三曰因湿致瘀，湿热是病毒性肝炎的发病基础，水湿内蕴阻于脉络，血脉不通而为瘀；四曰因虚致瘀，慢性肝病患者长期过用苦寒之品，致中阳不足，脾肾阳虚，最终气机失运，血不畅行而致瘀。可以说气滞血瘀贯穿于慢性肝病的全程，所以活血法与行气法一样重要。但活血法一定要"缓中补虚"。李佃贵喜用失笑散为基础方，轻者可配丹参养血和络活血，虎杖解毒化瘀；稍重用牡丹皮、地骨皮、白薇等凉血活血；瘀久之肝纤维化、肝硬化，配伍软肝化坚、入络搜剔之品，如鳖甲、穿山甲、三棱、全蝎。但不可重用、久用，以免造成出血。

### 7. 滋补肝肾法

肝病日久，湿热疫毒蕴于血分，久久不除，耗伤阴液，先是肝阴虚，继则肾阴虚，最后肝肾之阴皆亏。乙癸同源，滋肾亦可养肝柔肝。因肝属木，藏血体阴，若阴亏血少，木失水涵，肝失荣养，势必枯萎变硬，这是慢性肝炎向肝纤维化、肝硬化发展的重要病机。所以，李佃贵指出，治疗以滋养肾阴、柔润肝体为主，滋水以涵木是防止慢性肝炎向肝硬化发展非常重要的一环，喜用一贯煎养肝阴，二至丸滋肾阴。

### 8. 保肝降酶法

虽说中医所论肝与西医所论肝不尽一致，但是慢性肝病患者每每出现肝功能不正常，转氨酶增高的现象，说明肝脏有损害，应从肝脏体阴而用阳考虑，这是肝体受损，应急则治其标，注意保肝降酶。李佃贵常用龙胆草、垂盆草、五味子，历经临床检验，屡试不爽。

## 三、特色诊治方法

### (一) 特色诊法

李佃贵强调要四诊合参，首重舌诊。诊断浊邪主要通过三个方面。①舌苔：舌苔色泽或黄或白或黄白相间，苔质或薄或薄腻或厚腻，此为中焦浊邪熏蒸所致；②脉象：脉有滑象，或弦滑或细滑或弦细滑，为浊邪内伏之象。③排泄物、分泌物：浊邪内伏，可见大便黏腻，臭秽不爽，小便或浅黄或深黄或浓茶样，汗液垢浊有味。只要具备以上其中两方面，便可诊断为浊邪。诊断毒邪主要通过两个方面。①舌质：舌质或红或红绛或紫，此为毒邪深伏血络之象；②脉象：脉有数象。

### (二) 特色治法

#### 1. 经验方

（1）化浊解毒软肝方

组成：田基黄、茵陈、虎杖、绞股蓝、黄连、黄柏、鳖甲、穿山甲珠、当归、白芍、红景天。

功效：化浊解毒，活血散瘀。

方解：方中田基黄、茵陈化浊解毒为君药。虎杖活血解毒利湿浊；绞股蓝清热解毒，寒凉清泻以降浊；黄柏、黄连苦寒燥浊，双管齐下，共奏化浊解毒功效。以上四药共为臣药。鳖甲、穿山甲珠破血软坚散结；当归、白芍养血柔肝；红景天可扶正固本，共为佐使之用。诸药合用，从而使湿浊化、热毒清、阴血复、气血调畅，肝得滋养，肝复如常。

（2）肝复健方

组成：茵陈、田基黄、红景天、绞股蓝、当归、川芎、三棱、莪术、丹参、虎杖、鳖甲、苦丁茶。

功效：解毒化浊，软肝散结。

方解：该方以田基黄、绞股蓝、茵陈清热毒、化湿浊，以治根本，尤其田基黄有清热利湿、散瘀止痛、解毒之功效；当归、川芎、白芍养血柔肝，三棱、莪术、丹参入络搜邪、软肝散结。诸药配伍，浊毒可去，肝脉得畅，肝体得养，萎缩变硬之肝脏可软化而逐渐复常。

（3）调肝方

组成：茯苓、泽泻、生白术、生薏苡仁、佛手、青皮、丹参、当归、炙鳖甲（先煎）、茵陈、郁金、败酱草。

功效：益气健脾，化瘀通络，利湿解毒，软肝散结。

方解：调肝方即根据"虚、瘀、湿、毒"病理机制而定，其中茯苓、泽泻、白术、薏苡仁益气健脾补虚；当归、丹参、郁金养血活血，符合"肝藏血"的生理特点；佛手、青皮既可疏肝气以开肝郁，又能行气而助化瘀；茵陈、败酱草利湿清热解毒，炙鳖甲可滋阴潜阳，软肝散结。全方共奏益气健脾，化瘀通络，利湿解毒，软肝散结的功效。

（4）新清肝饮

组成：葛根、红景天、田基黄、荷叶。

功效：升阳降浊，清热解毒，利湿活血。

方解：方中葛根性平、味甘，升阳开胃，解酒毒而为主药。荷叶清暑利湿，升发清阳，与葛根共奏升阳、降浊之功。田基黄苦、甘、凉，清热利湿，化浊解毒散瘀。现代药理研究证实，田基黄有消炎解毒抗菌的作用，用于治疗各种病毒性肝炎，可保肝降酶。红景天性寒，味甘涩，清热解毒活血。后二药寒凉清泻以降浊。诸药配合具有升阳降浊，清热解毒，利湿活血，肝胃同治的功效。

### 2. 善用角药

（1）茯苓、薏苡仁、龙眼肉——补虚扶正，化湿安神

李佃贵在临床常用此三药治疗肝硬化之浊毒内蕴、心脾两虚、水湿内停证。症见肝区疼痛，心悸怔忡，失眠健忘，体倦乏力，面色萎黄，舌淡、苔白腻，脉细弱或滑。李佃贵认为，浊毒之邪稽留于肝，克伐脾土，气血暗耗，阴阳俱损。此时应遵"见肝之病，知肝传脾，当先实脾"的要义，补益心脾，扶助正气，利湿抗邪。茯苓与薏苡仁功能相近，均可补益脾胃、利水消肿，且药性缓和，为平补利湿之上佳配对。浊毒为温热性质的邪气，极易循经上犯，扰动心神，而茯苓可益心脾而宁心安神；浊毒之邪为痰湿久蕴、化热化火而成，薏苡仁以其偏凉之性，恰好亦可发挥清热排脓之效。肝主藏血，为体阴用阳之脏，浊毒之邪，耗伤肝之阴血，心神失养而见惊悸、怔忡、失眠之象，而龙眼肉在健脾的同时亦可发挥养血之效。三药合用，共收补虚扶正、除湿安神之功。

（2）鳖甲、龟甲、土鳖虫——滋阴祛浊，软坚散结

虫类药的应用是李佃贵在肝硬化治疗中的一大特色。李佃贵喜用鳖甲、龟甲和土鳖虫治疗肝硬化后期之正虚邪恋、浊毒未尽、痰瘀滞络证。临床以低热、胁肋下刺痛、肢颤拘挛、神呆为主症。本组角药可谓血肉有情，刚柔并进。鳖甲咸寒，滋阴化瘀，软坚散结。临床研究证实其有

提高白蛋白的作用，可调整白蛋白与球蛋白的比例，恢复肝脏代谢。龟甲偏于入肾通心，滋阴养血，清热潜阳，补益之力大于鳖甲，且入血分，能补血止血、益肾健骨。土鳖虫咸寒，性善走窜，可破血逐瘀而消积通经。土鳖虫活跃于陆地，鳖与龟游走于江河，合而用之，似有"水陆并进，攻补兼施"之妙。

（3）桃仁、牛膝、桔梗——化瘀通络，引血下趋

李佃贵认为，肝硬化的病机以浊毒蕴肝、癥积内结、血瘀络痹为多见，故在治疗时尤注重活血化瘀之品的遣用。桃仁、牛膝、桔梗为在活血化瘀治法下的常用角药。主治肝硬化之浊毒袭络、胸胁血瘀证。桃仁破血行滞而润燥；牛膝活血通经，祛瘀止痛，引血下行；桔梗宽胸理气，行滞通闭。本角药特点有二：活血与行气相配，既解血分瘀滞，又理气分郁结；升降兼顾，既升达清阳，又降浊下行，使气血调和，邪退身安。

（4）大腹皮、陈皮、桑白皮——"以皮治皮"，逐水退饮

李佃贵认为，肝硬化后期往往出现浊毒内蕴，闭阻气机，致使气滞湿阻，水饮内停，表现为一身悉肿，肢体沉重，胸腹胀满，喘促，小便不利等症。大腹皮、陈皮和桑白皮是李佃贵在治疗肝硬化腹水时的必用药组，遵"以皮治皮"之训。大腹皮入脾、胃、大肠、小肠经，功专行气宽中、利水消肿。陈皮为理气健脾、燥湿化痰之要药。桑白皮甘寒入肺，力猛效佳，泻肺力强，逐水功著。本组角药为李佃贵临床治疗皮水的经典配伍，精髓在于行气与利水并用，有气行湿化之功；降肺与健脾兼施，有母子同调

之妙；辛散与淡渗结合，有标本兼治之义。

（5）附子、白芍药、白术——温阳散结，滋肾暖脾

本组角药主要治疗肝硬化失代偿期鼓胀之阳虚水泛证，以畏寒肢厥，小便不利，肢体沉重或水肿，舌质淡胖，苔白脉沉为辨证要点。李佃贵认为，浊毒侵扰少阳肝胆，缠绵不解，正气奋起抗邪，初起尚可势均力敌，发为身热胁痛，苔黄脉数。然病久益深，则正气渐损，温煦、气化、御外弗能，则痰饮、水肿、瘀血等阴寒之邪乘虚而入，终成棘手之患。附子味辛甘，性热，温肾助阳，则气行水消，又兼暖土，以助运化水湿；白术健脾，祛除湿邪之源；白芍药可"去水气，利膀胱"，柔肝缓急以止痛，敛阴舒脾以解肌肉之眲动，还可防止附子燥热伤阴，可谓一举多得。三药合用，可收温脾肾以助阳气、利小便以祛水邪之效。

（6）柴胡、鸡内金、枸杞子——理气消积，体用兼顾

本组角药主要用于肝硬化失代偿期，侧重于"气鼓"的治疗，临床上以腹大胀满，如按皮球，神疲纳呆为辨证要点。柴胡味苦辛，性微寒，入肝、胆、肺经，善条达肝气，疏肝解郁。鸡内金为鸡之脾胃，瓦石铜铁皆能消化，其化有形瘀积之力可见一斑。枸杞子为滋补肝肾之阴佳品，配伍遣之，则肝体得养，肝用得充，疏泄、通瘀、行滞之力倍增，并可在一定程度上弥补柴胡"劫肝阴"的不足，且诸药平和，不偏寒热，顺肝之性，诸症遂解。

# 参考文献

[1] 徐伟超. 李佃贵. 创新提出浊毒病机理论 [N]. 中国中医药报，2017 – 09 – 20（004）.

[2] 徐伟超，李佃贵，刘建平，等. 浊毒理论创新中医病因病

机学［J］. 中国中西医结合杂志, 2019, 39（8）: 913 - 915.

［3］赵润元, 刘小发, 李佃贵. 国医大师李佃贵论治肝硬化举隅［J］. 世界中西医结合杂志, 2018, 13（6）: 785 - 788, 849.

［4］俞芹, 李佃贵. 李佃贵治疗脂肪肝经验［J］. 辽宁中医杂志, 2012, 39（11）: 2128 - 2129.

［5］朱峰, 胡瑞, 李佃贵. 李佃贵运用"浊毒"理论治疗病毒性乙型肝炎临床验案［J］. 辽宁中医杂志, 2011, 38（7）: 1422 - 1423.

［6］徐伟超. 从浊毒论治肝硬化经验［N］. 中国中医药报, 2018 - 03 - 26（005）.

［7］娄莹莹, 李佃贵, 史纯纯, 等. 李佃贵教授治疗肝炎后肝硬化的经验初探［J］. 现代中西医结合杂志, 2010, 19（9）: 1108 - 1109.

［8］王珏, 黄学亮, 赵红利. 李佃贵教授治疗乙型肝炎后肝纤维化经验［J］. 河北中医, 2004（12）: 889.

［9］靳红燕, 李佃贵, 王彦刚, 等. 化浊解毒软肝方联合熊去氧胆酸治疗原发性胆汁性肝硬化［J］. 医学研究与教育, 2013, 30（1）: 57 - 61.

［10］娄莹莹, 李佃贵, 王彦刚, 等. 肝复健方对大鼠免疫性肝纤维化的干预作用及机制［J］. 中国老年学杂志, 2016, 36（23）: 5820 - 5822.

（杨志云　王鹏）

# 李济仁

李济仁，男，汉族，1931年生，歙县人，中共党员，皖南医学院附属弋矶山医院主任医师、终身教授。首届国医大师、首批全国500名老中医、首批国家名老中医学术经验继承人指导老师、首批中国百年百名中医临床家、首批国务院政府特殊津贴获得者，对中医学的发展、新安医学的学术传承和创新起到了重要的示范作用。以《黄帝内经》为宗，中西医结合，确立中医时辰学、中医地理学等学术生长点，是我国《黄帝内经》学科带头人之一，长期致力于新安医著的校注整理工作，潜心提炼新安医学诊治特色，是新安医学研究的倡导者和先行者之一。在用方服药上，提出并制定了"选择方药剂型，重视作用特点""强调服药时间，注重动静宜忌""推崇数方并用，主张定时分服"等辨治纲领。

## 一、学术思想

### （一）病机火衰论

关于鼓胀的病机理论，张仲景在《金匮要略·水气病脉证并治》中明确指出与肝脾肾三脏功能障碍有关，这一观点影响甚大，以致后世医家每论及鼓胀，首先以肝脾立论。至明代，孙一奎突破旧说，认为本病多因下焦阳虚，火衰不能蒸化脾土使然，在本病病机理论研究中独树一帜，孙氏仔细探讨了《黄帝内经》胀取三阳及三焦气化理论，进而阐析了鼓胀因于下焦虚寒以致湿气壅遏于肤里膜外之间，不得发泄，是肿满之疾，起于下之虚寒。故孙氏提出，治胀满者，先宜温补下元，使火盛而湿气蒸发，胃中温暖，谷气易化，则满可宽。其曰："夫清升则浊自降，浊降则为小便也。小便利，胀有不消乎？《经》谓地气上为云，天气下为雨。今医一遇此病，咸称诸湿肿满，皆属于脾，辄用通利之剂，然服之愈肿胀，将见下元益虚，真气益弱，死期且至，安望疗乎？"孙氏究心灵素，参会易理，自制壮元汤，既用补骨脂、桂心、附子补命火，亦用干姜、白术、砂仁运补脾阳，施之病者，随试辄效，为鼓胀证治另开门径。

## （二）治疗攻补论

《黄帝内经》创立的"中满者，泻之于内"原则及张仲景确定鼓胀攻法所言的"病水腹大，小便不利，其脉沉绝者，有水，可下之"，长期以来一直处于领导地位。《金匮要略》所载许多著名方剂，如枳术汤、防己茯苓汤、苓桂术甘汤、己椒苈黄丸等俱为后世治疗鼓胀病的常用方剂。到了金元时期，《丹溪心法》主张"理应补脾""宜大补中气行湿"，用大剂参术，佐陈皮、茯苓、苍术之类，冀脾能秉其乾运之力，从根本解决胀满。金元时期开阔的治疗思路，导致了治疗学上的攻补之争。以张子和为代表的主攻派，认为"养生与攻疴本自不同，金人以补剂疗病，宜乎不效。"并援引医案以证实，倡用舟车丸等攻下剂。主补派以朱丹溪为代表，反对用攻法，认为"病者苦于胀急，喜行利药，以求一时之快，不知宽得一日半日，其肿愈甚，病邪甚矣，真气伤矣"，强调养正补虚之法。继金元攻补论争之后，攻补之论一直延绵不休。至清，新安名医吴谦通过全面考察金元时期对鼓胀治疗学上的论争，并汇综景岳、怀抱奇等新的学术见解，提出了具体的攻补兼施治疗原则。他说："欲投诸攻下之药而又难堪，然不攻之终无法也。须行九补一攻之法，是用补养九日，俟其可攻之机，而一日用泻下药攻之……其后或补七日，攻一日，补五日，攻一日，补三日，攻一日，缓缓求之，以愈为度。"（《医宗金鉴·杂病心法要诀》）此论融前人攻补之说为一体，提出攻补兼施法，证之临床实践，乃不偏颇。

## 二、诊治经验

### （一）急黄诊治经验

黄疸是以目、身、小便黄为主症的一种常见疾病。《卫生宝鉴》将黄疸分为阴证、阳证两大类，后世多为阴黄、阳黄。急黄多指阳黄中的急重证。论阳黄之病因，皆为湿从热化，熏蒸于肝胆，致胆汁不循常道、熏染肌肤而发黄。故急黄治疗大法当以清热利湿为主，投药据湿、热之轻重而化裁。

### （二）退黄经验方——灵茵退黄方

组成：威灵仙 15～30g，茵陈蒿 30～60g，大黄（后下）9g，龙胆草9g。

功效：利胆退黄，解毒分消。

方解：全方以威灵仙、茵陈为主药，两味药的配伍比为1:2。威灵仙性温，味辛咸，有毒，性猛急，走而不守，能宣通十二经络，以走窜消克见长。凡积湿停痰、血凝气滞诸实之证皆宜之，为治黄疸之要药。茵陈性凉，味辛苦善利胆、利尿、退黄。《别录》曰："茵陈治通身发黄，小便不利，除头热，去伏瘕。"二药配伍，寒温并用，消利合剂。佐以大黄苦寒攻逐之品，泻热毒，破积滞、行瘀血。配龙胆草苦寒清泻肝火，并擅长清湿中之热，与主药相伍可泻热中之湿。四味共剂，实可温清消咸，共奏利胆退黄、解毒分消之功。

临床应用：李济仁结合多年的经验，治疗阳黄以灵茵退黄方为基础，随证灵活加减。加减如下：凡因胆石症致黄疸者酌加芒硝（冲服）9g，积实10g，生鸡内金12g，金钱草60g，以软坚化石、荡除积秽。凡胆道蛔虫而致黄疸者，验方中加用苦楝根皮10g，乌梅30g，槟榔10g，延胡索10g，以增强驱蛔安蛔、解痉缓痛之功。凡胆道感染致黄疸者，验方中增加金银花20g，蒲公英20g，丹皮10g，黄芪20g，香白芷10g，以利解毒清热、托毒排脓。因肝炎所致黄疸者，酌加贯众10g，平地木10g，板蓝根12g，虎杖10g，荔枝核10g，以养肝护肝、排除病毒。因肝炎而致黄疸者，加上平地木、板蓝根、贯众、荔枝核及虎杖等，以排毒养肝。黄芪可以益气固正、托毒排脓；白芷除湿气以活血排脓。黄芪与白芷同用，对于治疗胆管炎有较好的排脓作用。

## （三）五脏水之肝水及治疗经验

五脏水为心水、肝水、肺水、脾水、肾水的总称。初期肝水的证候，"两胁下少腹痛、目眶眼干涩""饮食不下，食则呕，冷泄腹胀，溏泄"，继则"挛腰痛虚满""不得小便""腹大不能自转侧""起脐以下至小腹，腄腄然上至胃脘""以手按其腹，随手而起，如裹水之状""腹筋起"。朱丹溪又进一步补充肝水主症尚有"皮粗麻木不仁，皮厚，四肢瘦削，皮间有红赤缕痕"等。肝木乘脾则见"飧泄食减，体重烦冤"；若反侮肺金，则见"卧不得正偃，正偃则咳出清水"；若水气乘心，迫血妄行则见"呕血、血泄、衄衊"；如水邪及肾则见"寒中、好屈膝、阴缩肿"。总之，肝水的主要病机为肝气郁滞、疏泄失职，水液代谢亦因之障碍，其证候颇似现代医学的肝性腹水。西医认为：肝性腹水以肝硬化引起者为多，其主症有食欲减少、乏力，稀便，蜘蛛痣或毛细血管扩张，脾肿大，胁腹部疼痛，腹水导致腹膨胀，平卧不能，或全身浮肿等。西医描述的肝性腹水的症状，不少都和肝气郁滞有关，这说明中医认为肝气之疏泄气机的生理功能失常会导致肝水的理论是完全正确的，故疏泄条畅肝气必将有利于对肝腹水的治疗。

主要病机：若系肝气郁滞、疏泄失职、气不条达致津液难布，壅而为肿，因肝用为阳，故此水多表现为热、实之症，多属阳水。若由于肝血虚损，肝阳不足，影响脾土运化，致湿浊壅积为水，或肝血瘀滞，血水为水而形成之水肿，又多表现为寒、虚之症，即为阴水。

基本治法：阳水多用疏肝理气，清化消肿；阴水宜用养血柔肝，温通利水，或活血化瘀，温通利水。

常用方药：阳水以茵陈蒿汤合四逆散为主，或用甘露消毒丹加柴胡、枳实等。若兼有外感者，佐泻肺行水，可参入越婢汤。肿势颇剧且体质较壮者，可予十枣汤峻攻水邪。阴水若由于肝阳、肝血亏虚影响脾运而成者，可用柴胡疏肝散合胃苓汤；若系血瘀化水，可用膈下逐瘀汤加槟榔、薏苡仁、猪苓、茯苓、大腹皮等。

（四）临证用药经验

李济仁作为新安医学世家"张一帖"的代表性传承人，其学术思想也受到了著名新安医家"固本培元"派鼻祖汪机的影响。汪机临证治病以擅用参芪固本培元著称，参芪"不唯补气亦能补血，不唯补火亦能泻火"，汪石山指出："是知人参、黄芪补气，亦补营之气，补营之气，即补营也，补营即补阴也。可见人身之虚皆阴虚也。经曰：阴不足者，补之以味，参、芪味甘，甘能生血，非补阴而何？又曰：阳不足者，温之以气，参、芪气温，又能补阳。故仲景曰：气虚血弱，以人参补之。"现代医学证明：人参能够全面激活肝脏酶系统，增加肝脏代谢各类物质的酶活性，代谢掉堆积在肝脏内的有毒物质，从而软化肝脏。同时，人参可以有效抗肝损伤，对已经形成的肝损害及血管壁结缔组织增生均有抑制作用；人参还能够促进血液内白蛋白的合成，众所周知，白蛋白有修复受损组织细胞的功能，而人参可以使酒精性肝硬化患者体内低于正常值的血内白蛋白含量恢复正常，即人参能起到促进白蛋白增加的作用，从而修复被损伤的肝组织细胞。可见参、芪不唯补阳，而且补阴。东垣曰："血脱益气。"仲景曰："阳生阴长，义本诸此。"营卫二气皆依赖脾胃所运化的水谷精微而资生，脾胃喜温而恶寒，脾胃伤及，非借甘温之气不能补。参芪味甘性温，乃补脾胃之圣药，脾胃健运，营卫二气有所化生，疾病便可不治而愈。一般认为，大凡阴虚火旺之证，若过量服用参芪甘温之品，则不治。若火盛阴血不宁，治宜滋阴泻火，忌用人参等补气之药。汪机认为："药无常性，以血药引之则从血，以气药引之则从气，佐之以热则热，佐之以寒则寒，在人善用之耳。"李济仁继承了这一学术思想，认为"调理脾胃者，医中之王道也"。脾胃乃后天之本，三焦之枢纽，脾胃调理好了，营卫便有所资生，元气也有所升助，邪可不治自除。参芪味甘能生血，气温能补阳，为补脾胃的圣药。

## 三、经验方

### （一）佛手花疏肝汤

组方：佛手花9g，人参9g，素馨花9g，白芍30g，炙甘草6g，白术12g，茯苓15g。

功效：疏肝健脾，行气止痛。

主治：肝郁脾虚型酒精性肝硬化。症见神疲乏力，食欲缺乏，胸腹闷胀，两胁胀痛，嗳气不舒，急躁易怒，经常恶心呕吐，舌质淡红，苔白，脉弦。

用法：水煎服，每日1~2剂。

## （二）二参软肝汤

组方：红参 10g，沙参 15g，麦冬 10g，枸杞子 10g，阿胶 10g（烊化），生地黄 15g，三七 10g，紫河车 10g，土鳖虫 10g，姜黄 10g，穿山甲珠 10g，何首乌 15g，龟甲（先煎）15g，鳖甲 15g（先煎）。

功效：滋补肝肾，养阴利水，凉血化瘀。

主治：肝硬化后期肝肾阴虚者。除有水湿内阻或瘀血阻络的症状外，尚可见面色晦暗，形体消瘦，潮热心烦，手足心热，唇干口燥，失眠多梦，鼻出血，牙龈出血，舌红绛而干或光剥，脉细数无力。

用法：水煎服，每日一剂。

## （三）清热祛湿愈肝汤

组成：茵陈 40g，制大黄（后下）9g，广郁金 9g，丹参 15g，板蓝根 20g，龙胆 9g，炒柴胡 15g，矮地茶 15g，虎杖 15g。

功效：清热祛湿，通腑利胆。

主治：重症黄疸型肝炎、溶血性黄疸。

用法：水煎服，每日一剂。

## （四）威茵胆石汤

组成：威灵仙 15～30g，茵陈 30～60g，大黄（后下）9g，龙胆草 9g，金钱草 60g，枳实 10g，生鸡内金 12g，芒硝汁（冲服）9g。

功效：清热利胆，软坚缓痛。

主治：胆囊结石（泥沙样）。

用法：水煎服，每日一剂。

（五）化脓性胆管炎方

组成：茵陈60g，苍术、白术、厚朴、青皮、陈皮、猪苓、茯苓各12g，栀子、黄柏、滑石（后下）、生大黄（后下）、白芷各9g。

功效：清热燥湿，利胆退黄，排脓消肿。

主治：化脓性胆管炎。

用法：水煎服，每日一剂。

（六）慢性胆囊炎方

组成：茵陈30g，虎杖20g，板蓝根20g，大黄10g，川楝子15g，白芍25g，栀子10g，青黛（包煎）10g，炒枳壳10g，甘草10g，车前子（包煎）15g。

功效：清热祛湿，通腑利湿。

主治：胆囊炎。

用法：水煎服，每日一剂。

（七）养肝粥方

枸杞粥：枸杞30g，粳米100g，将洗净枸杞与粳米一起入水煮粥。枸杞粥能滋补肝肾，养阴明目，适用于肝肾阴亏、头晕目眩、腰膝酸软者。该粥有明显护肝作用，亦能改善老年人因机能退化所引起的各种目疾。

猪肝粥：猪肝50g，粳米100g，将猪肝切末，拌入适量酱油、盐、鸡精备用，粳米加水煮粥，待粥将熟时，放入猪肝。猪肝粥能养血补肝，适用于血虚者。对有头晕目眩、面色苍白、神疲乏力、失眠纳少等症状的人尤其有益。

## 参考文献

［1］李艳．国医大师李济仁［J］．中医药临床杂志，2009，21（3）：239.

［2］范敬．李济仁学术经验特点探析［J］．云南中医中药杂志，2010，31（7）：4-6.

［3］储成志，李艳，张宏，等．国医大师李济仁养生保健茶——处方组成、来源、方解、适应证［J］．内蒙古中医药，2014，33（28）：40.

［4］高学敏．中药学[M]．北京：人民卫生出版社，2000：1523.

［5］卢祥之．国医大师李济仁经验良方赏析［M］．北京：人民军医出版社，2012.

［6］李济仁．济仁医录［M］．北京：中国医药科技出版社，2014.

［7］李艳．国医大师李济仁［M］．北京：中国医药科技出版社，2011.

（李京涛　刘永刚）

# 李玉奇

李玉奇（1917—2011），男，汉族，生于辽宁省铁岭市，为全国首批 500 名老中医之一，享受国务院政府特殊津贴待遇，首届国医大师，辽宁中医药大学教授、博士生导师，从医 60 余年，擅长治疗内、妇、儿及杂病，精研脾胃病三十余载，是我国当代著名的中医学家。在肝病的治疗方面，李玉奇总结出了"治肝四大法"——清肝、泻肝、伐肝、补肝。

## 一、临证经验

### （一）急性病毒性肝炎

急性病毒性肝炎其起病急、病程短，患者初期常常表现为黄疸，伴有易怒嗜睡，厌油腻，厌食口苦不渴，全身倦怠，午后微身热，但不汗出，尿色黄浊等不适。李玉奇认为急性肝炎多为肝木克土所致，肝气不舒则情志不畅、急躁易怒，肝郁化火生热，湿热内困，聚而发黄。此时，用药宜精宜重，取清热祛湿、凉血解毒之类直入肝经，阻断肝木克脾。"见肝之病，当先实脾"，李玉奇认为此时的"实脾"并非使用四君子汤等甘温之品来健脾益气，而是清利湿热使脾气得以运化，水湿得利，则肝郁得解。黄疸初期为气血不利，甘壅实脾会阻碍气机，故主张以清热利湿来实脾，气机得畅，肝脾自调。李玉奇总结为"渗利湿热法去前阴，切忌发汗黄蒸身，里实阳明定攻下，呃逆出现当留神，茵陈蒿汤居半功"。

## （二）慢性迁延性肝炎

临床上很多患者并无明显的急性肝炎史，常常因乏力、胸胁隐痛、脘腹胀满等不适就诊，通过相关检查，可见蜘蛛痣、肝掌、杵状指等阳性体征，往往发现时已经到达慢性迁延性肝炎的阶段。慢性肝炎进一步发展会变成肝纤维化，若肝病久治不愈，肝纤维化持续发生，最终将出现肝硬化、肝癌等转化。李玉奇常言，此时往往是肝病重要的转折点，在治疗上以养肝理脾、化湿解毒为主，增强机体防护，可阻断肝硬化的发生。慢性肝炎患者往往本虚与邪实互结，久病体虚则肝脾肾不足；病情反复波动，则湿热邪气不能尽出；久病肝血瘀阻则成肝纤维化，故治宜养肝理脾、化湿解毒、消肿化瘀。

## （三）肝硬化腹水

鼓胀是指肝病日久，肝脾肾功能失调，气滞、血瘀、水停于腹中所致的腹部胀大如鼓的一类病症，临床以腹大胀满、绷急如鼓、皮色苍黄、脉络显露为特征。由于鼓胀病情易于反复，预后一般较差，因气、血、水互结，邪盛而正衰，治疗较为棘手。若疾病早期，正虚不著，经适当调治，腹水可以消失，病情可趋缓解；如病情发展到晚期，邪实正虚，腹水反复发生，则为难治性腹水。李玉奇认为，肝硬化腹水的核心病机为阴亏、血瘀、湿聚，治疗贵在顺其"肝体阴而用阳"之性，补肝体、助肝用，当以滋养肝阴、活血化瘀、利水渗湿为法。

李玉奇在治疗肝硬化腹水的过程中，辨证诊察入微，用药精当巧妙，全方标本兼治，补中有攻，攻中寓补，利湿之中有养阴之义，止血之中寓化瘀之功。虚火去则血热清，血热宁则血溢止；瘀血去则脉络通，水湿除则腹水消。李玉奇认为，肝硬化腹水是肝气虚极、脾津不布而生，水乃阴津，故不应见水而利下，利下则伤及气阴而腹水复生，易使肝功能加速衰竭。故治疗不宜过分活血化瘀和行气，应肝脾兼顾，清利湿热以护脾，益气和血以保肝，以生津代替利尿，以养阴代替化瘀，长期系统治疗阻止肝硬化的发展，促使肝脾肿大的消失。

肝脾肿大，李玉奇主张"软坚"，以软坚代替攻伐。肝硬化出现肝脾肿大，说明正气已虚，抗邪无力。肝硬化出现腹水，说明已到中晚期。后期腹水，是由肝血所化，"血不利则为水"，反复利水，实伤肝血。李玉奇善于"化湿"，予生姜皮温化膀胱之气以"洁净府"，以浮萍温通肌表之寒以"开鬼门"。

## 二、经验方

### （一）利肝实脾饮

组成：柴胡25g、姜黄15g、郁金15g、丹皮15g、虎杖30g、龙胆草20g、山栀子15g、黄连15g、卷柏20g、板蓝根 20g，大青叶 20g，青葙子 15g，谷精草 15g，滑石 20g（包煎），茯苓 20g，以茵陈 50g 煮水煎药。

功效：疏肝利胆，清热祛湿。

用法：连服一月为一疗程。

适应证：急性病毒性肝炎。

若患者皮肤黄染严重者加浮萍 15g，大黄 5g，草薢 20g，丹参 20g；腹胀呃逆日甚者加用白术 20g，蓼实 15g，莱菔子 15g。另李玉奇善用青黛 5g（冲服）泻肝清热，疏肝利胆，治疗转氨酶顽固不下者，临床效果佳。

（二）阻肝硬化饮

组成：马鞭草 20g，连翘 20g，蒲公英 20g，生侧柏 15g，山栀 15g，卷柏 20g，黄连 15g，龙胆草 15g，桃仁 10g，红花 10g，地龙 10g，海金沙 15g，黄芪 10g，当归 25g，白芍 20g，白术 20g，石韦 15g，香橼 15g，槟榔 15g，桂枝 10g。以赤小豆 50g 煮水煎药。

功效：养肝理脾，化湿解毒，消肿化瘀。

适应证：慢性迁延性肝炎。

（三）柔肝软坚饮

组成：旱莲草 20g，柴胡 20g，土茯苓 20g，琥珀 10g，生蒲黄 10g，牡蛎 40g（先煎），龟甲 25g（先煎），鳖甲 25g（先煎），瞿麦 20g，青皮 10g，当归 25g，桃仁 15g，白茅根 20g，丝瓜络 15g，漏芦 15g，黄芪 15g。

功效：益气柔肝、软坚化瘀、疏通气机。

适应证：肝硬化腹水初期。

## （四）养肝育阴煎

组成：土茯苓 20g，猪苓 20g，泽泻 20g，当归 25g，文蛤 40g，浮萍 15g，全蝎 5g，阿胶 50g，冬瓜仁 20g，白术 20g，大腹皮 20g，桑白皮 40g，白芍 20g，姜皮 20g，石斛 20g，槐花 40g，白茅根 25g，女贞子 20g。方以黑豆 50g 煮水煎药。

功效：养肝柔肝，利水育阴。

适应证：肝硬化腹水。

方解：方中猪苓、泽泻、阿胶为《伤寒论》中猪苓汤的加减化裁，《古今名医方论》有云："仲景制猪苓一汤，以行阳明、少阴二经水热，然其旨全在益阴，不专利水……阳明、少阴之用猪苓，以二经两关精液，特用阿胶以润之……且阿胶养阴，生新祛瘀，于肾中利水，即于肾中养阴。"方中槐花味苦微寒，归经肝与大肠，体轻气薄，性主下行，善清上泄下，凉血坚阴，能平肺逆、降肝火、泻心火、凉大肠、坚肾水、养阴血，为泻火凉血之佳品。李玉奇取此药清热平肝、凉血涩血之功。现代临床药理研究表明槐花能清肝降压，降低门脉压。

# 参考文献

［1］王垂杰. 李玉奇学术思想及临床医案（精）［M］. 北京：科学出版社，2014.

［2］卢祥之. 国医大师李玉奇经验良方赏析［M］. 北京：人民军医出版社，2014.

［3］吴大真. 国医大师验案良方——肝胆肾卷［M］. 北京：学苑出版社. 2010.

（胡建华　张丽丽）

# 李振华

李振华（1924—2017），男，汉族，生于河南省洛宁县，曾任河南中医学院院长，终身教授，全国第七届人大代表，全国老中医药专家学术经验继承工作指导老师，首批国家级名老中医，首届国医大师，享受国务院政府特殊津贴。

## 一、学术思想

### （一）四诊中尤重视舌诊与脉诊

李振华常言："中医诊病，望闻问切为诊病四大要诀。望者查看病人之形色；闻者，分辨病人之声味；问者，探究病人治病原因及现状；切者，细品病人之脉象。中医诊病，必须四诊合参，缺一不可。"李振华精于望舌，其认为舌体、舌质、舌苔的不同变化是辨证的基础，舌体胖大、边有齿痕辨脾虚程度；舌质淡红程度辨脾胃寒热；苔黄腻、白腻辨脾胃湿热与寒湿；舌边与舌尖偏红的位置不同辨肝火、心火之不同。

切脉为中医治疗疾病必须掌握和运用的诊断方法，李振华在临床诊断、四诊合参中非常重视切脉，在方法上，其特点是以先总按，即寸、关、尺三部同时按下，后食指或中指分别单切患者之寸关尺三部，相互参照或单独一部而辨病变部位、性质和深浅，通过三部九候之脉象了解脏腑功能之异常。肝主疏泄，调和气机，以柔和为贵，若邪气滞肝，疏泄失常，气郁不利则见弦脉。弦脉在卦为震，在时为春，在人为肝。"弦脉迢迢端直长，肝经木王土应伤"。如肝郁气滞的患者脉象常见左寸脉沉，兼关脉弦；如心肝火盛或肝阳上亢者常见左寸脉大上鱼际；肝肾阴虚者可见六脉沉细而弱，脾胃病长期不愈。

### （二）对黄疸的认识

李振华在前人的基础上主张将黄疸病按辨证分为阳黄、阴黄、急黄，其中阳黄细分为热重于湿和湿重于热。其病机为脾虚湿邪为患，湿阻中焦，阻滞气机，肝胆失于疏泄，胆汁外溢，根据湿邪之寒热不同又分为阳黄及阴黄，热毒过盛入血，甚则蒙蔽清窍发为急黄。《金匮要略》有言："黄家所得，从湿得之。""诸病黄家，但利其小便"。故李振华认为黄疸病的治疗应以健脾利小便为主，且在临证时特别强调黄疸病应早发现早治疗。

在具体辨证用药方面，如患者身目色黄如橘皮，兼证为热象明显时，则选用加味茵陈蒿汤（茵陈、栀子、大黄、竹茹、滑石、郁金、川楝子、青皮、泽泻、甘草）治疗；如患者身目色黄不显，兼有头身困重等湿象时，则选方为加味茵陈五苓散（白术、茯苓、猪苓、泽泻、桂枝、茵陈、藿香、蔻仁、川楝子、郁金、青皮、生薏苡仁、甘草）利湿化浊，佐以清热；如患者兼有表证，症见恶寒发热，头疼无汗脉浮者，方选麻黄连翘赤小豆汤（麻黄、连翘、赤小豆、桑皮、杏仁、桂枝、甘草、生姜、大枣）解表清热利湿；如患者出现高热神昏，身目呈红黄色则为急黄症，方选加味犀角散（犀角、黄连、栀子、茵陈、元参）凉血解毒，清热救阴，必要时加用安宫牛黄丸清心开窍；如患者黄色晦暗，兼有寒湿征象，可选用加味茵陈术附汤（白术、附子、干姜、茵陈、猪苓、泽泻、砂仁、川朴、郁金、青皮、甘草）健脾温化寒湿。

## （三）对鼓胀的认识

李振华认为鼓胀主要为饮食不节、饮酒过多、情志不畅等原因导致的腹部胀满，甚至有腹水如鼓、面色苍黄、胸腹脉络暴露伴有胁痛等特征。形成鼓胀的病理特点主要为气、血、水瘀积腹中，其病位在肝，病理转化责之于脾、肾。在临证中主要将鼓胀分为五种证型，分别为肝郁湿阻、寒湿困脾、湿热蕴结、肝脾血瘀以及肝肾阴虚证。

肝郁湿阻证的辨证特点为肝脾肿大，质硬，肝区疼痛，腹部午后胀满为甚，方选逍遥散加减（当归、白术、白芍、云苓、柴胡、香附、川朴、郁金、青皮、腹皮、泽泻、木香、甘草）健脾疏肝、行气利水，若腹水严重，则加猪苓、大量车前子以增强利水效果。李振华强调肝郁则脾虚，脾虚则水湿内停，故应治以健脾利水，但须注意行气活血，因气行则水行，血行则水行。治疗慢性病药有方有守，随病程阶段用药，勿要用猛药，急取功效。寒湿困脾证的辨证特点为腹部胀满而软，恶寒喜暖，四肢困倦，方选胃苓汤加减（白术、茯苓、猪苓、泽泻、桂枝、厚朴、青皮、郁金、砂仁、木香、干姜、延胡索、甘草）温中健脾、行气利水。湿热蕴结证患者多见腹水，腹部坚满而如鼓，面色苍黄，心烦躁，便秘或便溏，方选茵陈四苓散加减（白术、茯苓、猪苓、泽泻、茵陈、川楝子、郁金、青皮、茅根、莱菔子、栀子、甘草）健脾行气、清热利水。李振华在临床上发现湿热蕴结证为肝硬化失代偿期出现的腹水证型中较为难治的一种，此证型的基本病机为肝郁脾虚，肝脾失调，脾虚则湿盛，湿为阴邪，阻滞气机而生邪热，肝郁亦生邪热。其湿热互结之本质为寒热交错，湿热互结，往往缠绵难愈，在治疗上非苦寒之药不能燥湿清热，但药量稍过则易损伤脾阳，使运化水湿之力更弱，导致水湿更盛。因此在用药上要注意湿和热之偏，以达药到病除之效。肝脾血瘀证患者除腹水外多兼有血不归经的出血或瘀血征象，方选丹栀逍遥散加减（当归、白芍、白术、茯苓、柴胡、香附、郁金、青皮、延胡索、川芎、莪术、泽泻、丹皮、车前子、甘草）疏肝健脾、活血化瘀。李振华强调："血不利则为水。"肝硬化腹水的形成与"血不利"关系密切，治疗上要适时加用活血化瘀药物。最后，肝肾阴虚证为肝硬化腹水中最难治疗的一种。因病理上可同时见肝肾阴虚内热与脾虚水湿停留，如一味地滋阴清热则伤脾阳助水湿导致腹水继续加重，若一味健脾通阳利水则可能出现进一步伤阴。故在治疗上要注意观察病情，及时调整用药，临床常用滋水清肝饮加减（当归、白芍、山药、茯苓、枸杞子、首乌、丹皮、川楝子、郁金、茅根、鳖甲、车前子、甘草）配服鳖甲煎丸疏肝理脾、滋阴清热。

## 二、临床用药经验

### （一）逍遥散

李振华善用逍遥散加减（当归 10g，炒白芍 15g，白术 10g，茯苓 15g，柴胡 5g，香附 10g，甘草 3g）治疗慢性肝病证属肝郁血虚者。因"肝主调畅情志，主疏泄"，临床患者或性情急躁或性情内向，均可导致肝失疏泄，出现肝郁气滞。患病日久，耗伤精气则气血亏虚，运行不畅，瘀阻于胁肋部则出现胁痛。胁痛之名始见于《黄帝内经》，"足厥阴肝经属肝络胆，布两胁……"积聚是由于正气亏虚，脏腑失和，气滞血瘀，痰浊郁结腹内而致，以腹内结块，或胀或痛为主要临床特征的一类病证。肝郁气滞则气机不畅，瘀血内停，脉络受阻，胁下结而成块则为积证。积证多为血瘀，固定不移，胀痛或刺痛，病久难治。肝气瘀滞，气结成形，腹中气聚，气聚则痛，气散则止，故见脐腹周围疼痛时作，此为聚证。聚证多为气聚，时聚时散，攻窜胀痛。故李振华强调治疗本病时应注意攻补之间的关系。肝胆互为表里，肝气运行不畅则胆汁不循其道，上溢于口则见口苦。《灵枢》有云："胆足少阳之脉，是动则病口苦。"综上所述，肝病患者，凡证属肝郁血虚者，胁痛、腹痛、积证、聚证均可用逍遥散加减，《医宗金鉴》认为此方"治肝郁之病，而肝之所以郁者，一为土虚不能生木，一为血少不能养肝也。盖肝为木气，全赖土以滋培，水以灌溉。"方中白术、茯苓助土德以生木也；当归、芍药益荣血以养肝也；柴胡一为厥阴之报使也，一为升发诸阳。诸药合用，遂肝木曲直之性，使肝郁可解。若肝郁日久化热则加用牡丹皮、栀子、龙胆草；若肝郁日久，气郁较甚，则加用香附、郁金、青皮、陈皮、川楝子等加强疏肝理气之效。若胁痛较甚，则加用延胡索、郁金、枳壳增加疏肝理气、活血止痛之效。

### （二）益阴疏肝汤

李振华自拟经验方益阴疏肝汤（辽沙参15g，石斛15g，茯苓15g，山药20g，蒸何首乌15g，川楝子12g，青皮10g，牡丹皮10g，知母10g，栀子10g，乌药15g，五味子10g，甘草3g加减）可疏肝健脾、理气养阴，善治肝脾失调，肝阴不足之胁痛、鼓胀等疾病。慢性肝病是由肝炎病毒、酒精、药物与毒物等多种原因引起的代谢异常及免疫炎症反应，临床常常表现为乏力、两胁胀满疼痛、腹水、恶心等症状，其基本病机为正虚邪恋瘀滞，治宜重视祛邪扶正化瘀。本病病程较长，缠绵难愈，久则伤及正气，故培补正气为慢性肝病治疗过程中的重要治法。益阴疏肝汤为滋水清肝饮化裁而来，方中辽沙参、石斛、蒸何首乌、五味子滋阴养肝；香附、川楝子、青皮、乌药疏肝理气；丹皮、知母清肝养阴。若球蛋白升高，白球蛋白倒置，可加穿山甲6g，鳖甲9g，白僵蚕9g，白术12g。肝区胀痛，加川芎6g，九香虫6g。腰部酸楚，加熟地黄15g，牛膝12g，川续断12g。肝阴不足，经脉失养则出现痉挛疼痛，加白芍12g柔肝益阴；肝阴不足，阴不入阳出现入眠困难为甚者，何首乌改为夜交藤30g。

## （三）疏肝利胆汤

李振华自拟经验方疏肝利胆汤（当归 9g，白芍 12g，白术 9g，茯苓 15g，柴胡 9g，黄芩 9g，香附 9g，郁金 12g，川楝子 12g，龙胆草 9g，茵陈 15g，牡丹皮 9g，莪术 9g，甘草 3g），可疏肝理气，清热利胆，治疗病机为肝胆气滞，多兼有中焦湿热的慢性胆囊炎。慢性胆囊炎属中医"胆胀""胁痛""黄疸"等范畴，病发时常伴有右上腹疼痛、后背放射性疼痛、胃脘胀满、嗳气不适等症状。若咽干口苦加用知母 12g，炒栀子 10g；若久痛时发，舌质暗红，脉弦涩者加用莪术 10g，五灵脂 10g，去黄芩、茵陈二味。

# 参考文献

[1] 李振华. 中医对肝炎、肝硬化的辨证论治 [J]. 河南中医学院学报，1976（1）：6-12.

[2] 李郑生，郭淑云. 国医大师李振华 [M]. 北京：中国医药科技出版社. 2011.

[3] 李郑生，郭淑云. 李振华临证经验集 [M]. 北京：科学出版社. 2014.

[4] 李郑生. 国医大师李振华学术传承集 [M]. 北京：中国中医药出版社. 2012.

[5] 卢祥之. 国医大师李振华经验良方赏析 [M]. 北京：人民军医出版社. 2012.

[6] 郭淑云，李郑生. 李振华学术思想与治验撷要 [M]. 北京：人民军医出版社. 2012.

[7] 郭淑云，李郑生. 中国现代百名中医临床家丛书——李振华 [M]. 北京：中国中医药出版社. 2008.

（胡建华　张丽丽）

# 林鹤和

林鹤和，男，1925 年生，江西萍乡人，毕业于江西中医学院函授大学，主任中医师。曾担任萍乡市中医院名誉院长，江西省中西医结合研究会理事。为全国五百名老中医导师之一。

## 一、临证经验

### （一）对乙型肝炎及慢性 HBV 携带者辨治思路

对于慢性 HBV 携带者，正虚邪恋、肝脾两虚是主要病机。外感湿热疫毒之邪，正不胜邪，病程迁延，损伤正气，虚实夹杂，与肝、脾、肾三脏功能失调有关。《金匮要略·脏腑经络先后病脉证》中说："上工治未病……夫治未病者，见肝之病，知肝传脾，当先实脾，四季脾旺不受邪，即勿补之。"阐述了肝病补脾的整体治疗方法。林鹤和秉承经典，在治肝病时，注重先补脾。脾为后天之本，补脾的目的在于使脾气充实，不令受邪，其主要作用机制为调节机体免疫系统，改善免疫功能，依靠机体自身的抗病毒能力达到治疗目的，在治疗中，常在辨证论治的基础上加上抗病毒作用的中药。在治疗肝病的过程中，先后或同时采用补脾的整体疗法，是取得疗效的一个重要因素。

**1. 疏肝扶土为首务**

乙肝以肝经气郁、肝气不舒者为多见，以肝逆脾遏、气机不宣为主要病机，治疗时应抓住其肝郁气滞，木不条达，脾不健运，所致土滞木郁、肝脾不和的临床见证，首选疏肝解郁法，方用四逆散加味：白芍、枳实、柴胡、川楝子、延胡索、紫草、板蓝根、姜厚朴、茯苓、炙甘草。在临床上以此方治疗往往取得满意疗效，在患者口苦、肝区痛、食欲不振等症显著好转后，肝功能与转氨酶增高亦好转。表面抗原阴转后，当注意调养肝脾，上方加太子参、薏苡仁、山药、当归等，以收全功。

**2. 疏肝太过伤肝阴，清肝养阴法当循**

本证之心烦不得眠属阴虚内热，为肝热上扰神明所致。疏肝解郁虽为治疗乙肝的常法，但若有疏忽，过用疏肝之品，或湿邪从热化，可致肝阴不足，故当循清肝养阴法，可选酸枣仁汤。清代魏玉璜著《柳州医话》，便是在仲景酸枣仁汤制方基础上发展了肝肾阴虚的证治，所创之一贯煎，凡肝肾阴虚，肝气不舒所致胸脘胁痛、咽干口燥、舌红少津，均可应用。

**3. 乙肝黄疸湿热滞，清热解毒化浊邪**

急性黄疸型乙型肝炎，乃湿热毒邪阻滞中焦，致气机不宣，肝不疏泄，脾不健运。因此，在辨急性黄疸型乙肝过程中，必须清热解毒、疏肝醒脾化浊，方选茵陈蒿汤合藿朴二陈汤。

**4. 清热解毒不拘泥，温肝吴桂中病机**

乙肝多属湿热蕴毒致病，故清热解毒为治疗乙肝之常法。但亦有因寒致病者，故不能拘泥于清热解毒法，重在辨证施治，切中病机。肝属厥阴，寒邪侵犯于肝，此即厥阴肝寒之吴茱萸汤证。临床见症有肝区痛，胃脘微痛，痛甚则呕吐酸水，口淡无味，食欲不振，神疲乏力，舌苔白，脉细弦。乙型肝炎表面抗原阳性，可用吴茱萸汤加味，治疗乙肝属于寒证者疗效确切。此外还有《伤寒论》太阳病之桂枝加附子汤证，亦有暖肝和营之功，可用来治疗乙肝，此为温肝之变法。

### 5. 肝经湿热犹下利，平肝抑木用焦苦

乙肝临床有肝经湿热下注，内迫肠道而下利者，症见少腹急胀，右上腹及季肋下疼痛，唇红齿衄，舌赤苔黄，口苦咽干，渴欲饮水，神疲乏力，大便日行数次，便稀脓血（非菌痢），肛灼溺黄，脉弦数。肝功能明显损害，乙型肝炎表面抗原阳性。此为木旺土虚，肝木疏泄太过。故治以平肝抑木法，以白头翁汤加焦栀仁、板蓝根。此乃宗仲景治肝病之"助用焦苦"之法。

### 6. 肝阴不足脾湿滞，育阴疏肝法最宜

肝阴不足，脾湿阻滞，肝不疏泄，脾失健运之乙肝患者，多是慢迁肝，或慢活肝。症见：纳少腹胀，食后更甚，肝区灼痛，手足心热，烦躁失眠，口苦咽干，不欲饮水，舌苔黄白而腻，舌质红，便结溺黄，脉细弦数。证属肝阴不足，脾湿阻滞。若偏于滋肝阴则更加郁遏脾湿，若偏疏肝化湿则愈加伤阴。因此，临床治疗时既要滋肝阴，又要疏肝化湿。宗仲景"益用甘味之药调之"的治法，用甘麦大枣汤加太子参、山药、芍药、石斛、龟甲等育肝阴，芦根、车前草、茯苓以渗湿，郁金、柴胡以疏肝。因疏肝可

实脾，脾实则湿利，故能育阴而不腻，疏而不燥，益阴助阳。乙肝之属土虚木旺者，用芍药甘草汤，以柔肝缓急，滋阴养血，和营止痛；乙肝属肝木横逆，克害脾土，脾虚内湿者，用小建中汤以抑肝培土，缓中补虚。

**7. 肝病最易犯脾土，祛邪补脾正气扶**

肝病最易传脾，在治肝病的同时，当先实脾，以防止疾病的传变。脾为后天之本，补脾的目的在于使脾气充实，增强机体免疫力，提高抗病能力。在本病的治疗过程中，先后或同时采用补脾的整体疗法，可能是取得疗效的一个重要因素。以补脾和清热解毒法为主创制了紫草板蓝枣汤（药用太子参、山药、薏苡仁、山楂、虎杖、白花蛇舌草、板蓝根、紫草、炙甘草、生姜、大枣等）。

**（二）脂肪肝辨治思路**

林鹤和认为脾胃虚弱，运化失健，湿邪内生，郁而化热；长期饮酒，偏食肥甘厚味，酿湿生热；肝炎病人，湿热未尽，又过食肥甘厚味，使湿热之邪中阻，损伤脾胃；运化失司，不能输布水谷之精微，湿浊凝聚而成痰，痰阻气滞，渐致血行不畅，脉络壅塞，痰浊与气血搏结于肝胆，日久而成脂肪肝病。

脾虚失运为内在基础，湿热中阻、痰瘀互结为脂肪肝的主要病机，故治疗以扶脾益气、清热利湿、理气化痰、活血化瘀散结为主。基本方：白参、黄芪、茯苓、怀山药、泽兰、赤芍、丹参、郁金、山楂、鳖甲、枳实、薏苡仁各15g，乌韭30g，法半夏、杏仁各10g，甘草5g。方中白参、黄芪、茯苓、怀山药、薏苡仁健脾益气，淡渗利湿；乌韭降血脂，清热解毒利湿；郁金、枳实、法半夏、杏仁理气化痰，泽兰、赤芍、丹参、鳖甲活血化瘀散结。湿热重有黄疸者，加茵陈、车前草；大便秘结者，加大黄；大便稀溏，次数多，有慢性结肠炎者，加白头翁、秦皮；伴有脾阳不足者，加肉桂、附子；肝炎后脂肪肝及乙肝病毒携带者，加垂盆草、叶下珠、半枝莲等。药物治疗的同时，必须坚决戒酒，严格控制肥甘高脂肪饮食，应以低糖、低脂肪、高蛋白及高维生素为原则，选择适合自己身体状况的体育运动，合理减轻体重。脂肪肝痊愈后，以参苓白术散加减善后。

## （三）肝硬化辨证治疗思路

### 1. 活血化瘀贯彻治疗始终

林鹤和认为"气滞""血瘀""水蓄"是肝硬化腹水的三大病理特点，其主要病机为肝脾癥积内结，血瘀络痹，隧道壅塞，水湿停留，不能下注膀胱而致腹大脐凸，属"血不利而为水"，病在水而源在血，血瘀成症。由于肝失疏泄条达而脏腑气机不利，气不仅为血之帅，凡饮食之精微，转化之糟粕都非气不能输布，非气不能排泄。因此，化瘀是利水的关键，而行气又是化瘀的关键。但行气必须从上、中、下三焦同时着手，单纯着眼于肝脾是不够的。在临床上，林鹤和治疗肝硬化腹水，在每一个阶段，每方的组成均少不了行气、活血化瘀、软坚的药物。行气喜用枳实、枳壳、厚朴、广木香、大腹皮、香附、郁金等；活血化瘀软坚用泽兰、丹参、赤芍、田三七、延胡索、桃仁、红花等。对于三棱、莪术、水蛭、虻虫等破血之品，常弃而不用，林鹤和认为肝硬化腹水，若妄用攻伐破血之剂，非但癥块不易消，反而促其凝结硬化，甚至造成大出血，应审慎使用。

**2. 见水不能单纯利水，重在调理脾肾**

肝硬化长期反复不愈，多因本身调养失宜及治疗延误，久则气血大伤，身体自虚。故肝硬化腹水病人以虚证为多，虚实夹杂，后期有正不抗邪之势。病人既有肝脾血瘀、腹水等邪实的一面，又有气血大亏、脾失运化等正虚的一面，正虚为本，邪实为标。根据"治病必求于本"的原则，认为肝硬化腹水不能单以治疗腹水为目的，而应以扶正为主，在中下焦下功夫，注重调理脾肾。以补气健脾化湿为主，用平和之品行血，使脾气足，运化有权，则未经攻泻，腹水亦能迅速消退。林鹤和创立了实脾消水汤：党参、茯苓、茯苓皮、白术、黄芪、怀山药、丹参、泽兰、大腹皮、木香、猪苓、砂仁。

**3. 掌握时机，适当逐水**

肝硬化出现腹水，属本虚而标实，本虚只能缓图，标实则必需急治，所以攻邪逐水，也是治水之大法，但应正确处理攻与补的辩证关系，祛邪是为扶正，扶正才能更好地祛邪。单纯扶正则邪不去，单纯攻逐则邪去人亡。所以在腹水初起正虚尚能支的情况下，林鹤和认为在扶正的基础上也绝不能放过攻逐之机。每用十枣汤与黄芪30g、西洋参20g，煎汤交替服用，即第1天服十枣汤，次日服黄芪洋参汤，消除腹水疗效佳。但十枣汤对食道有刺激，可出现呕恶、腹痛等反应，林鹤和把原3味药各等分研细末混匀，每次2~3g装入胶囊，在早饭半小时前以红枣汤吞送，既可逐水，又未出现大的副反应。

### 4. 腹水消退后，重在养肝脾

经治疗，腹水顺利消退后，并不等于病已痊愈，林鹤和认为应进行半年以上的巩固治疗，重点在于养血柔肝，益气健脾。肝阴得复，脾得健运，腹水不复再起。此时虽然患者肝脾还肿大，肝掌蜘蛛痣、腹壁静脉曲张等瘀血征象明显，也不可过用活血化瘀、软坚散结之品，以免使患者体质更虚，引起水湿又泛，或引起吐血、便血等症。待患者脾气旺盛、精神食欲好转时，在体力恢复的基础上，可适当加用一些活血软坚之品。扶正与散瘀兼施，使肝体柔润，肝气疏泄，脾气健运，水谷之精气得以运化，这样，既有利于恢复体质，又杜绝了水湿之来源。林鹤和自拟了善后方：太子参 15g，炒白术 10g，茯苓 15g，怀山药 15g，莲子肉 10g，白芍 15g，木瓜 6g，枸杞 15g，生地黄 15g，枣仁 15g，炙甘草 5g。

## 二、特色诊治方法

### （一）六经辨证贯始终

《伤寒论》的六经辨证是张仲景在《素问·热论》的基础上，发展、创新、完善起来的一套综合性辨证大纲。六经辨证概括了人体的脏腑、经络、阴阳、气血等生理功能和病理变化，结合参考机体抗病能力的强弱，致病原因的性质，病位所在的浅深，病势演变的进退缓急，对临床各种证候进行分析、综合、归纳，紧扣其证候特点，从而分辨病情的性质、病位的所在、寒热的盛衰程度、正邪的消长态势，而予以立法、处方、遣药。所以，六经辨证实际上涵盖了所有的辨证方法，如八纲辨证、经络辨证、脏腑辨证、卫气营血辨证、气血辨证、三焦辨证等。林鹤和在长期临床实践中，秉承古法，发扬运用六经辨证，因证立法，疗效颇佳。

## （二）治肝六法

### 1. 疏肝理脾法

《伤寒论》318 条："少阴病，四逆，其人或咳，或悸，或小便不利，或腹中痛，或泄利下重者，四逆散主之。"此即肝郁脾遏，气机不宣的证治。本病若见肝郁气滞，木不条达，脾不健运，导致土滞木郁，肝脾不和的临床见证，可用疏肝理脾法，方用四逆散加味。

### 2. 温肝祛寒法

《伤寒论》378 条："干呕，吐涎沫，头痛者，吴茱萸汤主之。"肝属厥阴，寒邪侵袭于肝，此即厥阴肝寒之证治。

### 3. 柔肝缓急法

《伤寒论》29 条："伤寒，脉浮，自汗出，小便数，心烦，微恶寒，脚挛急，反与桂枝，欲攻其表，此误也……若厥愈足温者，更作芍药甘草汤与之，其脚即伸……"芍药甘草汤为酸甘化阴，缓急止痛之良方，适用于土虚木旺，肝木乘脾土之证。方中芍药酸收苦泄，行营气而泄肝木；甘草缓和逆气而补脾土。两药相合，有柔肝缓急、滋阴养血、和营止痛之功用。

#### 4. 平肝抑木法

《伤寒论》373 条："下利，欲饮水者，以有热故也，白头翁汤主之。"凡肝经湿热下注，内迫肠道而下利，症见少腹急胀，下利欲饮水，属肝木疏泄太过者，可用白头翁汤化裁治疗。

#### 5. 清肝养阴法

《金匮要略·血痹虚劳病脉证并治》："虚劳虚烦不得眠，酸枣仁汤主之。"本条为阴虚内热引起心烦失眠，为肝虚内热上扰神明所致，故以酸枣仁汤养阴清热、理血安神，合一贯煎共奏清肝养阴之功。

#### 6. 抑肝培土法

《伤寒论》102 条："伤寒二三日，心中悸而烦者，小建中汤主之。"本方以桂枝汤为基础，变辛温调营卫为甘温建中补虚法，方中芍药倍于桂枝，以甘药为主。对本病肝木横逆，克害脾土，致脾虚内湿者，有抑肝培土、缓中补虚之功。

### （三）调神六法

林鹤和认为，中医学从《黄帝内经》到后世医家，都把心理治疗放在首位，不论在摄生保健还是医疗预防等方面，都贯穿着心理疗法，体现了中医整体治疗的特点，是中医学的优势。林鹤和通过学习《黄帝内经》以及后世医家有关心理治疗的理论，结合个人的临床经验，提出调神六法如下：

#### 1. 综合治疗首治"神"

《素问·宝命全形论》曰："一曰治神，二曰知养身，三曰知毒药为真，四曰制砭石大小，五曰知藏腑血气之诊，五法俱立，各有所先。"这里具体地指出了预防与治疗的五大综合措施，把精神治疗，即心理治疗放在首位。

**2. 舒心静志安神法**

《素问·上古天真论》曰："恬淡虚无，真气从之，精神内守，病安从来。是以志闲而少欲，心安而不惧，形劳而不倦，气从以顺，各从其欲，皆得所愿……所以能皆年度百岁，而动作不衰。"即指摄生保健抗衰老的心理疗法。若精神不舒畅，心怀慕恋，气结忧惶，虽不中邪，病亦可从内生。舒心静志，精神内守，不但于摄生保健预防疾病是要道，对慢性病的治疗，也有直接作用。

**3. 鼓励安慰开导法**

《灵枢·师传》曰："人之情莫不恶死而乐生，告之以其败，语之以其善，导之以其所便，开之以其所苦，虽有无道之人，恶有不听者乎？"这就是中医学最具体的保护性医疗的心理疗法。

**4. 因人制宜服药法**

林鹤和在临床中，曾遇到某些患者在接受治疗的过程中，存在畏攻伐药、喜补益药，轻价廉药、重昂贵药等用药偏见。尽管辨证正确，理法对头，用药精当，但由于患者心理上对医生用药有偏见，不但难于见效，甚至延误治疗，导致病情加重。因此，就有必要对某些用药有偏见的患者，采用因人制宜、变易服药的心理治疗。正如《医宗必读》所言："参术沾唇惧补，必先痞塞，硝黄入口畏攻，神即飘扬。"

**5. 五行情志相胜法**

《素问·阴阳应象大论》曰："人有五脏化五气，以生喜、怒、悲、思、恐……""怒伤肝、悲胜怒……喜伤心，恐胜喜……思伤脾，怒胜思……忧伤肺，喜胜忧……恐伤肾，思胜恐……"这就是中医学心理治疗法中最有特点而又为后世医家广为运用的五行情志相胜法。

**6. 针刺治疗暗示法**

《素问·调经论》曰："刺微奈何？岐伯曰：按摩勿释，出针视之，曰我将深之，适人必革，精气自伏，邪气散乱，无所休息，气泄腠理，真气乃相得。"这里告诉医生，在针刺治疗时，当遇到病人有对抗情绪而不合作时，要采用语言暗示或手势表情"曰我将深之"，使病人消除针刺对抗情绪而集中注意力，从而提高针刺疗效。

# 参考文献

［1］林鹤和．运用仲景学说辨治乙型肝炎的体会［J］．江西中医药，1988（2）：22－23.

［2］林峰，林瑜，邓霄玲．林鹤和主任中医师治疗慢性 HBV 携带者经验［J］．中国中医药现代远程教育，2015，13（24）：27－29.

［3］陈维梅．运用仲景法辨治乙肝病——林鹤和治疗乙肝经验［J］．中国社区医师，2006（15）：38－39.

［4］杨建辉．林鹤和治脂肪肝的经验［J］．江西中医药，2000（3）：1－2.

［5］杨建辉．林鹤和治肝硬化腹水经验［J］．江西中医药，2001（5）：8－9.

［6］柴瑞震．《伤寒论》六经辨证与八纲辨证之研究［J］．中医药通报，2011（4）：9－11.

［7］林鹤和，李超医，杨建辉．肝病以六经辨治偶举［J］．江西中医药，1986（5）：30－31.

［8］林鹤和．学习《伤寒》《金匮》指导乙型肝炎辨证施治——附32例疗效观察［J］．中医杂志，1982（12）：18－20.

［9］林鹤和．中医心理治疗六法［J］．江西中医药，1987（3）：25－26.

（包剑锋　赵旭）

# 刘　平

刘平，1953年8月生于江苏省连云港，汉族，医学博士，教授，博士生导师，上海中医药大学终身教授，上海市中医药研究院研究员，上海市名中医，教育部重点学科中医内科学学科带头人，教育部肝肾疾病病证重点实验室主任，国家重点基础研究发展计划（"973"计划）首席科学家，上海高校中医内科学E-研究院首席研究员，享受国务院政府特殊津贴。刘平是我国中医学领域的首批博士也是国家杰出青年科学基金的首位获得者，先后师从著名中医刘树农教授和王玉润教授，长期致力于中医药防治慢性肝病的临床与基础研究，擅长慢性病毒性肝炎、肝纤维化、肝硬化、肝癌等疾病的中西医治疗。在学术上，提出肝纤维化和早期肝硬化可以逆转及正虚血瘀是肝纤维化的中医病机基础的理论，研制了抗肝纤维化中药新药扶正化瘀胶囊；建立了"病-证-效"结合辨证论治肝炎后肝硬化的综合评价模式；提出并建立了肝炎后肝硬化虚损生积的中医病机新理论。先后主持完成国家自然科学基金重大计划重点项目、国家自然科学基金重点项目、面上项目、国家"863"计划项目、国家科技重大专项、国家"八五""九五""十五"攻关等科研项目28项。研究成果获得国家科技进步奖二等奖 1 项、上海市科技进步奖一等奖 1 项、中国中西医结合科技奖一等奖 1 项、其他省部级科技二等奖 11 项。获得国家发明专利 13 项、美国及欧盟发明专利各 1 项。主持制订了我国第一部《肝纤维化中西医结合诊疗指南》。

## 一、学术思想

### (一) 虚损生积是肝硬化的基本病机

肝硬化属中医癥积范畴。积为脏病,属血分,病程长、病情重,且腹块有形,痛有定处。故既往中医对于慢性肝炎肝硬化的病机认识主要集中在血瘀阻络上。刘平基于前期研究,结合古今医家的有关论述及其所主持的不同功效方剂干预治疗多种肝硬化动物模型的对照研究成果,创新性提出并论证了"血瘀为积之标,虚损为积之本"的肝硬化虚损生积中医病机理论。刘平认为,虚损本质一方面是人体有形组织结构及其营养精气的缺失亏虚,另一方面则是以瘀血为主的有形病理产物阻结在相应受损组织结构部位,结果形成以本虚标实、虚实夹杂为特点的精亏血瘀并存之机。临床上若精气亏虚不复,瘀血日结渐积,久则必然成为癥积病证。所以虚损及其日久所致的癥积病证,二者在病机根本上基本一致,其区别主要在于精气亏虚与瘀血阻结二者之间的程度缓急有所不同。

肝硬化正虚主要表现在气虚和肝肾阴精虚损两个方面。气虚反映了机体全身抵御疾病能力的下降,而肝脏形质损伤则直接致肝肾阴精虚损,是虚损生积更深层次的病机变化，由于阴精虚损不能化气为用以致气虚表征显现。病邪致机体形质损伤，精气虚损，气血不行，凝血蕴里而不散，积乃成焉。而阴精虚损又最难救治，因此"肝肾阴精虚损"是肝硬化"虚损生积"病机中虚损的本质。

经过"临床－实验－再临床"反复求证，刘平团队解析了扶正与化瘀逆转肝纤维化的综合作用特点、配伍机制及主要效应物质基础，证实补虚中药可有效改善早期肝硬化病理组织学变化，突破了长期以来中医药治疗肝硬化（癥积）重在活血的局限，为扶正与化瘀配伍的抗肝纤维化治法理论提供了科学基础。

## （二）病－证－效结合

"病"和"证"分别是现代医学和中医两种医学模式的核心内容，是两种不同思维方式认识生命、健康与疾病的具体体现。"病"与"证"的结合实际上是两种医学思维方法的交汇，是将西医疾病病理概念体系与中医证的病机理论体系相结合，来研究疾病的发生发展规律。这既是以疾病为基础、凸现不同患病人群整体病理状态的分类方式，也是运用中医思维方法研究现代疾病的发展规律，以期从中医的视角发现其病机特征以及相应治疗方法的新途径。方剂是中医学论治的主要手段，"证"及其与疾病和方剂的相关性，是"证"研究的重要科学问题，方证相应的有效性及其疗效机制是方剂研究的重要内容。这是以提高临床疗效为目的，最大限度发挥两种医学体系在"病""证"治疗上的各自优势，通过病证结合、方证相应的效应评价，不仅可能为机体宏观病态表征与微观病理生物学物质变化之间建立联系，也将成为探索现代难治性疾病有效治疗方法的可行途径。

围绕"病－证－效"结合研究思路，刘平团队开展了肝炎后肝硬化中医辨证论治临床与基础的研究，确立了肝炎后肝硬化疾病的共性病机（气虚血瘀）和体现个体差异的五个常见证病机（肝肾阴虚、湿热内蕴、瘀热结蕴、脾肾阳虚、肝郁脾虚）。据此提出了益气化瘀治法是针对肝硬化主要病理变化的基本治法。结合现代临床实践与中医古籍相关记载，选择有代表性、可资比较的古代方剂：益气的黄芪汤、养阴的一贯煎、祛瘀的下瘀血汤及清热祛湿的茵陈蒿汤，采用多种肝硬化动物模型进行了系统的实验研究，以整体药效学为判识标准，分析探讨疾病的方效证相关性，深入研究其显效方剂的效应基础，探索和论证病证相关科学基础，加强了"证据"的质量。"病－证－效"结合研究模式充分地体现出中医临床辨证论治的临床科学基础，为中西医结合研究以及中药新药开发提供了思路。

## 二、临证经验

### （一）益气化瘀为治疗肝纤维化、肝硬化的基本大法

根据肝硬化及肝纤维化的病理，对照中医学有关论述，结合多年研究成果，刘平团队确立了正虚血瘀是肝纤维化、肝硬化的基本病机。血瘀包括纤维结缔组织增生、血液循环障碍，常用的活血化瘀药物有丹参、桃仁、当归和川芎等。正气虚损与肝实质细胞减少及功能（包括机体免疫功

能）降低有关，常用益气养阴药物有黄芪、甘草、冬虫夏草、女贞子和白芍等。刘平认为治疗肝硬化，当详审病机，权衡扶正与祛邪。临证首先要分清有无炎症活动，活动型肝硬化病情发展往往较快，治疗难以取效；非活动型则进展较慢，治疗易于见效；中青年患者病情易变，老年患者则相对进展较慢。其次注意肝脏的大小，正常或偏大者疗效较好，缩小者预后欠佳。其三是门静脉高压的程度，轻者易于控制病情，重者则较难阻止其发展。其四是失代偿期肝硬化是否易于并发感染，易于并发感染者预后差，反之则较易控制。

肝纤维化、非活动型肝硬化患者多以正虚血瘀为主要病机特点。症见体倦乏力，两胁隐痛，面色晦暗，失眠多梦，口干不欲饮，或头昏耳鸣，腰膝酸软，舌质暗红或衬紫，苔薄白或少津，脉弦细或偏数。基本治法是活血化瘀，益气养阴，可选用桃仁、丹参、姜黄、泽兰、泽泻、白芍、黄芪、白术、茯苓、女贞子、旱莲草、生地黄、生牡蛎等。长期合理用药可保障患者维持良好的生活状态。

活动型肝硬化临证应详审其病机。重在辨湿热、血热的轻重，湿热为主，症见舌苔黄腻，身体困重，伴见血清ALT、AST 活性异常增高、或伴有血清总胆红素含量增高，药用茵陈、制大黄、栀子、黄芩、连翘、田基黄、金钱草、虎杖、碧玉散等；血热主要表现为舌质红绛、舌苔薄黄，肝掌、蜘蛛痣或面部因毛细血管扩张而呈鲜红色，龈衄显著且血色鲜红，脉弦细数，药用水牛角、羚羊角粉、生地黄、丹皮、黄芩、胡黄连、连翘、青黛、败酱草，同时加用养阴药如女贞子、旱莲草、白芍、鳖甲等。

　　肝硬化黄疸，应辨明阳黄、阴黄，对于久治不愈的黄疸，更要详审病机，抓住湿热、血瘀、淤胆和肝虚等主要矛盾。一方面，由于湿热内蕴，久病入络，瘀血阻滞，压迫胆道，胆汁排泄不畅，瘀积胆管，溢于肌肤；另一方面，也常见于久病耗气伤阴，导致肝脏气阴两虚，疏泄失职，胆腑不利，使黄疸病情加重。刘平主张肝硬化黄疸治疗以清热利湿、化瘀利胆为主，同时还应注意健脾化湿、滋养肝阴，促进肝体修复，恢复其疏泄条达之职。药用茵陈、黄芩、虎杖、田基黄、碧玉散、金钱草、泽泻、茯苓、丹参、姜黄、炮山甲、制大黄、白芍药、女贞子、旱莲草等。其中茵陈用量可由轻到重（15～60g，煎煮时间不宜长，凝血酶原时间延长者用量不宜大）。刘平治疗慢性肝病湿热证多选用碧玉散加减，方中滑石清热利湿，青黛平肝泻火，甘草调和诸药、顾护中州，剂量为30g，包煎。血清白蛋白含量与功能正常的肝细胞数量成正比，提高血清白蛋白，重在扶正补虚，以益气养阴为主要治法，药用黄芪、白术、白芍、女贞子、楮实子、鳖甲等，或鳖甲煎丸。

## （二）益气化湿、活血利水治疗肝硬化腹水

　　反复发生肝硬化腹水，提示疾病进入晚期，此阶段机体正气亏虚，水湿内停，已成正衰邪盛之势，以正虚邪实互杂为主要病机特点。症见面色晦暗、神疲乏力、腹胀如鼓、下肢浮肿、腰膝酸软，或见巩膜黄染、纳差便溏、小便量少、舌体胖大、舌边有齿痕、舌质紫、苔薄白、脉沉细。虚难受补，实不堪攻，基本治法为益气化湿，活血利水，但须注意益气不可过于滋腻碍胃，利湿应以淡渗为主，

缓缓图治，切不可急于求成。用药黄芪、白术、茯苓、厚朴、白芍、丹参、泽兰、瞿麦、猪苓、泽泻、汉防己、茵陈。气虚甚，重用黄芪、白术；兼阴虚，重用白芍，加女贞子、楮实子；阳虚者，加附子、干姜；苔黄腻，腹胀甚者，重用茵陈，加半边莲、半枝莲、黄连；并发腹腔感染，加黄连、黄芩、败酱草、连翘、蒲公英、薏苡仁、藿香等。腹水的治疗要循序渐进，欲速则不达，必要时应采用中西医结合治疗，不可囿于中西门户之见。

## （三）扶正为主、祛邪适度治疗肝癌

根据虚损生积的病机特点，加之手术、放化疗、介入、消融等手段本身攻伐人体正气的弊端，在辨治肝癌时，刘平强调扶正为主，祛邪适度，尤其强调扶正应贯穿肝癌论治的始终。扶正主要包括滋养肝肾、健脾益气两个方面，而祛邪则除清热解毒之外，还需兼顾化瘀通络、疏肝理气。

### 1. 滋养肝肾

肝体阴而用阳，阴常不足，阳常有余。肝癌患者气血耗伤，血不养肝，肝阴亏虚，损及肾阴，其基本病机多为肝肾阴虚。临证常选用一贯煎滋阴柔肝，药用北沙参、麦冬、枸杞子、生地黄、当归等甘润之品。一贯煎中川楝子苦寒，用量以 6～9g 为宜，同时常加入陈皮、枳壳等理气宽中之品。对阴虚明显的患者，常在辨证基础上加用玉竹、石斛、五味子等肝肾同治。此外，常用二至丸平补肝肾之阴，方中女贞子、墨旱莲均性平和而偏寒，能补阴而不滞，滋润而不腻，为平补肝肾之良剂。

### 2. 益气健脾

《金匮要略》云："见肝之病，知肝传脾，当先实脾。"

故肝癌治疗重视益气健脾之法。肝癌患者一方面因肿瘤消耗，一方面因手术、介入及放化疗等毒副作用，多有乏力、纳差、脘腹胀满、便溏、脉缓弱等脾虚症状，故临证常用黄芪、白术、茯苓、薏苡仁、甘草等益气健脾，诸药能补能泻，可长期使用。尤其黄芪为必选之品，黄芪益气利水，合甘草为黄芪汤，具有补益虚损之功。实脾又须消导为先，故常加入谷芽、麦芽健脾助运，以资化源，又能防止养阴药滋腻碍胃，且麦芽还具有疏肝解郁之用。临证较少用人参、党参、太子参之类，此类药物以补为主，易导致或加重腹胀，故不宜久用。

**3. 清热解毒**

清热解毒是治疗肝癌常用的祛邪之法。然而清热解毒药大多苦寒败胃，长期服用易损害脾胃，用之过度则损伤正气，治疗肝癌要遵循辨证原则，兼有热毒之证才可使用该法，并要注意清热解毒药物使用剂量不可过大。此外，即使患者热象较为突出，在用清热解毒等祛邪药物治疗时，仍要注意扶正，尤其要兼顾脾胃。因此，临证时极少以清热解毒方剂为主方，而是佐以清热解毒药二三味。常用的清热解毒中药有半枝莲、半边莲、重楼、白花蛇舌草、藤梨根、龙葵等。其中，半边莲、半枝莲为最常用组合，不仅有良好的清热解毒作用，而且可在抗肿瘤的同时保护肝细胞。

**4. 化瘀通络**

久病入络，故肝癌患者常兼有瘀血之象。常用当归、泽兰、制大黄、川芎、水红花子等。当归温润活血，补血养阴，长期使用无伤肝之弊。泽兰性温通达，不仅长于入肝经而行瘀消肿，且善入脾经而理滞。大黄味苦性寒，主入肝、脾、胃、大肠经，是清热泻火、攻下积滞、活血祛瘀的要药。《本经》云其"下瘀血，血闭，寒热，破癥瘕积聚，留饮宿食，荡涤肠胃，推陈致新，通利水谷，调中化食，安和五脏"。现代药理研究证实大黄能够促进胆汁等消化液分泌，还有利胆、排石和增进消化作用，降低血清高胆固醇，对改善肝功能有重要作用。但活血化瘀药大都易耗气伤肝，不宜长期大量使用，且要注意宜养血不宜破血。如三棱、莪术、穿山甲、土鳖虫、水蛭等药物对肿瘤虽有消坚止痛功效，但对于中晚期正气已衰者，易出现动血变证。

此外，肝癌患者多兼有胸闷、腹胀等气滞症状，治疗上需辅以疏肝理气之法。常用药有紫苏梗、藿香梗、木香、枳实、枳壳、青皮、陈皮等。需要注意的是，常用的疏肝药柴胡药性升散，易劫肝阴，不宜长期使用。

### （四）"清热祛湿化瘀"治疗非酒精性脂肪性肝炎

刘平认为非酒精性脂肪肝性肝炎证候以邪实为主，湿浊内生为始动因素，"湿热蕴于血分"为基本病机。患者多因饮食不节，过食肥甘，湿浊内生，湿浊壅阻，郁而化热，湿热内陷血分，黏滞不化，气机阻滞，血行不畅，终致瘀热互结。在临证常以清热祛湿化瘀为基本治法。药用茵陈、生栀子、虎杖、姜黄、田基黄。茵陈味苦、辛、微寒，入脾、胃、肝、胆经，"主风湿寒热邪气"，清利肝胆湿热；栀子清化湿热、凉血解毒；虎杖、田基黄均有清热利湿、活血散瘀功效，虎杖苦、微寒，善泻肝胆湿热，并有活血祛瘀之功；姜黄活血行气，其味辛、苦，性温，偏入肝经血分，破血兼理血中气滞，善破肝脾二经的血瘀气结，二药合用清热利湿、活血散瘀。全方共奏清热祛湿化瘀之功效。伴有腰膝酸软、两目干涩者加二至丸、枸杞子、干地黄滋补肝肾；瘀血阻络，肝区疼痛明显者加川芎、制大黄、泽兰以增强化瘀止痛之功；肝经热甚，口干口苦，烦躁易怒者加黄芩、碧玉散清湿热，泻肝火。碧玉散出自《伤寒直格》，原方清解暑热，主治暑湿证兼有肝胆郁热者，故临证不仅可用于脂肪肝，凡肝病患者症见湿热内盛明显者可皆投此方，每获良效。

## 三、用药经验

### （一）对药

#### 1. 黄芪配甘草

刘平在治疗肝硬化时，常用黄芪汤益气补虚。黄芪汤，又名黄芪六一汤，出自《太平惠民和剂局方》，原方主治诸虚不足、肢体劳倦、心中烦悸、唇口干渴、食少面黄。这些证候描述与肝硬化正气虚损的临床表现十分吻合。该方重用黄芪为君，辅以甘草，具有益气补虚损之功，历来或被单独应用，或取其药对组合应用于复方之中。《医方集解》认为"黄芪配甘草，大能生血"，提示此二药配伍的重要意义。

#### 2. 泽兰配泽泻

泽兰清香辛散，疏肝气而和营血，善通肝脾经脉，祛瘀散结而不伤正气，与泽泻相伍为用，以增强活血化瘀、行水泄浊之力。

### 3. 白术配白芍

白术甘苦温燥，入脾经，健脾燥湿以助运化；白芍酸寒柔润，入肝经，长于柔肝养阴以藏血，并能缓急止痛。《本草纲目》："白芍同白术补脾。"二药配伍，相使为用，可于土中泻木，共奏调和肝脾之效。白术生用偏于燥湿利水，炒用则偏于健脾补气，可根据临证酌情使用。

### 4. 女贞子配旱莲草

慢性肝病患者常虚实夹杂，既有瘀热内蕴之实，又有肝肾亏损之虚，尤其是老年患者往往伴有肝肾阴亏。女贞子、旱莲草配伍，平补肝肾，滋而不腻，补而不滞，同时兼有凉血清热之功。

### 5. 紫苏梗配藿香梗

紫苏梗辛香温通，长于行气宽中，温中止痛；藿香梗气味芳香，醒脾和胃，化湿止呕，行气止痛。二药相伍，相得益彰，增强了理气宽中、消胀止痛的力量，对于胁痛、腹胀均有良好效果。

### 6. 半边莲配半枝莲

半边莲与半枝莲同具清热解毒、祛湿之功。半边莲偏于利尿消肿，常用于治疗肝硬化腹水；半枝莲偏于清热解毒，常用于热毒甚者，并具活血化瘀之功。

### （二）配伍

### 1. 养肝与利胆

肝胆互为表里，胆汁来源于肝之余气，胆汁的正常排泄和发挥作用，有赖于肝的疏泄功能正常。反之，若肝失

疏泄，胆汁排泄不利，可影响脾胃的运化功能，出现胁下
胀满疼痛、食欲减退、腹胀便溏等症；若胆汁上逆，可见
口苦、呕吐黄绿苦水；胆汁外溢则出现黄疸。刘平认为肝
硬化患者病程日久，肝之气阴常显不足，脏病及腑，肝胆
同病，在养肝的同时必须重视利胆。《金匮要略》云："夫
肝之病，补用酸……"，因此，养肝常用女贞子、旱莲草、
白芍药等酸甘之品。腑以通为用，治胆宜通，常用金钱草、
碧玉散之属清利肝胆湿热，一补一通，相辅相成，肝得滋
养而胆腑自利，胆汁得通而肝用自复，这一配伍对久稽不
退的残黄确有良效。

**2. 治肝与调中**

根据肝病的病理生理特点，本着《黄帝内经》"厥阴
不治，求之阳明"及《金匮要略》"见肝之病，知肝传脾，
当先实脾"的意旨，在辨证的基础上，善用一味升麻升举
中焦之气，一味白术益气健脾、培土荣木，一味厚朴行气
降气。俾脾升胃降，中土敦实，气机条达。

**3. 治肝与养心**

肝病日久，往往会引起睡眠障碍，《素问·痿论》：
"心主身之血脉"，《素问·灵兰秘典论》："心者，君主之
官，神明出焉"，《灵枢·营卫生会》："血者，神气也"，
这些说明心主血，主神志，而血液是神志活动的物质基础。
《灵枢·本神》："随神往来者谓之魂""肝藏血，血舍魂"，
这些说明肝藏血的功能与心主神明的功能亦密切相关。肝
病日久，阴血亏虚，心无所主，神无所养，魂无所舍，则
失眠多梦，或夜寐易醒，甚至有些患者以失眠为主症前来
就诊。而长期睡眠欠佳，亦会使肝硬化病情加重或反复。

临证重视调养心神，在辨证的基础上，根据病情需要，佐以夜交藤、百合、酸枣仁、黄连、知母、川芎等，以助病情稳定和恢复。

**4. 益气与养阴**

肝硬化患者大多表现一定程度的气虚和阴虚症状。根据病机的不同，益气与养阴虽有侧重，但两者常常相须为用。刘平认为，肝硬化之气虚主要是肝气虚，而肝硬化之阴虚包括肝之阴血和津液亏虚两方面。气属阳，津血属阴，气能生津生血，津血又能载气，单纯补气则气无津血承载而易浮，单补津血则津血无气固摄而易损。因此，常将补气之芪术与养阴之二至、地芍配伍使用，以保证确切疗效。正如张景岳所言"善补阳者，必于阴中求阳，则阳得阴助而生化无穷；善补阴者，必于阳中求阴，则阴得阳升而泉源不竭"。

**5. 养阴与化湿**

肝硬化患者往往虚实夹杂，刘平认为尤以阴虚与湿热互见为多，养阴多易恋湿，利湿多易伤阴。在辨证论治时，必须权衡正虚与邪实孰轻孰重，应注意"利湿不伤阴"和"养阴不助湿"。因此，常将养阴而不敛邪之二至与利湿而不伤阴之五苓散配伍运用。

**6. 化瘀与利水**

肝硬化伴有腹水者，利水自是常法。然刘平临证，不论患者有无腹水，均要用到淡渗利湿之品。肝硬化患者肝脏假小叶的形成、脾脏肿大及门静脉高压与中医的瘀血病机基本一致。基于"血不利则为水"的理论，在活血化瘀的同时佐以利水之剂，可防止门静脉高压引起的上消化道出血，提高患者的生存质量，这与现代医学运用利尿剂来防止门脉高压引起上消化道出血的理论是相一致的。而且化瘀药与利水药合用，还可以给湿热之邪以出路，使邪从小便而去，防止腹水形成。

# 参考文献

[1] 谭春雨，刘平．肝硬化"虚损生积"病机理论溯源及其临床意义［J］．上海中医药大学学报，2010，24（4）：25－28.

[2] 张华．刘平——中西医结合肝脏病学的探索者［J］．中国中西医结合杂志，2014，34（11）：1285－1287.

[3] 慕永平，刘成海，张华．肝硬化"虚损生积"论——刘平教授学术思想浅析［J］．上海中医药大学学报，2013，27（2）：1－4.

[4] 刘平．"病－证－效"结合研究的思考与探索［J］．上海中医药大学学报，2007（1）：4－7.

[5] 张琴，刘平，陈惠芬，等．肝炎后肝硬化中医证候特点的临床调查研究［J］．中西医结合学报，2003（2）：108－112.

[6] 张琴，刘平，章浩伟，等．900例肝炎后肝硬化中医证候判别模式的研究［J］．中国中西医结合杂志，2006（8）：694－697.

[7] 张琴，张文彤，魏建军，等．公因子和聚类分析联合在肝炎后肝硬化证候分类研究中的应用［J］．中西医结合学报，2005（1）：14－18.

[8] 张琴，陈慧芬，陈良，等．肝炎后肝硬化中医证候与肝功能损伤关系的探讨［J］．上海中医药杂志，2004（1）：8－11.

[9] 张琴，刘平，陈惠芬，等．肝炎肝硬化中医证候特点的多元分析［J］．中西医结合肝病杂志，2003（2）：69－72.

[10] 康良石，刘平，张赤志．等．肝硬化论治经验［J］．中医药通报，2002（2）：3－5.

[11] 周玉平，张华，慕永平，等．从虚损生积论治肝癌［J］．

中医杂志，2016，57（2）：170－172.

[12] 慕永平，都金星，刘平. 刘平教授治疗非酒精性脂肪性肝炎遣方用药经验探析 [J]. 中西医结合肝病杂志，2009，19（3）：170－171.

[13] 慕永平，王磊，刘平. 谨守病机，权衡邪正主次，燮理脏腑，重视处方配伍——刘平教授治疗肝硬化经验浅析 [J]. 上海中医药大学学报，2004（3）：29－32.

[14] 龙爱华. 识病求真，治病求本——刘平教授肝病论治思想解析 [J]. 江苏中医药，2005（12）：3－5.

（朱晓骏　蒋式骊　王晓柠）

# 刘学勤

刘学勤，生于 1936 年 3 月，河南开封市人，开封市中医院名誉院长，二级主任中医师，河南中医药大学兼职教授、硕士生导师。1994 年享受国务院政府特殊津贴，中华中医药学会学术顾问，全国第二、第四批名老中医学术继承人导师，全国名老中医传承工作室导师。方研仲景，法效子和，活用经方，攻克顽疾，擅治心肺系和脾胃系疑难病症，尤擅治疗肝胆疾患，总结出肝热病论、肝病肠治论、肝中风论、肝胆病外治法、降酶十法、退黄八法、消胀五法、顽固性肝腹水三阶段治法、攻补法纠正蛋白倒置及鼓胀治疗三原则等新思路、新见解。研制出强肝 1~6 号系列方药和乙肝胶囊、乙肝扶正胶囊、胆宁胶囊等。获河南省中医药科技进步奖 6 项，开封市人民政府科技成果奖 9 项，国家实用专利 4 项。出版发行专著三十余部：其中独著 5 部，分别为《吐下汗奇方妙法治百病》《中国现代百名中医临床家·刘学勤卷》《刘学勤辨治肝胆病》《刘学勤医案选粹》《刘学勤辨治疑难重病》；主编论著十余部，包括《肝胆病诊疗全书》《百病奇效良方妙法精选》《当代专科专病研究精要》《专病专治方药丛书（共 22 分册）》等。

## 一、学术思想

### (一) 崇尚仲景学说,善用经方治疗肝胆病

刘学勤用中医中药治疗肝胆病,方精药简,用药醇和,疗效持久。对历代医家之观点及经典著作从不生搬硬套,学习各家之长,破除门户之见,择其善者而从之,兼收并蓄,继承创新。将所学经典理论运用到临床中,在临床实践中进一步对经典理论进行理解、总结,以提高临床疗效。刘学勤善用经方治疗肝胆病,对《伤寒论》有较深的研究,多有心得。《伤寒论》所载之方,系"众法之宗,群方之祖",其中很多经方临证运用其治疗肝胆疾病,医案颇多,疗效极佳。刘学勤对仲景的用药法度、组方原则亦推崇备至,且领会深刻,其处方用药常选数味,很少超过 12 味,鲜有用大方者。受半夏泻心汤等组方用药法度的启示,针对现代不少疾病,临床常见寒热错杂、虚实并见的复杂证候,常以寒温并用,补泻兼施之剂而获验。

### (二) 重视系统观念,辨证与辨病相结合

辨证就是运用四诊八纲为主要手段综合临床各种证候表现,来研究疾病的病因病机及发生发展规律、认识和辨别疾病的部位、寒热、虚实以及传变转归等,然后确定治疗的方法。证有严格的阶段性,不同阶段出现不同的证,有时只反映人体患病之后的某一方面的异常变化。肝胆疾病是复杂的病变,在其发生、发展过程的某一阶段,都可同时出现几个不同的证。而各种肝胆病反映了其发生发展

至结束的全过程，全面反映了一种疾病在人体各方面的异常变化。刘学勤主张辨病和辨证有机结合起来，根据肝胆病选择一些对其治疗作用较强的药物。如胆囊炎，中医无此病名，刘学勤认为本病多由于饮食偏嗜、饥饱失常、辛辣肥厚、嗜酒过度等，致脾胃损伤，运化失职，气机壅塞，升降失常，土壅木郁，湿浊内生，郁而化热，熏蒸肝胆，疏泄失职。又瘀血阻络，血行不畅而瘀血停留，阻塞肝络，气机不行，肝脉不畅，也可形成疏泄失职。肝胆互为表里，肝失疏泄，久而累及胆腑，精汁通降不畅，胆腑通降失常。另一方面肝胆之气横逆而致脾胃运化障碍，肝胆气滞可致脾胃湿热内生，而湿热内蕴亦能导致肝胆气滞，两者相互为因，病延日久则正气受伐而致虚，导致寒热互结于肝胆而成。刘学勤根据本病的特征及其发病的特点，采取辨证与辨病相结合，提出以"辛开苦降"进行治疗，取得显著效果。

### （三）创立肝热病理论，补虚除热为先

肝热病（肝源性发热）是肝癌、晚期肝硬化常见症状之一，刘学勤认为，肝热病多出现在鼓胀、积证病中，系由患者常年肝病，长期不愈所致。一方面，肝病日久损及脾脏，脾气虚弱而发热，李东垣《脾胃论》中提出由于"脾胃气虚，则下流于肾，阴火得以乘其土位"而发热。上午阳气初生而未盛，故以上午常见，且劳则气耗，故劳倦则复发或加重，一般表现为发热以上午为常见，热势高低不一，常呈低热而见间歇，且发病缓，病程长，可达数周、数月甚至数年，劳倦即复发或加重，伴有声低气短，倦怠

乏力，饮食少味，或兼恶风自汗，舌质淡，边尖有齿痕，舌苔薄，脉大无力。另一方面，肝病日久，耗伤阴津，肝肾阴虚，内热自盛，而午后或夜间阴气当令，阴虚不能制阳，则阳气偏旺，故发热，或午后潮热或夜间发热，五心烦热。一般表现有昼日平稳、日暮发热、夜热早凉的特点，多以低热为主，可伴见唇口干燥、五心烦热、渴不欲饮、舌红苔少、脉弦细等症状。肝热病常规西医抗菌消炎退热效果差，缠绵难愈，刘学勤认为，治疗肝热病应准确把握病机，不能单凭一两个症状而定治疗原则，辨证是否正确直接关系治疗的成败。朱丹溪亦主张"认症为先，施治为后"，喻嘉言指出"医不难于用药，而难于认症"，故刘学勤主张先认症，后用药。若为气虚发热，给予补中益气汤加减，因患者多虚不受补，故减小部分药物剂量，以缓缓图之，防止温散太过。而对于阴虚发热，治以养阴透热，多用青蒿鳖甲汤和清骨散，药物组成：青蒿、鳖甲、生地黄、知母、牡丹皮、地骨皮等。

## （四）阐发肝肠理论，倡立肝病肠治

刘学勤在治疗肝硬化腹水、黄疸型肝炎、肝性脑病等疾病时，运用肝肠理论，通过肝病肠治，取得较好的临床疗效。祛水有三法，即开鬼门、洁净府、去菀陈莝，而中药灌肠就是洁净府之祛水法的重要体现，应用生大黄、黑白二丑等药物进行中药灌肠，往往可取得较好的临床疗效。在治疗黄疸型肝炎方面，应用茵陈、大黄、栀子、红花、赤芍等药物进行中药灌肠，以达到清热化湿、活血退黄的目的。刘学勤认为肝性脑病属中医学"癫狂""昏迷"范畴，"肝与大肠相通，肝病宜疏通大肠"，其病机乃腑气不通，浊气上冲，邪毒夹瘀上犯于脑。因此，治疗应通腑排垢解毒，给予大黄、芒硝水煎后灌肠，可以达到治疗肝性脑病的目的。

### （五）遵循中医理论，善用肝胆外治

中医外治疗法可直接作用于病变部位，使药物直达病所，起效迅速，可通过多种途径给药，以弥补内治法的不足。刘学勤认为，某些癌症晚期患者，饮食尚不能保证，服用中药可能出现恶心、呕吐，患者不愿意服用，而通过中医外治疗法，如使用中药硬膏敷贴，一方面患者容易接受，并能起到较好的疗效，另一方面运用中医的峻猛之药，如大戟、甘遂、芫花等治疗肝硬化腹水时，口服不良反应较大，而通过中医外治，不仅可发挥攻下逐水的作用，而且减轻了其不良反应。中药敷贴疗法一方面通过间接作用，即药物对机体特定部位的刺激，调整阴阳平衡，以改善和增强机体的免疫力，从而达到降低发病率和缓解症状的目的。另一方面，即药物的直接作用，药物敷贴于相应穴位后，通过渗透作用，透过皮肤进入血液循环，达到脏腑经气失调的病所，降酶退黄。运用白花蛇舌草、重楼、紫草、板蓝根等药物进行穴位贴敷，在临床运用中，可取得明显的降酶退黄的作用。刘学勤运用中药灌肠疗法治疗肝硬化腹水、黄疸，疗效显著。在临床上给予中药灌肠的处方如下：茵陈30g，栀子12g，赤芍60g，大黄10g，红花15g，郁金16g，水煎至150mL，中药直肠滴入，每日1次，每次30～40min。通过肝肠循环，达到保肝、降酶、退黄的作用。

## 二、临证经验

### (一) 用药经验

刘学勤认为调整指整体调节，包括治病求本、特效药（方）、符合辨证论治或符合辨病论治、或二者兼用。特效药（方）贯穿着整体调节，整体调节基于特效药（方）的独特功能，二者相辅相成，相互贯通。如大黄在治疗乙型肝炎中，除破除瘀血、荡涤肠道、减轻肠腔压力、改善门静脉循环、预防肝昏迷并发症外，还有止血、消炎、抗菌、利胆、抗病毒等多种作用。黄芪除扶正补气、增强体质外，还有改善细胞免疫功能，特别是能增强网状内皮系统功能和增加 T 细胞的数量及提高 T 淋巴转化率的作用。这些特效专药，可通影响机体的众多环节而发挥整体调节作用，纠正偏差的病理状态，使特定的病理变化向着有利于机体的方向转化，使受损的肝细胞得以修复，乙型肝炎得以控制，尽快达到治疗目的。刘学勤在用专药的同时，还在辨证基础上选用专方，以提高中医药的整体调节效应，增加专方的特殊功效。刘学勤认为四逆散中柴枳芍甘有升有降，有散有敛，有补有泄，有行有守，宣达气机，升清降浊，解郁散结，缓急止痛，随症加味，可获事半功倍之效，调整与专药（方）相结合的治疗思想运用得当，乙型肝炎的治疗效果就相当满意，特别是远期疗效比较巩固。

### (二) 注重调摄

性情宜恬淡虚无，切忌急躁、发怒；劳逸有节，活动适量；寒暖适中，戒房事；饮食清淡，不宜食油腻、油炸及辛辣食物等，以免饮食和劳倦因素加重或导致反复。腹水消退后仍需调治，因肝脾肾正气未复，腹水仍然可能再起，此时须抓紧时机，根据患者体质及辨证，治以疏肝健脾益气、行气活血利水为主，巩固疗效。

### （三）辨证降酶

刘学勤认为临床所见血清谷丙转氨酶升高或持续不降，或降后反升，说明病情转重，其治疗绝不能拘于一方一药而不变。不同质的矛盾，只有采取不同质的方法才能解决。在肝炎发展的不同阶段，选用不同的方法降酶才是辩证的态度，如受"炎症"束缚，一味苦寒降酶，对初病属实者或可取效，对脾虚湿浊、肝肾阴虚者非但不能奏效，反而会使他证丛生，后患无穷。临证若能统观整体，灵活辨证，恰当用药，血清谷丙转氨酶多能降低，肝功能其他指标也会随之下降。刘学勤从多年的临床实践中总结出降酶十法：①苦寒降酶法：药用龙胆草、炒栀子、板蓝根、草河车、怀牛膝等；②甘寒降酶法：药用寒水石、淡竹叶、麦门冬、金银花、怀牛膝等；③舒肝降酶法：药用当归、白芍、郁金、香附、怀牛膝等；④化瘀降酶法：药用当归尾、草红花、川芎、桃仁、川牛膝等；⑤芳香降酶法：药用藿香、佩兰、白蔻仁、郁金、怀牛膝等；⑥健脾降酶法：药用白术、太子参、五味子、郁金、枳壳等；⑦凉血降酶法：药用丹皮、赤芍、炒栀子、草河车、怀牛膝等；⑧滋阴降酶法：药用生地黄、枸杞、麦冬、五味子、甘草等；⑨化痰降酶法：药用半夏、陈皮、白术、石菖蒲、郁金、甘草等；

⑩导泻降酶法：药用炒枳实、川厚朴、牵牛子、生大黄等。

刘学勤认为降酶诸法当因人因病制宜，综合应用，或单用一法，或二法兼施，亦可因证型先后出现而变换立法。关键在于权衡病机，辨证准确，选用得当，遣药精细，方可取效。

## 三、特色诊治方法

### （一）独创治疗方法

#### 1. 肝病治疗机——离子导入电极

刘学勤按照中医内病外治的原理，运用透皮吸收的方法，研制了"肝病治疗机——离子导入电极"（1996 年获国家专利），同时自制了具有活血化瘀、清热解毒、扶正祛邪作用的纯中药制剂肝复康离子导入液，药物组成：黄连50g，太子参100g，花粉100g，泽泻100g，丹参150g，生地黄100g，苍术50g，元参100g，鬼箭羽100g。取章门、期门、肝俞、日月、太冲、阳陵泉、足三里、阴陵泉等穴。将肝复康离子导入液涂在肝病治疗机电极上，每次选用4个穴位，穴位每天一换，交替使用，每次治疗30分钟，20天为一个疗程。

#### 2. 乙肝脐腰治疗带

刘学勤依据中医学"外治之理即内治之理，外治之药即内治之药"的内病外治理论，研制了乙肝脐腰治疗带（1995 年获国家专利）。选神阙、命门穴给药，是因脐中属任脉，同三阳经脉密切相通，与督脉互为表里，脐又是督脉循环之处，冲、任、督一源三岐，三脉经气相通，串于十二经脉之间，具有溢蓄经脉气血的作用。从解剖学看，脐的皮下无脂肪组织，脐周血管丰富，有利用药物吸收。命门、肾俞乃人体阴阳之气宿集之处，因而补肾强肝、益气健脾、强化免疫之精品聚于该处，既能直接吸收起到调脏腑机能的作用，又可通过对穴位的良性刺激，发挥经脐的调节作用。脐疗处方：白花蛇舌草30g，夏枯草15g，山豆根30g，板蓝根30g，三七粉15g，丹参30g，赤芍30g，冰片10g，本方具有扶正祛邪、清热化湿、疏肝理气的作用。腰部处方：生黄芪30g，山茱萸15g，熟地黄15g，丹皮15g，菟丝子15g，丹参30g，鹿角粉15g，枸杞子15g，西洋参10g，甘遂10g，甘草10g，本方具有滋阴助阳、固肾强肝、提高免疫、改善肝功能的功能。脐带以覆盖脐部（神阙）为中心，腰带以覆盖命门、肾俞为中心，连续佩带，带中有芯，3个月更换一次，1个带芯为一个疗程。临证所见外敷乙肝脐腰治疗带，内服强肝丸系列药物，或外用药械结合，内服强肝丸系列药物均比单用一法效果要好。

## （二）特色治法

### 1. 经验方

（1）强肝丸Ⅰ号（解毒祛湿汤）

组成：生薏苡仁30g，白蔻仁5g，清半夏9g，姜厚朴7g，板蓝根30g，连翘30g，粉丹皮12g，广郁金12g，广陈皮9g，猪苓15g，粉甘草5g。

功效：利胆退黄，护肝解毒。

主治：胁痛，腹胀，呕恶，纳呆乏力，舌质淡红或红，苔腻面大或厚腻，脉弦滑，肝功能异常，乙型肝炎五项指标为"大三阳"或"小三阳"。

用法：上药共研细面，水泛为丸，每次服 9g，每日服 3 次，饭前或饭后 1 小时温开水送服，连服 1 个月为一疗程，疗程结束后全面复查，一般需连服三个疗程。

（2）强肝丸Ⅱ号（疏肝健脾汤）

组成：当归 12g，炒白芍 12g，软柴胡 10g，焦白术 10g，云茯苓 15g，炮川楝 12g，粉丹皮 10g，炒枳壳 12g，草河车 30g，粉甘草 6g。

功效：护肝健脾，消炎解毒。

主治：胁肋胀痛，脘腹胀满，神疲乏力，或见朱砂掌，脉弦细，舌质淡红，舌苔薄白或薄黄，肝功能大多中度损伤，乙型肝炎五项指标检验异常。

用法：水丸或水煎剂，制服法同上。若兼湿热者加服强肝丸Ⅰ号；若肝脾肿大者加服强肝丸Ⅲ号。

（3）强肝丸Ⅲ号（软坚散结汤）

组成：制鳖甲 30g，炮甲珠 10g，沉香 6g，京三棱 10g，蓬莪术 10g，醋青皮 9g，白蔻仁 8g，炒王不留行 30g，生黄芪 40g，三七粉 10g，片姜黄 12g，板蓝根 20g。

功效：软坚散结，化瘀解毒。

主治：胁肋胀痛或有刺痛，肝脾肿大，神疲乏力，或见朱砂掌，脉弦细涩，舌质淡红，或有瘀斑瘀点，舌苔薄白或薄黄，肝功能大多中度损伤，乙型肝炎五项指标检验异常。

用法：水丸或水煎剂，制服法同上。

（4）强肝丸Ⅳ号（调补肝肾汤）

组成：山茱萸 20g，西杞果 20g，制黄精 20g，菟丝子 15g，紫丹参 20g，粉丹皮 12g，生黄芪 30g，春砂仁 8g，菊花 12g，板蓝根 20g，云茯苓 15g。

功效：补益肝肾，健脾和中。

主治：胁肋隐痛，腹胀纳差，烦躁易怒，腰酸膝软，阳痿早泄，妇女月经不调，或见蟹爪纹络，脉虚弦或沉细而弦，舌质偏红，苔薄，肝功能损伤明显，或白球蛋白倒置，乙型肝炎五项指标检查异常。

用法：水丸或水煎剂，制服法同上。若肝脾肿大加服强肝丸Ⅲ号；若兼肝郁脾虚加服强肝丸Ⅱ号；若偶见湿热，稍加服强肝丸Ⅰ号一、二日即可；若见梦遗滑精加炒黄柏 8g。

（5）强肝丸Ⅴ号（活血化瘀汤）

组成：全当归 14g，红花 15g，炒枳壳 12g，炒白芍 30g，软柴胡 10g，川芎 9g，焦白术 10g，片姜黄 12g，生黄芪 30g，草河车 20g，粉甘草 6g。

功效：活血化瘀，行气健脾。该方具有扩张血管、改善微循环、抑制血小板及粒细胞聚集、改变血液流变性、改善肝细胞代谢、调整免疫功能、改善机体反应性、抗肝纤维化等作用。

主治：胁肋刺疼，腹胀纳呆，神疲乏力，或见肝脾肿大，面色青暗，蟹爪纹络，朱砂掌，脉弦滞或涩，舌质暗红或见瘀点或有瘀斑。肝功能中度或重度损伤，白、球蛋白倒置，乙型肝炎五项指标检查异常。

用法：水丸或水煎剂，制服法同上。强肝丸Ⅱ号一般与强肝丸Ⅲ号同时服用，或Ⅱ号水煎送服Ⅲ号水丸；若兼有湿热者，加服强肝丸Ⅰ号；若兼有肝郁脾虚者，加服强肝丸Ⅱ号。

## 2. 对药

（1）当归配赤芍

当归，甘辛温，入肝、心、脾经，补血活血。当归头能补血而上行，当归身能补血而中守，当归尾能破血而下行，全当归能补血活血运行周身；京赤芍，苦微寒，入肝、脾经，清热凉血，活血祛瘀。二者相伍，活血不伤血，祛瘀生新，用治肝藏血功能失调效果显著。

（2）牛膝配丹参

牛膝，苦酸平，入肝、肾经，其功能活血、行瘀、消肿；紫丹参，苦微寒，入心、肝经，《本草汇言》称其"善治血分，去滞生新，补血生血，功过归、地，调血敛血，力堪芍药，逐瘀生新，性倍芎藭"。此二者配伍，共奏补血生新之效。

（3）黄芪配党参

生黄芪，甘微温，入脾、肺经，其功能补中益气、固表、利水。现代药理研究证实，黄芪有增强机体免疫功能的作用，有中等利尿作用，可增加尿量和氯化物排泄，有保护肝脏、防止肝糖原减少的作用；野党参，甘平，入脾、肺经，其功能补中、益气、生津。前者偏于阳而实表，后者偏于阴而补中。两药相配参合，一里一表，一阴一阳，相互为用，其功益彰，共奏扶正补气之功效。

（4）苍术配白术

苍术，辛苦温，入脾、胃经，其功能燥湿健脾，有明显增加钠和钾排泄的作用；白术，甘苦温，入脾、胃经，具有健脾、和中、燥湿、利水之功，白术具有增加白蛋白、纠正白蛋白与球蛋白比例，以及显著持久的利尿作用，还能促进钠的排出。二药相伍，一散一补，互为促进，中焦得健，脾胃纳运如常，水湿得以运化，共奏补脾益气、运脾燥湿之功。

# 参考文献

[1] 刘学勤. 治疗乙型肝炎的思路和方法 [J]. 河南中医，1997（3）：3 - 5.

[2] 张克礼. 刘学勤治疗肝硬化腹水的经验 [J]. 河南中医，1993，13（4）：168 - 170.

[3] 刘静生，刘学勤. 刘学勤主任医师"降酶"十法 [J]. 河南中医，2003（7）：15 - 17.

[4] 田锋亮. 刘学勤论治肝硬化腹水经验 [J]. 中国中医药信息杂志，2015，22（11）：113 - 115.

[5] 刘静宇，庞国明. 刘学勤治疗乙型肝炎经验 [J]. 中医研究，2002（4）：14 - 16.

[6] 刘静宇，庞国明. 刘学勤治疗肝硬化腹水临证经验 [J]. 中国医药学报，1998（6）：57 - 58.

[7] 刘晓彦，刘静生，张天华. 刘学勤活用经方治疗肝胆病经验举隅 [J]. 世界中西医结合杂志，2014，9（8）：809 - 811，872.

[8] 赵庆华，刘静生，刘晓彦，等. 刘学勤肝胆病学术思想初探 [J]. 中医学报，2014，29（7）：989 - 990.

[9] 赵庆华，刘学勤，史海立. 强肝健脾丸治疗轻度慢性乙型肝炎（肝郁脾虚型）的临床观察 [J]. 中医药学报，2010，38（1）：66 - 68.

[10] 赵庆华. 刘学勤治疗肝源性发热经验 [J]. 河南中医，2014，34（6）：1032 - 1033.

[11] 刘静生，庞国明，刘静宇，等. 刘学勤教授纠正肝腹水蛋白倒置经验 [J]. 世界中西医结合杂志，2010，5（9）：743 -

744，764.

[12] 刘静生，刘静宇，刘明照，等. 刘学勤教授治疗肝硬化腹水经验 [J]. 中医研究，2010，23（8）：66－68.

[13] 刘静生，刘静宇，刘明照. 刘学勤教授退黄四法临床经验介绍 [J]. 河南中医，2010，30（7）：651－652.

[14] 史海立，赵庆华. 刘学勤教授治疗黄疸型肝炎经验 [J]. 四川中医，2009，27（7）：13－14.

（杨志云　闫慧文）

# 吕承全

　　吕承全，生于 1917 年 5 月，河南杞县人，祖父和父亲均为中医学者，遂从小立志学医。曾拜师卢子涵先生和王合三先生，日夜苦读，奠定了扎实的中医基础理论功底。在治学上，注重自学，持之以恒；重视实践，善于总结；熟读经典，揣摩感悟；博览群书，拓展思路；善于发挥，中西合用。从医六十余年，据粗略统计，吕承全读过的医学著作有 400 余部，这对先生的学术思想形成具有极大的影响。

## 一、学术思想

### （一）以脏腑辨证为主，脾肾为本

　　吕承全治疗内科杂症方面以脏腑辨证为主，认为脾胃为后天之本，脾胃所伤有虚有实，正虚者为脾胃虚弱，邪实者乃食、火、痰、瘀、气滞等邪气阻滞气机，变化他病。对邪实中伤脾胃之病，辨治当效法张从正之汗、吐、下三法，祛邪安正。内伤脾胃劳损者，重用甘温益气、健脾和胃之品以补其不足；对胃阴不足者，重用养阴益胃之品，以补其不足。吕承全不仅重视顾护脾胃正气，而且非常重视肾阴、肾阳之偏盛偏衰，故在虚损症治疗中非常重视调补肾阴、肾阳之偏盛偏衰，以调整脏腑的阴阳平衡。比如乙肝中后期，热毒久羁，损伤阴津，故多见肝肾阴虚，治宜滋肝强肾，养阴扶正。肝有泻无补，补肾即补肝；阳无阴不生，养阴亦扶正。

## （二）善用攻下，重用黄芪益气利水

吕承全认为肝硬化腹水属本虚标实证，但疾病发展的不同阶段，标本虚实互为消长，轻重缓急不断变化，治宜急则治其标，缓则图其本。在肝硬化腹水初起，或邪盛正不衰的情况下，吕承全主张抓住时机，果断逐水祛瘀，通气机，利水道，祛邪扶正，如在先生常用药千金大腹水肿方或消水丹中使用甘遂、大戟、芫花、黑白二丑等峻下逐水药。但在腹水泻下后，吕承全主张调理脾胃，扶正固本，在利水药中喜用黄芪，一般可用到 60～90g，认为黄芪具有益气利水的功效，对于肝硬化腹水或营养不良性腹水患者尤其适宜，对于营养不良者，还常加用白术、茯苓等健脾益气之品。吕承全还强调肝硬化腹水属顽疾重症，不能急于求成，只要辨证准确，施药对证，病人服药后病情稳定，就要耐心治疗，必要时守方观察，使药力尽展，正气渐复，决不可急功近利，动辄更方易法。

## （三）阳黄与阴黄应依脾胃盛衰论治

黄疸的基本病机是湿浊阻滞脏腑气机，胆液不循常道外溢而发黄。吕承全认为黄疸的辨证要点不但要从色泽判断，更需要根据脾胃阳气的盛衰区分阳黄与阴黄。

若因湿热疫毒之邪过盛，或酒食辛辣，或药物中毒等湿热之邪所致脾胃郁热，正气未衰者，多发为阳黄。若劳倦内伤或过用攻伐之剂导致脾胃虚损，气血衰败者，多发为阴黄。对阳黄证的治疗，当以祛邪安正为法，对于阴黄证的治疗，当以扶正祛邪为主。另外，对于亚急性重型肝炎患者，不必等阴黄的证候俱备，只要有脾胃虚衰之征象，即当选用扶阳之品，急用温补回阳以扶其正气，达到控制病情进展的目的。

## 二、临证经验

### （一）急性黄疸型肝炎治疗经验

**1. 初期**

证候特点：发热恶寒，头身疼痛，恶心欲呕，胸胁痞满，腹胀纳呆，胁胀痛，身倦乏力，尿少而黄，舌红苔白腻或黄腻，脉弦滑。

治法：清利肝胆，泻火解毒。

常用药：茵陈、郁金、炒栀子、大黄、板蓝根、金银花、蒲公英、败酱草、甘草。

**2. 中期**

证候特点：发病5~7日后，表证已罢，湿热内蕴，身目俱黄，色较鲜明，溲少色黄或发热，胸脘痞闷，恶心腹胀，舌红苔黄腻，脉弦滑。

治法：清热化湿，利胆退黄。

常用药：茵陈、郁金、炒栀子、大黄、黄柏、厚朴、陈皮、半夏、茯苓、甘草。

### 3. 恢复期

证候特点：精神倦怠，食纳欠佳，胁痛或胀，舌质淡，苔薄白稍腻，脉弦缓。

治法：健脾益气，柔肝和胃。

常用药：党参、白术、白蔹、炙鳖甲、山药、薏苡仁、茯苓、厚朴、麦芽。

## （二）慢性乙型肝炎治疗经验

### 1. 湿热邪毒型

多见于乙肝初期，病机特点：湿热毒邪内盛，肝郁脾虚，肝胆失疏。

治法：清肝理气，解毒凉血，健脾祛湿和胃。

常用药：柴胡、白芍、鳖甲、丹皮、虎杖、板蓝根、栀子、大青叶、砂仁、枳实、乌药、鸡内金、麦芽，可随症加减。

### 2. 肝肾阴虚型

多见于乙肝中、后期，病机特点：肝肾阴虚。

治法：滋肝强肾，养阴扶正。

常用药：黄精、山药、枸杞、沙参、玉竹、石斛、花粉、乌梅、麦冬、鳖甲、肉苁蓉、淫羊藿、菟丝子。

### 3. 热毒积滞型

多见于小儿，病机特点：脾胃积滞，邪毒内侵。

治法：消积和胃，疏肝解毒。

常用药：炒山甲、炙鳖甲、鸡内金、牵牛子、麦芽、白芍、厚朴、胡黄连、焦山楂、大黄。若为小儿，可用三甲散、消积散、清胃散。

## （三）肝硬化治疗经验

### 1. 肝阴不足型

治法：养血柔肝，化瘀软坚。

常用药：黄芪、党参、川芎、当归、远志、桂圆肉、炒枣仁、炙鳖甲、陈皮、厚朴、枳壳、大蓟、小蓟、旱莲草、枸杞子。

### 2. 肝脾两虚型

治法：健脾温中，化气行水。

常用药：黄芪、附子、党参、炒白术、肉桂、干姜、茯苓。

### 3. 肝经郁热型

治法：疏肝开郁，清热利水。

常用药：柴胡、郁金、炙鳖甲、白芍、厚朴、茯苓、乌药、白术、泽泻、茯苓。

## （四）治疗亚急性重型肝炎

### 1. 亚急性重型肝炎——阳黄

治法：清热利胆，解毒凉血。

常用药：茵陈、栀子、黄连、大黄、金银花、蒲公英、板蓝根、白芍、甘草。

### 2. 亚急性重型肝炎——阴黄

治法：温补脾肾，化湿利胆。

常用药：附片、干姜、白术、茯苓、党参、茵陈、肉桂、甘草、大枣。

## 三、经验方

### (一) 清肝解毒汤

组成：茵陈、郁金、炒栀子、大黄、板蓝根、金银花、蒲公英、败酱草、甘草。

功效：清热利胆，解毒凉血。

适应证：阳黄初期。

### (二) 化湿利胆汤

组成：茵陈、郁金、炒栀子、大黄、黄柏、厚朴、陈皮、半夏、茯苓、甘草。

功效：清热化湿，利胆退黄。

适应证：阳黄中期，黄疸表证已退，湿热内蕴。

### (三) 健脾复肝汤

组成：党参、白术、白蔹、炙鳖甲、山药、薏苡仁、茯苓、厚朴、麦芽。

功效：健脾益气，柔肝和胃。

适应证：阳黄恢复期。

### (四) 温阳保肝汤

组成：附子、干姜、白术、茯苓、党参、茵陈、肉桂、甘草、大枣。

功效：温补脾肾，化湿利胆。

适应证：阴黄，脾肾阳虚，湿邪内阻，肝胆失疏之证。

## （五）千金大腹水肿方

组成：昆布、海藻、葶苈子、黑白二丑、桂心、椒目。黄疸加茵陈，衄血加柏子炭，腹胀加厚朴七物汤，水肿甚加猪苓、泽泻，营养不良加白术、茯苓。

功效：温阳利水。

适应证：肝硬化腹水。

## （六）消水丹

组成：甘遂、醋芫花、大戟、白商陆、大枣。

功效：攻下逐水。

适应证：肝硬化腹水。

## （七）烂积丸

组成：三棱、莪术、二丑、槟榔。

功效：理气消积。

适应证：脂肪肝。

## （八）保安丸

组成：大黄、附子、干姜、炙鳖甲。

功效：温阳消积。

适应证：脂肪肝。

# 参考文献

［1］徐江雁. 吕承全教授临证经验点滴［J］. 中国中医药现代远程教育，2008（6）：594－595.

［2］吕宏生，彭勃. 一代名医吕承全［J］. 河南中医学院学报，

2005（4）：8 – 12.

　　［3］彭勃．吕承全治疗亚急性重型肝炎经验［J］．北京中医药大学学报，1997（3）：26 – 27.

　　［4］彭勃．吕承全教授治疗肝硬化腹水经验拾萃［J］．中国农村医学，1995（10）：60 – 61.

　　［5］彭勃，吕宏生．吕承全教授治疗乙型肝炎经验［J］．河南中医，1995（4）：226 – 227.

　　［6］彭勃，吕宏生．吕承全教授治疗急性黄疸型肝炎经验［J］．河南中医药学刊，1994（4）：15 – 17.

　　［7］彭勃，吕宏生．吕承全教授治疗亚急性重型肝炎经验［J］．河南中医药学刊，1994（1）：20 – 22.

　　［8］彭勃，吕宏生．吕承全学术经验精粹［M］．北京：人民卫生出版社，2007.

（萧焕明　施梅姐）

# 潘澄濂

潘澄濂（1910—1993），男，浙江温州人，浙江省名老中医、全国名老中医学术经验继承指导老师、享受国务院政府特殊津贴。从医六十余年，学验俱丰，深谙中医经典，尤精温病学说，临证主张辨病和辨证结合，融经方与时方于一炉，又力主中西医学从理论上结合，擅治急性热病、肝胆疾病等，疗效卓著。著有《伤寒论新解》《潘澄濂医论集》等，其学术经验被收入《名老中医之路》《中国百年百名中医临床家丛书》等。

## 一、临证经验

### （一）病毒性肝炎

病毒性肝炎属于中医的"黄疸""鼓胀""胁痛"等病症的范畴。临床上大致分为黄疸型和无黄疸型，又依据病程长短，结合病情轻重的程度，而分为急性、慢性活动性和慢性迁延性肝炎。对黄疸型传染性肝炎的临床辨证，大致可分为以阳明为主的热重于湿证、以太阴为主的湿重于热证，但并不限于此二型，尚有属太阳经证的黄疸、少阳阳明合病的黄疸、太阴少阴合病的阴证黄疸等。潘澄濂指出辨别黄疸也与其他杂病一样，不管九疸三十六黄之分，要以六经辨证为基础，才能作出较全面较灵活的辨证，以免顾此失彼。特别要知晓各证在病程中不是固定不变的，而是时刻在互相转化着的，明此则既可知其常，又可知其变。

对黄疸型传染性肝炎的治疗，常选用山栀、郁金、茵陈组为基本方。见热重于湿证，以基本方加黄柏、半枝莲或大黄清热以利胆；见湿重于热证，以基本方合胃苓汤燥湿以健胃。如见舌苔黄腻或黄浊，脉象弦滑，多于以上的常规方中配合小陷胸汤治疗，或加鸡内金、麦芽以醒脾，常可获得较好的疗效。

无黄疸型传染性肝炎颇似中医的"肝郁""胁痛"。中医辨证如能抓住肝郁与脾困证的主次而辨证，就能举一反三。所谓肝郁，主要表现为少阳证；脾困，主要表现为太阴证。肝郁则易导致瘀凝热化而伤阴；脾困则易促使气阻湿滞而气虚，这是无黄疸型传染性肝炎病变发生和发展的一般规律。此二者，是互相联系互为影响的。治疗上常选用山栀、郁金、丹参（或茜草），取其清热泻火、疏肝利胆、活血通络的作用，组成基本方。配合柴胡疏肝散以治肝郁证；配合平胃散以治脾困证；配合柴平汤以治肝郁脾困兼见证。如食欲不振加鸡内金、六神曲，或炒麦芽；长期大便不成形加白术、炮姜，或黄连；肝肿痛，质较硬加鳖甲、当归、生白芍，或郁金易莪术加三棱；气虚者加党参、白术、茯苓，或黄芪；阴虚者加生地黄、麦冬、枸杞子，或石斛。

## （二）重症病毒性肝炎

本病指暴发性病毒性肝炎（急性肝坏死）和亚急性重型肝炎二者而言。其主要临床表现是：深度黄疸（黄疸指数达100以上）并呈进行性加深、谷丙转氨酶在100单位以上、腹水，甚至神志错乱、陷入昏迷等。

对急性肝坏死的治疗主要分两个步骤：一是热毒壅盛阶段，乘其未陷昏迷，即以茵陈蒿汤、黄连解毒汤等大黄之类，乘势涤荡，以防邪热鸱张；二是见湿热伤营之象，须佐鲜生地黄、麦冬、石斛、菖蒲、丹皮或神犀丹之类，清营逐秽，以防邪热内陷。

亚急性重型肝炎，大致分为两类：一为胃热炽盛证，在黄疸期，一般治以清化湿热，调气分消，药用茵陈、山栀、郁金、黄连、黄柏、厚朴、枳壳、麦冬、丹参、白茅根、腹皮等随证施治。二为脾湿壅滞证，治以运脾疏肝，调气渗湿，药用茵陈、山栀、郁金，合秦艽汤，或导水茯苓饮加减。潘澄濂指出此二证型，清热养阴固为重要，而调气健脾亦不可忽视。

## （三）肝硬化

本病的临床主要表现为肝质变硬、脾脏肿大、黄疸、腹水、腹壁静脉曲张、食管静脉破裂出血，或因肝功能衰竭而导致肝性昏迷，属于中医学"积聚""鼓胀""黄疸"等范畴。历代医家认为鼓胀是由于肝脾肾的受损，而导致气结、血凝、水裹。潘澄濂根据肝硬化病变过程的临床表现，创造性地划分积聚型（接近早期肝硬化）和鼓胀型（即腹水型）。

在治疗上，积聚型分为以下二型：①肝郁血瘀证：治以活血调气，柔肝消癥，药用生鳖甲（或炮山甲）、当归、生白芍、柴胡、郁金、茜草（或丹参）、桃仁、香附等。②脾虚气阻证：治以健脾疏肝，理气化湿，药用党参、白术（或苍术）、柴胡、郁金、茜草、枳壳、黄芩、茯苓、厚朴、鸡内金等。鼓胀型分：①血瘀壅滞证：治以疏肝活血，决壅利尿，药用当归、川芎、丹参、蒲黄、五灵脂、莪术、水蛭、虻虫、茯苓、泽泻、枳壳、香附等。②脾虚水聚证：治以健脾运中，分消利尿，药用党参、焦白术、砂仁（或厚朴）、广木香、茯苓、泽泻、苏叶、丹参（或茜草）、郁金等。③湿热蕴结证：治以清热渗湿，疏肝利胆，药用柴胡、黄芩、黄柏、黑山栀、郁金、茵陈、枳壳、白茅根、泽泻、白毛藤等。④肝肾衰竭证：治以滋补肝肾，分消利尿，药用地黄、枸杞、麦冬、当归、山药、山茱萸、茯苓、泽泻、郁金、枳壳、丹参、车前草、怀牛膝等。

潘澄濂又总结出肝硬化中医辨治八法：清热化湿（解毒）法、疏肝通络法、养阴柔肝法、益气健脾法、运中分消法、止血救脱法、降呃平逆法、清心开窍法等。

## 二、用药经验与特色

### （一）关于改善肝功能

#### 1. 转氨酶增高的治疗

根据病情，辨别虚实和寒热的属性甚为重要。一般来说，急性期肝炎以属实属热者居多，则于治疗常规中加用半枝莲、垂盆草、大青叶或板蓝根之类的清热解毒药以降酶。对于迁延性或慢性肝炎谷丙转氨酶的增高，如以脾困为主的肝脾失调证，常规中加苍术、山药、山萸肉以调整肝脾功能，则转氨酶可逐渐下降；如见以肝郁瘀凝为主的阴虚证，常规中加麦冬、枸杞子、丹参以养阴活血而降酶，这是依据《黄帝内经》甘缓、酸收的治则在临床上的具体应用。降低谷丙转氨酶，不能执一方一药而不变，更需要辨证论治，决不能以单项转氨酶的动态作为疗效的标准。治疗须强调从整体来观察患者，不能单纯盲目地凭谷丙转氨酶的指标来判断病变的轻重和预后的好坏。

**2. 白球蛋白比例失调的治疗**

过去多采用培补法，疗效不显，经观察，有白球蛋白比例不正常者，临床表现一般有面色晦暗、皮下毛细血管充血、肝脾肿硬，常有衄血、大便不成形、舌质带紫，中医辨证似属肝郁瘀凝证，治疗上仿《金匮要略》鳖甲煎丸意，改用鳖甲、牡蛎、当归、川芎、丹参、莪术、水蛭、虻虫或桃仁、红花、失笑散等以攻为主的攻补兼施之剂，可提高疗效。但对于食欲不振，大便经常溏泄的脾胃运化不良者，先调整脾胃功能亦很必要。

潘澄濂又认为当慎用生物制品白蛋白针，如过于滥用，一旦停药，可引发球蛋白的升高，他主张用促使肝细胞改善的中药，如鳖甲配失笑散、地鳖虫、山甲、大剂量白术等。

## （二）关于黄疸

一般来说，黄疸逐渐消退表示病情有转机，若黄疸指数降至 20 单位以下，大多无病危之虑。对于重度黄疸患者，经常吞服牛黄及煎服大剂量虎杖配赤芍多可获效。

### （三）对于腹水的治疗

依据《黄帝内经》"小大不利治其标"的治则，考虑利尿导泻，这是急则治标的常用方法。中药的利尿药，品种较多，临床实践以泽泻、鲜荔枝草、地枯萝、陈葫芦等为较好。

## 三、经验方

### （一）疏肝舒胆汤

组成：柴胡 9g，黄芩 9g，黑山栀 10g，紫花地丁 12g，桃仁 6g，红花 5g，郁金 9g，炙乳没各 5g，败酱草 12g，玄明粉 9g，枳壳 10g。

功效：疏肝舒胆，调气和血。

主治：慢性胆囊炎、病毒性肝炎。

### （二）茵陈蒿汤加味

组成：茵陈、山栀、郁金、黄柏各 12g，制军、枳壳各 6g，茯苓、鸡内金各 10g，半枝莲 30g，红枣 4 枚。

功效：清利湿热，疏肝利胆。

主治：适应于黄疸型肝炎、重症肝炎。湿重于热者合胃苓汤，而去制军、黄柏。

## 参考文献

［1］周凤梧，张奇文. 名老中医之路［M］. 济南：山东科学技

术出版社，2012：766 - 775.

　　［2］浙江中医学院学报编辑部．访名老中医潘澄濂研究员［J］.
浙江中医学院学报，1986（5）：1 - 4.

　　［3］盛增秀．熔古冶今究温病，探得骊龙颔下珠——潘澄濂在温
病学研究上的成就［J］．浙江中医杂志，2009，44（9）：625 - 629.

　　［4］浙江省中医研究所文献组．潘澄濂医论集［M］．北京：人
民卫生出版社，1981：86 - 111.

　　［5］盛增秀．潘澄濂——中国百年百名中医临床家丛书［M］.
北京：中国中医药出版社，2001：349 - 353.

（包剑锋　施义贞）

# 潘敏求

潘敏求，男，1941年10月生，湖南浏阳人，教授、主任医师、博士生导师、国家级名老中医、全国老中医药专家学术经验继承工作指导老师、国家有突出贡献专家，享受国务院政府特殊津贴。长期从事中医、中西医结合防治肿瘤与肝病的临床及实验研究，在国内率先提出瘀、毒、虚是肿瘤、肝病的基本病机，创立了健脾理气、化瘀软坚、清热解毒治疗肝病的法则，发明了国家级第一个治疗肝癌的三类新药"肝复乐"。主持了多个国家级、部级和省厅级科研课题，获成果奖十余项。其中"肝复方治疗肝病及肝癌研究"于1985年被列为国家中医药管理局重点科研课题，研究成果于1991年荣获国家中医药科技进步一等奖。研制的抗癌新药"肝复乐"于1994年正式获国家卫生部批准，并被国家中医药管理局列为向全国推广的药物。

## 一、学术思想

### （一）溯因求源，确立肿瘤瘀、毒、虚本质

潘敏求结合自己多年的临床经验，提出瘀、毒、虚为肿瘤的病理本质，贯穿肿瘤发生发展的各个阶段。虚，指

脏腑之气血亏虚，气血津液不足，是机体发生肿瘤的根本原因；毒，统称癌毒，既指由外侵袭的致癌之毒，又包含内生之寒热痰湿等毒；瘀，指邪毒因素引起机体气机运行失调，气塞不通，血脉不行，气血搏结，蓄积而成的有形癌块及瘀滞证候。瘀、毒、虚在肿瘤发展的不同阶段各有轻重缓急，且互为因果，恶性循环，是疾病进展的推动因素。譬如原发性肝癌，上腹包块，肝区疼痛是"瘀"的客观表现，乙肝丙肝病毒、黄曲霉菌、饮水污染等致病因素属中医"毒"的范畴，临床常见纳差、腹胀、神疲、乏力、恶心、呕吐、腹泻、消瘦等脾虚表现，这些症状并非单纯的脾虚证候，而是代谢紊乱的瘀毒伴脾虚证候。单纯脾虚证候一般发展趋势为脾气虚－脾阳虚－肾阳虚，而肝癌脾虚证的发展趋势与此迥异，其晚期常表现为肝肾阴虚，而非肾阳虚，说明肝癌具有瘀毒与脾虚始终并存的特点。

## （二）病证合参，制定治疗肿瘤有效法则

潘敏求通过临床摸索，采用病证合参，确立了治疗肝癌、肺癌等肿瘤的有效法则。根据肝癌瘀、毒、虚的病理本质，结合临床表现，潘敏求发现肝郁脾虚、瘀毒内结是原发性肝癌最常见证型，遂采用健脾理气、化瘀软坚、清热解毒法治疗原发性肝癌，于1979—1991年进行了多项临床观察，均显示该治法能明显延长肝癌患者生存期，改善症状，提高生活质量，稳定瘤体，降低甲胎蛋白。实验结果进一步说明健脾理气、化瘀软坚、清热解毒法切合肝癌的病因病机，是治疗肝癌的一种有效法则。

## （三）博采众长，创制新方新药

潘敏求于 20 世纪 60 年代末就开始运用古典医籍所载之经方，或是在实践中疗效独特的偏方、验方、单方治疗肿瘤。随着对肿瘤病理本质认识的深入和治疗肿瘤基本法则的确立，他经过不断的配方筛选，拟定了治疗原发性中晚期肝癌为主的处方——肝复方。其基本方药组成：党参、黄芪、白术、茯苓、香附、柴胡、穿山甲、桃仁、沉香末、丹参、苏木、生牡蛎、鼠妇、重楼、陈皮、全蝎。血瘀甚者，加土鳖虫、莪术、三七粉；肝郁脾虚甚者，加郁金、山药、陈皮、麦芽；肝胆湿热甚者，加茵陈、蒲公英、黄芩；阴虚内热甚者，加牡丹皮、地骨皮、麦冬、鳖甲；肝肾阴虚甚者，加枸杞子、女贞子、旱莲草、菟丝子；纳呆乏力甚者，加炒麦芽、薏苡仁；便秘者，加大黄、厚朴；痛甚者，加延胡索、川楝子、制乳香、制没药。潘敏求在此基础上研制了药物肝复乐片和肝乐合剂，其中肝复乐片是我国第一个治疗肝癌的中药三类新药。此后又拟定了一系列治疗常见肿瘤的临床协定方，逐步形成了中医药治疗肿瘤的理、法、方、药系统体系。

## （四）同病异治，注重个体化原则

肿瘤存在异质性，不同个体中所表现的生物学行为不一样，不同的发展阶段呈现出不同的临床特点和病理特点，加之患者的机体因素包括年龄、性别、健康状况、体质状况也存在差异，对药物的反应也不同，因此潘敏求在临证中特别指出应注重个体化原则，不应拘泥于治肿瘤基本方，而当随证辨治，或急则治其标。如肿瘤并消化道出血，若病程短，出血量不多，仅见黑便，可在原发肿瘤基本方基础上加白及、地榆炭、乌贼骨、仙鹤草；出血量大则直接吞服生大黄粉、三七粉、云南白药粉、白及粉等；病程长、慢性失血患者常见气血亏虚之象，治宜扶正为主，不宜攻伐，给予归脾汤加减益气养血，健脾固摄。肿瘤合并胸水、腹水，出现胸闷气促，不能平卧，或腹胀难耐者，先行抽水并腔内注药，选用四君子汤合五皮饮加减以健脾益气，利湿消肿。这类患者虽有阴液亏虚表现，且逐水剂往往伤阴，但却不宜多用滋腻养阴之品，否则对腹水不利，应权衡轻重，待腹水控制再予益气养阴作为后期调理。肿瘤骨转移患者，骨相关症状若不明显，以治疗原发病证为主，酌加续断、骨碎补、桑寄生、牛膝等补肾壮骨；骨痛明显，全身无阴虚燥热象，局部无红肿者，运用阳和汤加味每获良效，并从毒、瘀着手，以解毒化瘀，行气止痛为法，将大黄、马钱子、全蝎、蟾酥、重楼、山慈菇、姜黄、麝香等二十余味中药制成外敷膏药治疗癌性疼痛，疗效较好。

## 二、临证经验

潘敏求首先提出：瘀、毒、虚是肝癌的基本病机，创立了健脾理气、化瘀软坚、清热解毒治疗肝癌的法则，发明了治疗肝癌的新药——肝复乐。潘敏求在治疗肝癌方面颇具造诣，经验如下。

### （一）病因病机

潘敏求提出瘀、毒、虚是肝癌的基本病机。肝瘀气滞为"瘀"，多为邪热壅滞诸因所致，上腹肿块、肝区疼痛是瘀的客观表现；"毒"包括热毒、湿毒、瘀毒、寒毒等，以腹胀为主者多为湿毒，以黄疸为主者多为热毒，以肝区疼痛为主者多为瘀毒，都属于中医"毒"的范畴。肝癌病人常见纳差、腹胀、神疲、乏力、恶心、呕吐、腹泻、消瘦等脾虚之症，而且瘀、毒、虚三者始终并存，互为因果，恶性循环，贯穿于肝癌整个病程。肝癌初期，感受邪毒、饮食损伤、脾胃虚弱、肝气抑郁是肝癌的主要病因，正气亏虚、脏腑失调则是肝癌发病的内在条件。肝失所养，疏泄失常，使体内的气机升降出入失常，气机不畅，不能推动血液运行，水液不能正常输布，饮食不能正常运化，气、血、痰、湿积聚，积于胁下，则见胁下痞块。肝癌早期，临床常见肝郁脾虚证，即肝气郁滞，脾虚血瘀证，为原发性肝癌最常见证候。肝癌中期，肝病传脾、脾病及肝，脾运化失常，痰湿内生，水湿内停，日久蕴积生热，湿热蕴蒸，使肝胆疏泄不利，故肝癌中期临床可见脾虚湿困、湿热结毒两证型。肝藏血，肾藏精，这种精血同源的关系，决定了肝与肾在生理上相互为用，在病理上相互影响。至肝癌晚期，正气衰败，病由肝、脾波及肾脏，肝癌的病变过程中每见肝火炽盛，热毒之邪阻于肝胆，久之耗伤肝阴，至肝阴枯竭，肝损及肾则肾水亏，故肝癌晚期，临床常见肝肾阴虚证。肝癌治法亦无定论，但基于瘀、毒、虚乃肝癌的基本病机这一具有代表性的观点的认同，潘敏求通过临床观察证实了健脾理气、化瘀软坚、清热解毒法的有效性及合理性。

## （二）主要临床证候

潘敏求对肝癌进行了多年流行病学调查，通过对湖南省 843 份肝癌病历（患者来自湖南省内外）的调查，拟用频数分析、聚类分析、因子分析、相关分析以及其他统计学检验方法，初步得出以下结果：肝癌发展到中晚期，常出现的症状和体征有 18 个，其中最常见的症状和体征有 4 个，即肝区疼痛、神疲乏力、纳呆食少和进行性肝肿大，该四症的组合发生率达到 94.9%。其中肝区疼痛和进行性肝肿大分别为肝癌的首发症状和体征，神疲乏力和纳呆食少为最常见的全身症状。肝癌有四大主要临床证候，其主要症状如下：①脾虚证：肝区疼痛，疼痛固定，痞块坚硬，舌紫暗有瘀斑（"肝瘀"之象）；神疲乏力，纳呆食少，少苔无苔，大便不调和脉细（"脾虚"之象）等。②肝胆湿热、水湿困脾、瘀血内阻证：目睛黄染，面色发黄，尿黄，苔黄腻，脉弦滑或滑数（"肝胆湿热"之象）；腹胀大、尿少（"水湿困脾"之象）；肝区疼痛，疼痛固定，痞块坚硬和舌紫暗有瘀斑（"肝瘀"之象）等。③脾虚湿困、瘀血内阻证：纳呆食少，神疲乏力，大便不调（"脾虚"之象）；腹胀大，尿少，苔腻，脉沉弦或滑（"湿困"之象）；肝区疼痛、疼痛固定，痞块坚硬和舌紫暗有瘀斑（"肝瘀"之象）。④气滞血瘀证：胁腹胀痛，苔薄白（"气滞"之象）；肝区疼痛，疼痛固定，痞块坚硬，舌紫暗有瘀斑，脉涩（"肝瘀"之象）等。以上四大主要临床证候体现了瘀、毒、虚这一肝癌的基本病机。

（三）辨证论治

**1. 脾虚证**

治法：健脾理气，化瘀软坚，清热解毒。

主方：肝复方加减。

药物：黄芪 20g，党参 10g，白术 10g，茯苓 10g，香附 10g，柴胡 10g，陈皮 10g，桃仁 10g，丹参 15g，鳖甲（先煎）15g，牡蛎（先煎）30g，重楼 30g，半枝莲 30g，白花蛇舌草 30g，甘草 5g。

随症加减：便稀者加吴茱萸 5g，黄连 5g；腹大胀满，尿少者加枳壳 10g，大腹皮 15g，桑白皮 15g。每日 1 剂，水煎分 2 次服。

**2. 脾虚湿困证**

治法：健脾理气，化瘀软坚，利湿解毒。

主方：四君子汤合五皮饮加减。

药物：黄芪 20g，党参 10g，白术 10g，茯苓皮 15g，香附 10g，枳壳 10g，陈皮 15g，桃仁 10g，丹参 15g，鳖甲（先煎）15g，大腹皮 15g，冬瓜皮 30g，龙葵 30g，半枝莲 30g，白花蛇舌草 30g，甘草 5g。

随症加减：腹泻较重者加炮姜 5g，苍术 10g；身目发黄者加茵陈 15g，栀仁 10g。每日 1 剂，水煎分 2 次服。

**3. 湿热结毒证**

治法：清热利湿，化瘀解毒。

主方：茵陈蒿汤加减。

药物：茵陈 15g，栀子 10g，大黄 10g，赤芍 20g，炮山甲（先煎）10g，柴胡 10g，黄芩 10g，猪苓 15g，茯苓 10g，

大腹皮 15g，厚朴 10g，陈皮 15g，龙葵 30g，半枝莲 30g，白花蛇舌草 30g，甘草 5g。

随症加减：热盛者加生石膏（先煎）30g，知母 10g。每日 1 剂，水煎分 2 次服。

**4. 肝肾亏竭证**

治法：滋养肝肾，解毒化瘀。

主方：一贯煎加减。

药物：黄芪 20g，党参 10g，当归 10g，枸杞子 15g，菟丝子 10g，女贞子 30g，沙参 10g，白术 10g，茯苓 10g，陈皮 10g，赤芍 15g，鳖甲（先煎）15g，仙鹤草 30g，半枝莲 30g，白花蛇舌草 30g，甘草 5g。

随症加减：低热、口干咽燥者加青蒿 15g，银柴胡 10g，天冬 12g。每日 1 剂，水煎分 2 次服。

（四）分期治疗

潘敏求强调临床必须在辨证的基础上结合辨病，并针对肝癌不同阶段和不同分期，分步骤实施治疗。

肝癌早期：正气尚充足，肿块较小，包膜完整，具备手术指征，应抓住时机，奉劝患者尽快接受手术治疗，术后以西洋参、黄芪、明党参、白术、茯苓、薏苡仁、陈皮、香附等补气健脾；以砂仁、法半夏、鸡内金、谷芽、麦芽、炒山楂等健胃消食；佐以枸杞、女贞子、补骨脂、菟丝子、淫羊藿等滋养肝肾，进行调理，促使患者恢复正气，蓄积抗邪能力。手术之后，余邪未尽，余毒未清，"留而不去，传舍于胃肠之外"，易于复发转移，术后复发转移的机理仍然是脾虚、血瘀、毒聚，因此，仍以健脾理气、化瘀软坚、清热解毒的肝复乐为主治疗，延缓复发转移，尤其重视不同患者的随症加减。

肝癌中期：出现肝区疼痛、纳差、乏力、腹泻、发热等脾虚瘀毒症状，肿块增大，此时大多数患者已有肿瘤播散，潘敏求主张加强局部治疗，稳定肿块，如介入、多弹头射频消融、氦氟刀、伽玛刀等，局部治疗后病灶尚存在，尤其是介入治疗后，由于化疗药物的毒副作用，患者会出现纳差、乏力、白细胞下降和肝肾功能异常等。此时，重点在于扶植正气，养益全身气血，保护脏腑功能，寓攻于补。潘敏求常以癌复康（白参、黄芪、白术、枸杞、女贞子、灵芝等）与肝复乐合方加减治疗，酌情加用免疫制剂，中药抗肿瘤制剂等全身治疗。

肝癌晚期：瘀毒弥漫重症与脾气衰败并存，患者出现恶病质和远处转移，临床可见黄疸、鼓胀（腹水）、肝昏迷、消化道出血、肝脏破裂等并发症，均系疑难重症和急症。此时，必须严密观察病情演变，恪守病机，审证求因，舌脉合参，应以中医经典著作中之经方验方和《黄帝内经》学术思想为指导，以急则治其标的原则，采用多途径、多方法、中西医结合等综合治疗手段求治疑难重症。①并发黄疸，须辨明阳黄、阴黄。阳黄配合茵陈蒿汤、栀子大黄汤清热利湿；阴黄配合茵陈术附汤温中化湿。②合并腹水原则上采用五皮饮合香砂六君子汤温阳健脾利水。③合并消化道出血以黄土汤为主温脾止血。④肝破裂出血以犀角地黄汤为主凉血止血。⑤癌性发热以清营汤加味清营退热。⑥腹痛拒按，上下隔阻者予大承气汤急下存阴。⑦肝区疼痛局部或天枢穴外贴三黄止痛膏（由大黄、马钱子、全蝎、蟾酥等二十余味中药组成）散瘀止痛。在选药方面，应该选用祛瘀止血之品，忌用破血之品。

## 三、经验方

### （一）肝复方

组成：党参、黄芪、白术、茯苓、香附、柴胡、穿山甲、桃仁、沉香末、丹参、苏木、生牡蛎、鼠妇、重楼、陈皮、全蝎。

功效：健脾理气，化瘀软坚，清热解毒。

主治：用于治疗各型各期肝硬化及原发性肝癌；用于肝癌术后康复及防止转移复发。

### （二）癌复康方

组成：白参、黄芪、冬虫夏草、补骨脂、淫羊藿、枸杞、菟丝子、女贞子、白术、茯苓、法半夏、砂仁、内金、广木香。

功效：健脾益肾，和胃理气。

主治：癌复康片能减轻胃肠道症状，升高血象，提高化疗患者免疫机能，在提高化疗完成率的同时，能有效地改善化疗患者的生存质量。

## 参考文献

［1］曾普华，潘敏求.浅析潘敏求辨治恶性肿瘤的学术思想观［J］.辽宁中医杂志，2016，43（8）：1619 - 1622.

［2］杜小艳.潘敏求治疗原发性肝癌经验［J］.湖南中医杂志，2014，30（11）：23 - 25.

［3］潘博. 潘敏求主任医师治疗肝癌经验［J］. 湖南中医杂志，2011，27（3）：46 – 48.

［4］李琳霈，潘博，潘敏求. 潘敏求主任医师治疗肝癌经验［J］. 湖南中医杂志，2010，26（6）：33 –35.

［5］袁柳群，潘博. 潘敏求运用虫类药治疗肝癌经验［J］. 湖南中医杂志，2017，33（1）：23 –25.

（刘江凯　李冰倩）

# 钱　英

钱英，男，汉族，1937 年 6 月生，国家级名老中医，中医肝胆病领军人物，第三至第六批全国老中医专家学术经验继承工作指导老师，享受国务院政府特殊津贴，从事中医肝病临床及科研教学工作五十余年，是著名肝病专家关幼波学术思想主要继承人之一，擅长治疗慢性肝炎、肝硬化、肝癌、自身免疫性肝病等。

## 一、学术思想

### （一）"见肝之病，其源在肾，亟当固肾"

钱英在治疗肝病时强调"见肝之病，其源在肾，亟当固肾"，其理论基础为肝肾同源。肝肾同源在《黄帝内经》中已有丰富的论述；明代李中梓《医宗必读》中首次正式提出"乙癸同源，肝肾同治"的说法，因肾藏精，肝藏血，肝为肾之子，肾精可化为血藏于肝，精血互生则是乙癸同源的物质基础。病理状态下肾精亏损可致肝血不足，肝失疏泄也可导致肾精亏损，肾之阴阳影响肝之阴阳，钱英提出"东方之木，无虚可补，补肾即以补肝……壮水之源，木赖以荣"，即为"肝肾同治"。正如林佩琴《类证治裁》

所言："凡肝阴不足，必得肾水以滋之"，再如张锡纯在《医学衷中参西录》中指出："不知人之元气，根基于肾，而萌芽于肝。凡物之萌芽，皆嫩脆易于伤损。"故钱英提出肝病固肾的学术思想。

## （二）"若欲通之，必先充之"，治疗肝病必用和血法

钱英提出治疗肝病必用和血法。和血法是扶正与祛邪的兼顾，是养血法加活血法的综合应用，而非单独的活血化瘀；养血法包括补养血和调养血，活血法包括通络和化瘀。《灵枢·本神》云："肝藏血"，《素问·五脏生成》云："人卧血归于肝，肝受血而能视，足受血而能步，掌受血而能卧，指受血而能摄"，《素问·至真要大论》云："疏其气血，令其条达，而致平和"。钱英认为在慢性肝病的发展过程中，瘀血阻络虽然是其核心病机之一，但慢性肝病的治疗，不应一味单用活血化瘀，而应该结合肝藏血主疏泄、体阴用阳的生理特点，采用和血的方法治疗。

## （三）退黄宜"多法联用，分清主次，灵活使用"

钱英早年跟随其师关幼波抄方学习多年，关幼波提出治疗黄疸有三法："治黄必治血，血行黄易却""治黄需解毒，毒解黄易除""治黄要化痰，痰化黄易散"。钱英在继承中加以发挥，强调在化痰、解毒、活血退黄的过程中要"多法联用，分清主次，灵活使用"。常用的化痰药为杏仁、橘红、莱菔子、瓜蒌，但选取配伍时又不相同。根据患者的四诊信息，辨证多选取杏仁用来治疗寒痰；用瓜蒌治疗

肺热燥咳，痰黏不易；用莱菔子治疗患者纳食不佳伴有痰。在退黄解毒方面，钱英善根据上中下焦热的不同程度对症选药，上焦热甚者选栀子、金银花、连翘、黄芩；中焦热甚者选黄连、大黄；下焦热甚者则用草河车、蒲公英等药。

### （四）治疗重型肝炎、肝衰竭的"截断逆挽法"

"截断逆挽法"是"截断法"和"逆流挽舟"法的综合运用。"截断法"源自著名中医姜春华"截断扭转"的学术观点。"截断法"的主要精神是：抓紧早期治疗，快速控制病情，掌握辨证规律，采取果断措施和特殊功效方药，直捣病巢，迅速祛除病原。主要治法是：清热解毒是截断的关键（清除病因——疫毒）；通腑攻下是截断的转机（净化肠道，阻断二次打击）；凉血化瘀是截断的要点（顿挫病势，防止传入营血）。"逆流挽舟法"始于东汉，张仲景《伤寒论》即有相关记载，喻嘉言首次提出"逆流挽舟"之名，人参败毒散为逆流挽舟法的代表方剂，原是治疗外感夹湿型痢疾的治法，人参败毒散可使陷里之邪仍由里出表而愈，如逆水挽舟上行之意。钱英治疗慢性重型肝炎时强调祛邪截断病势为首要，即"截断法"；为防止正气先虚、更虚则应早用补肝法，即"逆流挽舟法"。

## 二、临证经验

### （一）黄疸

慢性病毒性黄疸最易并发黄疸，钱英在其师关幼波治疗黄疸三法的理论基础上提出退黄要"多法联用，分清主次，灵活使用"，根据具体的临床分期、证候灵活使用。化痰法常用的药物有杏仁、橘红、莱菔子、瓜蒌；解毒法常选茵陈、大黄、栀子、金银花、连翘、草河车、蒲公英、叶下珠、苦参、黄连、黄芩等药；凉血法多选牡丹皮、赤芍、生地黄、白茅根、小蓟等药。

### （二）肝纤维化

钱英治疗肝纤维化强调应从久病入络、肝失荣养入手，结合肝纤维化伴有出血倾向的临床实际，在治疗肝纤维化的过程中倡导使用"养血柔肝法"。钱英的养血柔肝丸（药用当归、赤芍、丹参、玉竹、郁金、生牡蛎、水红花子等）顺应了肝之质体在生理活动中以阴为养，以柔为生的特性。其中，当归、丹参、玉竹用以养血；赤芍用以柔肝。钱英临床上善用水红花子，源自袁述章老前辈治疗小儿肝硬化的经验。经临床研究，水红花子成人口服剂量为 5g 时安全有效。

### （三）肝硬化腹水

钱英治疗肝硬化腹水强调滋阴生津，和血润络，这是治疗肝硬化腹水的前提。善用"滋肾柔肝法"。肝硬化腹水属中医"鼓胀"范畴，基本病机为肝脾肾多脏受损，气滞血瘀水停所致。常用的代表方剂为一贯煎合鳖甲煎丸的化裁。方中生地黄、鳖甲为君药，用以滋阴养血、补益肝肾、软坚散结；北沙参、麦冬、当归、枸杞子为臣药，滋阴养血，同君药益气濡润肝体；取绿萼梅为佐使代替一贯煎中的川楝子，防川楝子苦寒之性伤肝。绿萼梅为初春的白梅花蕾未开之时,具有"滋阴养血而不遏制气机,疏肝理气又不耗伤阴血"之功效。

### (四)原发性肝癌

钱英认为原发性肝癌的病机特点是"肝郁脾肾气血亏,痰湿疫毒残未尽"。其认为虚损成积为肝癌的根本原因,因此扶正补虚为肝癌治疗中的重中之重。扶正包括益气、和血、滋补肝肾;祛邪包括化瘀通络、清热解毒、祛湿消痰等方法。自拟槲芪散(药用槲寄生、生黄芪、丹参、白花蛇舌草等)达扶正、解毒、化瘀等功效。脾虚者加用当归、茯苓、党参;血瘀者加用三七、桃仁;肾虚者加用女贞子、生地黄等药物。

### (五)肝性脊髓病

钱英提出了以调补肝血、滋养肾阴、温补命门、强督通阳为治法治疗肝性脊髓病。治疗法则应该"体用同调",首选地黄饮子,以地黄饮子为核心方剂,辨证加减用药:温补命门选桂枝、附子、仙茅、淫羊藿;强督通阳选狗脊、鹿角(镑);引药下行选川芎、牛膝;柔肝选白芍、木瓜;久病多瘀,和血为主,化瘀多用归尾、鸡血藤;润通选用桃仁、水蛭;辛通选莪术、红花;通腑泻浊则选用川军、元明粉。

## 三、经验方

### (一)柔肝通络饮

组成:生地黄 30g,北沙参 15g,麦冬 15g,女贞子

15g，制鳖甲 30g，生牡蛎 30g，当归 15g，白芍 15g，丹参 20g，水红花子 5g，莪术 6g。

功效：滋肾柔肝，和血通络。

方解：此方为钱英治疗肝纤维化的自拟方。方中生地黄、北沙参、麦冬、女贞子善于滋补肝肾。肝纤维化为肝内各种结缔组织异常增生，《素问·至真要大论》有云"疏其气血，令其条达，而致平和"。钱英善用制鳖甲、生牡蛎、水红花子、莪术活血通络，在治疗肝病的过程中，强调最多的就是肝病宜用和血法，即补血与活血相结合。丹参在《妇人明理论》有记载："一味丹参散，功同四物汤"。生地黄、白芍、当归为补血基本方四物汤化裁，此四味药物组合，补血之效尤佳。

## （二）软肝煎

组成：生黄芪 30g，当归 15g，女贞子 15g，百合 20g，丹参 12g，制鳖甲 15g，水红花子 5g，郁金 12g，白花蛇舌草 15g，莪术 6g。

功效：益气养阴，和血通络。

方解：此方为治疗肝硬化的经验方，肝硬化为肝纤维化的进一步发展，其本质仍为久病入络，故仍用制鳖甲、水红花子、莪术活血通络；生黄芪、百合及女贞子益气养阴；丹参、当归养血。

## （三）槲芪散方

组成：生黄芪 30g，槲寄生 30g，丹参 20g，莪术 6g，白花蛇舌草 30g，水红花子 5g，郁金 12g，苦参 6g。

功效：调补肝肾，清化毒瘀。

方解：此方为治疗原发性肝癌的经验方，钱英认为虚损成积为肝癌的根本原因，因此大剂量使用生黄芪、槲寄生、丹参扶正补虚；痰湿疫毒为肝癌进展及传变的诱因，方中白花蛇舌草、苦参、水红花子、郁金、莪术清化毒瘀。

## （四）七子消臌汤

组成：楮实子30g，枳椇子15g，莱菔子15g，葶苈子20g，车前子30g，牵牛子2g，水红花子5g。

功效：滋阴利水，通络导水。

方解：肝硬化腹水的基本病机为肝脾肾多脏受损，气滞血瘀水停，钱英善用滋肾柔肝法治疗肝硬化腹水，"血不利则为水"，肝硬化患者一味地利水会伤阴耗血，加重患者本虚的病机。方中楮实子、枳椇子、莱菔子、葶苈子可滋阴利水，车前子、牵牛子、水红花子可通络导水，诸药相合，共奏水消而不伤阴之效。

## （五）清肝消脂方

组成：决明子30g，生山楂30g，郁金12g，丹参20g，茵陈30g，菊苣15g，虎杖30g，红曲6g。

功效：清肝活血，清化湿浊。

方解：随着现代生活水平的提高、生活节奏及工作压力的变化，临床很多患者无明显不适，体检时却发现脂肪肝，钱英在临床上治疗脂肪肝的经验方为清肝消脂方，方中决明子、生山楂、郁金、丹参可清肝活血，茵陈、菊苣可清化湿浊，虎杖、红曲为钱英常用对药，可清脂降酶。

### （六）和血调肝汤

组成：生黄芪 30g，干地黄 15g，全当归 15g，丹参 15g，红花 3g，女贞子 15g，桃仁 10g，水红花子 5g，郁金 10g，莪术 6g，制鳖甲 15g，生牡蛎 20g。

功效：养血活血，散瘀通络。

方解：方中黄芪味甘性温，益气健脾、敛汗固表，干地黄、女贞子微苦性凉，归肝、肾经，可滋阴凉血、补肝养血，三药配伍可奏益气养阴、活血凉血之效，为本方君药。再辅以养血之重药当归，增强干地黄、女贞子二药补血效果。丹参味苦微寒，归心、肝经，有活血化瘀、通络止痛之效；郁金味苦性寒，入肝、心、肺经，可疏肝解郁、行气化瘀；莪术行气破血；红花、水红花子消积散血；桃仁祛瘀活血。五药为本方臣药，共同发挥活血化瘀、通络止痛的效果，同时辅助黄芪益气活血。佐以制鳖甲、生牡蛎滋阴潜阳，软坚散结；三药合用，既可佐君药滋阴养血，又可助臣药活血通络。诸药合用，滋阴养肝、益气活血、祛瘀散结、通络止痛、和肝血而调肝用，体现了中医治疗体用同调的思想，同时结合肝脏阳常有余、阴常不足的特点，本方用药以寒凉之品为主，滋阴潜阳，促进肝脏阴阳平衡，气机调畅。

## 参考文献

［1］靳华. 钱英教授学术思想与临床经验总结及和血法治疗乙肝肝硬化代偿期的理论和临床研究［D］. 北京中医药大学，2016.

［2］关伟. 钱英教授滋肾柔肝法治疗肝硬化腹水的经验［J］. 中西医结合肝病杂志，2015，25（2）：102-103.

［3］勾春燕，钱英，李晶莹，等．钱英教授运用地黄饮子治疗肝性脊髓病经验初探［J］．中西医结合肝病杂志，2014，24（1）：50－51.

［4］靳华，李秀惠，勾春燕，等．钱英教授和血法治疗慢性肝病理论探讨［J］．中西医结合肝病杂志，2015，25（5）：291－292，294.

［5］胡建华．"截断逆挽法"治疗慢性乙型重型肝炎的研究［D］．中国中医科学院，2009.

［6］张秋云，李秀惠，钱英，等．钱英教授治疗慢性病毒性重型肝炎经验介绍［J］．新中医，2005（3）：14－15.

［7］李秀惠．钱英教授"截断逆挽法"治疗慢性重型肝炎的思路与方法［J］．上海中医药杂志，2007（1）：1－4.

［8］张秋云，车念聪．钱英辨治慢性病毒性肝病黄疸的经验［J］．中国中医药信息杂志，2010，17（12）：93－94.

［9］杜宇琼，车念聪，张秋云，等．钱英教授"养血柔肝法"治疗肝纤维化经验初探［J］．中西医结合肝病杂志，2012，22（6）：366－367.

［10］勾春燕．钱英教授治疗肝性脊髓病学术思想与临床经验研究［D］．中国中医科学院，2017.

［11］李晶滢．钱英教授辨治原发性肝癌学术思想及临床经验研究［D］．中国中医科学院，2015.

（胡建华　张丽丽）

# 乔保钧

乔保钧，1927 年 4 月生，汉族，河南省洛阳市第二中医院名誉院长、主任医师。从医五十余载，一方面辛勤耕耘于杏林，桃李满天下；另一方面倾注精力，专攻疑难病的治疗，积累了丰富的经验，尤擅治冠心病、脑中风、慢性乙肝、肝硬化腹水、各种癌瘤等顽疾。因其医术高超，疗效不凡，在国内素享晓望。1994 年经国家人事部、国家卫生部及国家中医药管理局批准，被确认为 500 名全国老中医药专家学术经验继承工作指导老师之一。1997 年 12 月被河南省人民政府授予中医事业特别贡献奖。

## 一、学术思想

### （一）益气养血，扶正固本

气是维持人体生命活动的根本，主卫外而有抗御邪气的作用。同样感染肝炎病毒，有的仅为病毒携带者，而无任何症状，有的则迅即出现肝炎症状；同样为慢性肝炎，有的可迁延十数年而病情稳定，有的仅 2～3 年即出现肝硬化；同样是肝硬化，有的 3～5 年而未见腹水，有的仅 1～2 年即出现腹水。之所以造成如此差异，全在于正气强弱之不同。正如元代医家王履所云："且夫伤于四气，有当时发病者，有过时发病者，有久而后发病者，有过时久自消散而不成病者，何哉？盖由邪气之传变聚散不常，及正气之虚实不等故也。"从临床实际看，慢性肝病早期有乏力、神疲等症状，及至中晚期，不仅乏力、神疲更为严重，且全身消瘦、精神萎靡不振、体质极差，这些症状俱为正气不足，元气衰惫的表现。

基于气血互生、互依之理，本病气虚日久可由气及血，同时，因肝藏血，肝为血海，肝气郁结，瘀血内阻，必致肝血失藏，血海不充，进而引起两目昏糊，胁肋隐痛，低热绵绵及出血倾向等一系列血虚症状。故补气同时亦应注重补血养血，使血旺气生，血载气行。

（二）健脾和胃，养肝固肾

肝主疏泄，调畅气机，协助和促使脾胃升降。若肝失疏泄，气逆犯胃，升降失常，可出现纳差、恶心、腹胀、便溏等症状。脾虚到一定程度，运化失职，水湿潴留，可出现水肿或腹水。

脾虚或脾胃不和症状贯穿肝病始终，只是不同阶段，轻重有所不同罢了。因此肝郁脾虚可说是肝病的基本病机，故治疗始终都应注重健脾和胃。脾胃乃后天之本，气血生化之源，脾强胃健，则化源充沛，气血旺盛，抵抗力增强，受损脏腑易于康复，故仲景早有"见肝之病，当先实脾"之名训。健脾当选白术、茯苓、山药之类；和胃宜用陈皮、半夏、砂仁、鸡内金、焦山楂、麦芽之类。

中医认为肝肾同源，盛则同盛，衰则同衰。从临床实际看，肝病日久往往由肝及肾，出现肾气亏虚或肾精衰竭的一系列表现，症见腰痛腿软、头晕耳鸣、遗精阳痿、小便频多，甚则尿少尿闭。现代医学研究发现，肝硬化日久，由于长期门脉高压，影响肾循环，进而损坏肾功能，晚期因肾衰，毒素不得外排，而出现肝肾脑病。故治疗肝病必须考虑到肾，在养肝、保肝的同时，还应益肾、固肾。伴肾气亏者，酌加熟地黄、山药、鹿茸、紫河车；肾阳虚者，酌加附子、肉桂、淫羊藿；伴肾精亏虚者，酌加山茱萸、巴戟天、杜仲、龟甲、牛膝、田三七等；精关不固者，酌加桑螵蛸、金樱子等。即便无明显肾虚症状，组方择药亦应顾及于肾，可酌加蒸首乌、枸杞子、黄精、胡桃仁等。

实践证明，慢性肝病治疗通过补肾气可明显改善患者体质，增强免疫力、抵抗力。未出现腹水时，可预防及延缓腹水出现，腹水已成时由于肾气充实，气化有力，则可加速水液代谢促使腹水消退。

### （三）活血化瘀，利水消臌

慢性肝病病人，由于门脉高压，胃肠道血流受阻，可出现严重瘀血。瘀血内蓄，一可阻塞肝络，加重肝郁，使肝失疏泄，影响及脾；二可壅塞三焦，使水道不通，进而出现腹水。瘀血和水湿虽俱为标证，但二者相比而言，前者为标中之本，后者为标中之标。因此，治标之法，首当强调活血化瘀，瘀血去，肝脉通，肝体才能得养，肝气才能得疏，肿大的肝脾才能软缩，脾胃升降才能复常。三焦水道通利，水湿自可排泄。

肝硬化腹水以水湿潴留，腹大如鼓为特征。水湿潴留，更加困遏脾气，阻碍肝胆疏泄，形成恶性循环。当此邪实正虚的严重阶段，逐水祛邪，治其标实乃当务之急，但又不能置正虚于不顾，单纯逐水，而应在益气扶正、健脾固肾的前提下，运用较为稳妥、温和的利水之剂，慎用攻伐峻猛之品。

活血化瘀药可选丹参、赤芍、郁金、三七、穿山甲等，软坚消积药可选牡蛎、鸡内金、桃仁、鳖甲等。其中三七系血证要药，祛瘀而不伤正，活血而不留瘀，用于肝硬化腹水之既有瘀血见证，又有出血倾向者最为适宜；穿山甲性走窜，味咸寒，善通经络，入肝胃经，直达病所而具化瘀软肝之功；鳖甲味咸性平，入肝脾经，软坚散结作用良好，与穿山甲相配，对肝硬化肝脾肿大有明显软缩作用。故此三者为治本病之必用。

乔保钧在临床中，力倡益气行水、淡渗利湿、健脾运水、温阳化气诸法，常以五苓散合五皮饮等化裁治之，其中猪苓、茯苓二者均具淡渗利水之能，品性温和而不伤正，故每重用之（至少用30～50g，有时用至100g亦无任何不良反应）；桂枝、生姜皮辛甘化阳，促使气化，可从根本上加强水液代谢，故亦为必用之品。对高度腹水，顽固不退者，可在上药基础上酌情添加海藻、牵牛子、槟榔、沉香等，同时取芒硝、甘遂、沉香适量，研为细末，敷于脐中，以作外应。至于大戟、芫花、商陆及舟车丸等逐水峻下之方药，与西医利尿剂一样，有伤正弊端，孤立运用此类方药，虽力宏效速，却徒伤其正，腹水消退后旋即复起，愈攻愈烈，故应谨慎行事，除非患者形气尚实，而腹水又胶顽难消者可酌情试用，即便用之，亦应遵循"衰其大半而止"的原则，不可过用、久用，待水邪大除，腹胀缓解，应立即改投益气健脾、温阳固肾之品，以扶助正气。

## 二、临证经验

### （一）善用黄芪

乔保钧临证施药以少而精见长，对黄芪运用尤有独到见解，曾谓"《神农本草经》将黄芪列为上品，补而不滞，温而不燥，甘而不壅。李东垣用之如黄帝以土德王，张锡纯用之如仲尼以仁治国"，因善用黄芪，故有"乔黄芪"之雅称。

乔保钧认为生黄芪为补气药首选，其次为太子参。前者善补元气，益三焦、实卫气，气充则脏腑功能得以增强，精血得以资生，故为"补药之长"。现代药理研究发现，本品有恢复各脏器细胞再生之功，使受损的肝脏得到保护，能增强吞噬细胞的吞噬功能，提高机体免疫力。太子参补气而不燥，养阴而不腻，补而兼清，为平补气阴之佳品，与黄芪相伍，补肝作用大为增强，对纠正蛋白倒置有明显作用。养血药首选当归，配以白芍。前者补血活血，一向为治肝良药，不论肝血不足症或气滞血瘀症，与疏肝理气药相配，对于消除血虚及血瘀气滞症状，改善肝功能，软缩肝脾均有较好效果。白芍酸寒入肝，善养血敛阴，柔润肝脾使肝得涵濡而收敛，脾得阴润而冲和，对肝气横逆所致之胁肋疼痛有较好缓解作用，但用量不宜过大（一般以10~15g为宜），以防酸敛太甚，有碍肝之疏泄。

### （二）阴阳论治

肝硬化病程中可出现黄疸，退疸除黄应视虚实阴阳之不同，而采取不同治法。一般而言，若病程较短，腹水初起，正气尚旺之时，所患黄疸多属阳黄，乃湿热交蒸所致，其黄鲜明如橘，伴烦热口苦、腹胀、小便赤涩、大便秘结或溏泄秽臭、舌边尖红苔黄腻，治宜清热利湿，药择茵陈、大黄、栀子等。若病程久羁，体质较差，正气虚馁之时，所患黄疸，多属阴黄，其黄晦暗如熏，伴脘闷腹胀、纳呆便溏、畏寒肢冷者，缘于寒湿内阻，阳气不宣，土壅木郁，胆汁排泄受阻所致，治在疏肝利胆，健脾和胃，温化寒湿，可在基本方中加入茵陈术附汤。伴面色黧黑、胁下有块、胀痛不已，舌紫暗或有瘀斑者，因于肝郁血瘀，胆络滞塞，胆汁受阻而致，治宜疏肝利胆，化瘀通络退黄，基本方加用或重用丹参、赤芍、郁金、三七、丹皮之类。

肝硬化属本虚标实之病，其病程中出现的黄疸，有虚实阴阳之别，临床应仔细分辨，不能一见黄疸就一概视为湿热，盲目重投茵陈、大黄等苦寒之品，以免损脾伐胃，犯虚虚之戒，进而加重病情。

### （三）分期施治

肝硬化以有无腹水为标志，分为腹水前和腹水期两个阶段。腹水前期的基本病机为正气不足，肝郁脾虚，瘀血阻络。肝硬化并非一日之变，患病既久，必耗气伤阴，致正气不足，故症见乏力、神疲、头晕、目昏等。由于肝气郁滞，疏泄失常，气阻胁络，故见胁肋胀痛，且每因情志波动而增减；气滞日久，必致瘀血，瘀血内阻肝络，形成肝脾肿大，症见胁肋刺痛、蜘蛛痣、肝掌等；肝气横逆，乘脾犯胃，导致消化机能紊乱。由上分析不难看出，腹水前期之本虚，主要责之气虚、脾虚，有的也伴阴虚、血虚、肾虚；其标实，主要责之气滞血瘀，脾胃不和。

腹水期的病机可概括为正气虚馁，脾肾两衰，气滞血瘀，三焦壅塞，水道不通。由于患病日久，元气大伤，故见身体极度虚弱，形瘦神疲，有气无力。脾虚不能运化水湿，肾虚不能蒸腾气化，加之肝气郁滞，瘀血内阻，三焦壅塞，水道不通，致水湿停聚，蓄积于内，形成腹水。由此可见，腹水期之本虚，主要责之气虚、脾虚和肾虚；其标实，主要责之气滞血瘀，水湿潴留。

## （四）生活调理

人生活在复杂的社会环境中，社会生活的各个方面，如人事交往、恋爱婚姻、升学就业等随时随地影响着人的思想情绪，而思想情绪的异常波动必然影响肝的条达之性，使气失调畅，百病乃生。慢性肝病病人尤其是出现腹水以后，其体质情况日渐恶化，正气虚馁，抵抗力低下，对外界适应能力极差。此时，若感受风寒，则极易感冒发烧；若饮食不慎，极易损伤脾胃，使泄泻无度，或致食管静脉破裂而引起大出血；若勉强房事，耗伤肾精，则使体质更虚。这些都将加重病情，诱发肝昏迷。因此，治疗本病，除合理用药外，加强生活调理亦至关重要，医者必须向病人一一讲明，叮嘱再三。

## 三、特色诊治方法

### (一) 特色诊法

乔保钧认为临证不仅要首分标本，而且要从总体上把握是急性病还是慢性病，以确定全疗程总的指导思想。对慢性病的治疗，应以扶正治本为主，兼以祛邪，待正气来复，病邪自退，且不可急于求成，滥施攻伐，否则，病邪未去，而正气受挫，再治难矣。不管怎样据症加减，其扶正祛邪、标本兼顾的原则不能变。慢性肝病的病程漫长，治疗不可能朝夕收功，而应坚持战略上的"持久战"，从长计议，获效的关键在于坚持足够疗程，贵在守法缓图。

### (二) 经验方

#### 1. 乙肝饮

组成：生黄芪 15g，太子参 13g，当归身 10g，白术 10g，赤白芍各 15g，郁金 10g，鳖甲 15g，生麦芽 15g，山药 15g，虎杖 15g，丹皮 9g，石斛 15g，枸杞 13g，柴胡 9g，白花蛇舌草 45g，赤小豆 15g，白茅根 30g。

功效：益气扶正，疏肝健脾，养阴清热，利湿解毒。

辨证加减：黄疸症状明显者，去生黄芪，加茵陈 15g、栀子 9g、泽泻 15g、川草薢 15g；肝脾肿大或有明显瘀血指征者，加穿山甲 10g、三七 5g、泽兰 10g；肝区疼痛明显者加延胡索 15g、枳壳 9g、川佛手 10g；口渴喜饮、两目干涩者加沙参 13g，麦冬 15g；头晕耳鸣、腰膝酸软者加山萸肉 10g，女贞子 15g。

### 2. 软肝汤

组成：生黄芪10g，赤白芍、鳖甲、穿山甲、莪术、蒸首乌各15g，太子参、郁金各13g，柴胡、当归、三七、白术、麦芽、山楂、枸杞各10g，炙甘草9g。

功效：益气健脾，疏肝解郁，化瘀软坚。

辨证加减：疼痛明显者，重用白芍至30~45g，另加延胡索等；恶心明显者，酌加陈皮、半夏、藿香、竹茹；腹胀明显者，酌加厚朴、槟榔；伴大便干结者，先用杏仁、火麻仁、生首乌、肉苁蓉等，不效者，酌用枳实、大黄；大便稀溏者，酌加苍术、山药、薏苡仁、砂仁；热毒内蕴者，酌加栀子、黄芩、土茯苓、蒲公英、白花蛇舌草等。

### 3. 利水消臌汤

组成：人参（或生黄芪30g，太子参15g）、柴胡、白术各10g，赤白芍、薏苡仁、山茱萸、大腹皮各15g，鳖甲、穿山甲、海藻、猪苓、茯苓皮、泽泻、车前子各30g，当归13g，椒目、生姜皮、紫河车各5g，炒牵牛子7g，通草0.5g。

功效：益气扶正，健脾固肾，化瘀软坚，疏通三焦，利水消臌。

辨证加减：伴畏寒肢冷者，酌加附子、桂枝或干姜；伴小便不通而又大便干结者，可用导泻排毒汤（生黄芪30g，当归15g，大黄30g，枳实15g，芒硝10g，白芍30g，黄连15g）煎汤保留灌肠，每2~3天1次。

### （三）对药

### 1. 黄芪配太子参

黄芪，味甘，气微温，气薄而味厚，可升可降，阳中之阳也，专补气，乃补气之圣药。气无形，血有形，有形不能速生，必得无形之气以生之。现代药理研究发现，本品有恢复各脏器细胞再生之功，使受损的肝脏得到保护，能增强吞噬细胞的吞噬功能，提高机体免疫力。太子参体润性和、补气生津，具有补气而不燥，养阴而不腻之特性，补中兼清，为平补气阴之佳品，《本草从新》记载其"大补元气"。

### 2. 当归配白芍

当归性温，味甘、辛，归肝脾心经，功能补血活血，润肠通便，用治血虚萎黄、痈疽疮疡。现代药理研究发现当归具有保肝、利胆、利尿等作用。当归对于消除血虚及血瘀气滞症状，改善肝功能，软缩肝脾均有较好效果。白芍性微寒，味苦、酸，归肝、脾经，功能平肝止痛，养血敛阴。白芍可柔润肝脾使肝得涵濡而收敛，脾得阴润而冲和，对肝气横逆所致之胁肋疼痛有较好缓解作用，但不宜过用，以防酸敛太甚，有碍肝之疏泄。

### 3. 穿山甲配鳖甲

穿山甲性走窜，味咸寒，善通经络，入肝胃经，具化瘀软肝、搜风活络之功，《滇南本草》记载其"治疥癞痈毒，破气行血，胸膈膨胀逆气，治膀胱疝气疼痛"。鳖甲味咸性平，入肝脾经，可滋阴潜阳、软坚散结、退热除蒸，用治阴虚发热、劳热骨蒸、虚风内动、经闭、癥瘕。现代临床药理研究发现鳖甲有补血、抗肝纤维化、抗癌作用，并可增强实验动物免疫力。鳖甲与穿山甲相配，对肝硬化肝脾肿大有明显软缩作用。

### 4. 猪苓配茯苓

猪苓利水渗湿，能利尿、保肝，现代药理研究其具有降低肝细胞 HBsAg 的作用，并具有提高免疫功能的作用。茯苓，味甘、平，功能渗湿利水，益脾和胃，宁心安神，《医学启源》记载其能"除湿，利腰脐间血，和中益气为主。治溺黄或赤而不利"。二者均具淡渗利水之能，品性温和而不伤正，故乔保钧每重用之（至少用 30 ~ 50g，有时用至 100g 亦无任何不良反应）。

### 5. 桂枝配生姜皮

桂枝，味辛、甘，性温，能发汗解表、散寒止痛、通阳化气。生姜皮，性凉，味辛，善行水消肿，治疗头面虚浮、心腹膨胀有特效。二者合用辛甘化阳，促使气化，可从根本上加强水液代谢，对高度腹水，顽固不退者有特效。

### （四）配伍

乔保钧一生习用经方成癖，临证辨析，皆循仲景之理，遣方择药皆遵仲景法度，强调师仲景之意，以证为凭，灵活变通，"遵其理而不囿其方"。认为治疗应时时顾护脾胃，用药宜平和，慎用大苦大寒，以防损脾伤胃。补气勿太过，以防"气余化火"，且必兼疏利，勿使塞郁。

肝脏体阴而用阳，理气药辛香刚燥，有耗伤阴血之弊，是以理气药不宜久用，当中病即止，疏肝理气药中酌加养血之品，更为妥当。肝为刚脏，全赖肾水以涵养，肝肾同源，盛则同盛，虚则同虚。因此，治肝病莫忘治肾，可酌情选加山药、山萸肉、枸杞、首乌、女贞子等，滋肾水以涵肝木，对病程较长、体质虚弱、年龄偏大的患者，补肾尤为重要。

慢性肝病病程中有稳定期和活动期，其病情往往虚实

并见，不同证型交叉夹杂，如湿困夹滞，气滞兼瘀，而气
滞者多见于脾胃阳虚，血瘀者多见于肝肾阴虚。因此，治
疗要随机应变，在恪守基本大法的前提下灵活化裁，因证
施药，求疗效于辨证施治之中，不可固守成方偏执一端。

# 参考文献

［1］乔保钧．肝硬化治疗经验谈［J］．河南中医，1998（6）：
331 - 333.

［2］乔振纲，吴燕燕，张香琴，等．"乙肝饮"治疗慢性乙型
肝炎 63 例疗效观察［J］．实用中医内科杂志，1992（3）：6 - 7.

［3］乔振纲，乔艳贞，乔振坤，等．乔保钧老中医学术经验探
讨［J］．北京中医，1992（4）：5 - 7.

［4］丁然．慢性乙型病毒性肝炎的中医病位研究［D］．中国中
医科学院，2013.

［5］胡永信．乔保钧老中医运用黄芪经验［J］．光明中医，
1998（5）：41 - 44.

［6］胡永信．乔保钧临床运用黄芪经验介绍［J］．上海中医药
杂志，1998（8）：16 - 18.

［7］乔振纲，贾燕平．疏肝利胆汤治疗慢性胆囊炎 289 例［J］．
中医研究，1998（4）：27 - 30.

［8］胡永信．乔保钧老中医运用黄芪的经验［J］．河南中医药
学刊，1998（2）：18 - 20.

（杨志云　闫慧文）

# 邱健行

邱健行，1941 年 2 月出生于广东番禺医学世家，广州中医药大学教授、博士生导师，广东省第二中医院脾胃病科主任医师，广东省名中医，首批全国老中医药传承工作室专家，全国第二、第三、第四、第六批全国老中医药专家学术经验继承工作指导老师。先后师从清远市名老中医黄峰、广东省名老中医管铭生、国医大师邓铁涛，历任香港大学中医专业学院、澳门中医学院、美国洛杉矶皇家中医学院、澳洲悉尼中医学院客座教授。从事内科临床、教学、科研工作五十余年，擅长疑难杂症的中医诊治，对消化系统、胃肠道疾病、乙型肝炎、肝硬化以及出血性疾病、特发性血小板减少症有丰富的理论和治疗经验。邱健行所主持的"紫地合剂治疗胃、十二指肠溃疡及炎症所致的上消化道出血临床研究"获卫生部中医药重大科技成果二等奖，"血症的系列研究"获广东省中医药科技进步奖一等奖，"黄芪多糖对骨髓造血功能影响的研究"获卫生部中医药重大科研成果乙等奖。

# 一、学术思想

## （一）提出"肝胃相关"

邱健行认为肝的疏泄功能与脾胃的升降运化功能密切相关。《血证论》云："食气入胃，全赖肝木之气以疏泄，而水谷乃化。"如果肝失去疏泄功能，则会木抑土壅，疏泄太过或脾胃不足，则会肝强横逆克犯脾胃，两者都会影响到脾胃的功能，产生一系列如呕恶嗳气、上腹胀痛、便秘或泄泻等症状。情志的调畅有赖于肝的疏泄，如果肝失疏泄，则心情抑郁，肝气郁结而易于化火；而精神紧张，情志不畅，肝气郁结又反过来影响肝之疏泄功能。这样恶性循环，最终影响脾胃的升降运化，产生一系列脾胃病症状，即为中医所说的情志致病。现代社会，人们生活及工作压力大，节奏快，人际关系较紧张，这些都影响人的精神心理活动，易致肝失疏泄，肝气郁结，进而出现木抑土壅或肝强横逆犯脾胃，最终导致脾胃病的发生。

## （二）强调"先知药性，后明药用"

邱健行认为任何中药都有药性和药物功用两大因素。中医治病从根本上讲，就是利用药物的偏性来纠正人体病理时的偏性。首先药性与疾病的阴阳属性要对应，要平衡，邱健行治病深谙药性，用药十分注重甄别同一类功效相同的药物之间存在着的药性、药效强弱程度差异，做到药性、药效的强弱程度与病情病势的强弱程度丝丝入扣，这是取得良效的关键。如邱健行认为清热类药物中，凤尾草、火炭母、败酱草、白花蛇舌草、栀子、黄芩、黄柏、黄连其寒性程度依次渐增,清热燥湿之力依次渐强;补气药中,沙参、太子参、党参、黄芪温热之性依次渐增,补气之力渐强。

## (三)"气滞血瘀"新识

从病机来分析,初病在气分,可为气滞,病变待以时日,则可延血分。初入血分,或气血交变尚未至瘀之时,则为血郁。血郁为初入血分,为瘀之渐;血瘀为血分久病,迁延不愈,为郁之极。气滞多属功能性病变,是完全可逆的;血瘀多为器质性病变,且多为病变晚期或危重时期,可逆性较小;而血郁介于二者之间,为器质性病变早期,可逆性较大。从证候进行区分,气滞证以胀为主,范围较广泛,表现多为全身性;血郁证以胀痛为主,或见肿痛、痒痛,其肿其胀其痛较局限;血瘀证以肿痛为主,其肿有块,部位明确,触之应手。气滞、血郁、血瘀虽有病证用药之异,却又有同为气血病变之机,其病机有一脉相承之变,临证中常夹杂兼见。因于气者,必调其气,毋使病血;因于血脉,先和其血通其脉,则气自行而率血运畅,勿致血停为瘀。

## 二、临证经验

### (一)慢性乙型肝炎

#### 1. 祛邪务尽,顾护脾胃

邱健行认为,慢性乙型肝炎活动或非活动期的治疗全程应谨守清热祛湿解毒之法。故邱健行提出了"清热祛湿，当祛邪务尽，要行霸道"观点，以自拟五虎汤加减治之。五虎汤乃邱健行根据多年临床诊疗经验，取岭南常用中药材自创方，基础方由溪黄草、珍珠草、半枝莲、鸡骨草、白花蛇舌草组成，全方性属甘淡微寒，共奏清热解毒利湿功效。

另外，邱健行认为脾胃虚弱为慢性乙型肝炎发病之根本，故单纯祛邪无异于治标不治本，病情难愈。邱健行秉承"见肝之病，知肝传脾，当先实脾"的治法思想，强调慢性乙型肝炎乃"起病于肝，寄病与脾"，加之岭南多属湿热气候，岭南之人多见脾虚体质，故治肝必当"时刻顾护脾胃，当行王道"。慢性乙型肝炎活动期临床治疗时需少用黄连、黄芩之属，避免苦寒伤中。可就岭南之地取材代之以甘寒药味，并配伍健脾益气之品。一则脾气得扶，亢奋之肝气因此得以收敛而利于肝脾生克制化，肝胆脾胃得以平衡；二则脾气健运如常，湿邪方有出路。无论病程发展属病初湿热毒邪偏盛之邪恋阶段，还是处于病久脾气不足或脾肾亏虚之正虚时期，治疗慢性乙型肝炎从根本上当扶助正气，于清热祛湿之中不忘顾护脾胃，以便更好地驱邪外出，免伐生化之源。

### 2. 谨守病机，灵活变通

慢性乙型肝炎病因机制复杂多变。在谨守病机基础上，根据病证不同灵活用药是邱健行治肝思想的另一要点。慢性乙型肝炎病情进展中，湿热留滞肝经，进而影响肝之疏泄功能的正常发挥，形成肝气郁滞证，久郁化火，与里热合结耗损肝阴，肾阴为之受累，形成肝肾两虚证。根据肝病传脾理论，肝病日久必传脾，呈现出土败木贼，肝郁脾虚之证。湿热留恋不化，正气渐伤，正不胜邪，邪入血分，血行不畅而成瘀，形成肝血瘀滞证。

总之，邱健行结合岭南地域气候环境、患者体质与饮食、情志因素的影响，整体把握慢性乙型肝炎发病的症候特点和病情变化，治疗上以祛邪扶正为大纲，以清热祛湿解毒兼顾护脾胃为总治法，据邪正虚实、轻重缓急拟方五虎汤加减调服。据病用药以清热不过寒、利湿不过燥，健脾不过壅及疏肝、活血、滋阴等皆不为过为度，以达脏腑之气血阴阳平衡，体现了中医学"中和"思想。

## （二）肝硬化

### 1. 分虚实，重根本

邱健行认为本病病因虽复杂，不外乎肝脾之间，乃肝病深入，木郁土壅，病机核心在脾，邱健行用日常水湿易从疏松土壤中渗漏出来这一现象，取类比象，提出"健脾培元"为核心的治疗方法。然邱健行提出的健脾益气，并非单纯的补气，而是固本与祛邪同行，标本兼治，以恢复脾土运化为目的。固本培元多用太子参、五指毛桃补气而不化热，少用黄芪温燥伤阴；祛邪则建立在"疏、通、清"理论基础上。

### 2. 利水消肿，不忘养阴

邱健行强调治腹水之法，应明水壅之因，不可"徒知去水之路，不知来水之源"，亦不可贸然使用峻下逐水之剂，如甘遂、大戟，以图一时快利。治应审因论治，常用五苓散、猪苓汤健脾利水之方，配合大腹皮、肉豆蔻、厚朴芳香醒脾，行气利水。另外，肝体阴而用阳，肝硬化后期多湿热毒邪深入血分，消耗肝阴，加之腹水聚积，或利尿伤阴，因此病人常常表现为口干咽燥、尿少、皮肤干燥、面色枯晦、舌暗红少苔少津等肝阴不足证候。邱健行认为肝硬化需顾护脾运，亦需顾养肝阴。

**3. 活血化瘀，慎用破血伤正**

肝病发展至肝硬化过程中，瘀血阻络也是重要的病因之一。所谓"血不利则为水"，故邱健行常加泽兰、益母草加强活血利水作用。另外，邱健行善用丹参、三七活血药对，认为丹参能通肝经较大之经脉瘀血，三七能通肝经较小之孙络瘀血。丹参、三七合用祛肝脏大小血络之瘀。邱健行反复强调，慎用峻猛破血之品，以免攻伐伤正。肝硬化合并上消化道出血者，用三七、茜草止血而不留瘀，配合紫地宁血散（由紫珠草、地稔根组成），加强收敛凉血止血作用。

**4. 软坚散结，力图缓治**

邱健行认为非动物虫类药难以搜剔在络之邪，故善用牡蛎、鳖甲、土鳖虫等动物虫类，软坚散结。但其药性平和阴柔，力图缓治，不可速求。慎用穿山甲走窜善行，以免耗气动血。三棱、莪术合用行气破血，消癥散结，能治肝积，但因药性峻猛，宜少量、短期使用，并与健脾补气药交替服用，以免诱发食管胃底静脉曲张破裂出血。肝硬化需要长疗程治疗，有的需要治疗 5~6 年，甚至更长，故需要向患者耐心宣教，树立信心，取得患者长期服药依从性，最终达到效果，并嘱患者畅情志，戒酒食，不熬夜，饮食宜清润，忌温燥，忌坚硬。

### 5. 时刻顾护脾胃

脾主运化，为气血生化之源，后天之本。肝主疏泄，调畅气机，有赖脾气升发；肝体阴而用阳，肝藏血，有赖于脾运化的血液来滋养。若脾虚失运，则肝气不疏而气滞，气滞则血瘀，加之肝血失养，血虚加重肝脉瘀阻，因瘀致积。脾主运化水湿，脾虚失运，则水液在三焦运行不畅导致水停湿聚。又因肝木克脾土，肝气横逆，乘脾犯胃，易致脾气更虚，形成恶性循环，故治疗当"先安未受邪之地"，使脾气健运，防止肝病进一步加重恶化。脾气虚是肝硬化发生发展的根本原因，重视脾胃本元之气，顾护脾气运化是邱健行贯穿肝硬化治疗始终的学术思想。

## 三、特色诊治方法

### （一）特色诊法：独创"验喉十法"

邱健行创立"验喉十法"，提出验咽知胃肠，认为望舌之后必须验咽，认为咽喉就像胃肠的一面镜子，能照见胃肠寒热虚实表里阴阳八纲信息。邱健行常说"有时候望舌问诊反映不出或拿不准胃肠证候属性，一验咽喉就明了""舌比脉明，咽比舌早"，通过验咽，见微知著，能更快更准地掌握胃肠真象，补充望舌之不足，指导临床辨证用药。

验咽的方法是一看咽腭弓，二看咽后壁，三看悬雍垂。正常时咽部的黏膜呈均匀淡红色。十种病理咽部表现为：①若咽腭弓充血发红，主表热证，主胃肠热证，但热势轻。②若咽腭弓发红同时伴红丝，主里热证、胃肠实热证；红丝越粗越鲜红，则胃肠实热越重。③若咽腭弓不红，却有红丝显露，主阴虚内热、虚热证，肝热伴脾虚证，红丝越鲜，说明虚火越旺。④若红丝爬上悬雍垂，则虚火扰心，往往心神不宁，心悸失眠。⑤咽腭弓充血伴脓点，主里热炽盛。⑥咽腭弓淡白而嫩，主虚证、脾胃虚寒或脾肾阳虚；若悬雍垂黏膜红则为实证热证，主胃肠实热、心火炽盛。⑦若咽后壁滤泡粗大、充血、糜烂甚或附着分泌物，主胃肠热盛夹痰湿。⑧咽后壁滤泡细小、干燥，主脾胃阴虚或肝肾阴虚，虚火上熏咽喉。⑨咽后壁淡白，主脾胃虚寒，或脾肾阳衰。⑩上软腭黏膜主要观察有无黄疸，邱健行教授认为上软腭黏膜黄染往往早于巩膜皮肤发黄，能更早反映病情，从而能更早指导治疗。

## （二）特色治法

### 1. 经验方

五虎汤

组成：溪黄草、珍珠草、半枝莲、鸡骨草、白花蛇舌草。

功效：清热解毒利湿。

方解：方中溪黄草苦寒清肝解毒、利湿祛黄、凉血散瘀；白花蛇舌草苦甘寒以清热解毒利湿；半枝莲辛苦寒以清热解毒利尿；鸡骨草甘微苦凉，具清郁热、疏肝兼和脾之效；珍珠草甘凉以清热化湿。全方性属甘淡微寒，共奏清热解毒利湿功效。

### 2. 对药

（1）防风配白术

邱健行选取痛泻要方中的防风、白术以止痛、胜湿、止泻。防风辛散，稍温，入肝、脾、膀胱经，辛散可行全身，为治风之要药，亦可胜湿止痛、疏肝理脾。此外，防风还具有镇痛、抗炎作用，可调节肠道免疫功能。白术味苦、甘，性温，入脾、胃经，功能燥湿健脾、止泻，有强壮、调节胃肠运动等作用。两药合用，共奏疏肝健脾、胜湿止泻之功。

（2）鸡骨草配溪黄草

鸡骨草，性凉，味甘、微苦，归肝、胃经，功能清热解毒、利湿退黄、舒肝止痛，主治胃痛、急慢性肝炎、肝硬化腹水、尿痛、蛇咬伤等。溪黄草，性寒，味苦，归肝、胆、大肠经，功能清热利湿、利胆退黄、凉血散瘀，主治急性黄疸型肝炎、急性胆囊炎、跌打瘀肿。广东长年高温高湿，人们地处炎热潮湿之境，体质多偏湿热。肝炎、肝硬化、胆囊炎等肝胆疾病多为湿热之邪蕴结肝胆所致，故治疗上总以清热利湿、利胆退黄为主。鸡骨草与溪黄草均为清肝胆湿热、退黄之佳品。邱健行常将此药对用治急性慢性黄疸型肝炎、急性慢性胆囊炎等属肝胆湿热证者，酌情加用珍珠草、田基黄等岭南中草药以加强清热利湿、利胆退黄之功。

（3）白花蛇舌草配半枝莲

白花蛇舌草，味甘、淡，性凉，归胃、大肠、小肠经，功能清热解毒、活血止痛、利尿消肿，主治肠病、小儿疳积、癌肿、毒蛇咬伤等。半枝莲，性寒，味辛、苦，归肺、肝、肾经，功能清热解毒、破瘀止血、利尿、抗癌，主治吐血、衄血、血淋、毒蛇咬伤、痈疽、疔疮、无名肿毒、各种癌症等。邱健行称此药对为"莲花片"，是解毒抗癌的佳品，常用于肺癌、肝癌、食道癌、胃癌、肠癌、宫颈癌等各种癌症中。针对不同癌肿，可再加用不同岭南草药引经，可增强解毒抗癌之功。

（4）柴胡配枳实

柴胡合枳实，柴胡质轻而散，升发清阳，疏肝解郁；枳实质重而沉，降泄而下气消痞。二者一升一降，疏肝理脾，邱健行称此对药为升降气机哼哈二将。若便溏者，减枳实用量，或用性缓之枳壳；便秘则用枳实，行气通便。此对药用以治疗脘腹或胸胁痞满胀痛，属气滞者效佳。

（5）白芍配甘草

白芍合甘草，此对药即《伤寒论》中芍药甘草汤。白芍味酸，泻肝；甘草味甘，性缓补脾。二药合用，酸甘化阴，柔缓冲和，解痉止痛，效力倍增。对于偏热、偏瘀者，则以赤芍易白芍；虚实夹杂者，赤芍、白芍并用，取前者散泻之性，后者敛补之功。

（6）丹参配三七

丹参、三七为活血药对。三七性较平和，既能行血活血，促进祛瘀生新；又能止血，有双向调节之功。丹参为血中之气药，活血和血、养血行气，功同四物。邱健行认为丹参能通肝经较大之经脉瘀血，三七能通肝经较小之孙络瘀血。丹参、三七合用祛肝脏大小血络之瘀。

# 参考文献

［1］廖金平，钟毅，邱健行．邱健行教授自拟五虎汤加减辨治慢性乙型肝炎的经验［J］．湖南中医药大学学报，2018，38（7）：765－767．

［2］赖英哲，王静滨，尹建华，等．浅谈从"伏邪温病"理论

辨治慢性乙型肝炎 [J]. 中医药学报，2018，46（3）：71 – 74.

[3] 李桂明，邱健行. 邱健行临床经验拾零 [J]. 河南中医，2011，31（2）：124 – 126.

[4] 徐秀梅，邱健行. 邱健行教授治疗慢性乙型肝炎经验介绍 [J]. 辽宁中医药大学学报，2009，11（10）：86 – 87.

[5] 邱健行，杨洪涌. 调理脾胃在急、慢性肝炎治疗中的应用 [J]. 新中医，1992（6）：48 – 50.

[6] 戈焰，李紫昕. 邱健行治疗肝硬化临床经验介绍 [J]. 新中医，2018，50（8）：232 – 233.

[7] 吴斯华，谭万芳. 邱健行应用岭南中草药药对拾零 [J]. 中医药导报，2019，25（20）：69 – 70，79.

（萧焕明　施梅姐）

# 尚尔寿

尚尔寿（1924—2005），辽宁海城人，出身世医之家，自幼随父学医，新中国成立后就读于北京医学院医疗系，长期工作于吉林省中医研究院，任吉林省中医学会常委，长春市中医学会会长。1985年奉调入京，任中国中医研究院西苑医院主任医师、教授。尚尔寿治学严谨，注重实践，刻苦钻研，提倡创新，对一些疑难病治疗有独到之处。擅长治疗内科疾病，对于肝炎、肝硬化腹水、进行性肌营养不良症、重症肌无力等疾病治疗经验丰富。

## 一、临证经验

### （一）用药经验

尚尔寿在长期的临床实践中，探索出一个熔软坚化瘀、理气益气、疏肝健脾、活血利尿诸法于一炉的经验方，其组成为三棱、莪术、鳖甲、夏枯草、珍珠母、牡蛎、赤芍、炒枳壳、当归、焦白术、桃仁、砂仁、柴胡、焦三仙、车前子、木通、茯苓、大腹皮、陈皮。尚尔寿认为此方久服无弊，但妇人及有出血倾向者宜减少剂量。方中三棱、莪术为君，以理气活血软坚。配以鳖甲、夏枯草、珍珠母、牡蛎软坚消结之力更著。柴胡主心腹胃肠中之结气，饮食积聚，寒热邪气，推陈出新，又能领诸药直达病所。车前子、木通、猪苓与大腹皮、陈皮、白术健脾下气利尿，与三棱、莪术等配伍活血利水，达气血水同治之功。三仙与苓、术同用健脾护中，一则可防肝病乘脾，二则可保脾胃运化正常以载药物、饮食。麦芽养肝气，兼能通利二便，山楂活血化瘀，能除痃癖癥瘕，临床观察还有降酶、降脂作用。全方共奏活血软坚而不伤正、消水除胀而不伤阴、治肝而不伤脾运之疗效。

## （二）肝炎十四味

尚尔寿认为湿热疫毒之邪，具有阴阳两重性。侵袭人体后，从脏腑的损害来看，造成肝脾肾阴阳气血的失调。表现在肝：主要是肝为风木之脏，体阴用阳，风动主升，受邪后失其常性，而有"风候"的表现；肝藏血、疫毒内伏于肝，即内伤血分，致肝郁气滞血瘀，甚则毒瘀交结。表现在脾：湿热蕴结中焦，湿邪困脾，湿邪损伤脾阳，最终导致脾失健运，而致水谷精微不能正常运化，致气血亏损、失调。

湿热疫毒之邪侵入肝脏后，所发生的病理特征是毒骊于痰，痰积化毒。湿热、疫毒、痰浊、瘀血在体内的病理演变规律是：毒为疫病之毒，其性为阳，内伤血分，发病急剧，病情险恶，具有强烈的传染性；湿有内外之湿，其性属阴，内伤气分，黏滞缠绵，内外湿相合酿成湿热。总之，尚尔寿认为慢性乙型肝炎的基本病机是：湿热疫毒内侵，邪伏血分，逐步致正气亏损和气血失调，其病理特征为：毒骊于痰，痰积化毒。针对这一病机，尚尔寿独创经验方肝炎十四味：

陈皮10g，姜半夏10g，茯苓10g，甘草10g，柴胡10g，延胡索20g，代赭石20g，生牡蛎20g，银花20g，连翘20g，白茅根20g，板蓝根20g，白花蛇舌草20g，鸡内金10g。治疗中坚持以原方为主，必要时可随症加减。失眠多梦者，加枣仁30g，远志15g；伴肝性腹胀者加旋覆花10g，竹茹10g，柿蒂10g；肝脾肿大者加鳖甲15g，炮甲10g。

## （三）治臌五法

### 1. 疏肝理脾，行气消臌法

肝失疏泄，气机郁悖，横行犯脾，脾失运化，致脾虚肝郁，肝脾失和而出现胁肋胀痛、脘痞腹满、腹胀如臌、口淡乏味、神疲乏力、头晕目眩、面色萎黄、大便溏泄、舌质淡红、苔薄白、脉弦细。治以疏肝理脾，行气消臌。药用醋制柴胡、土炒白术、延胡索、川楝子、陈皮、莪术、姜半夏、茯苓、焦三仙。头晕加天麻、菊花，心悸加酸枣仁、珍珠母，便溏加车前子。

### 2. 温阳益肾，健脾化浊消臌法

浊湿困脾，日久不已，邪从寒化，或过用苦寒，克伐脾肾之阳而出现腹胀如蛙、腹肌绷急、面色晦暗、畏寒肢冷、神疲乏力、纳呆腹胀、大便溏、溲短少、舌体胖、苔白腻、脉沉缓。治以温阳益肾，健脾化浊消臌。药用黄芪、党参、茯苓、焦白术、桑白皮、大腹皮、巴戟天、姜皮、醋制柴胡、桑寄生。便溏重加车前子，恶心加姜半夏、竹茹。

### 3. 清热利湿，行气消臌法

肝脾失谧，木旺土衰，气湿以壅，湿郁化热，乃使湿、热、气三邪为患。症见腹部胀大、心烦口渴、脘腹满闷、小便赤涩、大便秘结、舌质红、苔黄腻、脉弦数。治以清热邪，理气机，消鼓胀。药用白花蛇舌草、土茯苓、白茅根、金银花、柴胡、木通、翠衣、乌药、三棱、大腹皮、鸡内金。胁痛加延胡索、郁金，齿衄加石膏、仙鹤草，身重加黄芪、葛根。

### 4. 活血化瘀，软坚散结消臌法

肝郁日久，血脉瘀阻不通，为积为聚为臌，致使肝浊不降，乃见胁下癥块、腹部胀大、脘腹满闷，可见血痣及朱砂掌。舌质紫暗或有瘀斑，脉弦涩有力。治以活血化瘀，散结消臌。药用三棱、莪术、丹皮、赤芍、红花、延胡索、醋制柴胡、鳖甲、鸡内金、茯苓、翠衣、通草。齿衄加石膏、仙鹤草，心烦口渴加天花粉、知母。

### 5. 滋阴补肾，养血柔肝消臌法

湿热久羁，耗伤肝肾阴血，或郁久化热，或劳伤精血，阴虚内热，肝肾失养而致胁肋隐痛、形体消瘦、腹水不多而胀满、头晕耳鸣、两目干涩、五心烦热，虚烦少寐，腰膝酸软。舌质红，少苔，脉细数。治以滋阴补肾，养血柔肝消臌。药用生地黄、沙参、白芍、枸杞子、五味子、麦冬、川楝子、酸枣仁、丹参、翠衣、冬瓜皮。失眠加夜交藤、合欢花，头晕加菊花、天麻。

## 二、经验方

### 三棱莪术汤

组成：三棱 8g，莪术 8g，鳖甲（先下）15g，珍珠母（先下）20g，牡蛎（先下）20g，赤芍 10g，当归 10g，炒枳壳 10g，焦白术 15g，柴胡 10g，茯苓 15g，大腹皮 15g，木通 10g，陈皮 10g，甘草 10g，夏枯草 15g，车前子（包煎）25g，炒神曲、炒麦芽、炒山楂各 10g，砂蔻仁 6g。

功效：活血软坚，行气利水。

方解：方中三棱、莪术为君，以理气活血软坚；配以鳖甲、夏枯草、珍珠母、牡蛎软坚消结之力更著。柴胡主治心腹胃肠之结气、寒热邪气等，推陈出新，又能领诸药直达病所。车前子、木通、茯苓、大腹皮、陈皮、白术健脾下气利尿，与三棱、莪术等配伍活血利尿，达气血同治之功。枳壳、砂蔻仁可行气消胀，赤芍、当归活血化瘀、软化肝脾，合用则行气活血。焦三仙与苓、术同用健脾护中。全方活血软坚而不伤正，消水除胀而不伤阴，治肝不碍脾运。现代医学研究证实赤芍、当归均有改善肝内血液循环、使胶原纤维降解的作用；三棱、莪术、鳖甲、夏枯草、珍珠母、牡蛎可活血化瘀、软化肝脾等；焦山楂活血化瘀，还有降酶、降脂作用。故本方配合西药对症处理，治疗肝硬化顽固腹水可取得较好疗效。

用法：水煎服，日 1 剂，每次煎取 100～150mL。2 个月为一疗程。

临床应用：若腹胀甚者加川厚朴 10g，佛手 10g，香附

10g；面色暗滞、萎黄、神倦肢冷、脉沉细者加附片3g，肉桂5g；胁肋疼痛者加延胡索15g，郁金10g；气虚胃肠不适加太子参12g；中阳不足加干姜3g；下焦阴亏加生地黄10g，枸杞子10g，女贞子10g。

## 参考文献

［1］赵晓威，尚尔寿．三棱莪术汤为主治疗肝硬化腹水40例［J］．湖南中医药导报，2001（12）：590–606.

［2］刘华宝．尚尔寿肝炎十四味治疗慢性乙型肝炎临床观察［J］．攀枝花学院学报，2003（1）：77–79.

［3］高世文，吴宁，王志伟，等．尚尔寿治脏五法［J］．吉林中医药，1999（4）：9.

［4］赵晓威．尚尔寿教授治疗乙肝后肝硬化腹水的经验［J］．湖南中医药导报，1998（6）：13.

［5］王致道．尚尔寿教授治疗肝硬化腹水的经验［J］．中医研究，1989（2）：27–29.

（杨志云　王鹏）

# 施奠邦

施奠邦（1924—2005），著名中医学家、原中国中医研究院院长、中国中医科学院名誉院长。第七届全国政协委员和第八届政协常委，中国科协第三、四、五届常委，第六届荣誉委员，第二届中华中医药学会副会长，第三届顾问，卫生部医学伦理专家委员会委员，中国中医科学院资深研究员，享受国务院政府特殊津贴。

## 一、学术思想

### （一）用药轻灵，不喜重剂

施奠邦临床用药的特点是用药轻灵，较少重剂，少则3~5g，大多在6~12g，也有用至30g甚至更大量者。关于临床用药剂量问题，从古到今一直存在争议，历代医家见仁见智，各抒己见，亦各有所得。施奠邦的观点是：用药多少、剂量大小应视病人病情以及辨证论治的结果去斟酌裁定，只要辨证准确，选药得当，较小剂量也能取得显著疗效。

### （二）用方宽泛，崇尚专方

施奠邦用方，奉行"拿来主义"，不拘流派，不论经方时方，总以取效为度。上及仲景，下及唐、宋、明、清诸医家，抑或现、当代医家，皆能博采众长，为我所用，尤喜用唐宋以来诸方，认为既成熟又实用。

施奠邦临床非常推崇专病专方的运用，既重视辨证，更注重在辨证基础上选方。他认为前人的这些方药历经千百年历史印证，积累了丰富的经验，疗效稳定确切，是中医学的精华，应很好地继承和使用。

### （三）擅长肝胆脾胃，兼及杂病

施奠邦从事内科临床几十年，积累了丰富经验，尤以肝胆脾胃病的治疗最为擅长。中医治疗肝病有悠久的历史，但随着时代的发展，认识也不断深化，治疗上提出了新的问题和要求，已从改善、治愈自觉症状和体征，发展到参考实验室检查及其他辅助检查。从肝炎的发生发展规律去认识，施奠邦认为应以湿热或疫毒为主，少数属于寒湿，七情、饮食、劳倦等只是使疾病加重或迁延复发的一种诱因。他认为中药抗病毒的机理是复杂的，体外实验结果与临床效果常常不一致。对于慢性病毒性肝炎的治疗，施奠邦主张以扶正祛邪为主，在补益脾肾基础上加入清热利湿或解毒之品常能奏效。

施奠邦诊治脾胃病强调脾升胃降，认为脾胃为中州，乃上下运行之枢纽，宜通而不宜滞，滞则病。治胃病喜用泻心汤类，辛开苦降，以通为主；治脾病喜用四君、六君、理中、平胃散诸方，温补祛湿，升阳助运。

## 二、临证经验

### (一) 针对病因，善用清热解毒

施奠邦认为湿热或疫毒是病毒性肝炎的主要原因，而七情、饮食、劳倦等只是使疾病加重或迁延、复发的诱因。针对湿热疫毒的病因病机，结合现代药理实验研究，某些清热解毒药有改善肝功能、抑制 HBsAg 的作用，酌情选用这一类清热解毒药物，临床往往奏效。施奠邦认为在临床上有些慢性乙肝患者并无自觉症状，这时针对病因病机，选用清热解毒之药尤为重要。施奠邦较常选用的有板蓝根、败酱草、虎杖、白花蛇舌草等。施奠邦普用清热解毒之药，但并不囿于"病毒"，每每从辨证的角度选择此类药物，效果较好。

### (二) 祛邪之时，不忘扶正培本

施奠邦认为湿热邪毒之所以能长期潜伏于人体内，其原因在于人体正气不能驱邪外出，正邪长期处于对峙局面。慢性乙肝病位多在肝，但从病机来分析，肝旺乘脾、肝肾同源、久病及肾，所以健脾补肾等扶正之法同样是治肝之道。施奠邦认为，药物如黄芪、党参、何首乌、枸杞、阿胶、桑寄生、淫羊藿等能提高细胞免疫功能，结合慢性乙肝虚证为多，选用扶正药物，既具有中医辨证的特色，又具有现代药理学基础。

### (三) 益气养血，结合活血化瘀

施奠邦认为"初病在经，久病入络"。慢性乙肝病程较长，血瘀络阻是肝病发展的必然转化，并且瘀血不去，新血不生，正气难复。临床上有血瘀见症的患者，如见面色发暗、肝脾肿大、蜘蛛痣、舌质紫黯等，施奠邦多应用活血药，有时病程较长，未有血瘀见证的患者，施奠邦也参入少量活血药。针对病久必虚，慢性乙肝患者多存在气血亏损，施奠邦多以益气养血与活血并举，疗效比单用活血或单用养血法效果要好。

（四）着眼整体，注重辨证论治

慢性乙肝病程长，肝、脾、肾均有不同层次受累，分清主次，随症加减是施奠邦治疗肝炎的特色，他常从以下几方面论治：

**1. 肝郁脾虚证**

症见右胁下隐痛久治不愈，疲乏无力，右胁及腹部胀满，口干苦，尿黄，食欲一般，舌苔薄白。治以疏肝健脾，和血调气，方用逍遥散加味（药用柴胡、白芍、当归、白术、茯苓、甘草、青皮、陈皮、丹参、郁金、香附）。加减法：疲乏无力明显者加黄芪30g，右胁疼痛明显者加片姜黄10g，鸡血藤15g，丹参15～30g，ALT明显升高，酌加板蓝根、龙胆草、虎杖、败酱草。

**2. 肝郁血瘀证**

症见右胁作痛，肝或脾明显肿大，面色暗，皮肤多有较多蜘蛛痣，舌暗红。治以疏肝活血软坚，方药：柴胡、川芎、红花、郁金各10g，生地黄20g，赤芍、当归各12g，丹参10～20g，莪术10～15g，鳖甲15～20g，黄芪30g，甘草6g，鸡血藤15～25g，牡蛎20～30g。加减法：全身乏力加党参 12g，黄精 20g，胁痛明显加川楝子 10g。

**3. 肝肾阴虚证**

症见右胁作痛，手足心热，头晕，心烦，失眠，口干，鼻或齿衄较多，舌质红，苔少或黄腻。治以滋肾养肝清热，方用豢龙汤（《医醇賸义》）加减（药用沙参、麦冬、石斛、牡蛎、夏枯草、生地黄、元参、阿胶珠、白芍、怀牛膝、茜草、白茅根、藕节）。加减法：乏力可加黄精、当归，失眠加五味子、枣仁。

**4. 脾肾两虚证**

症见全身乏力，食欲不振，腹胀，便溏，头晕，腰酸，面色暗，下肢或有轻度浮肿。脉细小无力，舌质淡红，苔白。治以健脾益肾，方用培肾元煎（《证因方论集要》）加减（药用黄芪、党参、炒白术、茯苓、炙甘草、山药、枸杞子、巴戟天、菟丝子、桑寄生、五味子）。加减法：右胁痛酌加当归、丹参、鸡血藤、白芍、郁金；腹胀加陈皮、砂仁；食欲不振加炒谷芽、白扁豆、白豆蔻；黄疸加茵陈。

（五）肝病实脾，注重清利

急慢性肝炎、肝硬化等属中医"黄疸""积聚""膨胀"等范畴，多因脾失健运，肝失条达，饮食失节，情志不舒，湿郁化热，蕴结肝胆，胆汁外溢，化火陷营入血而致。施奠邦在治疗上首责于脾，清利为重。如对表面抗原阳性患者，从本着手，清利当先，温肾补肾，佐以清热化湿之法。药用淫羊藿、仙茅、巴戟天、菟丝子，温而不燥；配以黄连、虎杖、贯众、薏苡仁、茯苓等，祛邪不伤正。扶正又达祛邪目的，以阴阳变易固本，乃取景岳大补元煎之意，培本达邪之旨。辨证给予温补、益气、养血、柔肝、健脾、养阴、清利湿热、疏肝理气、活血化瘀、软坚散结、利胆通水道之法，从而突出清利、温补、和中、固本之宗。

## 参考文献

［1］中国中医科学院．著名中医学家施奠邦［J］．中华医史杂志，2006（2）：127–128.

［2］刘虓岭．施奠邦老中医经验拾零［J］．实用中医内科杂志，2002（1）：8.

［3］张云．施奠邦治疗慢性乙型肝炎的经验［J］．中西医结合肝病杂志，1998（3）：175–176.

［4］王岭．施奠邦辨治慢性乙型肝炎经验［J］．中医杂志，1998（11）：651–652.

［5］刘新年．施奠邦治疗杂病经验拾萃［J］．中国中医药信息杂志，2004（9）：830–831.

（刘江凯　张雅儒）

# 汪承柏

汪承柏，生于1926年，汉族，主任医师、教授、研究生导师，历任中国人民解放军302医院中西医结合科主任、中国中西医结合学会理事，肝病专业委员会副主任委员、全军中西医学会技术顾问等。我国著名肝病专家，国家首批确立的中医师承指导教师，首批北京市名老中医，享有国务院政府特殊津贴。从医五十余年来潜心开展中西医结合诊治慢性乙型肝炎、黄疸型肝炎、慢性重症肝炎、肝硬化、自身免疫性肝病等肝病临床治疗与研究，突破传统思维，形成了一套中西医结合治疗肝病的思路与方法，在治疗中取得了显著成效。汪承柏独创的"凉血活血重用赤芍"法治疗重度黄疸型肝炎，疗效独特，被称为"治黄一绝"。"六五"至"八五"期间连续牵头承担国家科学技术委员会、国家中医药管理局"中医中药治疗重度黄疸肝炎"攻关课题，获原总后勤部二等奖2项、总后卫生部三等奖4项，后获国家计划委员会、科学技术委员会、财政部联合颁发的国家"八五"科技攻关重大科技成果证书。

## 一、学术思想

### （一）西医还原发病机制，中医辨证明确病因病机

汪承柏诊治疾病，首先从西医还原论角度，通过病史、症状、体征及化验检查等临床资料，从器官、组织层面深入细胞、分子水平，分析疾病的发生原因、发病机制及发展规律；其次从中医角度辨明病因病机，根据望闻问切收集到的临床资料，通过脏腑辨证、气血辨证、三焦辨证等方法，明确疾病的病因、病机及转化，概括为某证；最后有针对性地制定治疗方案。例如：汪承柏诊治黄疸时，首先明确胆红素在生成、摄取、结合、排泄等代谢过程中哪个环节出了问题，特别是许多细节需要准确判断，找到黄疸的发病机制，确立治疗靶点；中医普遍认为，黄疸多湿热，外感湿热疫毒或脾虚湿热酿生，熏蒸肝胆，肝胆疏泄失常，胆汁不循常道，溢于肌表而发黄；然湿热之邪，其始在气，继则入血，肝藏血又主疏泄，肝受邪日久，必致血瘀血热，故汪承柏提出瘀热发黄，创用凉血活血治疗黄疸，同时指出黄疸病因病机复杂，多生变证，当灵活辨证，非局限于湿热或瘀热型。

### （二）还原论与整体观的辩证统一

汪承柏注重还原论与整体观的辩证统一，既强调中医整体观应建立在对疾病病因病机的充分分析之上，也强调在整体观指导下进行中医辨证，重视疾病与机体、环境间

的相互关系和变动规律，不同于重分析轻综合，重局部轻整体的西医还原论。通过中医辨证还原分析疾病病因病机及主证，同时也强调疾病是处于不断演变之中的，主证不是孤立存在的，是与其他因素相互作用、相互转化的。例如：汪承柏诊治黄疸，除针对关键病因病机治疗外，重视疾病与环境、肝胆与其他脏腑、主证与兼证、证与症的关系，强调还原论与整体观的辩证统一，既体现了西医精确定因、定位的方法论思想，又包含西医还原论所缺乏的从整体上认识和处理问题的方法论思想，不仅能抓住黄疸的普遍规律，又能体现患者的个体特殊性，这也是中西医结合的发展趋势。

（三）根据中西医理论，结合中药药理学和中药学选药组方

汪承柏治疗时首先明确疾病的西医发病机制，然后找到治疗靶点，运用现代中药药理学研究，选用针对发病机制而且作用机理明确的中药，同时根据中医病因病机确立的治法治则，结合中药学选药，共同组成方中君药。汪承柏强调一药多用，选用君药既要具有明确药理作用，又要符合中药理法方药原则。针对关键病机选药组方，将有利于专病专药的研制和中成药的开发，便于中药的推广应用。例如：汪承柏选用赤芍治疗血瘀血热型胆汁淤积型肝炎，取其味苦性寒，专泻肝火，清热凉血，能行血中之滞，符合瘀热发黄治法治则，同时赤芍又具有扩张胆管、减少血栓素 $B_2$ 合成、促进胆汁排泄、改善肝脏炎症等药理作用，故汪承柏在凉血活血重用赤芍基础上研制赤丹退黄颗粒治

疗瘀热发黄证之急、慢性病毒性淤胆型肝炎，取得了确切的临床疗效。

## 二、临床经验

### （一）慢性肝炎高黄疸证治

慢性肝炎高胆红素血症，系指经临床或病理检查，诊断为慢性活动性肝炎，病程中出现高黄疸者，是慢性活动性肝炎病情严重的标志之一。大部分病人合并有凝血机制障碍、出血、肝昏迷等严重并发症。本病虽属中医黄疸的范畴，但因病久，且有多脏腑功能失调，反复出现黄疸等特征，故不同于通常所见的肝炎黄疸。汪氏认为治疗中应注意以下几点：

**1. 弄清标本关系**

慢性活动性肝炎高胆红素血症患者，临诊时常多种证候并存，治疗中须分清主次，抓住主证，兼顾他证，方可取得好的疗效。黄疸有湿热、寒湿、火盛、瘀热等成因，不能一见黄疸，即认为是湿热，而投以大剂苦寒清利之品。何况慢性活动性肝炎，久病每有正虚，尤其是脾肾亏损相当常见。对于具体病人，是正虚邪实，抑或正邪俱实，其治则是不同的。即使对有黄腻苔的病人，无论是湿热，还是脾虚生湿、湿久化热，均当慎重辨别。湿与热结，可以表现为肝胆湿热，而用龙胆泻肝汤主治；也可表现为痰热互结，治以小陷胸汤合活血之品；也有湿热弥漫三焦，而用三仁汤合甘露消毒饮加减治疗；有的甚至如同急黄，表现为阳明腑实证，用大承气汤或在辨证论治基础上加硝黄通下，取效甚速。

### 2. 重视血热血瘀之病机

本病为慢性疾病，久病入络，常可导致血瘀。而血瘀又可加重病情，甚至是黄疸加深的主要病机。血瘀发黄的主要特点是小便自利，《普济方》中载"血瘀之黄，小便自利耳"。此外在血瘀较重的病例中常瘀热互结，邪毒深伏，有明显的里热证，此即所谓"瘀热在里，身必发黄"。历代医家对瘀热交结发黄的治疗，多主张用犀黄散等凉血活血之剂，汪承柏应用凉血活血法重用赤芍治疗，收效较好。

### 3. 用药不宜偏颇

慢性活动性肝炎存在多脏腑功能失调，故用药时切忌偏颇，以免导致新的失调。例如对阴虚湿困或血热湿困者，祛湿需防辛燥伤阴，滋阴需防滋腻滞邪，凉血需防苦寒伤正，活血需防攻伐而动血耗血。因此，选方用药要慎之又慎，力求稳妥，治疗中不必拘泥于分型，重在准确辨证。

### （二）辨证治疗胆汁淤积型肝炎

### 1. 病因病机辨证

急、慢性重症淤胆型肝炎具有病程长、血瘀重、里热盛三大特征。《诸病源候论》中说"血瘀在内，则时时体热面黄"，《素问》载"肝气热则胆泄口苦……"。故瘀热胶结为本病主要病因病机，治疗当以凉血活血为基本治法。因急、慢性重症淤胆型肝炎均有程度不同的胆红素结合与排泄障碍，行气破血之品有改善肝内微循环、消除肝内炎症、增加胆汁流量、激活胆红素结合所需之酶谱、加强胆红素结合与排泄从而加速黄疸消退的作用。故以赤芍（重用）、桃仁、红花为基本方，对兼有血热、饮停心下、脾肾阳虚、湿邪弥漫三焦者分别予以加减。

## 2. 行气活血法祛黄

汪承柏应用行气活血法治疗重度黄疸患者，基于"久病入络，病久必瘀"之理论，以及病邪"其始在气，继则入血"之理论，认为肝脏受邪日久，易成蓄血证，此即"血瘀在内，则时时体热面黄""蓄血在下焦，使之黄"。治疗上应宜着重于"血瘀"，"蓄血一行，热随血泄，黄随泄减"。汪承柏选用赤芍、三棱、莪术、桃仁、红花行气活血之品组方。其中赤芍退黄；三棱能破血中之气，为血中气药、肝经血分药也；莪术为气中血药，两药为伍，气血双施，行气活血；桃仁活血，又去血中之热，对血瘀血热者甚宜；红花乃行血之要药，入心入肝，使恶血下行。现代医学研究表明，三棱、莪术具有保护肝细胞、减轻肝细胞变性坏死、恢复肝细胞结构和功能等作用；桃仁、红花具有抗肝细胞脂质过氧化损伤、改善肝脏微循环、促进胆红素排泄等作用。

## 3. 重剂起沉疴

重度黄疸肝病病程长、病情重，为重疴顽疾，若黄疸长期不退，可导致肝细胞液化性或凝固性坏死，治疗宜早逐、猛逐。然欲起千钧之石，必用千钧之力。蓄血发黄须用重剂以直抵血分，破逐蓄血，祛瘀却黄，方能顿挫病势，力挽狂澜，效如桴鼓。若病重药轻，如杯水车薪，无济于事，延误病情，还可激惹邪气，导致病情加重。汪承柏对于血清 TBIL > 250μmol/L 患者，治疗时将赤芍、三棱、莪术、桃仁、红花用至300g，药专力厚，重剂起沉疴。

## （三）辨证治疗慢性重型肝炎

### 1. 疫毒久郁，因郁致瘀

慢性重型肝炎是在慢性肝病的基础上，病情急剧恶化的一种危重病症，其湿热疫毒早在疾病暴发之前就已深伏于肝，其时症状不重，甚至无明显自觉症状，此时疫毒已郁滞肝络，暗伤肝脏。郁则气不畅，气不畅则血不行，血不行则瘀血成。张璐说："诸黄虽多湿热，经脉久病，不无瘀血阻滞也"，陆渊雷在论及黄疸时也说："黄疸之原因，必因胆汁成分混入血循环所致。""胆汁郁滞，入于血循环，以发生黄疸，谓之瘀热以行。"有研究表明，各类慢性乙型肝炎患者皆存在肝脏微循环障碍，在光镜下表现为窦腔狭窄、肝窦内红细胞聚集及微血栓形成；在电镜下主要表现为肝窦内皮细胞窗孔减少、缩小，基底膜形成，狄氏腔内胶原纤维沉积。这也从微观角度证实了瘀血阻滞这一认识的科学性和实用性。可见，疫毒久郁致瘀，是慢性重型肝炎的发病前提和基础。

### 2. 毒瘀互结，黄疸由生

疫毒深伏肝脏日久，气血为之瘀滞，瘀久则化热，进而毒瘀互结，暗伤营血，肝失疏泄，胆汁郁滞，不循常道，入于血脉，外溢肌肤而发为黄疸重症。《谦斋医学讲稿》说："肝郁证的全过程，其始在气，继则及血。""凡肝脏郁热，亦多暗伤营血。"《诸病源候论》谓："血瘀在内，则时时体热面黄。"《临证指南医案》指出："气血不行则发黄。"可见，古代医家早已认识到毒瘀互结是黄疸形成的重要病机。现代医学从微观的角度证实，慢性重型肝炎是在慢性肝炎病理改变的基础上出现大块或亚大块坏死，伴有微血栓形成、胆小管增生、胆栓形成及肝细胞瘀胆等病理改变。肝内严重的炎症反应则又可加重肝脏微循环障碍，毛细胆管损伤，或压迫肝内胆管系统而使胆红素排泄障碍，致使慢性重型肝炎重度黄疸持续难退。故毒瘀互结，致胆汁不畅而黄疸由生是有科学依据的。毒瘀互结是贯穿于本病始终的基本病机，毒瘀一日不解，则黄疸一日不退。

### 3. 化瘀退黄，贯穿始终

由于慢性重型肝炎是在慢性肝病的基础上暴发的，患者先前早已有肝脏微循环障碍、毛细胆管增生，甚至纤维化、硬化等病理改变，即已有气血瘀滞的基本病机，其发展为重型肝炎急黄，即已形成毒瘀胶结难解之势。若瘀血不化，则疫毒难清。若单纯清热利湿退黄则非所宜，诚如《证治准绳》所言"治疸须分新久……久病又当变法也"。另外关幼波明确提出"治黄必治血，血行黄易却"的主张，故贯穿于慢性重型肝炎治疗始终的基本法则就是化瘀退黄，不论其正邪消长，不论其兼证变化，这一基本法则都不能动摇。若疫毒瘀结于肝，母病及子，毒入心营出现神昏、出血等表现，是为重型肝炎脑病型，则可加用清心开窍、凉血止血之品，如羚羊角粉、水牛角粉、石菖蒲及安宫牛黄丸之类；若木郁土壅，血瘀水停，出现腹大如臌、小便不利等表现，是为重型肝炎腹水型，则可加用牵牛子、茵陈蒿、泽泻等以化浊利水；若毒瘀化火，熏灼三焦出现发热、腹痛等，是为并发腹膜炎等感染，则可加黄连、栀子、金银花、蒲公英等以泻火解毒；若腑气不通，浊邪上逆而出现呕吐、呃逆等,则可加用生大黄、枳实、藿香、代赭石之类以通腑降浊。

## 4. 活而不破,凉而兼止

古代医家对瘀热致黄的论述并非少见,其治法方药亦多有论述:《千金要方》用犀角散凉血化瘀治黄,沈金鳌主张"治血黄,用桃仁承气汤"以化瘀退黄。从现代医学的观点看,本病有肝脏微循环障碍、毛细胆管淤阻、胆栓形成等中医学认为毒瘀胶结的病机,其治疗当活血化瘀以改善上述病理变化。同时,本病又有出血倾向、凝血酶原活动度明显低下等血热妄行的病机,故治疗又当凉血止血,以提高凝血酶原活动度,改善出血倾向。可见,古代医家以活血化瘀、凉血止血的方法治疗急黄重症,是以丰富临床经验作为基础的,具有高度的科学性和实用性。

## 5. 组方选药,贵在精当

古代医家虽有化瘀退黄之法,但方药零散而无成方可用,现代临床上用药总不离化瘀而不破血,兼以凉血止血的原则。然组方配伍并非凉血化瘀药物的堆砌,而是以辨证为依据的精当配伍。赤芍酸苦而寒,入肝经,凉血活血,李时珍谓其"能行血中之滞",为化瘀退黄之要药,现代研究表明其有改善血液高凝状态、抑制血小板聚集和抗血栓形成的作用。汪承柏认为本病有血瘀血热见症者,用赤芍确有明显退黄作用,其用量宜大,可超过药典规定剂量的10倍而无毒副反应,常用至150g,且黄疸愈深,用量愈大。大黄苦、寒,归脾、胃、大肠、肝、心包经,《本草正义》谓"大黄迅速善走,直达下焦,深入血分",为凉血化瘀退黄的重要药物。大黄与其他凉血化瘀药配伍治疗重型肝炎黄疸，有很好的疗效，其用量以患者每日大便 3～4 次为宜。丹参苦、微寒，归心、肝经，《重庆堂随笔》载："丹参降而行血，血热而滞者宜之。"其祛瘀生新，行而不破，故《妇人明理论》谓："丹参一物，而有四物之功。"用于慢性重型肝炎毒瘀胶结而正气内虚者。现代药理认为丹参能明显改善肝脏微循环、促进炎症消退、坏死组织吸收和肝细胞再生，从而退黄降酶。另外，丹参还能抑制纤维增生，防止其向纤维化、肝硬化方向发展，故为化瘀退黄之主药，常用30g。丹参若配伍葛根治疗残留黄疸亦颇有效验。

## 三、用药经验

### （一）善用活血化瘀药

#### 1. 辨证使用活血化瘀药

汪承柏十分重视活血药的使用，针对慢性肝炎中低热、胁痛、肝脾大、肝掌、血管痣、月经不调、面色晦暗，甚至齿龈紫黑，舌质紫暗有瘀点，舌下静脉曲张，面部毛细血管扩张等常见瘀血症状，提出根据病因分别给予祛湿活血、清热活血、养阴活血、助阳活血、理气活血、消食活血、凉血活血、通下祛瘀、软坚散结等治法。治疗时尤应注意分清虚实，血虚侧重于和血化血，血实侧重于破血通瘀。

#### 2. 活血化瘀药物分级

汪承柏将活血化瘀药分为四级：第一级为通过补血养血达到活血化瘀目的的药物，如：何首乌、当归、阿胶、鸡血藤、仙鹤草；第二级为具有祛瘀生新活血化瘀作用的药物，如：桃仁、红花、川芎、赤芍、丹参、益母草、五灵脂、蒲黄、白头翁、三七、茜草、丹皮等；第三级为具有攻瘀散血作用的药物，如：大黄、延胡索、水蛭、虻虫、地龙、刘寄奴、泽兰、生山楂、王不留行、牛膝；第四级为具有强烈的破癥祛瘀作用的药物，如：乳香、没药、血竭、三棱、莪术、穿山甲等。轻度血瘀可选择作用平和之丹参、赤芍之类；血瘀较重者可选用桃仁、红花、三棱、莪术等；兼有胁痛者可选用蒲黄、五灵脂、乳香、没药；有出血者可选用三七；谷丙转氨酶增高者可用生山楂、葛根；絮状反应阳性及球蛋白不正常者可选用三七、水牛角粉、茜草、丹参之类；退黄可选用葛根、丹参、茜草、赤芍等。

**3. 活血化瘀药物应用注意事项**

其一，血瘀常与气虚并存，在活血化瘀同时加用补气药，疗效更显著。其二，血瘀常与肝阴虚并存，此时应与养阴柔肝药并用，可选用熟地黄、白芍、旱莲草、丹参等药，疗效较好。其三，活血药有促进肝脏微循环的作用，慢性肝炎活动期肝细胞本来有充血，呈炎性肿胀，此时施用过多的活血药，可能加重肝脏充血，原来谷丙转氨酶正常者可以升高，原来谷丙转氨酶异常者则更为升高，为此可与降低转氨酶的药物并用，如舌苔不腻者可加白芍、牛膝、乌梅，舌苔腻者可加生山楂、葛根、升麻等。其四，慢性肝炎肝硬化常有齿衄、鼻衄，按一般原则，有出血倾向者不宜用活血药物，选用三七、白头翁、蒲黄等药物收效较好。

## （二）特色治法

### 1. 活血化瘀药选用原则

（1）消除病因

①祛湿：肝炎感受湿邪或病程日久，血脉不通而成瘀，血瘀又使水液运行不利，湿可为水，《金匮要略》记载"血不利则为水"，故湿与瘀系同源异物，互相转化。唐容川说："血积饮久，亦必转为痰水。""瘀血化水，亦发水肿。"故湿与瘀同为肝炎的病理产物，又是致病原因。因此，由湿所致之瘀，祛湿乃是治疗的重要方面。②清热：感受热毒之邪内阻，及肝肾阴虚或素体阴虚火旺，气郁化火，热结于内，均可致津液内燥，熬煎血液，《金匮要略》："热之所过，血为之凝滞"，瘀血与热毒相互搏结，则为瘀热瘀毒之证，故治瘀必清热。③理气：肝郁气滞为慢性肝炎主要病机。气机畅达，则血脉流畅，气机阻塞，则血亦凝滞，正如唐容川所说："木（肝）气冲和条达，不致遏抑，则血脉得畅"，若其疏泄失常，气滞不畅，则可导致血瘀，反之，血凝又可导致气机不畅，相互影响，故慢性肝炎气滞血瘀常可并存，治宜理气活血并举。④助阳：因失治、误治（如久服苦寒之品）或长期应用激素，使肝炎病人阳虚。阳虚则外寒，不能温煦；气化失运，则血不得畅。血得温则通，得寒则凝，故阳虚而兼血瘀者宜温阳化瘀。

（2）恢复肝功能

能降酶的药物有生山楂、葛根、丹参、茜草、水牛角、丹皮、蒲黄、五灵脂等。能退黄的药物有葛根、大黄、茜草、赤芍、三七等。能提高白蛋白的药物有三七、水牛角、当归、生地黄等。

（3）改善症状

根据正邪关系、血瘀程度及兼证等分别选用。如有血虚或唯恐在用活血药过程中伤阴耗血者，可选用当归、丹参、鸡血藤等。对合并有湿热者可选用泽兰、益母草等。血瘀较轻者选用丹参、赤芍、川芎等。血瘀较重者选用桃仁、红花、三棱、莪术等。并有胁痛者选用延胡索、蒲黄、五灵脂等。有出血倾向者选用三七之类。

**2. 一药多用，一药多解**

（1）治疗酒精性肝病

汪承柏重用葛根治疗酒精性肝病，理论源于古代医家经验及现代药理学研究。《药性论》中明确提出葛根"主解酒毒"，《本草拾遗》中载葛根"解酒毒，身热赤，酒黄，小便赤涩"。现代研究证明，葛根异黄酮能明显抑制酒精摄入、影响乙醇代谢、促进酒精戒断、减轻乙醇对肝细胞的氧化损伤等。葛根辛甘无毒，所以，汪承柏治疗酒精性肝病，特别是酒精性淤胆型肝炎，常重用葛根90g，最大用至150g。

（2）治疗药物性肝损害

临床报道含葛根复方如桂枝加葛根汤、升麻葛根汤等可治疗药物性肝损害，这可能与其具有抗氧化损伤、保护肝细胞膜等作用有关。汪承柏诊治药物性肝损害特别是药物导致的重度黄疸，在重用赤芍基础上加用葛根30～60g，常获显效。

（3）凉散肝郁火旺

肝郁气机阻滞不畅，日久化火，热郁于内，暗伤津液，常表现为烦躁易怒、五心烦热、口渴。葛根味甘辛，性温平，入肝脾经，通引足阳明经，轻扬升发，善凉散，《日华子本草》载其"治胸膈热，心烦闷，热狂"，《本草备要》载其"升胃气入肺而生津"。汪承柏诊治肝火内郁而性情急躁患者，常在疏肝理气的基础上配伍葛根以"散郁火"，诊治围绝经期女性肝病患者，常加用葛根30~60g。

（4）发表透邪，治疗黄疸并发之皮疹

重度黄疸患者常并发非感染性皮疹，汪承柏将其分为血瘀型和血热型。其中血热型皮疹多表现为皮疹色红、略高出皮肤、压之褪色、皮肤瘙痒等。在重用凉血活血之品赤芍、紫草的基础上配伍葛根以发表散邪，外达内郁入血之邪热，可使皮疹透出，黄疸消退。

（5）升阳止泻，对抗治黄主药赤芍之腹泻不良反应

葛根升发清阳，鼓舞脾胃清阳之气上升而奏止泻之效。现代药理研究证明，葛根能抑制小肠蠕动，降低胃排空速度。汪承柏在赤丹退黄颗粒组方中配伍葛根，一则治黄、散郁火，二则取其升阳止泻之效，以减轻赤芍、瓜蒌引起的肠鸣泄泻这一不良反应。汪承柏强调"一药多用"，选用主药既要明确西医药理作用，又要符合中药理法方药原则，以利于专病专药研制和中成药的开发，便于中药的推广应用。

## （三）经验方

### 赤丹退黄颗粒

组成：赤芍、丹参、葛根、瓜蒌

功效：凉血清肝，活血退黄。

主治：急、慢性病毒性淤胆型肝炎之黄疸，症见身目俱黄、小便自利、大便干、胁肋隐痛或不适、皮肤瘙痒、口渴喜饮等。

# 参考文献

［1］朱云．汪承柏教授重剂治黄经验介绍［C］//第四次方药量效关系与合理应用研讨会暨方药用量培训班论文汇编．中华中医药学会，2013：107－108．

［2］朱云，李庆虹．汪承柏教授应用葛根治疗肝病的经验介绍［J］．世界中医药，2013，8（5）：542．

［3］朱云，汪承柏．汪承柏诊治黄疸思路与方法［J］．中医杂志，2012，53（18）：1546－1547．

［4］朱云．汪承柏教授重用行气活血药治疗重度黄疸肝病经验［J］．中西医结合肝病杂志，2011，21（2）：105－108．

［5］朱云，汪承柏．汪承柏治疗重度黄疸特殊症状验案4则［J］．中医杂志，2011，52（8）：645－646．

［6］朱云，汪承柏．汪承柏诊治重症淤胆型肝炎验案2则［J］．中医杂志，2010，51（7）：590－591

［7］王艳．汪承柏治肝炎血瘀证经验［J］．中国社区医师，2007（13）：34－35．

［8］唐瑜之．论慢性重型肝炎毒瘀胶结致黄机理及证治［J］．中国中医急症，2006（3）：272－273．

［9］汪承柏．高胆红素血症的中医治疗［J］．辽宁医学杂志，1995（1）：22－23．

［10］汪承柏，向居正，许家璋，等．中西医结合治疗慢性乙型重型肝炎122例观察［J］．中国中西医结合杂志，1992（4）：203－206，195．

［11］汪承柏．中医中药治疗重度黄疸肝炎的研究思路［J］．中

西医结合肝病杂志, 1998 (1): 1-2.

[12] 贺江平, 汪承柏. 中西医结合治疗重症胆汁瘀积型肝炎 [C] // 世界中西医结合大会论文摘要集. 中国中西医结合学会, 1997: 197-198.

[13] 贺江平, 汪承柏. 非肝实质坏死性慢性重型肝炎的中西医结合治疗 [J]. 中医杂志, 1997 (8): 477-479.

[14] 汪承柏, 贺江平. 病毒性肝炎高胆红素血症的治疗 [J]. 中国实用内科杂志, 1993 (9): 4-5.

[15] 汪承柏. 与基层医生谈谈重度黄疸的中药治疗 [J]. 中西医结合杂志, 1987 (4): 248.

[16] 汪承柏, 贺江平, 雷周云, 等. 凉血活血重用赤芍治疗淤胆型肝炎 13 例报告 [J]. 中医杂志, 1983 (6): 30-32.

（刘江凯　李冰倩）

# 王伯祥

王伯祥，男，1924 年 12 月 24 日出生，河南信阳人。2001 年被国家中医药管理局指定为第一批全国老中医药专家学术经验继承工作指导老师，2010 年被评为"全国名老中医药专家"，2011 年被评为"湖北省中医大师"，2011 年国家中医药管理局批准成立"王伯祥全国名老中医药专家传承工作室"。

## 一、学术思想

### （一）坚持辨病与辨证相结合

"有病始有证，而证必附于病，若舍病谈证，则皮之不存，毛将焉附？"王伯祥认为诊断是治疗的前提，在中医理论的指导下，抓住疾病的主要病理变化，确定比较固定的治法及方药，然后随证加减，是当前治疗疾病的一条重要途径。临床观察可见慢性肝病患者缺乏典型临床表现，所以王伯祥主张这类患者可以病统证，辨证和辨病相结合，可采用辨病论治、随证加减的原则。

### （二）强调整体调控与特效方药相结合

中草药所含的成分多种多样，药理作用也各有不同。

王伯祥认为特效方药应贯穿于整体调控，整体调控有基于方药的独特作用，二者相互贯通，相互补充。从临床实际情况来看，方剂的配伍（即中医药的整体调控）不仅能针对各种病症进行治疗，还能强化君药的疗效，顾及多种兼证，减少或降低某些药物的毒副作用，以更好地应付错综复杂的病情。同时在现代药理学研究中，某种药物的特征性作用显现得较为突出，比如，五味子具有降酶的作用，茵陈能够退黄，桃仁、丹参具有抗肝纤维化的作用，山楂具有降脂的功效。中药复方加用特效单味中药往往能起到良好的疗效。

### （三）重视内治法与外治法相结合

长久以来中医在治疗肝胆病方面积累了丰富的方药内治经验，常用的有清热利湿法、清热解毒法、活血化瘀法、化痰逐瘀法、益气健脾法、滋养肝肾法、温补脾肾法、疏肝理气法等等。王伯祥从 20 世纪 70 年代起就系统研究肝郁证的本质和产生机理，认为乙型肝炎的病机为"郁"，肝为木脏，主生发，喜条达，若内外合邪，则肝失疏泄，气机紊乱。乙型肝炎通常分为肝郁气滞、肝郁湿热、肝郁脾虚、肝郁血瘀和肝肾阴虚五种证型，与之对应的常用治法有解毒、祛湿、导滞、活血、益气、养阴六法。当然，外治法的发展在治疗肝病方面也发挥了重要的作用，比如中药高位保留灌肠在治疗肝昏迷、肝肾综合征、原发性腹膜炎、内毒素血症等方面起着不可替代的作用；耳穴疗法在改善慢性胆囊炎、胆石症症状方面有着良好的效果；胆石症的总攻疗法，集溶石与排石为一体，提高了临床的治疗效果。王伯祥认为内治法与外治法相结合，极大地丰富了肝胆病的中医药治疗内容，更好地改善了患者的症状，提高了临床疗效。

## 二、遣方用药原则

### （一）用药注重活血化瘀

王伯祥认为慢性肝炎等慢性肝病的病机是肝郁，慢性肝病病机是肝郁到肝瘀的演变过程，病起自湿热疫毒，病机乃肝郁气滞，故主张治疗上重在活血解郁与活血化瘀，即活跃微循环从而达到治疗的效果。慢性肝病，因病程较长，经久不愈，其病理本质为本虚标实，即肝脾肾虚为本，湿热疫毒羁留为标。正虚有三：一曰肝虚（肝阴虚为主），二曰脾虚，三曰肾虚。治疗用药遵循中医"久病必虚""久病及肾"等理论，采用扶正补虚、补益肝脾肾等治则。《金匮要略》有云："治未病者，见肝之病，知肝传脾，当先实脾"，王伯祥遵循"肝病实脾"的原则，主张采用健脾益气、培补中土等治疗原则，采用甘味之药健脾补中，加强脾胃生化气血功能，既防病邪入侵，又可资生肝血，使肝有所藏。临床上常补之以人参、白术、黄芪、炙甘草、蜂蜜、饴糖等，调之以陈皮、佛手、木香、青皮、焦三仙等。病初起在经在气，久病入络入血。王伯祥认为活血化瘀之法要贯穿于慢性肝病治疗的全过程，主张遵循"久病入络"的理论，采用养血活血、祛瘀通络等治法。临床常用鳖甲、炮穿山甲、土鳖虫、地龙、僵蚕、蜈蚣、牡蛎、三棱、莪术、丹参等药，并根据不同病情分别配合解毒、疏肝、养阴、化痰、祛湿、消滞诸法。慢性肝病全程均有血络瘀阻之征，仅有轻重程度的差别而已，活血通络可减轻肝脏瘀血状态，活跃肝脏微循环，促进肝脏胶原代谢和纤维吸收，减轻肝细胞变性和坏死，抑制炎症反应，调整机体免疫功能，解除胆汁瘀积，改善蛋白、脂肪代谢紊乱和肝组织病理等。因而王伯祥在慢性肝病治疗过程中常以活血化瘀药物为先导，并针对病机选方用药。

（二）重视辨病论治和随证加减的原则

对于缺乏典型临床表现的患者可以病统证，王伯祥认为可以辨证和辨病相结合，可采用辨病论治，随证加减的原则。慢性肝病患者，常常症见右胁（肝区）疼痛或不适，多从湿热、肝郁和瘀血辨证论治；出现纳差、厌油、恶心、腹胀等消化系统症状者，多从肝郁脾虚、脾虚湿盛或肝胃不和辨证论治；以失眠、烦躁等为主症者，常采用疏肝解郁、养心安神等治法，或配合外治；以低热、口干口苦等胆道功能障碍为主者，常采用清热利湿、解毒活血、行气通腑等治法。

（三）根据现代药理选方用药的原则

抗 HBV 常用的中草药有虎杖、茵陈、大黄、黄芩、柴胡、丹参、板蓝根、生地黄等；降低血清转氨酶常选五味子、茵陈、金银花、郁金、板蓝根、苦参、垂盆草、山豆根、败酱草、柴胡、黄芩等；利胆退黄常用茵陈、大黄、郁金、熊胆、桃仁、赤芍、栀子、丹参、蒲公英、夏枯草、姜黄、红花、黄芩、黄柏、大青叶、金钱草、虎杖、苦参、田基黄等；纠正蛋白代谢紊乱（升高血清白蛋白、降低球蛋白）常用黄芪、党参、西洋参、当归、郁金、赤芍等；改善肝脏微循环和降低门静脉高压常用丹参、红花、山楂、黄芪、桃仁、当归、川芎、郁金、鸡血藤等；抗肝纤维化和治疗肝硬化用红花、柴胡、郁金、桃仁、丹参、人参、黄芪、灵芝、太子参、冬虫夏草、淫羊藿等；抗脂肪肝降血脂，常用泽泻、山楂、荷叶、决明子、枸杞、首乌、丹参等。肝病的西医诊断在保持原有模式的同时，出现了以下趋势：强调个体的免疫状态，调节免疫用淫羊藿、巴戟天、黄芪、冬虫夏草、白术、猪苓、何首乌、枸杞子、女贞子等；抑制免疫用丹皮、赤芍、生地黄、红花、大黄等；抗突变用白重楼、山慈菇、半枝莲、莪术、夏枯草、蛇舌草、紫草等。ALT升高证属湿热偏重者，选用垂盆草、山豆根及其制剂，湿热补中者选用五味子制剂。

## 三、经验方

### （一）肝欣合剂

组成：白术10g，蚤休、半枝莲、虎杖、黄芪、茯苓各15g，鳖甲、丹参各20g，当归15g。

功效：健脾益气，养血柔肝，滋阴软坚，化瘀通络，清解湿热余毒。

方解：中医认为慢性肝病肝纤维化是由湿热邪毒未尽，导致肝郁脾虚，日久肝肾阴虚，瘀血阻滞，结而成痞，本方是在名中医王伯祥多年临证经验方"蚤莲合剂"的基础上加减变化而成，方中黄芪、云苓、白术健脾益气，调节机体免疫功能；蚤休、半枝莲、虎杖清解湿热余毒；鳖甲滋阴软坚；当归、丹参养血柔肝，化瘀通络。

## （二）海珠益肝胶囊

组成：叶下珠、白花蛇舌草、海藻、茯苓、白芥子、莪术。

功效：清热利湿、活血解毒。

方解：王伯祥认为慢性乙型肝炎多责之于湿热疫毒，叶下珠性凉，味甘微苦，入肝肺二经，有清热利湿解毒之功。慢性乙型肝炎的发病过程中，疾病迁延反复，缠绵难愈，且常法难以取效。怪病多责之于痰，湿热毒侵或热邪耗伤阴液，灼津成痰，或湿热困阻阳气，水湿停聚为痰。其病程较长，毒伤肝木，日久肝失疏泄，气机不畅，血行不通，瘀血停滞，即"初病在经在气，久病入络入血"，痰阻气滞，气滞血瘀，而尤多入络之候。其络病乃自外而入内者，系外入之邪毒导致肝脾功能失调，继而痰瘀留滞，邪毒夹痰瘀混入血络之中所致。海藻性寒，味苦咸，消痰、软坚、利水，与叶下珠为伍，助君药以解痰湿与湿热毒邪相搏结之患。莪术活血祛瘀，与海藻为伍，以解痰阻血瘀，痰瘀胶结之弊。乙型肝炎病毒作为一种杂气致病，易由表入里，由气入血，易损肝及脾至肾，从而引起一系列虚实夹杂的病理变化，是一个正邪交争，虚实夹杂的病理过程。正虚是病情迁延反复、缠绵难愈的内在因素，临床上常见慢性乙型肝炎的病人始终有乏力的症状，久治疗效欠佳时加用太子参、枸杞子、菟丝子、淫羊藿等扶正补虚的中药往往能取得事半功倍的效果。本方现为湖北省中医院肝病科院内制剂。

# 参考文献

［1］王伯祥．中医肝胆病学［M］．北京：中国医药科技出版社，1993.

［2］聂广．王伯祥教授论治乙型肝炎的经验［J］．新中医，1995（5）：3-4.

［3］程良斌，罗欣拉，肖琳．王伯祥教授成才之路及论治慢性肝病的经验［J］．中西医结合肝病杂志，2015，25（6）：359-360.

［4］苏立稳，郝景坤，郑德圣，等．中药复方肝欣合剂抗肝纤维化作用的临床研究［J］．中西医结合肝病杂志，2002（1）：6-7.

［5］苏立稳，赵凯丰，王国华．恩替卡韦联合复方肝欣合剂治疗失代偿期乙型肝炎肝硬化临床研究［J］．中西医结合肝病杂志，2013，23（2）：86-87.

［6］厉晶萍，蒋满红，黄大伟．恩替卡韦联合海珠益肝胶囊治疗慢性乙型肝炎45例［J］．中西医结合肝病杂志，2018，28（1）：53-54.

（胡建华　张丽丽）

# 王鸿士

王鸿士（1919—1985），男，河北省武清人。幼承家学，攻岐黄之术，擅长治疗肝胆胃肠疾病。曾于北平国医学院就读，师从京城四大名医之一孔伯华。1944年，拜前清宫御医瞿文楼为师，得其真传。1956年参加了由北京市卫生局牵头组建北京中医医院和北京市中医研究所的工作，曾任北京市中医研究所副所长、北京中医医院内科副主任、主任医师、北京第二医学院教授。

## 一、学术思想

### （一）"伏邪温病"学说论治肝病

王鸿士根据肝病，特别是病毒性肝病的发病特点，认为肝病的病因、发生、发展、转归与"伏邪温病"类似，提出肝病为"伏邪温病"的观点。肝病病原由外而感，湿热疫毒侵袭人体，潜伏体内，疫毒即"杂气"，伏邪温病包括了杂气之外来邪气。肝病有伏而后发的特点，伏邪温病就是对伏而后发一类温病的概括。乙肝具有传染性强、传播途径复杂、流行面广、发病率较高等特点，而由疫气或杂气引起的伏邪温病亦具有传染性、流行性的特点，因此，王鸿士把肝病归属于"伏邪温病"的范畴。

慢性肝病有时发时止、反复发作、迁延难愈的特点，研究表明机体正气与现代医学的免疫系统有密切联系，正气不足是肝病的发病基础，"肝受毒害，则肝气必变，内变则生逆"，王鸿士认为肝病的发生、发展、演变是"伏邪"和人体正气相互作用而引起的，其中人体的正气起到关键性的作用。湿热留恋、瘀阻肝络、脾气亏虚为其病理状态，"伏邪"是标，人体正气亏虚为本。人体正气就是阳气和阴精，"阳气者，若天与日，失其所，则折寿而不彰，故天运当以日光明。是故阳因而上，卫外者也"，正是因为阳气失其所而不能"卫外而为固"，外邪才会乘虚而入，从而引发各种病证。"阴者，藏精而起亟也"，阳生于阴，阳卫外为阴之固。

王鸿士借鉴"伏邪温病"的学术思想，运用三焦辨证、卫气营血辨证、脏腑气血辨证，形成了完善的肝病治疗体系。

**1. 三焦辨证在肝病治疗中的应用**

肝病在急性期多为湿热疫毒侵袭上中二焦，中焦气机不利，升降失常，或由肝失调达，肝木克脾土，脾失运化，出现湿热蕴结中焦，若失治误治，或正气不足，病势缠绵难愈，则会生痰致瘀。久病不解，湿热疫毒侵袭下焦，耗津伤液，导致肝肾津液不足，出现临床表现错综复杂的下焦证候。例如治疗黄疸初期，临床上以上焦肺卫为主要表现者，往往取麻黄连翘赤小豆汤与茵陈蒿汤加减运用；湿热疫毒在上焦者，多选用轻清芳香之品，芳香化湿使湿热疫毒之邪从上焦而解，同时选用少许健脾之品，未病先防，以安其未受邪之地。

**2. 卫气营血辨证在肝病治疗中的应用**

卫分证：病毒性肝炎急性发作期，湿热疫毒首犯卫分，出现发热、恶寒、头痛、身痛、汗出、乏力、胸脘痞闷、食少、腹胀、便溏、舌淡红、苔薄白或薄黄、脉浮数或浮濡等症，应遵随清热必兼淡利之法，治疗宜辛凉透汗解表，使邪从外解，用药既忌辛温发汗，以免助热耗阴，又不宜过用寒凉之品，以免凉遏致邪不外透。

气分证：多由卫分证转化而来，或邪气直入气分，王鸿士认为肝病气分证有过程长的特点，并且各种症状错综复杂，多与湿性黏腻的病理特点有关。肝病气分证可分为湿重于热、热重于湿两种证型，湿重于热以舌苔白腻、倦怠少食、恶心呕吐为特点，治法以利水祛湿为主，佐以清热；热重于湿以舌苔黄燥、小便短赤、腹满自汗，治法以清热为主，佐以渗湿。对于经久不愈，邪留气分者，王鸿士主张运用益胃之法，即用轻清之品，清气生津，益胃之阴。

营分证：邪入营分可由卫分、气分传变而来，或邪毒直驱心营，营阴受损，心神被扰，营热阴伤，或湿热疫毒酿生痰浊，蒙蔽心窍，治疗应以清热解毒、利湿、开窍为法。用药如犀角、玄参、羚羊角等，再配合银花、连翘、竹叶等清泄之品，以达透热转气的目的。

血分证：由湿热疫毒之邪，日久不去，耗气伤津，迫血妄行，此时患者多表现为身热、躁扰不安，或神昏谵狂、吐血、衄血、便血、尿血、斑疹密布，舌质深绛，脉细数。进入血分证后，病情更为复杂严重，痰瘀水湿互结，津液气血亏虚,动风耗血,反复发作,瞬息万变,应采取治标之法,先去湿热疫毒之邪,病缓再扶正气,治其本,可选用清瘟败毒散、甘露消毒方、清营汤等加减治疗。

**3. 脏腑气血辨证在肝病治疗中的应用**

王鸿士认为肝病发生、发展的主要病因病机是外因湿热疫毒,内因正气虚弱、脏腑气血不足或失调。病机在正虚邪犯的基础上形成湿热蕴结、肝郁气滞、脾失健运、阴阳失调、气血失调、痰凝、血瘀等病理变化,影响到肝、胆、脾、胃、肾等多个脏腑。

肝主疏泄,喜条达而恶抑郁,决定了肝经气郁是肝病的主要病机之一,同时肝病发生、发展过程中所产生的湿热、瘀血、痰浊等病理产物亦可阻滞肝经气机。而肝气郁结,可犯及他脏,或横逆,或上逆,或流窜三焦,扰乱气血,又可郁久化火,气滞而血瘀,引发种种病变。因此,疏肝解郁、行气导滞为肝病最为常用治法。药用醋柴胡、郁金、香附、川楝子、陈皮等品。

王鸿士在肝病的治疗过程中常祛邪与扶正并用,祛邪重视清热祛湿之祛除病因,临床多用茵陈、板蓝根、蒲公英、马鞭草、小蓟、炒薏米、苍术、滑石等品。扶正时重视后天脾胃功能的调理,使脾脏正气充实,防止肝病蔓延,使气血生化有源,正气不衰,常选用党参、黄芪、麦冬、陈皮、茯苓、藿香等品。同时谨记"肾为先天之本""肝肾同源,子母相关"之说。肝病日久必累及肾,补肾当需分清阴阳,凡肝肾阴虚为主者以补肾阴为主,如生地黄、枸杞子、女贞子等;而以肾阳虚为主者,以温肾为要,如仙茅、淫羊藿、菟丝子等。

## （二）和肝法治疗肝病

王鸿士和肝之法启于和法而又有不同：调整阴阳是谓和肝，理气是谓和肝，行血是谓和肝，调补五脏是谓和肝，疏通经络是谓和肝，补虚泻实是谓和肝，舒畅情志是谓和肝，祛除病邪是谓和肝，多法运用，以致"肝和"，可疗肝病以及诸脏腑之疾。

王鸿士和肝之法重在调气，用药以疏通为主。气的病变主要有气虚、气郁、气逆三种。气郁当理气开郁，郁久化火者，当佐清法；气逆者需降气，兼有虚证者宜加补法。王鸿士主张"郁则闭，宣乃通"，治疗常用苦辛、凉润、宣通之法，而不投燥热、敛涩、呆补之品。理气解郁的药物多属辛香燥热之品，用之不当易耗气伤阴。故病情较轻时，可用药性平和的白蒺藜、绿萼梅、佛手、香橼、玫瑰花等，理气而不耗伤正气。疾病治疗初期患者服理气之类的中药而不效，原因是未达到"肝和"，可以甘味之药补养形气之不足以治其本，从而起到和肝之效。并以疏肝理气之法以治其标，诸药共用以达补虚调阴阳之目的，"肝和"而疾病消。和法的运用，亦并非一味地和风细雨，可补可泻，可升可降，可寒可热，其目的是致"肝和"。王鸿士除临床上细辨证与症外，还特别重视患者的性格特征及社会家庭环境等，帮助患者解除思想顾虑，树立其战胜疾病的信心，往往可收事半功倍之效。

## 二、学术特点

### (一) 注重祛邪，善治热证

王鸿士对急性病、热性病、温热病的看法与刘河间的观点一致，力主"六气皆从火化"。病机十九条中，有十条火热为患病种，占十九条的一半以上，内生诸郁多从火化确是事实。王鸿士对内伤、外感，对虚热和实热有特殊研究，在用药特点上，表现为喜用寒凉清热，善用泄热养阴，但这是在辨病、辨证相结合的基础上的，是有固定适应证或适应范围的。对急性迁延性肝炎及慢性活动性肝炎，凡偏急性热病或温热病，体实证实者，王鸿士善用金银花、蒲公英、连翘、败酱草等诸药作为主攻药，与群药配伍，有明显降酶、缓解病情的功效。对于慢性活动性肝炎表现为脾肾亏虚者，王鸿士善用党参、太子参、黄芪、茯苓、白术、旱莲草、女贞子之类改善肝功能，双补脾肾。整个清热、利湿、退黄、降酶，或健脾补肾"降浊""降絮"调整球蛋白比例的治疗过程，均依证立法，随证变法，谨守病机。

### (二) 善用理气疏郁之味，妙施"通法"

医治心身疾病，首重调节情志，王鸿士善以郁证理论辨治，强调"郁则痹，宣乃通"。五志或七情太过，常可郁而化火，血随气滞则经脉不畅，对此郁证，王鸿士善用理气疏郁之味，施用通法，着眼气血辨证。气为血帅，血随气行，气机和顺则经脉通畅，人不发病。王鸿士常言"气有余便是火""气顺火自降",认为气滞血亦滞。只要郁滞未通,疏郁化滞的气分药就在所必用,如杏仁、枳壳、青皮、陈皮、乌药、香附、厚朴等。之所以多用理气而未见助热伤阴耗气诸多的弊端出现,妙在善用,而非妄用。比如用疏肝理气药的同时多配伍白芍、甘草酸甘化阴,以防理气药的香燥之弊,疏肝为主,辅以柔肝,主次分明则不失疏肝要义。因郁而有热者,可疏郁同时选加丹皮、栀子清疏肝胆经之郁热;或选加黄连、黄芩清疏胃肠之郁热。郁、虚并存,本虚标实者治疗上需标本兼顾,如五味异功散之四君子加陈皮、一贯煎之补肾群药加川楝子。

## 三、临证经验

### (一)急性黄疸型肝炎

王鸿士认为,急性黄疸型肝炎湿热证型居多,湿得热而愈深,热因湿而愈炽。在治疗上多以茵陈蒿汤为主方辨证加减。以茵陈为君清热利湿退黄,栀子清三焦之火,佐用大黄清泄里热。此方苦寒,通泄郁热,清利湿邪,使湿热之邪从下而解,邪有出路,黄疸自除。方中还多用一些利湿之品,如车前子、滑石、猪苓、泽泻等,湿除热方易解。或再另加芳香化浊之味,如藿香、草豆蔻、砂仁等,既可以使湿热之邪尽快消退,又能防止苦寒伤胃。

在临床中黄疸患者多伴有血瘀之象,如肝区刺痛、唇舌紫暗、舌有瘀斑、舌下络脉曲张、蜘蛛痣、肝掌等。故王鸿士认为血瘀始终贯穿于黄疸病的发展过程中,既是病理产物,又可作为致病因素产生其他坏证,所以王鸿士主张在退黄时一定要加入活血药，常用的活血药有当归、赤芍、白芍、泽兰、牡丹皮等，有加速退黄的作用。若伴有皮肤瘀点或见有蜘蛛痣，多属中医热郁血分，治疗当以清热凉血为主，常用药物如小蓟、生大黄、牡丹皮、茜草、白芍等。初期肝肿大者多为毒热瘀血所致，可加郁金、丹参、草河车、白茅根等；后期肝脾肿大不消者可加王不留行、生牡蛎等。伴有胁痛者，可加理气活血药，如川芎、泽兰、红花等；肝区疼痛较重者，可加五灵脂、没药等。

### （二）慢性乙型肝炎

王鸿士认为慢性乙型肝炎大致可分虚实两大类。辨证时需四诊合参，全面观察，认真分析全过程及其虚实真假属性。比如慢性肝炎患者常常出现大便溏泄、久久不止的症状，似乎多属脾虚证候，但是也有不少患者却兼湿热积滞之候而被忽略，表现为便时微感黏滞污垢，便后不畅，便意较多。如有湿热积滞，可加用渗湿清热化滞之品，可用大黄炭或酒炒大黄泄热导滞，通因通用。若见倦怠肢软、大便溏泄、食谷不化、小便清长、下肢浮肿，即属脾湿气弱，则应健脾益气；若脾虚与湿热并存，治法有先攻后补，或先补后攻，或补虚、清热、利湿数法同时并用之别，皆需依据病人的具体病情而定。另有活动性慢性肝炎患者，出现胆汁淤积型黄疸，症见面黄少光泽，四末不温，应给予附桂剂按照阴黄治疗。

脾肾渐虚，气血不足者，HBsAg 测定阳性，但滴度不一定很高，麝浊、麝絮一般较高。症见神倦乏力、心悸气短、眩晕失眠、胁痛喜按、腰膝酸软、遇劳累则病情加重、妇女月经质稀色淡、面色少华、脉象细弱。治以补脾肾、益气血为主。药用生黄芪 20g，山药 15g，女贞子 25g，枸杞子 15g，黄精 12g，白术 10g，白花蛇舌草 20g，鱼腥草 15g，首乌 15g，当归 10g，青陈皮各 10g 等。慢性迁延型肝炎或慢性活动型肝炎之稳定期多用此法。湿热较盛，余邪不净者，HsBAg 阳性，而且滴度一般较高，谷丙转氨酶常明显升高。症见腹胀胁痛、口苦恶心、纳呆食少、发热、便溏不爽、腹胀、脉弦滑、苔黄或白腻。治以清热祛邪为重点。药用茵陈 20g，败酱草 20g，白花蛇舌草 20g，丹皮 10g，鱼腥草 15g，栀子 10g，蒲公英 20g，野菊花 10g，夏枯草 10g，草河车 12g，大黄炭 5g，龙胆草 6g，通草 6g 等。不论慢性迁延型肝炎或慢性活动型肝炎，只要有是证即可用是药。

若虚实交错，证候复杂，以上两证之法亦可合用，随证化裁。如肝脾肿大，胁痛明显，痛有定处，有肝掌或蜘蛛痣，肌肤干燥，遇恼怒则病情加重，可选用桃仁 10g，红花 10g，当归 10g，赤芍 10g，穿山甲 10g，马鞭草 30g，丹皮 10g，延胡索 10g，川楝子 20g，青陈皮各 10g 等药数味即可，以助行气活血、疏泄肝胆；若肝脾肿大，质地较硬，可加龟甲 10g，鳖甲 15g，生牡蛎 20g，或加用大黄蟅虫丸、鳖甲煎丸等药；若大便秘结或黏滞不爽且较明显，可加木香 6g，槟榔 10g，枳壳 10g，酒大黄 4g；若见齿鼻衄血或肌衄，可加小蓟 12g，生地黄 15g，丹皮 10g，白茅根 15g，广牛角 12g，三七粉 3g（分吞）。

## （三）肝硬化

王鸿士治疗肝硬化腹水根据临床实践分为五个证型，

分别是：湿热中阻型，治宜清热利湿，行气除满；气滞血瘀型，治宜活血化瘀，行气散结，健脾利水；阴虚血热型，治宜滋阴清热，健脾利湿；水气犯肺型，治宜宣降肺气，健脾利水；脾肾两虚型，治宜补肾健脾，消胀行水。

治疗以祛邪扶正为总纲。肝硬化腹水以肺、脾、肾虚为本，治疗宜补。而腹水量多、两胁胀痛为甚者，需伍软坚散结、行水消胀之法，标本兼顾，补泻兼施。活血化瘀的药物如三棱、莪术、桃仁、红花等，软坚散结药物如鳖甲、龟甲等，对于肝脾肿大，红细胞、白细胞偏低者用之较好。生牡蛎散结软坚活血尚能利水。马鞭草善治脾肿大、脾区或左侧胁下痛，但不宜多用，每剂5g为宜，多用反而更痛。活血药物对慢性肝炎或肝脾肿大后的情况使用较广，特别是妇女患有肝功能障碍，胁痛明显，单纯使用滋补肝肾法效果不满意者，配伍活血化瘀药物可使肝功能恢复，胁痛减轻。

王鸿士认为肝病久治不愈和反复发作的患者，实证较少而虚证较多，故多用攻补兼施法。所谓"攻"主要在于利水，从临床症状看，患者最大痛苦在腹水所引起的胀满、尿少，但是消除腹水的途径，并非单纯地使用利水药一途，而应当根据具体病机，辨证论治。如脾虚引起腹水者，须以健脾补气为主，利水为辅，血瘀引起腹水者，须以活血化瘀为主，利水为辅。药物剂量也明显影响疗效，如脾虚者白术可用至30g，气虚者黄芪可用至60g，血瘀者三棱、莪术常需用至15～30g，腹水才逐渐消退。除上法之外，随证变化须配合益气血、补肝肾、疏气活血、益气健脾或清利湿热诸法。

肝硬化患者皆见气郁、血滞,仅程度有异,故行气活血必兼治之,行气多兼活血,活血必兼行气。行气可增强活血通络之功,有使肝脾缩小、质地变软的功效。常用的疏肝理气药物有青陈皮、香附、郁金、延胡索、枳壳、川楝子、大腹皮、香橼、木香、乌药等。若见肝脾肿大、质较硬、病程长久者,疏气行血已难奏效,需软坚化瘀,疏气补虚。软坚化瘀可用桃仁、红花、鳖甲、炒山甲、生牡蛎、马鞭草、三棱、莪术等,补虚可用党参、黄芪、白术、补骨脂、枸杞子等。中焦气机阻塞时,理气配合健脾渗湿才得疏通,肺气闭塞时,开降肺气配合健脾渗湿方能宣通。麻黄是宣肺主药,一般用量不超过5g,不宜多用久用,气虚或气血两虚时脉道更易涩滞。

肝硬化晚期腹水显著,治疗以益气养血为主,稍加青陈皮、大腹皮、木香等消胀疏气化滞,可使补而不滞。生黄芪补气健脾又直接补益气血,脾气足则运化能力增强,气血足则循环旺盛,故生黄芪能调整脏腑功能、祛瘀生新、利水消肿,其用量为18g~60g,但湿热过盛时不宜应用。腹水消退仅是初见疗效,其后的巩固治疗更为重要。如湿热余邪未清、气滞血瘀、脏腑气血虚弱者必须逐渐解决。

# 参考文献

[1]王国玮.王鸿士主要学术思想初探[J].北京中医,2005(3):142-144.

[2]王国玮,李建,王鸿士肝病临证精华[M].北京:人民军医出版社,2008:8-12.

[3]刘宁.王鸿士临证经验实录——学术、成就与医案[M].北京:人民军医出版社,2010:15-27.

［4］田瑞，刘宁．浅析王鸿士先生治疗急、慢性肝炎处方用药规律［J］．天津中医药，2008，26（6）：443－445.

［5］王国玮．王鸿士治疗肝硬化腹水经验［J］．中医杂志，2007（7）：590－591.

［6］王艳玲，王国玮．王鸿士运用"伏邪温病"学说论治肝病［J］．云南中医学院学报，2015，38（3）：70－72.

［7］李杰，戚团结，孙凤霞，等．王鸿士"和肝法"经验总结［J］．北京中医药，2019，38（4）：313－314.

［8］王鸿士，戴梅芳，郭世滋．治疗肝硬化腹水的临床体会［J］．北京医学，1980（4）：215－216.

［9］吴京京，孙凤霞，门秋爽，等．王鸿士论治病毒性肝炎所致黄疸经验浅析［J］．北京中医药，2019，38（4）：310－312.

［10］王鸿士．乙型肝炎证治［J］．中医杂志，1985（4）：12－16.

［11］罗明理，戚团结，王国玮，等．王鸿士治疗郁证经验在慢性病毒性肝炎诊疗中的应用［J］．北京中医药，2019，38（4）：307－310.

［12］王国玮，王润平．王鸿士教授治疗肝硬化腹水的临床经验［J］．中国中医药信息杂志，2000（3）：84－85.

［13］刘宁，王国玮，李文刚，等．当前中医教育再思考——从京城名医王鸿士成才之路谈起［J］．中医文献杂志，2008，26（5）：26－27.

（包剑锋　苏晓倩）

# 王灵台

　　王灵台，男，汉族，1940年出生于浙江鄞县，上海中医药大学教授、博士生导师，上海市名中医，享受国务院政府特殊津贴。先后师从夏德馨及张鸿祥教授，任上海中医药大学附属曙光医院终身教授，兼任国务院学位委员会中西医结合评议组成员、国家中医临床研究基地中医药防治肝病临床研究联盟组长、中国民族医药学会肝病分会名誉会长、中华中医药学会内科肝病专业委员会名誉副主任委员、上海中医药学会肝病、感染病专业委员会名誉主任委员。从医五十年来，致力于慢性肝病的中医药和中西医结合防治，20世纪70年代，率先提出应用补肾为主、清化为辅的方法治疗慢性乙型肝炎，开拓了中医药治疗慢性乙型肝炎的新途径。王灵台从黄疸演变的动态认识出发，结合临床实践提出了黄疸辨证及"介黄"之说，结合传统穴位贴敷疗法与现代透皮给药治疗疾病的特点，研制成功治疗慢性肝病胁肋疼痛的中药穴位贴敷透皮贴——肝舒贴，还成功研制了巴菟补肾益肝颗粒中药制剂。

# 一、学术思想

## （一）慢性乙型肝炎从肾论治

王灵台认为，慢性乙肝往往先由湿热之邪蕴蒸而致肝胆疏泄失司，阻遏脾胃而使运化失常，病势绵延，久而气血失和，阴阳失调。又病情反复，正气日损，肾精暗耗，故曰"五脏之伤，穷必及肾，轻伤肾气，重伤肾阳"，此即"久病伤肾"之说。肝与肾之关系十分密切，肝属木藏血，肾属水藏精，肝木需赖肾水之滋润，肾水肝木相生，实为一源。木乃水生，母实子壮，肝之疏泄与肾之藏精息息相关，不及与太过均能导致相关病变。肾阴滋养肝阴，肾精肝血同源，肝肾既为同根，故应肝肾同治。临床研究发现，相当部分慢性乙肝患者具有肾虚的症状，如乏力、神疲、头晕、耳鸣、腰膝酸软、畏寒、遗精、阳痿或月经失调等，舌象可见舌苔薄白，舌质淡胖，边有齿印，脉象细滑。现代医学研究证实，慢性乙肝所致的肝损害及慢性乙肝的持续感染状态都与免疫功能的低下或紊乱密切相关，按中医理论分析实属机体正气不足，自身内环境紊乱，而人体之元气与正气均源于肾，故可认为肾虚是慢性乙肝发病的重要因素之一。

肝病何以治肾？有疑肝病从肾论治者，认为治肾必有肾证方可，有是证用是药即可。王灵台则认为不然，肝病治肾，固应有是证用是药，更有虽无是证，而必予治之者，药先于证更为重要，更具有临床意义。肝病以肾为本，能否有效地调护肾是肝病治疗成败的关键，肝病虽未出现肾虚之证，但仍可"先安未受邪之地"，绝不应该等到"五脏之伤，穷必归肾"之时，才来补救。王灵台常说"医之贵不仅仅在于识得疾病发展规律，更在于能截断其发展，看病不仅要从'有'处着眼，还要从'无'处推想，要'无者求之'，以此及彼，求知未知，这样才能掌握主动"。把"见证而治"和"先证而治"两者有机结合，对疾病发展进行有效的干预，既体现了中医学辨证求本、未病防病、既病防变的原则，也凸显了中药在治疗肝病中的特色和优势。

### （二）治肝实脾论

王灵台在肝病治疗中，亦重视健脾治疗，将健脾法贯穿于整个肝病的治疗中，继承了《金匮要略·脏腑经络先后病脉证》"夫治未病者，见肝之病，知肝传脾，当先实脾"的学术思想。在临床上主要表现为以下三个方面：

第一，疏肝健脾，化湿和胃。在临床上，慢性乙型肝炎中医辨证分型中最常见的一型即肝郁脾虚型，主要表现为胁痛、腹胀、纳呆、便溏、乏力、嗳气等表现，王灵台临证常用香附、郁金、青皮等药物，较少使用柴胡，因柴胡有劫肝阴之说，如有使用必配伍石斛、芍药之品，健脾常选党参、黄芪、白术、茯苓等，加上制半夏、苍术、厚朴、陈皮、鸡内金等化湿行气和胃之品。

第二，健脾益气，培土生元。慢性病毒性肝炎的发展过程就是一个正邪相争的过程，正胜邪退，疾病向愈，若患者出现神疲乏力、身倦肢懒、少气、面色萎黄、肠鸣便溏等脾气虚弱症状时，常加用黄芪、党参、白术、太子参等健脾益气之品，以助正气驱邪外出。

第三，注重脾阴，滋养肝木。历代医家论脾阳者多，论脾阴者少，脾阴是脾脏功能活动的物质基础，是滋养濡润脏腑的精微物质。脾阴与脾阳相互协调，共同完成脾脏的运化、升清、统血的功能，临证常用石斛、沙参、太子参等药物滋养脾阴以柔肝。

### （三）黄疸分类及"介黄"的提出

王灵台依据多年的临床经验，将黄疸分为：恶（急）黄、稽黄、塞黄、虚黄、介黄。

恶（急）黄：多因天行疫疠，温热毒邪深重，燔灼营血，谷热熏蒸，脏腑败绝所致，发病急骤，病情危重，常有发热、出血、腹水、肝性脑病及各种并发症，预后极差，病死率高。

稽黄：稽黄发病多病程较长，病因不明，病情较轻，但黄疸呈反复波动性，多为阳黄或介黄的特征。现有的治疗手段或药物应用后，退黄疗效欠佳。病因病机多为素体羸弱，气血不足，脏腑经络失于濡养，久之则脏腑失调、气滞血瘀、经络不畅发为本病。

塞黄：塞黄的病因病机为胆道堵塞，故而药物内治之法多无效，需要针对塞黄发生的不同病因，开源畅流，对症治疗。

虚黄：虚黄的治疗当益气、养血、健脾、益肾，诸法扶正为主。气虚者，常用四君子汤化裁；心脾两虚者，治以归脾汤，益气养血，补益心脾；中焦虚弱，而见发黄，可用小建中汤加减；肾虚火旺，汗出而黄者，可取当归六黄汤，滋阴泄热以退黄。

介黄：王灵台于 2004 年 4 月在"第二届国家重点中医肝病专科新进展、新技术高级研修班暨全国首届泰山肝病研讨会"上首次提出"介黄"，指出阴黄和阳黄不能包括黄疸病的全部内容，临床所见"似阳似阴""非阳非阴"的黄疸，从辨证角度难以截然分类，究其根源，可能包含阳黄阴黄之病因病机，且按阳黄或阴黄论治亦难奏效，故提出"介黄"。王灵台指出将黄疸分类为阳黄与阴黄，其目的是为了更好地指导临床治疗，但如果机械地将黄疸分为阳黄和阴黄，简化了黄疸病证的辨证内容，肢解了黄疸病证的演变规律及其完整性。有症见黄疸黄色鲜明，而又有食欲不振、脘腹胀满、大便稀溏、舌淡苔白腻、脉沉缓迟等表现者，或亦见面黄、肤黄如烟熏，身常畏寒，手足心热，口干喜热饮，知饥不欲食，多食则胀，大便溏结不调，心烦寐差，小便短赤，舌质嫩红，舌苔微黄而厚腻等表现者，若以个案既非阳黄亦非阴黄，按证推理其黄应属于阳黄和阴黄之间的阶段，此时误按阳黄用药必然会导致阳气更衰，误按阴黄施治则可能出现热燔动血，病情加重。"介黄"是从阳黄到阴黄演变过程中的一个特殊的病理阶段，既具有阳黄与阴黄二者的病因病机和证候的多种特征，但又不能全部或完全归之于阳黄或阴黄。治疗"介黄"，可以不受传统治法的约束，合理用药，防止黄疸的传变。"介黄"之说丰富了中医学黄疸辨证学的内容，有利于中医药理论的发展。

## （四）重视络病理论在慢性肝病中的运用

慢性肝病是一个长期慢性动态发展的疾病，甚至是终身性的疾病，在疾病发展的过程中，初病在气，久病则入血入络，成为顽疾，治疗非常棘手。络病理论认为络病是由各种因素而导致络脉痹阻、气血津液运行不畅所致的病变。王灵台认为，络脉与肝病关系密切。首先，肝主藏血，主疏泄，为气血调节的枢纽，邪犯肝体最易阻气伤血，初为肝经气机受阻，久之络脉血瘀必现。其次，肝经是联络肝脏表里、运行气血的通路，肝络是肝经调节血量的最末通路，也是病邪由表入里，循经入络，弥散传变的必经途径。第三，肝经与肝络贯彻全身，下起于足，中贯胸腹，上达颠顶，纵横交错，所以肝经肝络的病变会影响和反应到全身其他组织器官，而肝病的治疗也可以通过经络系统内病外治。王灵台研究设计的"肝舒贴"即根据此理论创制，使慢性肝病能内病外治。第四，络脉细小，分布广泛，具有渗漏灌注及气血运行缓慢的生理特点，这一特点决定了络脉病理上易于痰滞、渗化失常，从而变证丛生，如肝纤维化、肝硬化、甚至肝癌。第五，肝络为气血藏汇处，邪滞肝脏，日久入血入络，使肝络成为慢性肝病的主要反应场所，如慢性肝病很容易表现出各种皮肤病变。在肝病临床上，王灵台善用活血通络、辛润通络诸法，尤其是善用虫类药搜剔络邪，对慢性肝病出现瘀阻络脉者往往能见奇功。

## （五）慢性乙型肝炎中的"毒邪"观

现代医学认为，慢性乙型肝炎是由乙型肝炎病毒导致的肝脏炎症为主的全身性疾病，肝组织反复炎症、纤维增生形成结节、细胞突变为其病理发展过程，也就是"肝炎－肝硬化-肝癌"三部曲。在此病理发展阶段中，毒邪致病贯穿始终。在我国，大多数慢性乙型肝炎患者的病毒感染来自母婴传播，初期并无炎症活动，表现为中医学的"伏毒"，正气不足，毒邪潜伏于正虚之所，不易祛除，则致毒邪流连，待时而发，随着生长发育，机体免疫功能不断攻击复制的乙肝病毒导致炎症活动，表现为"湿毒"犯脾胃，引起中焦转输、生化及升降功能障碍。毒气内泛，侵犯于肝，致使肝气郁结，横逆犯脾，出现乏力、食欲不振、病毒标志物阳性。毒邪入血分，迁延日久，阻滞脉络，导致气滞血瘀，形成"瘀毒"。毒邪其性黏滞，易于痰瘀互结，蕴积体内，迁延日久，逐渐形成癌毒，进而深入血络，壅滞气血，邪毒胶结更甚，难яв、难分、难愈。

毒邪致病贯穿于慢性乙型肝炎发生发展的全过程，在中医药防治慢性乙型肝炎的临床实践中，解毒、排毒原则亦贯穿于始终，常用的解毒法以清热解毒为主，治疗慢性乙型肝炎的常用清热解毒药物有虎杖、白花蛇舌草、连翘、蒲公英、板蓝根、夏枯草等，临床也证实这些药物可以较好地控制肝脏炎证，对抑制乙肝病毒也有一定的疗效。解毒并非只有清热一法，还应包括健脾化湿以解"湿毒"、活血化瘀以解"瘀毒"等，常用健脾化湿的中药有山药、白术、扁豆、砂仁等，常用活血化瘀药有川芎、赤芍、丹参、红花、鳖甲等。常用排毒法以清热利湿为主，清热利湿的中药有大黄、车前子、胡黄连、龙胆草、黄芩、败酱草、山栀、金钱草等，尤其是大黄应用非常广泛。

## （六）病证并重论治肝病

王灵台认为辨证论治是中医诊治体系的核心、基础和准则，但从长期、大量的临床实践出发，广义的辨证论治应该包括辨证和辨病两方面，辨证和辨病是中医诊治过程中不可缺少或不能偏废的两个要素，辨证和辨病在中医诊治理论体系中应该是"一体两翼"的关系。王灵台认为"证"是由于机体阴阳、气血、脏腑失去平衡而表现出来的征象，并由脉象、症状、体征组成，具有阶段性；"病"有一定的发展变化规律，属于全过程，凡是一种疾病必有它一种起决定作用的根本矛盾，贯穿于疾病的始终，疾病的特殊本质亦由其根本矛盾决定。基于此，病与证之间才能区分，故"病有定而证不定，病不变而证常变"。治疗疾病只重视解决病程阶段的主要矛盾是不够的，还要重视解决贯穿于疾病始终的根本矛盾。

从辨病与辨证看，辨病侧重于局部病变分析，而辨证侧重于全身整体情况。王灵台提出的"病证并重的辨证"比较好地解决了这一问题，一方面注意围绕病变的局部，例如鼓胀、黄疸等某一阶段的证型来治疗，一方面注意围绕疾病本身的发展规律来治疗，使两者有机地结合，可较好地解决整体与局部的矛盾，促进病情的好转。部分慢性乙型肝炎患者血清学诊断为乙肝，但缺乏症状，舌脉也无显著的改变，对于这部分患者就存在无证可辨的情况，然而科学的诊断不能因为没有症状就否认其疾病的存在，在这种情况下，就可以以辨病为基础，参照慢性肝炎的病因病机等特点进行治疗。

## 二、临证经验

### (一) 补肾的用药原则

补肾的中药有刚燥、柔燥两类,前者如附子、肉桂、干姜等,辛热剽悍,功在温里散寒、回阳救逆;后者如巴戟天、淫羊藿、肉苁蓉、菟丝子等,这类药物甘温缓和,温补命门而不热,补益肾精而不峻。慢性乙型肝炎肾虚的表现在于肾精之虚,而不是阳虚阴寒内盛,治之当辨明病机,补重于温,而不是温重于补,王灵台常选用后一类药物。肾恶燥,益肾只宜柔润,肝脏体阴用阳喜柔恶刚,部分乙肝肝炎患者常有肝血肝阴不足的表现,补益肾精能充实肝体,达到乙癸同昌,亦是“虚则补其母”之意。王灵台在运用补肾治法的时候,常常依据精气互生之理,配合四君子汤或黄芪等益气之品,也依据阴阳互根的理论,配伍生地黄、枸杞子等补肾阴的药物,以求阴助阳生,且能制补肾药物的温燥之性。考虑到慢性乙型肝炎还有湿热未尽的一面,故在补肾的基础上再配伍清化湿热的药物,例如:黄连、黄芩、虎杖、白花蛇舌草等,如果病情处于活动期,病机以湿热壅盛邪实为主,治疗则以清化为主,减少或减轻补肾药物的种类和剂量,待湿热势挫,复以益肾为主,并作常规随症加减。

### (二) 擅长应用大黄

#### 1. 清热通降,首用大黄

慢性肝病炎症活动期患者往往出现谷丙转氨酶

（ALT）、谷草转氨酶（AST）和总胆红素（TB）三项中一项、两项或全部升高，病证多表现为湿热之邪偏盛。王灵台治疗本病时，皆首选大黄为主药，伍以黄芩、黄连、白花蛇舌草、车前子（草）等。取大黄通降之性，黄芩、黄连、白花蛇舌草清热解毒之功，车前子（草）淡渗利湿之用，使湿热之邪前后分消，从二便而出。大黄的用量一般在 15～30g，总以大便溏泄如泥，每日 2～3 次为度。待ALT 等指标降至正常后，为防止病情反复，方中大黄可改用制大黄续服数周。

**2. 逐瘀消癥，须用大黄**

慢性肝病往往有不同程度的肝脾肿大，属中医的"癥""积聚"范围。多因正气亏虚、脏腑失和、气滞血瘀及痰浊蕴结所致。现代医学认为肝脏微循环障碍是其病理基础，是在肝细胞广泛病变的基础上，结缔组织增生及肝内血管迂曲重建，导致肝内血流瘀滞。王灵台治疗本病，在扶正活血软坚方中往往加入大黄，配以丹参、郁金、刘寄奴等药物活血化瘀，生牡蛎、鳖甲软坚散结，黄芪、白术、枸杞子、巴戟天健脾益肾。一则可改善肝脏的微循环，抑制胶原间质的增生，促进肝细胞的再生，改善肝脏的微循环。二则有解毒之功能，可加速恢复肝功能。三则因伍以健脾益肾药，可提高免疫功能。

**3. 攻滞利水，当用大黄**

慢性肝病，尤其是肝硬化，病至晚期，由于脾肾亏虚，水液通调失司，清浊相混，隧道壅塞，湿热积滞，遂成鼓胀。此时，病本在肝，病性属虚，病源是瘀，病标是水湿积滞。王灵台根据"急则治其标，缓则治其本"的原则，在行气活血健脾补肾的基础上，于方中加入大黄"泄滞，水气……利大小便"，配伍防己、猪苓、茯苓、车前子、大腹皮、败酱草、牛膝等泻下通腑，祛除水湿积滞，可使腹胀暂以减轻，然后再以他法调治。王灵台认为一则大黄气味重浊，有荡涤肠胃、推陈致新、通利水谷、调中化食之功，二则大黄伍以败酱草之品，可抑制肠道细菌繁殖，控制内毒素血症，预防肝性脑病的发生。大黄之力虽猛，然有病应当用则用，虽多用而不妨，"有故无殒，亦无殒也"。

### （三）肝病之用补法

在肝病的治疗中，补法最难，肝为刚脏，宜疏宜泻，就是不宜补，曾有医家提出"肝无补法"，肝病的补法，可以借助华岫云论述肝风的话，"肝为风木之脏，因有相火内寄，体阴用阳，其性刚，主动主升，全赖肾水以涵之，血液以濡之，肺金清肃下降之令以平之，中宫敦阜之土气以培之，则刚劲之质得为柔和之体，遂其条达畅茂之性，何病之有"。既然肝风之起不由乎肝，而与其他各脏密切相关，故肝体之虚需要借助其他脏器的调补。肝肾同源，子令母虚，李中梓《医宗必读·乙癸同源论》提出"东方之木，无虚不可补，补肾即所以补肝"。补肾包括滋养肾阴和温补肾阳，肾阴足则水润木荣，肝体得养，肾阳充则条达生发，肝用自旺。在具体用药上，王灵台主张"宜用柔剂"，选用巴戟天、肉苁蓉、女贞子、黄精、枸杞子、旱莲草、怀山药、生地黄、熟地黄、山茱萸等柔润之品，调补肾之阴阳，达到补益肝脏的目的。补肝以缓剂，《素问·藏象法时论》曰"肝苦急，急食甘以缓之"，《金匮要略·脏腑经络先后病脉证并治篇》曰："夫肝之病，补用酸。"叶天士总结古人治肝病不越三法："辛散以理肝，酸泄以润肝，甘缓以益肝。"以一贯煎加减，方中用北沙参、麦冬、当归、生地黄、枸杞子等甘味药物柔肝养血和阴，以缓肝急，白芍酸泄肝气，柔肝阴。肝藏血，体阴而用阳，故慢性肝炎多阴血亏损之证，王灵台养阴喜用石斛，肝病见阴虚者，常以石斛为首选之品。石斛既能补阴津之不足，又无滋腻碍脾恋湿之弊，其性宽缓，用治肝病最妥。

## （四）从痰论治非酒精性脂肪肝

本病多由过食肥甘厚味、过度肥胖或嗜酒、感受湿热毒邪或情志失调、久病体虚造成，其发病机制是肝失疏泄，脾失健运，肾精不足，湿热内结，痰浊郁结，瘀血阻滞，而最终造成痰湿瘀阻互结，痹阻肝脏脉络而形成脂肪肝。王灵台认为，脂肪肝患者大多存在本虚标实的病理基础，本虚是指脾胃虚弱，不能健运，标实是指痰浊阻络，气机失畅。因此治疗要依据病机所在同时结合脏腑的生理和病理特点进行调治。脾胃同处中州，脾主升胃主降，脾喜燥胃喜润，治疗宜健脾化痰，调理枢机，常用药物为：党参、茯苓、青皮、半夏、白术、白芍、泽泻、丹参、决明子、生山楂、瓜蒌、莱菔子、制大黄。造成脂肪肝的"痰"有有形之痰和无形之痰之分，有形之痰产于脾，储于肺，常见患者形盛体胖，晨起喉中咳痰，治宜健脾泄浊。无形之痰流窜经络，阻遏气机，常见患者情志失畅，两胁不舒，治宜健脾助运，调理气机。脂肪肝形成的病因较为复杂，在临证辨治中，一定要根据患者的具体情况灵活用药，注重辨病和辨证相结合，遵循循证医学原则，根据不同原因予以最恰当的治疗，要借助西医的有效手段，扬长避短，综合治疗。如因慢性乙型肝炎等病毒所致者，应在适宜的时机积极抗病毒，治疗原发疾病。脂肪肝患者宜戒除烟酒，减轻对肝脏的损伤。根据病程长短予以不同治疗：病情缓解期，肝功能正常，治疗重在健脾理气，治本为先；如果病情较急，肝功能异常，胁痛明显，则要在健脾化痰的同时清肝解毒，理气止痛，标本兼治，常可酌加虎杖、郁金、五味子、延胡索等。

### （五）介黄的辨证及治疗

#### 1. 湿重于热是"介黄"的主要证型

黄疸之病，大抵湿胜所蒸之色若熏黄黑晦，热胜所蒸之色若橘黄鲜亮。湿热中湿邪偏重者，古人常将其归入阴黄范畴，其实，这正是"介黄"的证型。湿偏重者本身可以逐渐发展为阴黄，若治疗失当（如湿偏重者过用苦寒），则可加快向阴黄转化，或使黄疸加深，病情恶化，而变成重症肝炎，临床上不乏其例。辨清湿热轻重的不同，是确定"介黄"的关键。王灵台临床辨别湿热偏重的体会是：一辨舌苔的白腻或黄腻；二辨口渴思热饮或思冷饮；三辨大便的稀溏或干结；四辨黄疸的轻或重。一般而言，舌苔白腻、口渴思热饮者为湿偏重；舌苔黄腻、口渴思冷饮者为热偏重；如果口渴思热饮，舌苔黄白兼而厚腻者，可出现在湿热并重的黄疸病例中。黄疸较轻多为湿偏重，黄疸较重多是热偏重。大便稀溏是湿偏轻的表现，相反，大便干结乃至不通，则是热偏重的表现。根据其湿热偏重的不同，分别选用茵陈蒿汤或茵陈平胃散。"介黄"之治重在化湿，切忌重投寒凉，避免伐伤脾阳，闭郁湿浊，转为阴黄之证。

**2. 湿热兼证是"介黄"的次要证型**

在"介黄"这一阶段或发展过程中，可以出现湿热兼血瘀、阴虚、阳虚等各种证候交错并存的现象，临床上常表现为实中夹虚，虚中夹实，虚实错杂。因此，"介黄"的辨治，当综合分析，考虑兼证中阴阳、虚实及湿、热、痰等各种因素，决不能以清热利湿退黄法统治之。湿热兼证，证型很多，如湿热与阴虚并见时，治宜清热利湿、滋阴，而清利可加重阴虚，滋阴又可加重湿热，对此如果处理得好则有助于提高疗效，处理得不好则可加重病情。湿困与阴虚的临床见症，患者既有脘腹痞满、恶心呕吐、大便溏垢、舌苔厚腻或有浮黄、脉滑数之湿热症状，同时又有腰膝酸软、口咽干燥、五心烦热、眼球干涩、小腿转筋、爪甲枯裂、心烦失眠、便干溲赤、舌质偏红等阴虚表现。临床所见，同一患者可以是湿热重于阴虚，也可阴虚重于湿热，或湿热阴虚并重。

## 三、特色诊治方法

（一）经验方

**1. 肝八味**

组成：上党参或炙黄芪 15～30g，炒白术 15g，当归或紫丹参 15g，枸杞子 15g，生地黄或熟地黄 12g，淫羊藿或肉苁蓉 15g，炙鳖甲 12g，生牡蛎 30g。

功效：健脾养肝益肾、活血软坚散结。

方解：该八味药中，党参、黄芪、白术属于健脾益气之品，芪术有利水之功，使后天之本得充则正气渐复；当归、丹参为补血活血养血之品，肝病日久，血虚血瘀乃常见之证；枸杞子、地黄、鳖甲大补肝肾之阴，使肝体得充，水能涵木，则肝用能行；淫羊藿、肉苁蓉温补肾阳，使阴得阳助而生化无穷、阳得阴助而泉源不竭，肾阴肾阳互为根本，且为生命的原动力，肾中精气充足则后天之本得充、肝之精血得养；牡蛎、鳖甲均属咸寒之品，能软坚散结，破气滞血瘀痰凝所致之积块。上八味，可调理肝脾肾之不足，有健脾养肝益肾、活血软坚散结、理顺气血阴阳之功，切合肝病之基本病机。

临床应用：每种疾病，都有各自侧重的证型，临床当根据患者的自身特点，合理选择主攻方向，比如肝癌术后的病人正气大亏，当然重用健脾益气之品急固中州，胃气复则气血生化有源；乙肝初期的病人，邪气未尽，则应平补平泻，滋腻的鳖甲、地黄用量宜轻，避免有闭门留寇之疑；肝硬化腹水的病人，健脾益气利水之黄芪白术则应当重用；自身免疫性肝病的患者多以肝阴血虚为主，则应重用当归、熟地黄、鳖甲、枸杞子等养肝滋阴之品；湿热较盛者，党参、淫羊藿、鳖甲、牡蛎可减量或不用；肝郁较重者，加郁金、柴胡、八月札等疏肝解郁；正虚较重者，加茯苓、怀山药、麦芽等健运脾胃；瘀较重者，加地鳖虫、茜草等活血化瘀。王灵台指出"肝八味"中，有"四变"与"四不变"。其中党参与黄芪选用要点：若正虚以脾虚为主用党参；一身正气皆虚，甚则一身尽肿用黄芪。当归与丹参选用要点：女性、伴齿衄、白细胞血小板较低、大便不畅或肝功能基本正常时用当归；男性、大便软糊、夜寐欠安或转氨酶高时，则用丹参解郁安神、降酶。生地黄与熟地黄选用要点：阴虚有热选生地黄，肝肾精血不足用熟地黄，王灵台临证常常两药同用。淫羊藿与肉苁蓉选用要点：阳虚明显用淫羊藿，阳虚兼肠燥便秘用肉苁蓉。白术、杞子、鳖甲、牡蛎则为必用之药。

**2. 巴菟补肾益肝颗粒**

组成：巴戟天、菟丝子、肉苁蓉、何首乌、生地黄、枸杞、虎杖、黄芩、丹参、青皮。

功效：益气健脾，滋补肝肾。

方解：方中巴戟天、菟丝子温而不热，健脾开胃，既益元阳，又填阴水；肉苁蓉、何首乌厚重下降，直入肾脉，温而能润，无燥热之害，能温养精血而通阳气；枸杞滋补肝肾之阴；生地黄养血补阴，有填精补肾之效，且补而不腻；虎杖、黄芩清热解毒利湿；丹参活血化瘀；青皮为理气兼引经药之作用。全方主次有别，相辅相成，所选补肾药温而不燥，补而不峻，在补肾同时又可充实肝体，改善肝脾之功能，使"命门火旺，蒸糟粕而化精微"，而达平衡阴阳的作用。

（二）外用贴剂——肝舒贴

肝舒贴，主要治疗慢性肝病引起的胁肋疼痛，胁痛多见于现代医学的急慢性肝炎、急慢性胆囊炎等病，而以慢性肝病最为多见。王灵台提出了慢性肝病胁肋疼痛的三大治法，即益气、行气、活血化瘀，选用黄芪和夏枯草为主药，将传统经络学说和现代透皮吸收制剂的优势结合起来，将现代透皮给药技术与穴位功能结合起来，更有利于治疗效果的提高。在古代文献的基础上，根据经络学说、穴位主治，药物的性能，结合临床实践及现代研究成果，提出了肝区近道取穴与肝俞及足三里远道取穴作为慢性肝病胁肋疼痛穴位敷贴疗法的治疗穴位。

肝区有期门、日月、章门三穴，它们均为足少阳胆经、足厥阴肝经之要穴。"脏病止而不移，其病不离其处"，一是敷贴药膏后，药物直达病所；再可通过对穴位的刺激，发挥经络调节作用。背俞穴肝俞，内应于肝，是肝气转输、输注之穴，其经气与肝胆相通，为治肝病之要穴。慢性肝病常累及肝、脾、肾三脏，"见肝之病，当先实脾"，治肝病尤需顾护中州，另选足三里为敷贴之穴位，因足三里为胃之合穴，可达益气健脾之效。诸穴合用，可使药性直达病所而发挥最佳的治疗作用。

# 参考文献

［1］李保良，高月求. 王灵台从肾虚邪伏论治轻度慢性乙肝经验［J］. 辽宁中医杂志，2011，38（10）：1964 - 1965.

［2］聂红明，王灵台. 王灵台教授肝病辨证论治特色［J］. 上海中医药大学学报，2006（2）：32 - 34.

［3］赵钢，陈建杰. 王灵台教授论补肾法为主治疗慢性乙型肝炎的机制［J］. 中国中西医结合杂志，2005（1）：78 - 79.

［4］祝峻峰，王灵台. 王灵台教授运用补肾法防治慢性乙型肝炎"三步曲"［J］. 中西医结合肝病杂志，2014，24（6）：357 - 359.

［5］高月求，孙学华. 王灵台教授治疗慢性肝病临床经验［J］. 中医药通报，2003（02）：86 - 88.

［6］王暴魁，高月求．王灵台治疗慢性乙型肝炎经验［J］．中医杂志，1997（5）：271-272．

［7］赵钢，高月求，陈建杰．再论补肾法为主治疗慢性乙型肝炎的机制［J］．上海中医药杂志，2006（3）：6-7．

［8］郑亚江．王灵台教授治黄思想探析［J］．辽宁中医药大学学报，2010，12（4）：130-132．

［9］纪龙珊，王灵台，高月求，等．王灵台基于《金匮要略》治黄八法辨治黄疸经验荟萃［J］．上海中医药杂志，2019，53（5）：2-4，1．

［10］张景豪，孙学华，乐凡，等．王灵台黄疸论治拾遗［J］．中华中医药杂志，2017，32（9）：4029-4031．

［11］赵钢．王灵台论"介黄"［J］．中医杂志，2006（1）：74-75．

［12］王见义．王灵台从痰论治脂肪肝经验撷萃［J］．辽宁中医杂志，2011，38（5）：832-833．

［13］徐张迎，王灵台，高月求．王灵台教授"肝八味"组方思路及其应用［J］．临床医药文献电子杂志，2019，6（50）：49-51．

［14］张景豪，郑超，周振华，等．王灵台运用"肝八味"治疗慢性肝病临床经验［J］．上海中医药杂志，2017，51（12）：23-25．

［15］付丽颖，郑超，周振华，等．巴菟补肾益肝颗粒联合聚乙二醇干扰素治疗HBeAg阳性慢性乙型肝炎临床疗效观察［J］．上海中医药杂志，2017，51（S1）：74-76．

［16］王灵台，陈建杰，高月求，等．补肾法为主治疗慢性肝病的临床研究［J］．中医药通报，2005（2）：26-31．

［17］赵钢，陈建杰．王灵台教授论述穴位敷贴透皮剂肝舒贴作用机制［J］．中医药学刊，2003（6）：846-847．

［18］赵钢，陈建杰．王灵台教授论中药透皮剂肝舒贴的研制思路［J］．上海中医药大学学报，2003（1）：30-32．

［19］王灵台．点墨散谈［M］．上海：上海科学技术文献出版

社，2013.

[20] 王灵台. 王灵台肝病论治经验集 [M]. 上海：上海科学技术出版社，2009.

（朱晓骏）

# 王文彦

王文彦，1913 年 3 月出生于河北饶县的一个中医世家，幼庭家训，早年在鞍山"春霖堂"悬壶，疗效颇佳，名驰遐迩。1990 年被批准享受国务院政府特殊津贴，被国家人事部、劳动部、卫生部联名授予首批全国老中医药专家学术经验继承工作指导老师。

## 一、学术思想

肝胆在温病三焦辨证中虽列为下焦，然而其解剖位置和功能及疾病变化皆属中焦。肝胆与脾胃在生理功能上密不可分，在病理上相互影响，乃至治疗上也必须相互兼顾才能获得佳效，形成了肝胆脾胃一体论。

### （一）肝胆、脾胃共同位于中焦

在温病三焦辨证中肝脏归属于下焦，而在解剖和功能定位上肝胆与脾胃共同归属于中焦。《灵枢·营卫生会》曰："上焦出于胃上口，并咽以上，贯膈布胸中……；中焦亦并胃中，出上焦之后……下焦者，别回肠，注于膀胱……"肝脏位于腹腔之中，右胁之下。根据三焦部位的划分，肝位于中焦，毋庸置疑。历代医家对肝脏的部位亦作了较为深入的探索和描述。《素问·金匮真言论》曰："腹为阴，阴中之阴，肾也；腹为阴，阴中之阳，肝也。"王冰注曰："肾为阴脏，位处下焦，以阴居阴，故为阴中之阴也。""肝为阳脏，位处中焦，以阳居阴，故为阴中之阳也。"指明肝肾皆位于腹中，但肝位中焦，而肾居下焦。

## （二）生理功能——肝胆脾胃相关

关于三焦的功能，《灵枢·营卫生会》概括为"上焦如雾，中焦如沤，下焦如渎"。其中"中焦如沤"，即是对中焦受纳腐熟水谷的形象概括，故此《难经·三十一难》曰："中焦者，在胃中脘，不上不下，主腐熟水谷。"肝胆脾胃的生理功能与中焦有关，主要表现在以下方面。

### 1. 与饮食物的消化有关

中焦对饮食物的腐熟运化作用，除指脾胃的腐熟、运化水谷的作用外，还包括肝胆的作用。肝主疏泄，调畅气机，能够调节脾胃气机升降，增强对饮食物的消化吸收，即《素问·宝命全形论》所说"土得木而达"。胆居肝之短叶下，其所藏胆汁与饮食物的消化、吸收密切相关。而肝胆相为表里，胆汁为肝之余气所化，胆汁的分泌与排泄赖于肝之疏泄调节。故肝疏泄功能正常，胆汁分泌与排泄正常，脾胃运化正常，饮食物才得以正常消化吸收；若肝失疏泄，气机不畅，胆腑不利，胆汁分泌与排泄异常，脾胃的腐熟运化失常，则导致口苦纳呆、食不消化等症。正如《血证论·脏腑病机论》所说："木之性主于疏泄，食气入胃，全赖肝木之气以疏泄之，而水谷乃化。设肝之清阳不升，则不能疏泄水谷，渗泻中满之证，在所不免。"

## 2. 与气机升降有关

中焦为气机升降之枢纽，其中，脾气主升清，胃气主降浊，升降相因，相反相成。肝为阴中之阳脏，其气主升，其性主动，肝之疏泄，能够调节气机，促进脾胃气机的升降，共同维持全身气机的协调平衡。若肝失疏泄，不论是疏泄太过，还是疏泄不及，皆会影响脾胃气机的升降，导致清气不升或浊气不降，出现肝脾不调或肝胃不和之证。正如李冠仙在《知医必辨》中所说："人之五脏，唯肝易动而难静……。肝气一动，即乘脾土，作痛作胀，甚则作泻；又或上犯胃土，气逆作呕，两胁痛胀。"同样，若脾胃气机失调，升降失司，受纳运化功能障碍，致食滞中焦，水湿内停，壅遏肝胆，肝胆疏泄功能受阻，从而影响全身气机的升降出入。

## 3. 与血液化生有关

脾胃为后天之本、气血生化之源。血液化生，源于中焦，《灵枢·决气》曰："中焦受气取汁，变化而赤，是谓血。"这里的气血化生，不仅指脾胃运化，亦与肝胆的作用密切相关。这是因为一方面，肝失疏泄，会直接影响胆汁的分泌与排泄，而引起胁胀口苦、纳呆不饥等症，正如《灵枢·本藏》所说："肝大则逼胃迫咽，迫咽则苦膈中，且胁下痛。"又如吴鞠通在《温病条辨·中焦篇》中指出："肝之于胆，合而为一，胆即居肝之内，肝动则胆亦动，胆动则肝亦随。"同样，脾胃有病亦常常累及肝胆，如脾胃湿热，蕴蒸肝胆，则见胁胀口苦，或目睛黄染。另一方面，肝藏血功能失常，亦会影响脾主统血功能，而导致月经过多，甚或崩漏等症。若长期胃虚弱，气血生化乏源致气血亏虚,肝之藏血不足,同样可以导致月经过少、心烦失眠等病症。

## (三)肝胆脾胃病症的临床表现往往可以互见

**1. 胁痛**

(1)病机:肝脉气机郁滞;肝郁脾虚;土壅木郁。

(2)证型:肝气郁结;瘀血停着;肝胆湿热;肝阴不足。

**2. 黄疸**

(1)病机:"黄家所得,从湿得之";"脾色必黄,瘀热以行"。

(2)证型:阴黄;阳黄。

**3. 积聚**

(1)病机:气滞;痰凝;血瘀。

(2)证型:聚:肝郁气滞;食滞痰阻。积:气郁血阻;气结血瘀;正虚瘀结。

**4. 鼓胀**

(1)病机:气血水互结。

(2)证型:气滞湿阻;寒湿困脾;湿热蕴结;肝脾血瘀;脾肾阳虚;肝肾阴虚。

**5. 胃痛、腹痛**

(1)病机:胃肠气机郁滞,失于和降,不通则痛。

(2)证型:寒邪客胃;饮食伤胃;肝气犯胃;湿热中阻;瘀血停胃;胃阴亏耗;脾胃虚寒。

**6. 呕吐、呃逆、反酸**

(1)病机:胃气上逆。

（2）证型：外邪犯胃；饮食停滞；痰饮内停；肝气犯胃；脾胃虚寒；胃阴不足。

**7. 泄泻**

（1）病机：脾胃功能障碍。

（2）证型：感受外邪；食滞肠胃；肝气乘脾；脾胃虚弱；肾阳虚衰。

纵观上述病症，均与气机不调，经络阻滞，腑气不通，气、血、痰、食、寒、湿阻滞相关。疾病之初多与肝胆脾胃相关，久病则累及肺肾乃至全身的气血阴阳。所以，治疗上述疾病初期以通为要，调下为通、涌吐为通、疏导为通、活血为通、滋补为通，通则气机调畅，通则邪易祛、正易复，通则阴阳气血和谐。所以，见肝之病，当先实脾；见脾之病，勿忘调肝。

## 二、治疗经验

肝硬化中医称之为鼓胀，由于其病机错综复杂，病情重，病程长，在临床治疗中颇为棘手，王文彦对本病治疗独具匠心，另辟新意，提出了分段治疗，气血液统筹辨其演变。

**1. 气、血、液对鼓胀形成的影响**

鼓胀多因情志不遂、湿热蕴结、劳倦饮食所伤，累及肝、脾、肾，出现三脏功能失调，造成虚实兼夹错杂局面。导致这种病势，其根乃五脏六腑在疏利、运化、输布过程中未能使精气、营血、津液各归其位，产生郁结、凝滞、水液逆犯之象。鼓胀的形成是气、血、液相互交织，逐步演变的结果。

五脏六腑皆赖气为用，凡脏腑之气、经络之气，不和则为邪气伤人。情志不遂，一有怫郁必现肝气上亢，气机不得通畅，打破肝柔和舒畅的生理状态，导致情志异常，消化障碍，气血逆乱，疏利三焦太过，影响肺、脾、肾调节水液代谢的功能正常进行，故鼓胀发生首责肝气。

血藏于肝，又为脾统。血流量调节与肝之疏泄功能甚密。当肝失条达，使有节律流动于经脉之气血受到制约，出现气滞血瘀；若肝气犯脾，则脾之转输不利。可见血滞血畅受到肝脾制约。

液与津合称为津液，乃水谷精微所化生。人体通过三焦气化，不断把津液敷布于肌腠、脑窍等脏腑，另将组织利用后的水分排出体外，维持水液正常代谢。故有"气生于水，即能化水，水化于气，亦能病气"之说。

可见，气、血、液（水）在鼓胀发生时相继异常，实由五脏六腑功能彼此失调所致。

## 2. 整体辨证，分段治疗

通过四诊之见，进行整体辨治与分析，明确病势发展趋向，有的放矢，只求一效，这是王文彦辨治的主导思想。鼓胀虽有气、血、水、虫与虚、实之分，历代医家只是从成因归类而已，若强调个体，忽视整体，易被局部、表面的东西蒙蔽了本质内涵。基于此观点，王文彦对鼓胀治疗提出整体辨证、分段治疗，并据气、血、液偏重与偏衰，脏腑功能强与弱，以疏利气机、调理脾胃为主，活血养肝、行水消浊为辅，祛邪扶正贯穿始终。

鼓胀初起，症见精神不宁、焦躁易烦、胸腹胀满不舒、纳食不馨、厌油嗳气、倦怠无力、面黄无泽、舌质红苔薄白、脉弦，此系情志怫郁，肝气横犯脾胃，致肝脾同病。

此段治疗以疏肝健脾消导为主，使肝气条达，理脾气以运化水谷精微，促进病势回转向愈。药用柴胡 15g，丹参 20g，郁金 15g，苍术 15g，厚朴 15g，陈皮 15g，木香 10g，半夏 15g，焦神曲 15g，焦山楂 15g。上方柴胡、郁金、木香以疏利气机，气顺则条达；丹参活血养肝，因肝气疏泄太过，肝阴不足，以求增加血流回量，复肝藏之能；苍术、厚朴、陈皮、半夏乃理脾之品；焦神曲、焦山楂消食导滞，以解脾气之碍。药物虽少，贵在气滞易解、血和不凝，正气得复，阻止了肝气上亢，使血畅而津液得以敷布。

病势继续发展，由气波及血，有气血同病之象，为第二个阶段。临床表现为胸腹胀满加重，右胁部痛剧，甚至拒按，不欲饮食，恶心欲呕，口干，消瘦乏力，手足心热伴掌际发红，情绪焦躁，面色苍黄，舌红少津，苔白而腻，两脉沉弦。此属情郁未解，肝气不疏，必有气滞血瘀，肝犯脾胃日久，疏利太过，肝血亏损，致上焦、中焦不得畅达。王文彦认为此阶段为枢，把握病机、可使病势回转；若失去机遇，病邪趁势发展，则难以驾驭，实为关键。此阶段以理顺气机、柔肝理脾通络治之。药用：柴胡 15g，川楝子 15g，陈皮 15g，荔枝核 15g，姜黄 15g，檀香 15g，当归 15g，白芍 20g，丹参 20g，半夏 15g，丹皮 15g，秦艽 20g，焦山楂 15g。若胁痛剧重加延胡索 20g，以增理气止痛之功。方中柴胡理气疏肝；当归、丹参、姜黄、檀香加大行气活血力量，以收活血化瘀之功；另加养肝柔肝之川楝子、荔枝核、白芍，使肝脏复以柔和舒畅状态，可暂缓病势发展；伍用秦艽，其剂量大于群药，有通经络、贯三焦之功，并有疏散风湿之力。此段药物治疗与精神、饮食调养其功各半，忽视怡心养神等于功溃落第。

若病势发展到危重阶段即第三阶段，除上述症状外，还有腹胀如鼓，青筋暴露，口渴不饮，尿少，便溏，甚者呕血、便血，舌质暗红，苔白腻，两脉沉细。此乃肝脾累积于肾，肾失主水与封藏之能，有气、血、水兼见之症。肝疏泄三焦太过，决渎开合不利，脾失转输，津液之浊（水）不能上敷于肺，致水湿停滞腹腔。肝失藏血，脾失统血，血溢脉外而现呕血、便血之象。此段以肾气渐衰，肝脾功能失调为主，治疗以行血止血兼利水为主，疏利气机与理脾为辅。王文彦强调此时禁忌强攻峻下，否则有碍正气得复，多以理顺、平调、分消之法和淡渗之品治之。依据年龄、体质、病势，可适当配伍。用药：蓼实30g，苍术15g，白茅根30g，大腹皮20g，防己15g，槟榔片15g，陈皮15g，泽兰15g，蒲黄炭20g，茯苓皮20g，桑白皮15g。方中蓼实乃水中刚劲而拔生，性味甘辛，健脾燥湿之功甚著，凡湿盛肿满者应用蓼实有祛湿消瘀之效，一般用15～30g；泽兰可活血散瘀、通经行水；白茅根止血凉血、清热利尿；苍术、防己、槟榔、茯苓皮、桑白皮、陈皮以燥湿化湿，分利肌腠腹腔水湿。上方服2～3日后，尿量增多，腹胀可明显减轻。若腹胀胸闷不舒，加杏仁15g，使肺气宣降，通调水道，水湿不上逆，上症可减。葶苈子攻水力宏，甚利伤阴，更碍决渎之官功能恢复，应用宜慎，不可过量。

**3. 贵在疏利气机，重在补脾**

王文彦对鼓胀的治疗始终注重气机调理、培补脾胃。抓住疏利太过是导致本病发生的关键，疏泄虽为肝脏本能，过张过弛均会导致功能失调，气机逆乱，不能保持升降出入的气化运动，清阳何能出上窍，浊阴何能出下窍？故在第一、二阶段中，应始终坚持应用柴胡、郁金、木香、厚朴之行气调气解郁之品，以使气机得复，诸脏安宁。

重视后天以养先天，扶正才能祛邪，这是王文彦融汇诸家精粹自成一体的学术之见。古人云"鼓胀病根在脾""补肾不如补脾""脾升肝也生，故水木不郁"，这说明调理肝脾在治疗鼓胀中有重要意义。从以上三方药物组成可见王文彦治疗鼓胀重在健脾、祛湿、化湿。方中苍术、半夏、厚朴、陈皮、秦艽、蝼蛄实，虽药物平和，但伍用巧妙，屡立健脾、理脾、醒脾之功。

王文彦还强调健脾要鼓动升清。临证擅用辛甘芳香走窜之品，如苍术、木香、檀香等，以达升清降浊、恢复脾气之功。凡肝脾肿大，久治匮效者，擅用荔枝核、川楝子以养血柔肝，蝼蛄实以利气消癥，立起沉疴。必须在应用活血药基础上伍用三药，意在增强血流回量，使肝血充足，缓解瘀滞，肝得血濡，方有软肝缩脾之功。

## 参考文献

[1] 尹复荣，高德林. 王文彦治疗鼓胀的经验 [J]. 中医杂志，1994 (7)：400-401.

[2] 卢秉久，刘欣. 王文彦教授治疗鼓胀80例经验总结 [J]. 辽宁中医杂志，1998 (2)：28.

[3] 卢秉久，刘宇新，蔡丽娟，等. 中国百年百名中医临床家丛书——王文彦 [M]. 北京：中国中医药出版社，2004.

[4] 卢秉久，张艳，郑佳连. 王文彦肝病辨证思维经验集 [M]. 北京：科学技术出版社，2015.

（李京涛 刘永刚）

# 危北海

危北海，1931 年生，全国老中医药专家学术经验继承工作指导老师，国家中医药管理局中医传承博士后指导老师，首都国医名师，享受国务院政府特殊津贴，国家有突出贡献专家，全国著名中西医结合专家。长于治疗脾胃及肝胆疾病，是国内脾胃学说开创者之一，一直从事重大中医理论课题脾胃学说和脾胃病的研究工作，建立了国内最大的脾胃理论知识库，在复制模拟脾气虚证的动物模型和建立观测指标方面，都做出重大创新性的贡献。在中医"证"的研究中，危北海提出了"脾虚综合征"的概念，建立"胃肠复原法"作为临床重要的治疗法则。曾参加和承担国家科委"七五""八五"和"九五"等攻关项目，以及国家自然科学基金和北京市自然科学基金课题，先后获得卫生部、北京市科委和北京市卫生局的科技成果奖 24 项，代表性专著有《中医脾胃学说应用研究》《中西医结合消化病学》等。

## 一、学术思想

### （一）清热利湿与疏肝利胆同用，辨病与辨证并举

肝主疏泄包括疏泄气机、调畅情志、助脾胃运化三个方面。病毒性肝炎的病因大多为湿热疫毒，湿热侵入人体，留滞中焦，损伤脾胃，脾虚则运化失常，脾不化湿，水湿停聚中焦，郁阻肝胆气机，导致肝脏疏泄失常，此为"土壅木郁"，从而导致肝气郁结，情志不畅，脾失健运，胃失和降等。所以治疗时要清热利湿，也要疏肝利胆，使气机舒畅。常用的清热利湿药多为藿香、佩兰、石菖蒲、黄柏、滑石、车前草、杏仁、化橘红、通草等，疏肝利胆药多为柴胡、郁金、金钱草、海金沙、茵陈、栀子、香橼、枳壳等。上中下三焦兼顾，大有分消走泄之气势。

### （二）健脾也和胃，补气运中州

《金匮要略》言："见肝之病，知肝传脾，当先实脾，四季脾旺不受邪。"大凡肝病，无不影响脾胃，导致脾胃损伤，运化失常。所以治疗时一定要顾护脾胃。危北海以《黄帝内经》"脾胃为后天之本""有胃气则生，无胃气则死"的思想精华为指导，依据李东垣《脾胃论》中"胃肠内伤，百病乃生"的病因学说及"脾胃虚则百病生，调理中州，其首务也"的治疗原则，将传统中医理论与现代研究成果相结合，把辨病与辨证相结合，总结出了"胃肠复元法"，并作为临床治疗的基本法则推而广之，不仅用治消

化系统疾病，对于很多内科疑难杂病及危重症也是治疗的重要指导原则。在肝病的治疗上，危北海尤其注意健脾和胃，以保气血化生之源充足。常用的健脾益气药有生黄芪、党参、茯苓、白术、炙甘草、大枣、山药、薏米等。

（三）调气又活血，肝胆无滞留

危北海早期曾跟随著名老中医关幼波学习，通过深入体会，危北海领悟到关幼波教授在治疗中，特别重视气血在辨证施治中的重要作用。关幼波教授认为，疾病的发生、变化与预后，无不与气血的消长变化有关，故其总结出治肝要诀"扶正祛邪，调理气血，调理肝脾肾，中州要当先，扶正需解毒，湿热勿残留"。气血辨证其要点为既补气又活血，因气为血帅，血为气母。在临证中危北海尤其注重"脾胃为气血生化之源"，从健脾益气入手，补其虚损，疏其壅滞。其处方中常用黄芪、当归、芍药、党参、白术、茯苓、山药、寄生、枸杞子等补气养血，健脾补肾。

（四）补肝要滋肾，养血也填精

肝藏血，肾藏精，精血同根，肝肾同源。肝病日久则肾气亏虚，肝血不足则肾无所养。晚期肝病多为肝肾亏虚，精血不足。所以治疗时要注意滋补肝肾，补气养血。危北海常用药物：当归、白芍、阿胶、枸杞子、女贞子、旱莲草、楮实子等。

## 二、临证经验

### (一) 治肝总则——甘缓、辛散、酸泻

对于肝病总的治疗原则，危北海认为必须从经络到脏腑、从本脏到他脏、从标到本、从主症到兼症全面考虑，抓住主要矛盾，根据治病求本的基本原则，急则治其标，缓则治其本。根据肝脏本身的生理和病理特点，取法于《黄帝内经》，认为甘缓、辛散、酸泻应为治肝病之总则。如《素问·藏器法时论》说："肝苦急，急食甘以缓之。""肝色青宜食甘，粳米牛肉枣葵皆是。""肝欲散急食辛以散之，用辛补之，酸泻之。""风淫于内，治以辛凉，佐以苦甘，以甘缓之，以辛散之。"综观危北海多年治肝经验，肝病用药常以甘缓、辛散、酸泻为总的治疗法则。危北海认为，肝为将军之官，其性刚强，易于横逆，故其为病多为急亢太过，此为肝之所苦，故用甘味药以缓其急。肝喜条达，肝气郁结不散则为病，肝郁之病宜用辛味药物以散其结，即所谓"木郁达之"之意。根据辛味药物作用来看，"散"对于肝来说是从其所欲，故有"补"的意义。如果肝木过泻，肝阳浮越，应当收敛肝阳，因酸味的药物一般均有收敛的作用，故用酸来泻之。如果肝风内蕴，木旺生火，则应用辛散的药物散其郁结之火，用寒凉之品，以制其兼化，再以苦味之品泻心火，以制肺金之过旺，以免肺金过燥，而乘肝木，并佐以甘味之药，以缓和风势之急。

### (二) 治肝八法

危北海认为，肝脏或肝经疾病可由肝本脏而生，也可

由他脏通过母病及子、子盗母气等方式累及肝脏而生，因此对于肝病的治疗法则又分为直接治疗和间接治疗。对于肝脏本脏或肝经自身的病变多采用直接治疗的法则，多以肝脏自身的生理和病理特点为依据，采用疏肝、理气、柔肝、平肝、清肝等方法治疗。对于由他脏通过母病及子、子盗母气等方式累及肝脏而为病者，运用间接治法在处理肝脏毗邻母子传变关系上，通过对其母子脏腑的治疗达到治肝的目的，也就是古人所谓之"隔一""隔二"等治法，危北海常用治法有滋水涵木、升降脾胃、培养中宫、清金制木、肝实泻子等。

### 1. 疏肝泄肝法

外感六淫之邪，内伤七情，均易导致肝气郁结，气机不畅，出现胁肋、脘腹胀满疼痛，心烦易怒等肝郁气滞等临床表现，危北海多采用疏肝、泻肝之法，即《黄帝内经》所谓"木郁达之"之治法，根据"肝欲散，急食辛以散之"的基本原则，选用辛香而苦的疏肝理气类药物，因辛能散能走，苦能泄能降，故能恢复肝之条达，以达到解郁的目的。对于肝气郁于本经初期，危北海常使用柴胡、香附、青皮、延胡索、川楝子、木瓜、苏梗等药；肝郁日久常使用香橼、陈皮、玫瑰花、代代花、郁金等。疏肝之药，多易辛散耗气，常用"实能伤气耗血，且又暗伤肾水以损肝木之根也"。因此疏肝泻肝之品不可常用，危北海常根据病人的体质，而选用适宜之品，如阴血虚亏，常配合补肝阴之品如当归、白芍、女贞子之类，以免过耗肝阴。肝病之新病多在经，久病常入络，疏肝理气之药久用不效，常配合一些通络活血药，如赤芍、红花、归尾、丝瓜络等，兼寒者加吴茱萸，兼热者加丹皮、山栀，兼痰者加半夏、茯苓，拘挛筋痛者，于疏肝药物之中加木瓜、牛膝等舒筋镇痛之品，常收到较好效果。对于肝郁横逆犯胃，伴有木克土的症状者，常配合一些健脾扶中的药物，使脾气得升，胃气得降，肝气得通，气机得以流畅。常选用的方剂有逍遥散、小柴胡汤、金铃子散、柴胡疏肝散等。

**2. 滋肝柔肝法**

久病肝阴消耗，营血不足，肝失所养，则其刚烈之性更甚，对于肝阴不足，出现肝火肝气妄动之症，危北海常运用养血柔肝的药物以滋补肝阴，即所谓"养其肝体，则其用自柔"，运用润药柔肝法，润则肝体柔和，肝火肝气常宁静，而不致出现燥烈之象。临床常用养肝柔肝药物有：当归、白芍、枸杞子、女贞子、元参、生地黄、首乌、龟甲、阿胶、山萸肉、旱莲草、酸枣仁、柏子仁等。以上药物，除龟甲外，余均属甘平、甘温或甘寒之药，在归经上大多入肝肾二经，作用属于养阴补血类，其目的在于滋养阴液，充实水源，使肝木得涵，故此类药物适用于一切血虚肝旺的证候。另外，肝阴不足，肝阳易散，临床上常加用一些酸敛之品，如白芍、乌梅、五味子、山萸肉、木瓜等，以收敛肝气，达到养肝的目的。

但滋肝养肝之品多较滋腻，易碍脾胃运化之功能，如无阴虚之象应当慎用。若伴有脾胃虚弱证，危北海常佐以健脾行气之品，常选用的滋肝柔肝方剂有一贯煎、大补阴丸等。临床运用时应注意滋腻之品不宜常用，恐滞碍脾胃之功能。

**3. 平肝镇肝法**

对于肝脏气逆火升、肝风内动、肝阳上亢之证，危北海多采用抑降、摄纳，平肝、镇肝之法，以降息冲逆。平肝、镇肝类的药物均具有潜镇的作用，如果水亏木旺，阴虚血不养肝，肝阳上亢，甚或肝风内动，除了采用养阴滋水涵木之法外，危北海常配合一些潜镇的药物平肝潜阳以和阴，常选用钩藤、天麻、桑叶、菊花、石决明、羚羊角、全蝎、地龙、珍珠母、龙齿等。用药上，危北海一般常与清肝凉肝或滋阴养血的药物同用。对于肝风上冒颠顶，肝阳上亢者，则以平肝为主，兼以清肝凉肝；而对于肝风走窜四肢多以血虚为甚者，除平肝之外常配合滋阴养血之品；对于外因热病所引起的热极生风或阴涸动风而出现痉挛、抽搐、神昏等症状者，常兼用清热凉血或开窍豁痰等药物。凉肝息风多用羚羊角、钩藤、丹皮、菊花、白蒺藜；镇肝息风多用生石决、珍珠母、龙骨、牡蛎、天麻；养阴息风多配合生地黄、女贞子、白芍、元参、阿胶、牡蛎；养血息风当配合生地黄、枸杞子、阿胶、牛膝、首乌、天麻等。常用方剂有：羚角钩藤汤、天麻钩藤饮、镇肝熄风汤等。

### 4. 清肝凉肝泻肝法

对于肝经实火，其治则在于"热者寒之"，清肝泻肝凉肝均在于清肝火。肝火初起多用清肝凉肝法，若火盛清之不效，则用泻肝法。临床常用药物：清肝凉肝多选用羚羊角、丹皮、栀子、黄芩、竹叶、菊花、桑叶、连翘、夏枯草；泻肝多用龙胆草、黄连、黄柏、大黄、芦荟。对于肝火初起之肝经实火，危北海多用清肝凉肝之法，用之不效则继用苦寒泻火之品，在泻肝药物之中常配合车前子、木通、赤芍，以利小便兼清心火，泻心火可助清肝热，取"实则泻其子"之意。热象较重时用大黄等通大便兼清阳明之热，使邪热有去路。气有余便是火，危北海认为泻肝而不知理气，但用苦寒逆折，有时反存遏郁闭塞之害，致使肝木益横，故常适当佐用理气之品。常用的方剂有当归芦荟丸、龙胆泻肝汤等。

### 5. 升降脾胃，培养中宫法

脾胃为气机升降的枢纽，因此肝胆之气的升降亦赖于脾胃之气的升降。危北海在治疗肝病时注重升降脾胃，培养中宫，像中宫气化敦厚，脾胃不为所侮，且培土以生金，借金以克木，以平肝木猖獗之性，肝木自理，肝胆之气的升降亦可恢复正常。且肝胆亦能与脾胃相互为用，因五行之理，木能侮土，亦能疏土，而升降脾胃对肝木之疏达、胆火之潜降亦有所裨益。临床上治疗肝气郁结，久不见效者，加入健脾强胃之药，每能有所帮助；而治疗饮食不化，服健脾强胃之品而无效者，加入疏肝理气之品，亦能收到较好效果。常用的培土药物有：党参、白术、茯苓、山药、甘草、大枣等。

### 6. 滋水涵木法

肝肾同源，肾为肝之母，肾水不足可使肝阴亏损，肝阴不足亦会使肾水衰少，同时肝阳亢旺，疏泄太甚，肾水也因此不藏。因此临证之时，肝肾阴血常相提并治，取补母益子、滋水涵木之意。根据这个原则补肾水亦即补肝阴，补肝阴亦即补肾水。从药理作用上来看，补肝阴药多有补肾水的作用，而补肾水药也有补肝阴的作用。肝木得肾水灌溉涵养才能繁荣滋长，临床上如果水不涵木，犹如木失水养，易成火燃之势而生内风，因此当病人出现肝阳亢、肝火、肝风等症状同时有肾阴亏的表现时，此为阴虚阳亢、上盛下虚之候，治疗时应当治其本，滋肾水以涵肝木，补母益子，育阴潜阳。常用的药物有熟地黄、元参、山萸肉、枸杞子、龟甲、鳖甲、龙骨、牡蛎、珍珠母、石决明等，常选用的方剂有一贯煎、杞菊地黄丸等。

**7. 清金制木法**

对于金虚不能制木，木火上炎，燔灼肺金出现肺系症状时，危北海惯用清金制木之法，常用的药物有沙参、天冬、麦冬、川贝、枇杷叶、玉竹、桑叶、菊花、代赭石、石决明等。

**8. 肝实泻子法**

由于心为肝之子，对于木火亢极、单泻肝无作用或者木火上炎、犯心而引起心火炽盛，表现为舌干、舌尖红、烦躁失眠或衄血者，危北海多采用肝实泻子法，泻心火以清肝火，常用的药物有川连、竹叶、茅根、连翘心、犀角等。

## （三）脂肪肝治疗用药

**1. 疏肝健脾，补虚泻实**

肝主疏泄，调畅气机，维持各脏腑器官生理功能。脾主运化，与胃相表里，共司人体各种营养物质和糟粕的代谢。肝和脾胃共居中焦，经脉相连，气化相因，三者在生理、病理上关系密切。若情志不遂，疏泄不及，肝气郁结，克犯脾胃，或嗜食辛甘厚味，痰浊湿热积聚肠胃，阻碍脾胃升清降浊，则脾胃失健，运化不及，与肝病互相影响。

患者常见右胁下胀满，因情绪波动或劳累而诱发，胁下或可触及肿块，伴有食欲减退、纳谷不馨、恶心呕吐、疲乏无力等症。危北海治以疏肝平肝、健脾和胃。常用药物有醋柴胡、郁金、钩藤、夏枯草、僵蚕、延胡索、川楝子、白芍药、甘草、太子参、茯苓、白术、生黄芪等。醋柴胡、郁金疏肝解郁；钩藤、夏枯草、僵蚕平肝清热；延胡索、川楝子理气止痛；配伍四君子及生黄芪扶土抑木。钩藤后下"专理肝风相火之病"（《景岳全书》），配伍白芍药、甘草酸甘化阴。若患者性情急躁易怒、面红口赤、舌红苔黄，或肝功能异常，则加入黄芩、蒲公英、栀子、白花蛇舌草清热解毒；若见食欲不振、大便夹带未消化之物，则加入焦三仙、鸡内金、砂仁化食消滞；恶心泛酸明显者，加入旋覆花、煅赭石、丁香、柿蒂和胃止呕，或合入左金丸；若气短乏力明显者，党参易太子参，或加入灵芝增强补益作用，同时，灵芝多糖亦有明确的降脂作用；若肝郁脾虚日久，耗伤胃阴，表现为胃中嘈杂、饥不欲食、舌红少苔、脉细弦数者，可在前药的基础上加入百合、石斛养阴清热。

**2. 理气散瘀，气血并调**

脂肪肝初期，肝气不舒，脾失健运，病在气分，主要以疲倦乏力、胁肋脘腹胀满时作时止为主症，当重视补气、理气，常用的补气药有太子参、炙黄芪、党参、茯苓、炒白术、炙甘草，行脾胃之气的陈皮、枳实、木香、槟榔，行肝胆之气的柴胡、郁金、香附、合欢花。

然而，当脂肪肝日久或已被诊断为中度或重度脂肪肝时，危北海则强调"久病入络""不通则痛"的病机转变，在治疗上注意加用入血分的药物。危北海认为活血化瘀药可以改善肝内血液循环、减少病变部位缺血、改善肝脏营养、防止肝细胞损伤加重。常用药物如白及、三七、丹参及四物汤等。若患者血瘀较重，症见胁肋刺痛而有定处，舌见瘀点瘀斑，脉弦不畅，则在前药基础上加入四物汤，增强活血祛瘀的作用；若肋下痞块肿大，则加入莪术、龟甲、鳖甲软坚散结；若患者因瘀血不除而新血不生，血虚而不能养神，症见失眠、多梦，神疲健忘、舌黯、脉虚弦者，则在活血同时加入养血安神之品，如酸枣仁、远志、鸡血藤、石菖蒲、阿胶，同时佐以莲子心、僵蚕、龙骨、牡蛎平亢阳，标本同治。

**3. 化痰利水，消食去积**

引起脂肪肝的有形实邪相当于中医学中的痰浊水饮、瘀血食积，而这些病理产物又可以阻滞肝脾气机，进一步加重病情，形成恶性循环。因而，虽然多数患者常出现脾虚不运或血虚不濡的症状、体征，但是危北海在遣方用药的时候，仍注重祛邪以扶正，同时更注意祛邪不伤正。如痰浊水饮重者，患者一般病程较长，胁下胀痛不适持续时间长，可在胁下触及质软肿大的肝脏，伴有咳痰口黏、食欲下降、小便短少、腹胀、沥沥肠鸣、大便稀薄、舌黯、苔黄厚腻、脉弦或滑等症，加用清半夏、竹茹、苦参、黄柏、泽泻化痰利湿清热，葛根、诃子、赤石脂、五倍子涩肠止泻。危北海认为久泻可致脾胃愈虚，纵有实邪，也不可一味攻下，而需要攻补兼施，故常合入厚肠止泻之品。对于脘腹胀满、食积难下的患者，在加用大腹皮、槟榔、神曲、山楂、鸡内金等消导之品的同时，还嘱患者每日餐后散步，加速气血运行，提高机体的代谢。

## 三、用药心得

### （一）用药刚柔相济，忌过刚过柔

"肝为刚脏，非柔不克"，肝性喜润而恶燥，根据肝之性，治肝多用柔肝和肝之法，但柔润肝木之药多用，则与脾性之喜燥恶湿相反，可阻碍脾胃，因此柔润之品，多斟酌病情，适可而止。而疏肝理气之品，多为辛散香窜之药，用之过久，亦能耗气伤血，甚至损耗肾水以伤肝木之根，故不宜常用。

### （二）肝风宜潜宜镇，忌升忌散

肝主风，但肝风多属于内风，内风之所以动，多是阴血不足所致，故治肝风只宜用钩藤、僵蚕、天麻和全蝎之类以镇肝息风，亦即用平肝潜阳、养阴涵藏之法，使风息于内，而断不可扇之扬之，抱薪救火，益张其势。因此，治疗肝风不可妄投荆芥、防风、升麻、柴胡等风药及升散之品，在潜阳息风之时，应配合养阴补血之剂，以达滋润和摄纳肝木之用。

## 参考文献

［1］孔令彪，苑惠清. 著名脾胃病专家危北海［J］. 北京中医，1998（1）：5－7.

［2］周滔，申青艳，牛柯敏. 危北海——中西医结合消化病学的开拓者［J］. 中国中西医结合杂志，2016，36（2）：146－148.

［3］刘汶. 危北海治疗肝病精要［C］//第二十四届全国中西医结合消化系统疾病学术会议专题报告及论文集. 中国中西医结合学

会消化系统疾病专业委员会，2012：3.

［4］戚团结，危北海．危北海"治肝八法"浅析［J］．北京中医药，2012，31（3）：179－182.

［5］戚团结．危北海教授学术思想与临床经验总结及治疗非酒精性脂肪性肝炎临床研究［D］．北京中医药大学，2012.

［6］刘蕊洁，王雅琪．危北海论治非酒精性脂肪肝经验［J］．河北中医，2011，33（10）：1449－1450.

［7］范圣凯．危北海学术思想与临床经验总结及应用胃肠复元法对脓毒症肠功能障碍治疗作用的探讨［D］．北京中医药大学，2011.

（刘江凯　张雅儒）

# 吴寿善

　　吴寿善，1937 年 11 月生，湖北武汉人，1964 年毕业于湖北中医学院。现为湖北中医学院附属医院主任医师、教授，国家中医肝病中心主任，脏象肝病研究所名誉所长，全国中医肝胆病专业委员会委员，湖北省中医肝病专业委员会主任委员，武汉市内科学会副主任委员。主编《病毒性肝炎基础与临床》《中医肝胆病学》。

## 一、学术思想

### （一）从脾论治学说

　　吴寿善认为，慢性乙肝形成主要原因如下：一是急性乙肝诊治有误或调理失当而致脾胃虚弱，湿热内生，并蕴结中焦，迁延日久；二是正气已虚，复感湿热毒邪，正气无力抗邪，无法驱邪外出，湿热伏于内。一旦有饮食不节、情志不调、疲劳过度，则易导致脏腑气血失和，湿热邪毒由伏而显，阻遏中焦，正邪交争，日久成病。由此可见，正气不足、脾胃虚弱、湿热病邪为慢性乙型肝炎的最主要病机，故在肝病的治疗中，吴寿善注重调养脾胃，也源自《金匮要略》中"见肝之病，知肝传脾，当先实脾""实脾则肝自愈，此治肝补脾之要妙也"等治疗肝病的指导思想。
吴寿善认为，慢性乙肝起病邪毒郁结，久病而肝失疏泄，
必累及于脾，脾为人体运化水湿的枢纽，湿邪又是慢性乙
肝的主要病机之一，若脾气衰败，治疗肝病则难以奏效，
故治疗肝病重在健脾胃、调气机，治法常在调养脾胃基础
上辨证论治，根据具体病机拟定相应的治法。临床上常用
半夏泻心汤、温胆汤、二陈汤等随症加减，常用药物有茯
苓、陈皮、法半夏、白术、山药、炒二芽等。

## （二）毒痰瘀虚学说

吴寿善认为乙型肝炎后肝硬化的病机以正虚、气滞、
湿热、痰浊、血瘀为主，而正虚主要以脾虚、肾虚为主。
本病发病主要累及肝脾、胃肠，日久及肾。长期情志不畅
导致肝失疏泄，气机郁滞，而气的功能之一便是推动血液
运行，气滞日久导致血行不畅，血液滞留而成血瘀。或长
期忧思伤脾，或长期饮食不节，嗜食肥甘厚味，或长期饮
酒等因素影响脾胃运化功能，导致脾失健运，脾性喜燥恶
湿，且为生痰之源，脾胃运化失常，痰湿内生，从而形成
痰浊、痰湿等病理因素，而痰湿困脾进一步又影响脾胃功
能导致疾病迁延发展。因此，吴寿善认为肝炎肝硬化的发
生属本虚标实，虚实夹杂，与毒痰瘀虚密切相关，治疗上
也应紧扣毒痰瘀虚这一基本病机，以补虚、活血化瘀、化
痰解毒为主。

## （三）伏邪致病学说

根据肝病尤其是病毒性肝炎的发病特点，吴寿善认为

无论急性肝炎或慢性肝炎其发病多与温病伏邪致病相关，并由伏邪与人体正气相互作用所引起。邪气潜伏于内，适时而发，成为潜在的致病因素，或因外感六淫之邪，或因旷日持久而潜伤正气，因病致虚，待正气衰微而发病。病毒性肝炎中的病毒与伏邪致病颇为相似。《温热经纬·仲景伏气温病篇》云："伏气为病，皆自内而之外……盖四时之气，皆有伏久而发者，不可不知也。"《伏邪新书》云："感六淫而不即病，过后方发者，总将之曰伏邪。"

吴寿善认为，伏邪病位非浅，尤在病毒性肝炎的临床诊疗中，具有复杂性和用药时间长、难以治愈的特征。伏邪流连，最易伤人阴精，郁久则生湿化热成为病毒性肝炎发生的主要病因。湿热伏邪郁于体内，复加外感六淫，内伤七情，及先天禀赋之差异，可导致五脏六腑气机升降失常，使肝病有各种各样的临床表现。病变初期多见疲倦乏力、食纳差、脘胁胀痛、腹胀肠鸣，或见恶心、厌油腻、尿黄、便溏，或伴头晕目眩等。对于急性病毒性肝炎，吴寿善认为主要为外感时邪疫毒，侵犯脾胃，郁蒸肝胆，肝失疏泄所致，主张清热利湿为其基本治疗大法，同时从调理肝脾，疏畅气机入手，常选用茵陈蒿汤加减，同时始终注意固护肝脾，随时加入芳香醒脾之品，以免伤脾不利化湿，治疗中还经常加入枳实、香附等疏肝理气之品，使患者症状改善，疗程缩短。治疗慢性病毒性肝炎，吴寿善提出应分期论治，早期多实证，当以祛邪为主，佐以扶正；中期势均力敌，扶正祛邪同进；晚期正虚为主，当重用扶正，佐以清解余邪。故其确定的具体治法有：培土泄木法、化湿健脾法、温脾益肾法、柔肝养阴法。各法使用过程中，均以活血化瘀法贯穿始终，将清热解毒法作为祛邪之手段。

## 二、临证经验

### （一）急则治标，缓则治本

这是吴寿善治病的总则，同时还结合肝病的发病过程，更有先攻后补，先补后攻和攻补兼施的不同施治方法。

### （二）凡有外感，先治外感

各种邪气是引起内伤杂病复发及原发病加重、影响治疗的重要因素，肝病也不例外。吴寿善强调，对肝病兼外感者应遵循"外证不解，当先解外"的治疗原则，茵陈、黄芩等清热解毒之品更是每方必用之药。

### （三）气机不疏，先理郁滞

肝为刚脏，体阴而用阳，肝疏泄有常，则气顺血和，升降有常，脏腑协调，脾胃健运，气血因之能生长。一旦肝气郁滞，可导致气机不畅，升降出入不利之病变。吴寿善在肝病治疗中对肠中大便燥结、腑气不通者，常用大黄；对瘀血阻滞、其瘀不除者，用丹参、赤芍；对痰浊阻滞者，加陈皮、法半夏、云苓、竹茹等祛痰之品。

### （四）运化失司，先理脾胃

脾胃居于中焦，为机体的枢纽。脾胃健运，则正盛可却邪，所谓"正气存内，邪不可干"。因此，吴寿善强调调理脾胃有两层意思：一是解除脾胃运化障碍；二是补脾健胃，消除虚弱，促进运化功能恢复。这一治则在吴寿善的方中常常体现。

### （五）急者多实，泻腑为主

吴寿善认为，脏腑之间的藏泻是对立统一的，表里相合的脏腑由于通过经脉的相互络属、功能的相互配合，发病时的影响更为密切，故而在临床上提出"脏病治腑，腑病治脏"的治则。吴寿善认为临床上肝病起病较急者，多为实证，一般与湿热、痰瘀等关系密切，如急性病毒性肝炎，慢性病毒性肝炎的急性发作、肝衰竭、淤胆型肝炎、肝性脑病等。对于这类患者，通常以泻腑为主，达到祛邪安脏之功。如黄疸，多因肝胆湿热所致，对于热重于湿者，当于清热利湿的同时，佐以泻下，方选茵陈蒿汤，方中大黄泻下通腑对清热和退黄具有不可或缺的作用；对于湿重于热者，当利湿化浊，佐以清热，方选甘露消毒丹或茵陈四苓汤加味，重用车前子、泽泻、滑石、猪苓等，使湿从小便而解。对于肝瘟发黄，由于起病急骤，病情凶险，发展较快，当速以清除胃肠热毒为要务，临床常用大剂清热解毒之品，并重用大黄煎药口服，同时直接灌肠通腑。再如臌胀水停腹中，利水为常用治法。肝厥所致嗜睡、神志昏蒙、烦躁、胡言乱语，在醒神开窍的同时，佐以泻下通腑往往可起到重要的作用。

### （六）慢者多虚，重于补脏

《灵枢·本神》指出："肝藏血""脾藏营""心藏脉""肺藏气""肾藏精"，脏藏之精气为人体生命活动的动力和源泉，精气充盈则五脏自满，故吴寿善认为，五脏以贮藏精气为主，故"脏病多虚"，临床当以固护精气为主，精气充则五脏健，才能维持机体的正常功能活动。具体到肝病来说，肝主疏泄和藏血，体阴而用阳，慢性肝病中虚证多见，以肝气不足、肝血虚、肝阴虚为主。肝气不足症见疲乏、肢软无力、出血等，吴寿善多用补气药加疏肝之品，常重用黄芪，兼用当归、郁金、川芎、佛手，以求补肝疏肝同施。肝血虚证，症见目眩头晕、两目干涩、视物昏花、筋脉拘急或肢体麻木，或震颤不已、爪甲不荣、唇舌色淡，为肝血不足，脏腑百骸、官窍失荣所致，吴寿善以补肝汤（组成：生地黄、当归、白芍、川芎、酸枣仁、木瓜、炙甘草）为代表方，方中四物汤养血益阴，补肝血不足；酸枣仁、木瓜、甘草酸甘化阴，柔肝舒筋；川芎主走窜疏达使补中兼疏，补而不滞。肝阴虚证，症见眩晕、耳鸣眼花、目干畏光、胁肋疼痛、心烦易怒、口燥咽干、颧红唇赤、潮热盗汗、寐少梦多、舌光红或红绛、无苔，脉弦细数，吴寿善认为此由肝阴不足，失于濡养所致，治当养阴柔肝，以一贯煎为代表方。

慢性肝病日久，病情反复，或病势凶险损伤正气，累及脾肾导致其功能亏虚，出现纳食减少、腹胀便溏、胁肋胀痛、暖气不舒、倦怠乏力等肝郁脾虚证者，吴寿善常以补脾为主兼以疏肝益气，方以柴胡疏肝散和四君子汤加减；若见头晕耳鸣、双目干涩、口燥咽干、失眠多梦、五心烦热等肝肾阴虚证者用一贯煎化裁以滋补肝肾、养血柔肝；若见形寒肢冷、腰膝酸软、食少便溏、食谷不化，甚则腹大胀满、肢肿乏力、小便短少等脾肾阳虚证者，方用右归丸、金匮肾气丸、附子理中丸等加减，以温补脾肾、疏肝理气。吴寿善治疗此类病证，首先辨清所虚之脏加以补益，同时在补脏的过程中，勿忘疏肝、柔肝，寓"疏肝即补肝，肝疏则补脏"之意。因肝主疏泄，肝气舒畅条达有助于脾胃吸收转输及肾藏精、主水功能的正常发挥，使五脏"藏中有泻"既能补虚损，又能防壅实之弊。

## 三、用药经验

吴寿善常说：用药如用兵，兵精是克敌的法宝，用药是治病的关键。吴寿善治疗肝病用药广泛，并善用对药。

清热解毒药的运用。吴寿善喜用对药，常用的清热解毒对药有金银花配连翘、土茯苓配重楼、白花蛇舌草配蒲公英、鱼腥草配半枝莲。常选用其中的一或两组药物配合使用。

湿邪是肝病的基本病机。湿邪分寒湿与湿热，临床用药虽有区别，但用药原则应不变。故吴寿善每方中必用茵陈、云苓、龙葵、槐角、车前之类祛湿之品。苦寒燥湿以黄连配黄芩；苦温燥湿苍术配厚朴、草果配知母；芳香化湿常用藿香配佩兰；利湿退黄常用茵陈配金钱草。

化痰湿法治疗迁延难治性慢性肝病。有些病人无明显症状，往往是由于痰湿作祟。吴寿善多从痰治，方中常见陈皮配法半夏、浙贝母配瓜蒌之类，以祛痰化湿。

外感疫毒之气是肝病的起因，清热解毒是治病大法。现代药理研究发现银花、连翘、白花蛇舌草等有抗病毒作用，故吴寿善方中常用银花配连翘、白花蛇舌草配蒲公英、土茯苓配重楼、鱼腥草配半枝莲等，以清热解毒。

吴寿善常用柴胡配白芍、香附配高良姜疏肝理气，妇女用玫瑰花配以疏肝调经。活血化瘀药物常用五灵脂配蒲黄、郁金配姜黄或丹参、三棱配莪术等。

补气健脾、滋肝养肾法，吴寿善主要用于肝病病程迁延、合并有脾气虚证或脾阳虚证、后期常有肝肾阴虚证或脾肾阳虚证者。振奋脾阳用理中汤；滋补肝肾用生地黄、熟地黄、制首乌、麦冬、黄精、玉竹、枸杞子；温补脾肾用附子理中汤或选用鹿茸、淫羊藿、肉苁蓉、菟丝子、杜仲等。

## 四、特色诊治方法

### （一）特色诊法

#### 1. 无症可辨，舌诊当先

不少慢性乙肝患者是在体检中无意被发现的，平素多无明显不适，临床症状亦不典型，按常规中医辨证方法有时难以规避"无证可辨"之尴尬。基于慢性 HBV 感染存在的客观实际，"无证可辨"并不等于无病变，对此吴寿善十分重视舌诊诊察方法的灵活运用，体现了他精研温病、温病重舌的学术造诣。吴寿善认为，"无证可辨"的慢性乙肝患者，舌质、舌形、舌苔的变化在一定程度上体现了正虚邪实的病理状态。舌质、舌形的变化多体现正虚的程度，舌质淡嫩、边有齿痕者，不单提示脾气虚弱，尚有肾气不足，此即"脾为后天之本，肾为先天之本"之反映，临证时不仅要遴选党参、北芪、白术、扁豆、怀山药、焦山楂等补气健脾类药味，还需调配菟丝子、淫羊藿、肉苁蓉、桑寄生、杜仲等补肾类药物。舌质淡红或鲜红、舌苔不多者，多为脾胃阴虚或肝肾阴虚之前兆，麦冬、白芍、太子参、黄精、石斛、女贞子、枸杞子等药味，择其一二，以"先安未受邪之地"，即所谓治未病。舌质瘀黯或舌下脉络曲张者，当属肝络瘀阻，前述活血化瘀通络之药味、药对、古方，用不嫌早。舌苔质地或颜色的变化，则直接反映湿热邪气的进退。舌苔色白偏腻者，常为湿浊中阻渐成气候，藿香、苏梗、法半夏、厚朴或藿香正气散等芳香运脾类方药，用之勿迟；舌苔黄白相间或黄腻者，多为湿热互结成滞，可选用前述清热化湿、清热利湿类方药；舌苔色黄而干，伴见舌红少津者，多为湿热蕴结成毒入血分、伤津液，清热解毒、养阴凉血类方药，择要而用，板蓝根、半枝莲、生地黄、赤芍、丹皮之辈是也。

**2. 经验方**

（1）补络补管汤

肝炎相关血小板属于中医"血证"范畴，外周血小板轻度减少时，患者常无明显不适，当血小板显著下降（< $90 \times 10^9$/L），可出现鼻衄、齿衄、紫斑，进展到肝硬化失代偿期阶段，出现门脉高压，可见吐血、便血。本病为本虚标实、虚实夹杂之证，湿热疫毒及瘀血是引发本证出血的重要病理因素。临证时强调止血为先，吴寿善对本病多采用清热解毒、凉血止血、活血化瘀的基本治疗原则。此外，吴寿善强调肝脾在血证发生发展中占有重要地位，认为调肝补脾意义重大。只有肝脾藏统调和，脾气健运，水谷运化不息，气血生化旺盛，脾脏才能统血有权。肝脉供养丰富，气机升降合理，肝脏藏血有序，气血才能运行无

阻，维持血液行于脉中而不溢于脉外。

补络补管汤原方出自张锡纯《医学衷中参西录》，组成为：生龙骨（一两，捣细）、生牡蛎（一两，捣细）、萸肉（一两，去净核）、三七（二钱，研细药汁冲服）。吴寿善在补络补管汤的基础上进行加减，组成如下：生龙骨、生牡蛎、山茱萸、三七粉、茵陈、连翘、茯苓、白术、陈皮、白芍、牡丹皮、茅根、藕节、石斛、玄参、黄芩炭。方中山茱萸补益肝肾，收敛固涩，味酸入肝，益肝血敛肝气，破癥结；牡蛎专平肝潜阳、收敛固涩，张锡纯认为生龙骨、生牡蛎收涩之中，兼具开通之力，固脱而兼化滞之功，而无留瘀之虞，同时，二药咸寒软坚，化痰散结，对肝炎后肝硬化、抗肝纤维化亦有针对性作用；藕节既能收敛止血，兼能化瘀；可止血不留瘀；黄芩炭、白茅根凉血止血，活血化瘀消斑；玄参、牡丹皮清热凉血，增液滋阴；茵陈配伍连翘清热解毒，二药与白芍、陈皮、白术相合又可柔肝健脾。气虚者，加人参叶调中补气；脾虚者，加山药健脾养胃；阴虚者，加麦冬、生地黄；胃热者，加石膏、竹叶、知母。

（2）病毒性肝炎经验方

吴寿善在治疗病毒性肝炎的多年临床实践中，根据病毒性肝炎的临床特征及伏邪湿热为患的主要致病因素，自拟了中药固定方加减治疗病毒性肝炎。自拟方中有：茵陈、茯苓、陈皮、连翘、金银花、白花蛇舌草、黄芩、车钱草、枳壳等。方中以茵陈、茯苓清热利湿；连翘、金银花、白花蛇舌草、黄芩清热解毒；陈皮、枳壳理气宽中，化痰除胀；车前草利水通淋，使邪有出路。若兼见肝郁气滞者，加柴胡、香附疏肝理气；纳呆食少者，加鸡内金、神曲、谷芽、麦芽助脾胃运化；有血瘀证者，加失笑散、桃仁、红花活血化瘀；月经不调者，每与四物汤合用。

（3）肝硬化难治性腹水经验方

鉴于肝硬化腹水患者湿浊阻滞、肝郁血瘀、气虚脾弱的病机，吴寿善通常主张标本兼治，常于清利湿浊之中加用活血化瘀之品，并重用益气健脾之品。同时使用院内肝病中心协定方"消胀散"（广木香 6g，槟榔 6g，红花 3g，甘遂 6g，防己 6g，黄芪 10g，诸药研末以水或醋调和）敷脐，以虚实同治，内外同治。常用基本方：茵陈 15~24g，茯苓 15g，白术 15~30g，黄芪 15~30g，生大黄 6~10g，炮山甲 10g，鳖甲 15g，丹参 20g，车前草 24g，黄连 6g。湿重加苍术 10g；热毒蕴结选加山栀子 10g、连翘 15g、丹皮 9g、茅根 30g、黄芩 10g；气滞盛选加大腹皮 15g、乳香 10g、藿香梗 10g、紫苏梗 10g、枳实 12g；阴虚选加生地黄 15g、阿胶 10g、麦冬 10g；腹水盛选加陈葫芦 15g、葶苈子 10g；纳呆脘胀选加鸡内金 10g、焦山楂 10g；肝区剧痛选加九香虫 6g、延胡索 10g、五灵脂 10g、蒲黄 10g，制乳没各 10g；寒盛选加制附片 10g、干姜 3g、桂枝 6g。基本方中祛湿常用茵陈、茯苓、车前草，并重用黄芪、白术。使得脾胃健运，则湿邪易祛，瘀血易散。俾益气化瘀，扶正祛邪，相得益彰。

上方在临床运用过程中，常因患者的情况不同而有所变动，祛邪不忘扶正。如重用清利湿浊、活血化瘀法疗效不明显，体质无好转，则以健脾益气为主。待虚象好转，其他症状改善如食欲增加、面色好转等，然后增加活血化瘀药。吴寿善常用先补后攻之法，但有时也以攻利为主，佐以扶正。如患者以阴虚为主，予茵陈五苓散加阿胶、枸杞子，则小便得利；阳虚患者予茵陈五苓散加制附片、淫羊藿、桂枝，则小便得利。如此攻补交替，攻中有补，补中有攻，则进退自如。

# 参考文献

［1］范江勇，杨帆. 名医吴寿善［J］. 湖北中医杂志，2010，32（6）：3－4，2.

［2］辛伟. 吴寿善诊疗肝病的思想方法［J］. 湖北中医杂志，2006，28（3）：28.

［3］孙舟，吴辉坤，吴寿善. 吴寿善教授从脾论治慢性乙型肝炎经验探讨［J］. 亚太传统医药，2016，12（2）：81－82.

［4］蒋开平. 吴寿善中医肝病学术特色探析［J］. 辽宁中医杂志，2011，38（3）：420－421.

［5］卢晨霞，吴寿善，吴辉坤. 吴寿善以补络补管汤加减治疗肝炎相关血小板减少临证经验［J］. 湖北中医杂志，2018，40（5）：21－23.

［6］杨帆，范江勇. 吴寿善治疗肝病思路辑要［J］. 湖北中医杂志，2011，33（8）：18－19.

［7］吴辉坤，李晓东，盛国光，等. 肝癌证候要素理论探讨［J］. 中西医结合肝病杂志，2015，25（5）：314－316.

［8］陈波，吴辉坤，孙舟，等. 吴寿善从毒痰瘀虚论治乙型肝炎并发肝硬化的临床经验［J］. 世界临床医学，2016，10（3）：100，102.

［9］倪云波，范江勇. 吴寿善治疗病毒性肝炎经验浅析［J］. 湖北中医杂志，2011，33（5）：29.

［10］饶卉明，辛伟. 吴寿善治疗慢性肝病经验撷萃［J］. 湖北

中医杂志，2007（11）：15－16.

[11] 卢晨霞，李晓东，吴辉坤，等．基于数据挖掘探讨吴寿善治疗慢性乙型病毒性肝炎用药规律［J］．世界科学技术－中医药现代化，2017，19（7）：1178－1181.

[12] 陈波，孙舟，吴辉坤，等．吴寿善治疗乙型肝炎肝硬化临床经验浅析［C］．中华中医药学会名医学术思想研究分会年会论文集．中华中医药学会，2015：150－153.

[13] 辛伟．吴寿善教授治疗肝硬化难治性腹水经验［J］．中国中医急症，2006，15（3）：277.

[14] 饶卉明，刘敏．吴寿善辨治干扰素治疗慢性乙型肝炎后不良反应的经验［J］．国际中医中药杂志，2015，37（7）：667－668.

[15] 卢晨霞，吴辉坤，吴寿善．基于数据挖掘探讨全国名老中医吴寿善治疗肝硬化用药规律［J］．河南中医，2017，37（12）：2127－2129.

[16] 叶嫦．吴寿善治疗慢性肝病经验［J］．健康必读，2011，（10）：335.

（包剑锋　楼衷晗）

# 徐经世

徐经世，男，汉族，1933 年 1 月出生于安徽省巢湖市，现为安徽中医药大学教授、主任医师，第二届国医大师，中医科学院中医传承博士后导师、安徽省首届国医名师，徐氏内科第三代传人，安徽省中医药学会学术顾问。第二、三、四、五、六批全国老中医药专家学术经验继承工作指导老师、全国优秀中医临床人才研修项目指导老师，第一批全国中医药传承博士后合作导师。在内科杂病及疑难病症的诊治上积累了丰富经验，创立了"内科杂病从郁论治""肝胆有热、脾胃虚寒"等新学术；提出了"治肝四十八字法""治脾三原则、四要素"等新方法。

## 一、学术思想

### "四十八字"调肝法

徐经世指出内科杂病临证表现多样，病种复杂，然其致病核心都在"郁"，在治疗上都可从条达木郁着手，治气为先，有鉴于此，徐经世临证时以"肝"作为治郁的落脚点，按照肝胆病的病理变化规律及其在病理变化中表现的主要矛盾，徐经世提出"四十八字"调肝法。

## 1. 疏肝理气，条达木郁

本条治则是基于肝主疏泄的生理功能及病理变化所提出的助肝用之法。肝为风木之脏，喜条达而恶抑郁，肝主疏泄是指肝气具有疏通、畅达全身气机，促进精血津液的运行输布、脾胃之气的升降、胆汁的分泌排泄以及情志的舒畅等作用，这是肝脏最基本、最重要的生理功能，肝失疏泄是其一切病理变化的基础。"木郁达之"是治疗肝失疏泄的基本方法，因肝处中焦，其气疏畅发泄，能上通下达，旁调中州，畅通内外，无处不至，故为三焦气机升降出入之枢纽。徐经世临证多采用逍遥丸、四逆散、温胆汤之类随症加减，常选柴胡、白芍、合欢皮疏肝理气，条达木郁，竹茹、半夏、枳壳降逆顺气，再添丹参饮、延胡索、橘络以活络、理痹、止痛。全方辛香开郁，辛润通络，于气滞伊始，肝阴未损者，尤为适宜。方中柴胡、黄芩入肝经而和解少阳，延胡索、橘络、郁金疏肝利胆，理气止痛，半夏、枳壳、绿梅花、川连、代赭石相伍疏肝理气，降逆和胃，更加竹茹以其入胆胃二腑，善开胃郁，降逆止呕。此方临床用之不仅可治急、慢性胆囊炎，并可治胆石症、胆汁反流性胃炎及胆心综合征等。

## 2. 清化郁热，利湿退黄

由于湿遏热壅，肝胆疏泄失利，胆汁不循常道，溢于肌肤，身目为黄；湿阻中焦，脾胃升降功能失司，脘腹胀满；湿热壅于下焦，膀胱气化不利，而致小便短黄；舌红、苔腻微黄、脉象弦滑，皆为湿热郁滞之象。治以清化郁热，利湿退黄，以茵陈五苓散合温胆汤加减，黄连温胆汤辛开苦降以清化中焦湿热，中焦湿热得化，脾胃升降功能得健以恢复正常。正如《温病条辨》所说："湿温者以湿为阴邪故也，当于中焦求之。"再佐以茵陈、赤小豆、车前草、滑石、泽泻等淡渗之品，通利小便以助膀胱气化，利湿退黄。古人有"治黄不利小便，非其治也"的论述，叶天士《温热论》亦云："通阳不在温，而在利小便。"全方辛以宣化，苦以燥湿，淡渗以利湿，湿热除则黄疸自消。若热邪较盛，小便短少黄赤，心中懊忱，口干苦，大便秘结，可仿茵陈蒿汤，加大黄、龙胆草、山栀等苦寒之品以通便泄热，但不可过量，防其伤脾而成中满。

**3. 柔养肝阴，清解余毒**

慢性肝病迁延日久，加之患病之初过用苦寒清热、淡渗利湿之品，肝病中后期，伤阴者最为多见。症见烘热体倦，口干喜饮，胁肋隐痛，心烦易怒，大便干结，舌红少苔，脉弦细数。法以柔养肝阴为主，清解余毒佐之，徐经世常以滋水清肝饮以调之。选用北沙参、杭白芍、石斛、麦冬、熟女贞滋养肝肾之阴，以治其本；川连、竹茹以清泄肝火；延胡索、丹参活络止痛而不伤阴，再佐以垂盆草、白花蛇舌草、五味子以清解余毒，保护肝功能。徐经世强调，临证时必须根据疾病的病理变化，抓住病证的主要矛盾，灵活运用扶正以祛邪、祛邪不忘扶正的治疗原则。若兼有胸胁满闷、喜叹息等气滞之象者，可加合欢皮、玫瑰花、绿梅花等芳香开郁之品，既可理气开，又无香燥伤阴之虑；若大便干结者，加桃仁、杏仁、芦荟等润滑之品通便以解毒。

**4. 理脾和胃，和煦肝木**

肝主疏泄，调畅气机，协调脾胃升降，并疏利胆汁，输于肠道，促进脾胃对饮食物的消化吸收及转输。若脾气健旺，运化正常，水谷精微生化充足，气血生化有源，肝体得以濡养而使肝气冲和条达，有利于肝疏泄功能的发挥。徐经世基于肝木与脾土的乘克关系提出了理脾和胃、和煦肝木的柔养肝体之法。因肝体阴而用阳，若过用滋腻之品则有碍肝气条达，治疗上当遵《黄帝内经》"厥阴不治，求之阳明"之法则，治以理脾和胃、和煦肝木之法，方选归芍六君子汤、芍药甘草汤等柔肝之剂，选用太子参、白术、茯苓健脾益气，陈皮、半夏、川厚朴、枳壳运脾燥湿，柴胡、炒白芍、绿梅花疏肝达木，谷芽、焦山楂开胃消食，通过健脾益气，燥湿运脾之法，益气血生化以柔养肝体。

### 5. 活血化瘀，燮理阴阳

肝为气枢，是肝主藏血之基础，正如《血证论》所云："肝属木，木气冲和条达，不致遏郁，则血脉得畅。"肝气条达，疏泄正常，则气机疏达，血行无阻，经络通利，脏腑器官功能正常和调。肝病日久，气机郁滞，则气血不畅，加之体内津液输布受阻，与血裹结胶固，蓄积留着，终致瘀积。治宜活血化瘀，燮理阴阳。用药时不可一味活血化瘀，而要注重条达气机，以资平衡，所以借用焦树德教授的燮枢汤较为切体。本方以柴胡苦平入肝胆，调节疏发，畅郁阳而化滞阴，解心腹肠胃间结气，推陈致新；黄芩苦寒入肝胆，降泄清热，治自里达外之热，尤其是协柴胡更可以清气分郁结之热。二药相配，柴胡升清阳，黄芩降浊阴，能平衡升降之枢机，而用为主药。以半夏辛温降中焦逆气而和胃健脾，白蒺藜苦辛而温，宣肺之滞，疏肝之郁，下气行血，二药辛温入肝，又寓有"肝欲散，急食辛以散之"之意。川楝子能清肝热行肝气而治胁痛、脘痛、腹痛。红花辛温，活血通经，并能和血调血，主气血不和，四药合而为辅药。片姜黄辛苦性温，行血中气滞；皂刺辛温，开结行滞，化痰消瘀，破坚除积；刘寄奴苦辛兼温，破瘀消积，行血散肿；炒莱菔子理气消胀，配焦三仙（焦神曲、焦麦芽、焦山楂），共助消化而除胀满，运中焦而健脾胃，共为佐药。泽泻能行在下之水使之随泽气而上升，复使在上之水随气通调而下泻，能降泄肝肾二经水湿火热之邪而助阴阳升降之机，用为使药。方中白蒺藜、红花、皂刺三药相配，则有宣畅肺气、疏达肝气之功，尤其是对久病者，三药合用能深达病所，斡旋枢机。方中入血分的药物比重较大，是针对"病久入血"而设，以求推陈致新，新血生则气化旺，气化旺则康复之力增强。总之，此方既着重于调转枢机，升降化育，又照顾到肝主藏血和病久入血等特点，与肝硬化、肝癌的致病机理及病理变化遥相呼应，临床用之甚合病机。

### 6. 补益肾水，清平相火

本条治则是基于肝木与肾水的母子相生关系所提出的滋养肝体之法。肝属木而藏血，肾属水而藏精，水木相生而精血互化，两者有"肝肾同源"或"乙癸同源"之称，肝血赖肾精的滋养而不虚，肾精赖肝血充养而不亏。不仅肝血与肾精之间存在同源互化的关系，而且肝肾阴阳之间也存在相互滋养和相互制约的关系。肾之阴阳为五脏阴阳之根本，肾阴滋养肝阴，共同制约肝阳，以防肝阳过亢。若肾阴不足可累及肝阴，肝肾阴虚，阴不制阳，水不涵木，则可见眩晕、中风等肝阳上亢之证。治宜补益肾水，清平相火，徐经世以一贯煎调之。此方以肝为核心，针对肝阴不足证，采取滋水涵木、佐金制木、培土益木三法调补肝阴，大量养阴药配少量行气药，体用并调，补而不滞。

徐经世对中医肝胆病的治疗，在长期临床实践中积累了丰富的经验，并且对肝胆病的病因病机有其独到见解。徐经世不受西医学"肝脏"的框架所限，且综合各医家对中医肝胆病论治的经验，提出了肝胆病致因在"郁"的新见解。在治法上又根据其病理变化及演化规律，以疏肝理气为先导。湿热蕴结者以清化湿热为主，肝强脾弱者又以理脾为首务，瘀积已成者鳖甲煎丸为其所倚重，整个治疗皆以中医辨证论治为中心。故徐经世一直强调遵循"先其所因、伏其所主"的学术思想，才能辨证准确，有的放矢，迅速收效。

## 二、临证经验

### （一）养阴法治疗肝硬化

#### 1. 酸甘化阴法

常用于肝硬化初期而阴伤不甚者，理论来源于《难经·十四难》，"治损之法奈何？……损其肝者，缓其中"。滑寿解释为："肝主血，血虚则中不足"。《素问·脏气法时论》云："肝苦急，急食甘以缓之，肝欲散，急食辛以散之，以辛补之，以酸泻之"。正常肝木之象为舒畅条达，故云肝性欲散，若肝患病而致气机郁滞，表现为胸闷、喜叹息，则用辛味药散之，即顺肝之性为补，散即补也。若肝木疏泄太过，表现为急躁易怒、面红目赤等，可用酸味药泻之，收敛肝之性，收即泻也。在临证中应用"酸焦苦甘法"，也即酸甘化阴法，其始见于《金匮要略·脏腑经络先后病脉证第一》："夫肝之病，补用酸，助用焦苦，益用甘味之药调之。"临证中徐经世喜用一贯煎合芍药甘草汤养肝阴，以芍药之酸，合甘草之甘，切合酸甘化阴之法。方中川楝子使肝气条达而无滋腻碍胃、遏制气机之弊，沙参、麦冬俱为滋养肺阴之品，亦用来补肝阴。根据仲景"见肝之病，知肝传脾，当先实脾"之论，徐经世创新性地提出了"见肝之病，知肺克肝，当须保肺"，用滋养肺阴之法克制肝气之疏泄异常，从而间接柔养肝阴。

**2. 甘寒养阴法**

此法主要用于肝硬化阴伤较甚，但尚未动及血分之时，属卫气营血辨证中的营分证，此时肝阴已伤而未甚，欲补肝阴则须谨守吴塘所谓"欲复其阴非甘凉不可"，此处用甘寒而不用甘凉，其原因在于甘寒之药补津液较佳，不仅可扶正，又可防止阴液进一步耗伤，此即"药先于病""先证而设"的既病防变思想，也即所谓截断疗法。

**3. 咸寒育阴法**

《存存斋医话稿》中引马元仪语："肺胃之阴，则津液也，心脾之阴，则血脉也，肝肾之阴，则真精也。"而阴液耗伤的规律也是初期伤津液，中期伤血脉，后期伤真精。咸寒育阴之法主要用于卫气营血辨证中的血分证，此时多处于肝硬化后期，由于脾功能亢进引起血小板减少，且肝功能异常，凝血因子合成减少所引发各种出血证，如上消化道出血、皮肤黏膜出血等。此时真阴涸竭，极易出现阴阳离决，危及生命。其治疗当谨守"救阴不在血，而在津与汗"的原则，首用咸寒育阴之法。徐经世仿仲景黄连阿胶汤义，用阿胶、鸡子黄、地黄、龟甲等救肝肾欲竭之阴，若"缓则恐涸极而无救也"，在甘寒生津之中加以咸味之鸡子黄、生牡蛎等引药入肾。

**4. 养阴解毒法**

此法即徐经世柔养肝阴，清解余毒法。由于肝硬化之阴伤多是由湿热、热毒所导致，因此在治疗本病时须注重祛除伤阴的因素，即祛邪。清热解毒之品具有直折邪毒之热势、防止阴伤加重之功效。因此，养阴与解毒配合使用，具有清热不伤阴，滋阴不留邪的作用。徐经世在临证中黄连喜用3g，量小又佐以养阴之品，绝无苦燥伤阴之弊，又有清解余毒之功，并常辅以炒谷芽等和胃消食，使胃能受纳。

**5. 养阴疏肝法**

此即柔养肝阴合疏肝理气之法。如前所述，由于肝硬化的基本病因为郁，因此在肝硬化阴虚证的治疗上，也须配合使用疏肝理气之法，佐以通络。正如叶天士所云"初病在经，久病入络"，在肝硬化阴虚证中运用疏肝理气通络之法，不仅有调畅气机，流通气血之功，尚有助脾健运，防滋腻之品碍胃之效。徐经世在临证中喜用绿梅花、橘络、丝瓜络等轻灵之品疏肝活络，理气而不伤阴。

**6. 养阴活血法**

此即柔养肝阴、活血化瘀之法。邪热炽盛，灼津炼血，耗血伤阴，或是久病入络，络脉失养，多致阴虚血瘀。且瘀血不去，新血不生，瘀血阻滞脉络不仅可致气机不畅，又可使津液输布失常。瘀血留而不去，与邪热相搏结，极易助长热毒，更加耗伤阴血，此即《伤寒论》中"火气虽微，内攻有力，焦骨伤筋，血难复也"，造成疾病的恶性循环。徐经世在临证中多用当归须、藕节、丹参等养血活血之品，活血不留瘀，养血不留邪。

## （二）肝胆郁热，脾胃虚寒

随着人们生活水平的提高，生活节奏不断加快，人无节制，纵饮多食，且无规律，每每伤及脾胃而化湿、生寒，加之渴求欲壑而不遂者甚多，因病而郁，因郁而病，病患多郁，久则五志过极而皆化为火，"肝胆郁热，脾胃虚寒"成为引起临床诸多病证常见的病机之一。不论是脾胃病证，还是肝胆病证，其临床多表现为胃脘胀满疼痛，饮食不振，多食饮冷即胀，嗳气吞酸，口中干苦，但喜热饮，或口舌生疮，口中秽臭，或胁满刺痛，目肤色黄，或不寐多梦，心烦易怒，或大便干稀不调，小便偏黄，舌质红，苔薄黄微腻，脉细弦或数等。徐经世根据先哲四逆散合黄连温胆汤加味，制成消化复宁汤（药物组成：竹茹、苍术、柴胡、黄芩、枳壳、郁金、延胡索、白芍、山楂、蒲公英、车前草、谷芽、麦芽），用于胆囊炎、胆石症、胆汁反流性胃炎等消化系统疾病。方中用药，利胆调腑，消炎止痛，健脾和胃，全方具有调中有利、通调结合的作用，为阴阳转枢之剂，共奏修复消化之功。此外，黄连温胆汤、半夏泻心汤、旋覆代赭汤、左金丸、丹参饮、越鞠丸等皆为徐经世所喜用，其中黄连温胆汤对胃脘痛、痞满、吞酸、呕吐、胁痛诸病而有肝胆郁热、脾胃虚寒见症者，用之无不应手而效。此方以半夏、枳实、陈皮、生姜辛温散寒、健脾和胃，黄连、竹茹清泄肝胆郁热，虽寒热并施而无犯助热寒中之弊。但"方有定法，治有常变，立方固因于症，又须因证随之而变"，故选方用药，必依证而择之。若脾胃虚寒甚者，徐经世常以黄连温胆汤加熟附、以煨姜易生姜，其中煨姜温而不燥，既不若生姜辛温宣散，又不如干姜温热伤阴，于脾胃虚寒，肝胆郁热者用之最宜，常配以蒲公英寒热并用，协同治之。若肝胆郁热伤阴而口中干苦者，常以白芍、石斛益之。若心烦易怒、不寐多梦、头晕头痛者，又以天麻、炒菊花、珍珠母、酸枣仁、甘麦大枣等平肝息风，养心安神。若大便溏泻，木贼土虚者，以葛根、荷叶、薏苡仁、扁豆花健脾利湿，升清止泻。若热郁便结者，酌以芦荟泻肝通腑。诸如此类用药，细数不尽，但归纳先生用药特点，可以"温而不燥，凉而不寒，补而不滞，滋而不腻"数字概之。

## 参考文献

［1］汪元，徐经世，李永攀. 国医大师徐经世"三十二字"调肝法浅析［J］. 中华中医药杂志，2018，33（6）：2395 - 2397.

［2］郑勇飞，张国梁，徐经世. 徐经世教授论治肝胆病思路浅析［J］. 新中医，2012，44（7）：211 - 213.

［3］杨凯，卓思源，凡巧云，等. 徐经世论内科杂病治在理脾［J］. 中国中医药现代远程教育，2010，8（8）：15 - 16.

［4］汪元. 国医大师徐经世"从中调治"学术思想内涵［N］. 中国中医药报，2015 - 11 - 30（004）.

［5］徐梦翔，鲁江艳，施卫兵. 徐经世运用养阴法治疗肝硬化经验介绍［J］. 山西中医，2018，34（11）：4 - 6.

［6］郑勇飞，张莉，李永攀，等. 徐经世"肝胆郁热，脾胃虚寒"

学术经验举要 [J]. 中医药临床杂志，2012，24（8）：699 - 701.

[7] 徐经世. 杏林拾穗——徐经世临证经验集粹 [M]. 北京：中国中医药出版社，2013.

[8] 张国梁，陶永. 国医大师徐经世 [M]. 北京：中国中医药出版社，2016.

（李京涛　刘永刚）

# 徐景藩

徐景藩（1927—2015），男，江苏省吴江市人。出身中医世家，13 岁从师学医，1947 年行医，1957 年毕业于北京医学院中医研究班。江苏省中医院主任中医师，南京中医药大学教授、博士生导师。首届国医大师，全国名老中医，江苏省名中医，著名中医脾胃病专家，享受国务院政府特殊津贴，第一批全国老中医药专家学术经验继承工作指导老师。1993 年被评为江苏省中医系统先进工作者，1995 年获全国卫生系统先进工作者称号，1996 年获全国白求恩奖章。获得国家中医药管理局、江苏省中医药局、江苏省卫生厅科技进步一、二等奖和甲等奖。

## 一、学术思想

### （一）病位主要在肝脾，尚可涉及肺肾

肝硬化病位主要在肝脾，由于酒食不节，伤肝损脾；忧郁恼怒，肝脾气结；虫毒感染，阻塞经络；病后续发，肝脾受戕，导致肝失疏泄，气滞血瘀，进而横逆乘脾。脾主运化，脾病则运化失健，水湿内聚，进而土壅木郁，以致肝脾俱病。徐景藩认为，肝病伐脾有古训，脾虚肝郁是

主因。脾胃虚弱，肝木乘侮，脾气衰败，土败木贼，脾不制水，所以腹胀较甚，腹水持续增长，甚至水湿泛滥而成水肿，水气凌心犯肺而为喘促、心悸、神烦、惊厥等症。由于肝肾乙癸同源，脾肾为先后天之本，所以病久可以及肾，肾关开合不利，水湿不化，则胀满愈甚。脾与肺是母子关系，土不生金，可以导致肺气阴亏虚。脾失健运，痰湿内生，上贮于肺，则肺失宣肃。肺与肝主要表现在气机升降方面，肺主降而肝主升，两者相互协调是全身气机调畅的一个重要环节。肝升太过，气火上逆，出现咳嗽、咯血；肺失清肃，燥热内盛，亦可致肝失条达。

## （二）病理因素以湿热为主，兼有气滞血瘀

徐景藩认为，临床所见慢性肝炎以脾胃证候为主，病机乃脾胃功能不足，土虚则肝木乘侮，故常先有脾胃湿阻证候。主要病理因素以湿热为主，兼气滞、血瘀。慢性肝炎的辨证，应从整体出发，将多种病理因素与虚实的病理属性全面综合考虑，分清其先后主次，然后才能恰当施治。

湿热既可外感，又可内受，平素脾胃功能不足者，易感外湿，往往外内合邪。湿热蕴结肝胆，气机阻滞，则为胁痛；胆汁外溢，不循常道，入于血分，溢于肌肤，则为黄疸；湿浊内困脾胃，运化失健，胃气壅滞，气机升降失调，以致食欲不振，恶心呕吐；肝脾失调，气滞湿阻，渐致水停、血瘀错杂为患，则成鼓胀；病延日久，累及于肾，肾关开合不利，水湿不化，则胀满愈甚。湿热内蕴，阻滞气机，气病及血，渐成癥积。兼夹温热病邪者，若邪热势盛，充斥三焦，及于营血，则身热时起，有汗不解，伴出

血征象。湿伤气分，热伤阴津，病势日重而气阴日益耗伤，再加出血则营血尤亏，所以正虚矛盾从病程一开始就存在，邪气愈盛则正虚愈甚。

### （三）调肝疏柔养清，运脾化湿宣泄

肝为刚脏，喜条达，恶抑郁，主疏泄，具有调畅气机、调节情志活动和疏土助运的功能。所以调肝首先要疏肝理气，调畅气机。常用的药物有柴胡、香附、川芎、川楝子、青皮、陈皮、枳壳。若肝区疼痛加橘络、丝瓜络；肝气犯胃，胃脘疼痛加陈皮、木香；阴虚用四花汤（白残花、绿梅花、代代花、佛手花）；心肝气郁加郁金、合欢皮。又由于肝藏血，体阴用阳，故调肝时应顺肝之体阴特性，配伍滋阴养血的药物，养肝体而制肝用。徐景藩认为养肝最好的是五味子、乌梅、枸杞，其次为山茱萸、潼蒺藜。《岳美中论医集》中指出："肝性多郁……内寓相火，极易变动。"所以肝病极易出现郁热，常用山栀、黄芩、苦参、白花蛇舌草、夏枯草、凤尾草、蒲公英、败酱草、升麻、鸡骨草清热以祛邪，而且必须早期配用清营之品，如水牛角、赤芍、丹皮、生地黄，原因为肝藏血，肝病往往营血有热。为了达到祛邪而不损伤脾胃之目的，徐景藩常配伍和胃健脾之品，或根据热邪的盛衰而随时调整苦寒、甘寒、咸寒等药物品类及药量。此外，服药前稍饮米粥，有助于固护胃气。脾主运化，脾胃虚弱，运化失健，水湿内生，所以运脾重在化湿，常需辛温之品，如平胃散药用苍术、厚朴等，或微辛微温，如陈皮、半夏，同时应重视分利，使病邪有下泄之机，配合运用四苓散、车前子、滑石、通草。

若湿滞较深，宜注意运用宣泄之法，如上中二焦湿盛，可据证而用藿香、佩兰，并可佐以蔻仁、桔梗、枳壳、菖蒲、杏仁、紫菀、延胡索宣肺达邪。为避免伤阴，可在"刚"中添"柔"，刚柔相济。

肝硬化腹水，多与肝脾肾有关，主要病机以瘀血郁肝、脾虚运化无权多见，故徐景藩主张以柔肝健脾为主要治法，以归芍六君子汤作主方，配合利水，若有阴虚症状，则加入养阴之品。然阴虚者养阴多用石斛、玉竹等，而不用枸杞、生地黄等滋腻之物，因此类药碍湿，不利于腹水的消退，临床常合用马鞭草、茅根、车前子、玉米须、冬葵子、连皮茯苓共图活血健脾利水之功。黑丑泄浊、泻水，但不宜多用久用以防伤正。

## （四）治肺重在清宣，滋肾需佐温通

徐景藩认为肝病患者，往往肝经郁热炽盛，横逆莫制，每见犯肺刑金之征象，此时宜采用清肺之法，借制肝木，或清肝与清肺相伍，以冀相得益彰。清金包括清肺与养肺两法，清肺常用桑丹汤，养肺常用沙参麦冬汤。肺主宣肃，为水之上源，对湿浊内蕴者，可提壶揭盖，宣肺利水。

肝肾乙癸同源，肝病日久可以及肾，导致肾元亏虚，而肾阴肾阳为一身阴阳之根本，肾阴虚，水不涵木，又可导致肝失所养，形成恶性循环，肾阳虚，开合不利，水湿内停，肿胀愈甚。所以滋肾之法，虽以补肾阴为主，但常需佐以温阳之品，以期阳生阴长，常用济生肾气丸或金匮肾气丸加减。

## 二、临证经验

### （一）疏肝补肝

疏肝剂中柴胡最好用醋炒，胁痛胸闷不舒，气机不利，柴胡应与枳壳、桔梗并进。肝区钝痛，可佐以升麻；胁痛虽不甚重，但时觉有气攻窜，用一般疏肝药物效果不佳时，可加入九香虫、丝瓜络；胁痛时左时右，时而引及后背，乃络道失宣，可加入路路通、旋覆花、佛手花、绿萼梅等。若肝经郁火者可用牡丹皮、栀子、桑叶，有些患者兼服加味犀黄丸而获效。柴胡、香附、砂仁、乌药、沉香等理气药药性偏燥，如有郁热或阴分不足者，不宜多用久用。如瘀血显著则必须加用三棱、莪术、三七、鳖甲、炮穿山甲、水蛭等药散结化瘀。肝脾肿大而伴有疼痛者加泽兰活血消癥，马兜铃藤行气活血。有腹水者重在补肝化瘀，消癥利水。肝气虚者，黄芪为补肝气之要药，可加黄芪皮以增加利水之功，亦可加用连皮茯苓、冬瓜皮等；肝阳不足者，可用附子、干姜、防己等通阳利水；肝血不足、肝阴虚者，血虚血瘀，邪水不化，较为难治，重在养血化瘀，滋阴利水，可用一贯煎合兰豆枫楮汤。

### （二）肝病实脾

肝病易传脾，故健脾药物如党参、白术、甘草、山药、大枣等，一般要长时间反复运用。腹胀便溏以党参为宜，脘痞纳少则可易以太子参，脾阳不运则加温运之剂，如干姜、附子等。湿蕴不化，丙氨酸氨基转移酶增高者，用平胃散加芳香药物分利合法，待舌苔渐化，症状与肝功能也往往改善。湿热并重者，宜清热利湿并用，如茵陈胃苓汤加栀子、黄柏、夏枯草。夏枯草辛苦微寒，泻肝火，解内热，对于肝脏疾患有里热的证候甚为适用，每日用量应不少于15g。腹水增多，面黄虚浮，倦怠乏力，腹胀如鼓，食欲不振，食后腹胀尤甚，尿少、大便不实，苔薄或腻，边有齿印，脉濡缓，治应补脾运中，但脾虚有积，补中要寓通意，土虚木贼，补虚毋忘和肝，选方用药，颇费周章，徐景藩常以归芍六君汤、《金匮要略》当归芍药散为主方，加用泽兰、益母草等活血利水，着眼肝脾，兼顾血、水，以达扶脾利水，养血和肝之功。

（三）温肾助阳

病由肝脾传入肾，症情进一步恶化，但肾阳虚常与脾阳虚同时兼见。脾肾阳虚者，可选茵陈术附汤，加入鸡内金、马鞭草等化瘀泄浊利水。若肾阳虚者，面色㿠白或灰黯，怯冷殊甚，腹中胀大，周身浮肿，尤以下肢为甚，腰膝酸软，大便不调，小溲短少，舌质淡胖，脉沉细，治以温肾化气为主，常用方为济生肾气丸。方中妙在牛膝、车前二味，牛膝除益肝肾补精气以外，尚有活血利尿之功，凡瘀血内结，小便不利者，是最佳用品，牛膝亦可配用丹皮，能化下焦瘀滞，以利水邪；车前子甘寒滑利，滑可去着，而无耗气伤阴之弊。徐景藩用"补下启中法"，此法源自《景岳全书》："治水者必先治气……惟下焦真气得行，始能传化，惟下焦之真水得位，始能分清。"鼓胀发展至肾气大伤、真气涸竭的阶段，症见腹大如瓮，脐突尿少，腰痛如折，气短不得卧，下肢浮肿。这时不得再破其气，亦不可复行其水，攻之则危亡立见，消之亦无济于事，唯其峻补其下以疏启其中，俾能开肾关，泄水邪，减缓胀势延续生机。常用《张氏医通》启峻汤加减，药用附子、肉桂、黄芪、党参、肉苁蓉、熟地黄、山茱萸、山药、茯苓等补真阳行肾气，力图使气得峻补，则上行而启上，中焦运行，壅滞疏通，中满自消，下虚自实。若真阴涸竭，亦可用熟地黄、枸杞、山茱萸、肉苁蓉、首乌、山药、龟甲等厚味滋阴，育阴化气。

### （四）急者清肝利湿、缓者健脾理气治肝性胃病

肝胃同病，当分急性、慢性。急性肝病，有胃脘不适甚至呕吐等症状，当以治肝为主，清热化湿解毒，佐以和胃，胃部症状随着肝病的改善，能自行好转。慢性肝病，治疗时当辨证，根据病变阶段，分别施治。若脾胃功能强健，肝病亦常得以稳定。虚证，徐景藩常用归芍六君汤；气滞证，则常用柴胡疏肝散合平胃二陈汤加减。二者均可加用赤芍药、当归、丹参、郁金等治肝活血。治疗特点：①治肝区疼痛，活血化瘀是治本之道。用药如当归、桃仁、丹参、地鳖虫、五灵脂、生大黄、九香虫等，但需兼加理气药。徐景藩治肝区疼痛常分三步走：第一步活血化瘀，第二步加九香虫，第三步加五灵脂、制乳香。②治肝胃同病之腹胀。腹胀多因气滞，气滞乃由瘀血在肝所产生，常选用开利肺气之药物，达到通"三集"之目的，药用桔梗、紫菀等。③治肝胃同病之食欲不振。肝病早期多由湿热之邪阻塞胃气而致，因此治宜清其湿热。如黄疸消退而仍食

欲不振，则多属热去湿存，湿邪困脾，治疗应芳香化浊或理脾燥湿，必须改善其食欲，否则饮食少进，或食入不化，令脘腹胀满，逐渐导致脾气衰弱。胃气衰败的食欲不振，多发在肝病晚期，证属"土败木贼"，多预后不良，其治常用芳香开胃法，以四逆散或平胃散加减。食欲不振亦可由胃阴不足引起，当运用养胃开胃法，方药如沙参麦门冬汤、养胃汤等。

（五）因人制宜，全面兼顾

多数肝病的病程较长，临床常需结合个体体质、疾病进展阶段和证候特点，个体化治疗，分步骤用药。在步骤上可以先治标后治本，或者标本同治。也可以先集中解除某些主要症状，然后予以培补整体，巩固提高。如一黄姓患者，由急性无黄疸型肝炎迁延不愈而成慢性肝炎两年余，症见疲乏无力，食欲不振，胁痛隐隐，嗳气，便溏，舌质稍淡而紫、舌苔薄白，脉象弦小，肝脾均肿大，丙氨酸氨基转移酶升高，辨证为脾虚肝郁，气滞血瘀。药物治疗：第一阶段疏肝健脾两法并进；第二阶段健脾与行气化瘀结合，逐渐增加祛瘀药物的剂量；第三阶段则健脾结合养血，培补整体。3 个月后症状消失，体力增加，肝脾肿消，肝功能检查恢复正常。

治疗女性肝病患者需结合月经周期。经行期间经量正常，此时不宜用祛瘀活血药；月经涩少不畅，虽有脾虚气陷的证候，也不宜多用升麻；月经过多有血虚见证者应佐以养血之剂；月经后期，经来腹痛而确系瘀血所致者，可以结合运用祛瘀活血药。经前旬日左右投以祛瘀通经药物。

平时可于一般治肝剂中加入茺蔚子、天仙藤。凡情志不畅，症状波动与精神情绪有关的患者，应着重疏肝解郁。上列疏肝理气方药中适当选加合欢皮或合欢花、香附、百合或甘麦大枣等甘缓之剂，颇有裨益。此外应全面考虑到患者的饮食起居，因人、因地、因时制宜。

## 三、经验方

### （一）归芍六君子汤

组成：当归、丹参、三棱、莪术、鳖甲各 10g，杭白芍、怀山药各 15g，炒党参（或太子参）10~15g，茯苓 15~20g。

用法：每日 1 剂，水煎服。

功效：柔肝健脾，活血消癥。

主治：肝硬化。

方解：方以当归、白芍、鳖甲柔肝；丹参、三棱、莪术活血化瘀消癥；山药、党参（或太子参）、茯苓健脾益气。

临床应用：①肝硬化早期多证属肝胃不和，舒肝和胃为早期的主要治疗法则。然有"瘀血郁肝"的存在，故多配用活血化瘀之品。以肝郁为主者，用柴胡疏肝饮、四逆散、丹栀逍遥散加减；肝郁脾虚者可用柴平散（柴胡疏肝合平胃散）。但舒肝药偏重理气，理气大多辛散香燥，多用、久用能伤血分，耗散元气，宜配伍酸敛之品如白芍、木瓜。②配用活络药物。肝之生理，其体为血，其用为气。胁痛长期不瘥，称之为"久痛入络"，故用活络之品使其通利。常用通草、丝瓜络、路路通、橘络、木瓜、广郁金、延胡索等。常用方剂有：手拈散（延胡索、五灵脂、豆蔻、没药），复元活血汤（柴胡、当归、天花粉、穿山甲、红花、桃仁、大黄、甘草）和旋覆花汤（旋覆花、葱管）等。③退黄。肝硬化常兼有黄疸，可酌加茵陈、茯苓等利湿退黄，如茵陈四苓汤、茵陈玉露饮等。

## （二）肝病诊疗随咏

黄疸脾湿瘀热行，湿从寒热两化分，邪毒入侵正气虚，肝胆失疏精汁升。

目肤爪甲溲色变，舌下络脉早察清，充斥三焦达营卫，肺金肾水亦遭损。

治湿必须利小便，鲜明阳证汤茵陈，山栀秦艽白鲜皮，苦参黄柏配将军。

鸡骨垂盆夏凤英，调理脾胃早回春，在表麻翘柴蒿饮，若由酒伤添解酲。

肝有瘀热当凉血，牛角丹地茜草根，胆府常道欠顺通，疏利甲乙配四金。

黄久不祛阳转阴，退阴复阳早辨明，运用温药掌分寸，健运中宫是准绳。

慢性肝病病程长，戊己症象更显呈，培土泄木是常法，参用柔养涵其阴。

气滞历久水瘀留，腹部膜胀鼓疾成，中满分消与春泽，如兼黄色佐二金。

更有舌红阴虚证，真水不足邪水盛，兰豆枫楮一贯煎，清金制木古法行。

敷腹外治可为佐，龈鼻出血栀子粉，中西互补随症施，加强预防是根本。

　　注：①夏凤英：夏枯草，凤尾草，蒲公英。②麻翘柴蒿：麻黄，连翘，小柴胡汤，青蒿。③牛角丹地：水牛角，丹皮，鲜地黄。④甲乙、四金：甲木——胆，乙木——肝，海金沙，金钱草，郁金，鸡内金。⑤春泽：春泽汤，由五苓散加人参（党参）组成。⑥二金：二金汤，由鸡内金、海金沙、厚朴、大腹皮、通草、猪苓组成。⑦兰豆枫楮：泽兰，黑料豆，路路通，楮实。

# 参考文献

　　［1］叶柏，陈静．国医大师徐景藩诊治肝硬化经验撷要［J］．辽宁中医杂志，2013，40（6）：1093 - 1094．

　　［2］叶柏．肝病实脾之我见［J］．南京中医药大学学报，2010，26（1）：14 - 16．

　　［3］陆为民，徐丹华．徐景藩教授诊治慢性肝炎经验［C］//中华中医药学会脾胃病分会第二十次全国脾胃病学术交流会论文汇编．中华中医药学会，2008：4．

　　［4］陆为民，徐丹华．徐景藩诊治慢性肝炎经验［J］．中医杂志，2008（6）：495 - 496．

　　［5］邵铭．徐景藩治疗肝硬化腹水经验探析［J］．辽宁中医杂志，2008（3）：343．

　　［6］徐仁寿．江苏中医当代名家学术思想与临床经验［M］．上海：上海科学技术出版社，2006：170 - 182．

　　［7］吕文良．名老中医肝病治验录［M］．北京：金盾出版社，2012：238．

　　［8］徐景藩，徐丹华，陆为民．徐景藩脾胃（消化系）病诊治歌括·肝病诊疗随咏［J］．江苏中医药，2013，45（5）：1 - 3．

（胡建华　尹瑞英）

# 颜德馨

颜德馨（1920—2017），男，上海市第十人民医院（原上海铁路局中心医院）主任医师、教授、博士生导师。我国著名中医药专家，颜氏内科第二代传人，国家级非物质文化遗产传统医药项目代表性传承人，中华中医药学会理事。2009年5月当选为国家首届国医大师。颜德馨毕生以弘扬中医药文化、发展中医药事业为己任，长期从事中医药临床、科研、教育和人才培养工作。作为颜氏内科第二代传人，为推动海派中医发展做出巨大贡献，让颜氏内科成为海派中医的优秀代表。从医近八十年，他坚守"仁心仁爱"的医道，对病人体贴入微，常常从病人角度考虑问题。颜德馨在学术上开拓创新，根据疑难病证难愈复杂等特点，倡导"久病必有瘀""怪病必有瘀"，提出"衡法"治则，为诊治疑难病证建立了一套理论和治疗方法。

## 一、学术思想

### （一）调畅气血阴阳，以衡为期

颜德馨首重辨证论治，以衡为期，治以调气活血，故颜德馨膏方中常可见祛瘀之桃仁、红花，破血之三棱、莪术，调气之降香、檀香，泄浊之决明子、大黄，更有以血府逐瘀汤为主药者，既能消除补药黏腻之弊，又可充分发挥其补益之功，疏其血气，令其条达，而致阴阳平衡。活血化瘀疗法，能直接作用于人体气血，使血气和调，阴阳平衡，从而达到病愈的目的。所以该法不仅能治疗气血瘀滞所致的病证，而且也适用于有瘀血见证的其他多种病证。如此一来，以旧有的概念来理解"活血化瘀"已不再合适。为了比较恰当地反映出它新的含义，颜德馨据《素问》"疏其血气，令其条达，而致和平"之旨，从"平"引申出"衡"，名该法为"衡法"。"衡法"虽然也用活血化瘀一类方药，但它的对象不再局限于瘀血病证，而是包括了"阴阳乖违，血气不和"所致的多种疾病。颜德馨谓无偏不成家，自其创"衡法"治则后，颜氏内科即自成一家，颜氏内科传人多善用气血辨证和调气活血法，善从瘀论治久病和怪病，并在膏方中灵活运用。

临床所见，乙型肝炎患者常有面色晦黄、巩膜混浊、神萎乏力、烦躁易怒、口苦而黏、脘腹胀满、不思饮食、嗳气泛恶、胁肋胀痛或刺痛、小溲黄赤、脉弦数或濡数、舌红有紫斑、苔黄白而腻等症状。颜德馨认为，上述表现既有湿热胶结肝脾之征，亦有瘀血内滞脉络之象。病毒入侵肝脏，疏泄失常，藏血无能，其病理变化有三端：肝气郁结，日久化火，热毒内蕴是其一；肝气横逆，克伐脾胃，湿从内生是其二；湿热郁肝，久而不去，浸淫血分，煎熬血液成瘀是其三。湿热瘀结为患，治疗既需清热利湿，又当活血祛瘀。

## （二）重视脾胃功能，擅用膏滋

颜德馨承颜公、秦伯未之教，制膏多取清补，注重脾胃，或取檀香拌炒谷麦芽以醒脾开胃；或用枳壳、桔梗，一升一降以升清降浊；或佐苍术一味消除补药黏腻之弊，以助脾运吸收之功。临床善分析体质差异，量体用药，患者体质每因年龄、性别等不同而异，故选方用药也不尽相同。应用膏方进补必须根据"虚则补之，实则泻之"的原则进行。

组方动静结合，通补相兼。膏滋方内多含补益气血阴阳的药物，其性黏腻难化，每每妨气碍血，留邪内闭。民间常有以阿胶制膏进补，造成腹胀便溏等不良反应的病例，因其不符合"通补相兼，动静结合"的原则。必须配以辛香走窜之"动药"，才能补而不滞。临床可针对中老年人常见的心脑血管病、三高等，辨证选用"动药"。例如取附子温寒解凝，振奋心阳；葛根、丹参活血化瘀，净化血液，与补药相使相成，起到固本清源之效。

孟河医派制膏最重先后天，即重肾阴、肾精和脾胃。颜氏内科用药亦有孟河遗风，常加入女贞子、黑料豆（或料豆衣）、黑芝麻、白术、茯苓等孟河医家习用之品。或合沙参等，以金水相生；或合沙苑子、菟丝子、杜仲等温润之品，取阳中求阴，亦取少火生气以阴阳同求。或以相近药物同用，如生熟地黄、天麦冬、潼白蒺藜、赤白芍、川象贝、南北沙参等，相须为用。

## （三）扶正兼顾祛邪，正胜邪却

一般认为传染性肝炎属于中医学黄疸、胁痛等范畴，颜德馨将本病归属于"疫病"范畴,强调其病因是外感疫毒,病理变化是邪与正的斗争过程,因此其病机包括邪实与正虚两个方面。急性期以邪实为主,迁延不愈则呈虚实错杂之态,一方面是正气耗伤,另一方面仍有湿热毒邪的存在。故而其治则也不外乎祛邪与扶正两途。常用的祛邪方法包括清热利湿法、凉血化瘀法,常用的扶正方法包括运脾益气法、滋补肝肾法和温补阳气法。传染性肝炎之所以迁延不愈,主要因素在于正气虚弱,免疫功能低下,既不能抵御病毒侵袭,又难以清除肝炎病毒和免疫复合物,致使肝细胞不断遭到破坏;病邪羁留日久,湿热深伏,痰瘀内停,病毒反复迁延,又进一步损伤正气。因此传染性肝炎辨治之难点在于慢性阶段。在治疗上要正确地运用扶正祛邪法则,或在扶正中兼顾祛邪,或在祛邪中不忘扶正。既要清除湿热毒邪,又要针对阴阳、气血、脏腑之寒热虚实,灵活机变,邪去则正安,正胜则邪却。在各种治疗方法中,尤强调"四季脾旺不受邪""肝病传脾"的观点,辨证理解邪正关系,不因"炎"而滥用苦寒之剂。

## 二、临证经验

### (一)清热利湿法

传染性肝炎中急性黄疸型肝炎、重型肝炎以及部分慢性肝炎表现为湿热内蕴征象,此因湿从热化,肝热郁而化火所致,故治法应以清热利湿解毒为主。在临床中还应细辨湿重于热还是热重于湿。若黄疸鲜明,身热口渴,大便秘结,小便短少黄赤,为热重于湿,常用茵陈蒿汤加虎杖、平地木、续随子等品；若黄疸不甚鲜明，兼头重身困、胸腹痞闷、大便溏薄不爽，为湿重于热，常用茵陈五苓散加车前子、平地木、续随子、薏苡仁。

### （二）活血祛瘀法

适用于一些慢性肝炎顽固病例。由于初病气结在经，久则血伤入络，湿热毒邪久恋不去，浸淫血分，煎熬血液成瘀，故临床常见面色晦暗、烦躁易怒、五心烦热、舌质紫暗、舌苔黄腻、脉弦、蜘蛛痣、出血点和肝脾肿大等瘀热证候，其血细胞比容、全血黏度、纤维蛋白原指数有所增加，故血液流变性呈浓黏聚状态。颜德馨自拟"犀泽汤"，从活血祛瘀法论治慢性肝炎，有良好效果。临床观察表明本方除能改善慢性肝炎患者血液流变性外，还能抑制病毒活动，调节免疫功能，降酶退黄，抑制肝纤维化。

### （三）运脾益气法

运脾益气法是传染性肝炎治疗中最重要的扶正方法。脾虚导致湿热毒邪的侵袭，又致湿热毒邪缠绵难解，因此此句阐明正气存在、邪不可干之至理。颜德馨用运脾益气法既有"先安未受邪之地"之意，又有鼓舞正气以扭转邪正对峙局面之意。事实上，传染性肝炎慢性阶段大部分患者均有纳差、腹胀、四肢乏力、大便异常等一系列脾虚症状。而脾虚肝郁，气机失常，还可影响血运，导致瘀血内停。因此颜德馨倡用运脾益气法（即实脾法）治疗慢性肝炎，使脾气旺盛、正气充沛。常用方柴芍六君子汤，参入苍术一味。本方取四君子汤补脾气健脾运以实脾；并用柴胡、白芍、陈皮、半夏解郁柔肝，行气化湿；尤倚仗苍术运脾燥湿，解郁辟秽。

## （四）滋补肝肾法

肝为藏血之脏，血为阴物，肝郁日久必然导致阴虚，久则累及于肾，而肝肾同源，肾之阴精不足，则不能养肝，故传染性肝炎后期慢性阶段常表现出肝肾阴亏的症状。常见胁痛、口干、耳鸣、腰酸、足软、舌暗红、苔薄白或薄黄等症状，治当滋养肝阴，选用一贯煎合六味地黄汤加减。如果热毒未清，可以与前述之犀泽汤合方治疗。滋养肾阴柔润肝体是防止慢性肝炎向肝硬化发展非常重要的一环。

## （五）温补阳气法

大凡医之论治传染性肝炎，多重视其邪气有余而忽视其正气不足，尤对肝气虚、肝阳虚之论述更少。临床上，或素体虚寒，或治疗损伤肝脾之阳，或病久阴损及阳等种种原因出现肝气虚、肝阳虚的症候并非少见，并常与脾气虚、脾阳虚同见。因肝内寄相火，寓一阳生生之气，肝肾同源，而肾中真阳亦与肝关系密切。故一旦肝气不足，则机体生化之机能减弱，犹晨曦无光，必然寒气四起。治疗当以温阳解凝为先，不必畏忌附桂之类，应辨证用药。常用方为桂枝加附子汤加减，以桂枝温疏肝木，白芍柔肝养血，二药相配能调和肝之营卫气血，加苍术辟秽、运脾、解郁，乳香、没药、红花、桃仁辛润通络。肝气虚者加黄芪、党参；肝阳虚者去桂枝，加肉桂、鹿角；肝血虚者加当归、制何首乌；肝阴虚者加枸杞子、山茱萸。

# 三、特色诊疗方法

## （一）经验方

**犀泽汤**

组成：广犀角3g（锉末吞服），泽兰15g，四川金钱草30g，土茯苓30g，平地木30g，败酱草15g。

功效：凉血解毒，清热利湿，疏郁祛瘀。

方解：方以广犀角、泽兰入血清热解毒，活血化瘀为君；以土茯苓、金钱草、平地木疏肝清热，利尿化湿为臣；败酱草凉血活血为佐。六药皆归肝脾等经，故无须赘加引经药为使。诸药配伍，共奏清热毒、消瘀血、利湿浊之功效。

适应证：乙肝患者面色晦黄，巩膜浑浊，神萎肢重，烦躁易怒，五心烦热，或低热缠绵，口苦而黏，嗳气泛恶，脘腹胀满，胁肋胀痛或刺痛，脉弦或濡数，舌红有瘀斑，苔黄白而腻。

临床应用：加减方法：气滞甚者加沉香曲、川楝子、大腹皮、枳壳、广木香，瘀血明显加丹参、桃仁、郁金、红花、赤芍、延胡索、三棱、莪术；湿重者加苍术、猪苓、赤苓、生薏苡仁；热重加银花、黑山栀子、夏枯草、蒲公英；热毒甚者则选加白花蛇舌草、龙葵、蜀羊泉、蛇莓、石打穿、半枝莲、七叶一枝花等。

## （二）常用药

颜德馨治疗乙型肝炎喜用广犀角、苍术二药。广犀角不仅善清热凉血，且解毒力大功宏，正如李时珍所谓"犀角能解一切诸毒"。苍术能运脾化湿，化浊辟秽，健脾助运，临床常用于乙型肝炎湿浊胶结难化者，甲型肝炎流行时期，曾制成单味苍术片，广泛用于甲型肝炎预防和善后。广犀角与苍术同用，擅长搜剔血分湿热，对于某些缠绵难愈的乙型肝炎患者，经辨证属湿热瘀胶结为患的，常可取得意想不到之效。

常用对药：如清热退黄取大黄、茵陈；清热利湿取平地木、续随子；疏肝理气取柴胡、郁金；清肝泻热取丹皮、山栀；凉肝化痰，取夏枯草、半夏；平肝息风取天麻、钩藤；凉血辟秽取犀角（现用水牛角代）、苍术；健运脾胃取苍术、白术；柔肝养阴取白芍、地黄；补益肝气取黄芪、党参；补养肝阳取附子、肉桂。

## 参考文献

［1］徐步蔡，颜新．孟河传承流派颜氏膏方经验介绍［J］．贵阳中医学院学报，2017，39（3）：13－15.

［2］董乃娥．遵衡法．从气血论治高脂血症［J］．新中医，2012，44（12）：150－151.

［3］李露露，颜新，韩天雄，等．颜德馨教授诊治疑难病临证思维的研究［J］．浙江中医药大学学报，2012，36（1）：11－13.

［4］韩天雄，邢斌，施红．颜德馨教授治疗传染性肝炎的思路与方法［J］．中国中医急症，2007（8）：959－960.

［5］何承涛．颜德馨运用温阳化瘀法治验举隅［J］．光明中医，

1996（3）：16 – 17.

　　［6］颜新．颜德馨治疗乙型肝炎的经验［J］．黑龙江中医药，1985（2）：3 – 4.

　　［7］颜乾麟，韩天雄．海派中医流派传承系列·海派中医颜氏内科［M］．上海：上海科学技术出版社，2015.

（胡建华　尹瑞英）

# 杨春波

　　杨春波，1934 年 1 月生，福建中医药大学第二人民医院名誉院长（原院长）、国家中医药管理局、省脾胃重点专科学术带头人，国家福建省脾胃病重点专科学术带头人，第二、四批全国老中医药专家学术经验继承工作指导老师，被评为全国卫生系统模范工作者、福建省优秀中医药工作者，享受国务院政府特殊津贴。2017 年被评为第三届国医大师，2019 年 9 月被授予"全国中医药杰出贡献奖"。从事医疗、教学、科研工作六十余年，对脾胃学说、温病学和中医"证"有较深研究。他提出温病的分类首先应从临床发病的特点出发，分为时温（四时温病：含风温、春温、暑温、伏暑、秋燥、冬温）、温疫、温毒三类；其次在每种温病下，按病邪的性质分温热和湿热两类。温热的治疗当以卫气营血辨证为主，以清热为大法；湿热的治疗当以三焦辨证为主，以清热和祛湿为总则。这一观点被写入《中国医学百科全书·中医内科学·温病》及《新编温病学》中，填补了《寒温条辨》"有表证无表郁"的辨别内容，总结了温病壮热和暑温高热的证治经验。

## 一、学术思想

### (一) 肝炎之治主在脾

杨春波在肝病的辨证施治上，提出"肝炎之治主在脾"，而脾胃之辨证，尤以湿热为重点。其立论依据主要有：

**1. 肝炎的临床表现与脾病的症状相同**

主要有脘腹闷胀、食欲不振、四肢乏力、或消瘦、大便溏软等症状。这些症状与脾主运化、四肢、肌肉功能失调相关。

**2. 肝脏的生理作用与脾的功能相仿**

肝脏是人体最大腺体，血供丰富，具消化、吸收、合成、代谢、解毒等生理功能。这与脾的运化、升清、统血、气血之乡、生化之源等功能相仿。

**3. 肝炎的病理变化与脾的病象相似**

肝属实质性脏器，它的炎症以变质性（含变性、坏死）为主，同时出现血液循环障碍（充血、渗出）和细胞增殖（增生），以及免疫反应。这与中医脾的失运、失化、失升、血失统摄、滋湿、聚饮、生痰和气滞、血瘀等病象相似。

**4. 治脾方可以治肝炎，具复肝、护肝作用**

观察杨春波自拟的理脾和胃、清化舒肝的茵苇清化饮，治疗脾胃湿热、肝郁气逆证的急性病毒性肝炎60例，服药2周症状消失，4周肝功能复常。动物实验表明：补脾益气的四君子汤、补中益气汤，对慢性肝损伤有明显的保护和修复作用；健脾利湿的五苓散、茵陈五苓散和理脾清化的甘露消毒丹等，对酒精性、脂肪性肝损伤，均有保护和解脂的作用。

**5. 湿热是脾胃实证的重要病理表现**

脾胃之所以在中医学中成为一种学说，是因为它是后天之本，是脏腑的核心，"四季脾旺不受邪""内伤脾胃，百病由生"。脾胃病变有虚有实，而湿热正是脾胃实证的重要病理表现。

## （二）脾胃湿热观

杨春波的脾胃湿热观，是源于《黄帝内经》对脾胃功能和湿热及其治法的论述，以及《伤寒杂病论》对黄疸等病的组方用药。尤其是认真分析了唐宋、金、元诸家对其病因的时邪"外入"、伤食"内出"，病机的"因热致湿""因湿致热""湿热共致""脾气虚，湿热蕴"和"三焦"分治的论述。尤其借鉴了李东垣的脾胃观、朱丹溪的湿热说和吴又可、薛生白、吴鞠通等的瘟疫、湿温、湿热等论。如李东垣创虚实兼治之健脾补气、清暑祛湿法；朱丹溪的病因观和三焦分治；吴又可达原饮之清热化浊、甘酸护阴的配方思想；叶天士、薛生白的湿热从体变之说和吴鞠通制方遣药等。他指出，对中医理论的认识，一定要探源知流，求各家之长，然后结合临床实践和科学研究，方能达到融会贯通。

"脾"含一定组织的病理变化。中医脾的功能涉及多方面，而它的病象有其特别表现，这种表现当然离不开它的功能，然也反映一定组织的病理变化，这种组织包括各类肌肉、黏膜、腺体等，所以在肝病有"脾象"，在胃、肠、胰、胆和心、肺、肾、膀胱、脑等病都可出现"脾象"。表明中医的脾除与消化系统密切相关外，还与其他多个系统有关，显现了肌肉、黏膜、腺体等的组织病理变化。

湿热之变来自脾胃。全身的湿热病变，都源自脾胃，因"脾主湿脏""胃主燥腑"，所以湿热之变蕴于脾胃，即外犯湿热之邪终归脾胃，因"同类相召"。因此，肝炎之湿热，也是脾胃湿热的呈现。中医的肝，主藏血、疏泄，无蕴生湿热之能，肝有湿热，也是脾胃之湿热所及，故化湿热必理脾胃。

脾之治在"运"。"脾运则健"，要注意补而不壅、消而不戕。杨春波补脾喜用黄精，其性平味甘而不滞；化火当选苦寒清热药以折火势，一般选草薢、白鲜皮。舒肝用蒺藜，因其还能行血，因肝炎之气滞必有络瘀，也需活络。

杨春波对脾胃湿热证的诊断：有国家标准（《中医临床诊疗术语·证候部》，1997）、卫生部标准（《中药新药临床研究指导原则》第一辑，1993）和国家药品监督管理局标准（《中药新药临床研究指导原则》试行，2002）。主症：①舌苔黄腻（轻：舌根黄腻或全舌薄黄腻；中：全舌黄腻；重：全舌厚黄腻）；②胃脘闷胀（轻：食后闷胀；中：经常闷胀；重：胀痛）；③食欲不振（轻：减 1/3；中：减 1/2；重：减 2/3 以上）；④大便溏（轻：1 次/日；中：2 次/日；重：>3 次/日）。次症：①小便淡黄或黄；②口苦黏；③口渴喜温饮；④身热不扬；⑤舌淡红或红；⑥脉滑，或弦、细、缓。兼症：①肌肤：水肿、身重，湿疹，脓疱疮；②筋节：关节重着或肿痛；③扰窍：头重如裹，耳鸣，目眵，咽痛，喉肿，口舌溃疡；④蒙神：但欲寐，或神志时清时寐；⑤熏肺：胸闷，咳嗽，多痰白黏；⑥蒸肝胆：右胁胀痛，黄疸；⑦注下焦：小腹闷胀，大便黏着、不爽，带下黄白。湿热偏盛：①热偏胜：舌红，苔黄腻干，脉数，口干喜凉饮，小便黄，大便干。②湿偏胜：舌淡红或淡、苔白腻披黄，脉缓，口苦而淡，小便清，大便稀或溏。判断：主症①必备，再加1个主症、1个次症或1个兼症即可。湿热偏胜的判断：舌象必备，再加2个证候方可。

## 二、临证经验

### （一）脾胃湿热证的用药经验

杨春波对脾胃湿热的治疗，基本思路是：①实行四结合，统观定从治。四结合即整体与局部、宏观与微观、功能与组织、机体与环境的结合。病包括主病与并存病，治疗需全面了解，审明主次，形成总观，决定从治。②脾胃是重点，不忘他脏腑。杨春波指出，脾胃湿热证病位在脾胃，当然是治疗的重点。既要调理好脾胃烂谷与运化、升清与降浊之能，又不能忘却脾胃与其他脏腑的关系，首先是肝、胆与肠，次则心、肺，还有肾、膀胱及女子胞。③辨明实与虚，方才立补泻。湿热证当然属实证，应该用泻法，但也有兼见气虚、血弱、阳衰、阴亏等证者，还有因脾虚失运，导致湿阻热生等情况，应分清主次缓急，而立先泻、先补，或补泻兼用、补泻兼施之法。④清化为总则，偏重尚需别。化湿清热是治疗脾胃湿热证的总则，但临床有湿热并重、湿偏重、热偏重的不同，应细辨而施治。⑤微观局部变，中医理论识。对微观、局部的病理变化，用中医理论进行认识，然后结合宏观、整体的辨证，确定治法用药。⑥发扬综合法，饮食要讲明。杨春波指出，中医对脾胃湿热证的治疗，除汤药口服、灌肠外，还有针灸、外敷、推拿、按摩等其他方法，应依证、症需要结合采用。此外，饮食、劳作的宜忌，一定要讲明白，可收事半功倍之效。

在用药方面，祛湿有芳化、温化和渗化三法：湿邪蒸上焦，宜芳香化湿，如藿香、佩兰等；湿邪阻中焦，当温燥化湿，如白蔻、草果等；湿邪注下焦，当淡渗利湿，如薏苡仁、通草等。清热有苦寒、甘寒和咸寒三别。苦寒可清热又燥湿，如黄芩、黄连等，是首选药；若化热见燥伤阴，当用甘寒之金银花、蒲公英、知母或咸寒之石膏、寒水石等。湿热痢、泄，还可清敛，如仙鹤草、地榆炭等。祛湿当配合理气，气行湿易化。临床常根据理气药性寒温之不同而对证选药：湿偏重，选厚朴、陈皮等性温药以燥湿理气；热偏重用枳壳、枳实等性寒之品以清热理气。另外，健脾药性多温，故能燥湿，所以常选用白扁豆、苍术、白术等药；如化燥伤阴，则选山药甘平润胃养脾。胃宜降，脾宜升，脾胃升降失调，胃气上逆当和之、降之，常用半夏、生枇杷叶、旋覆花、干竹茹等；脾气下陷时，应升之、提之，则用升麻、葛根、桔梗等。

## （二）慢性肝炎的分证施治

### 1. 脾胃湿热肝郁证

症状：脘胁不舒，知饥纳差，时呕或吐，口苦而黏，喜饮温水，四肢倦怠，小便淡黄或黄少，大便或溏；肝或肿大、触痛，面肤或鲜黄，舌尖红体淡红，苔黄腻，脉或弦缓。

病机：脾胃湿热，肝郁气滞。

治法：理脾和胃，清化疏肝。

方剂：茵萆清化饮（经验方）。组成：茵陈、萆薢、薏苡仁各15g，白鲜皮、白扁豆、煮半夏、刺蒺藜、赤芍各10g，厚朴6g，白豆蔻4.5g。每日1剂，分2次服，必要时每日可服2剂。

偏热盛（舌苔黄腻干，口苦口渴，小便黄，大便偏干），去厚朴、白豆蔻，加入枳壳10g，知母6g，黄连3g；偏湿盛（舌淡红齿印，苔白腻，小便清，大便溏），去白扁豆、白鲜皮，加苍术、佩兰各10g；若化火入营（舌红绛，苔薄黄干，脉细数，夜热心烦，黄疸加深，或溢齿血），当清营凉血，方易犀角地黄汤增损：水牛角30g，生地黄、赤芍各15g，丹皮12g，黄连、藏红花各3g。

**2. 脾虚湿热肝瘀证**

症状：脘胁刺痛，知饥纳差，口苦不渴，头晕肢乏，或畏风、寒，小便淡黄，大便溏稀，面肤或黄，肝或肿大，舌淡红暗，苔薄白根黄腻，脉细或细弦无力。

病机：脾虚湿热，肝郁络瘀。

治法：补脾清化，疏肝通络。

方剂：精萆补化汤（经验方）。组成：黄精、萆薢、仙鹤草各15g，白扁豆12g，茯苓、赤芍、刺蒺藜各10g，厚朴6g，砂仁、炙甘草各4.5g。

**3. 脾肝阴亏络瘀证**

症状：脘胁刺痛，知饥纳可，口干少饮，头晕肢乏，或低热，小便淡黄，大便溏或干结；手足心热，或齿血溢红、肝肿大、触痛，舌红或暗红或瘀斑，苔少或薄黄干，脉细数，肝掌红或暗红。

病机：脾肝阴亏，热郁络瘀。

治法：养脾滋肝，清热通络。

方剂：黄精滋养汤（经验方）。组成：黄精、山药、莲肉、仙鹤草、旱莲草各15g，女贞子、桑叶、赤芍、茜草各10g，甘草3g。

**4. 脾肾气虚血瘀证**

症状：脘闷纳差，头晕肢乏，腰膝酸楚，气短畏冷，小便清、夜3~4次，大便溏软，消瘦，肝脾或肿大，或肝掌暗红，或齿血淡暗，面浮跗肿，舌淡暗或瘀斑，苔白，脉细无力。

病机：脾肾气虚，血瘀水停。

治法：补脾益肾，化瘀利水。

方剂：沙菀补气汤（经验方）。组成：沙菀子、生黄芪各15g，丹参12g，白术、菟丝子、泽泻、枳壳、泽兰各10g，益智仁、炙甘草各4.5g。

不知饥，选加麦芽、谷芽、神曲、山楂、莱菔子、鸡内金等消食醒胃；黄疸或加深，选加茵陈、白毛藤或虎杖、大黄、赤芍等清利凉血；乙型肝炎，酌加苦参片、叶下珠、升降散（僵蚕、蝉衣、姜黄、大黄）等清热解毒；脂肪肝，选加僵蚕、莱菔子、苍术、蒲黄、泽泻等化痰活络；酒精肝，加葛花、荷叶等解酒悦脾；絮浊长期不退者，加鹿角胶、炮山甲、卷柏等养肝散瘀。

## 三、特色诊治

杨春波总结以下福建治疗肝炎的特色草药：

金线莲：兰科肉质植物。性平，味甘。功能清热凉血解毒。适用于肝炎血热证。用于重症肝炎、白血病之热毒甚者颇效。富含人体必需的 10 种微量元素、17 种氨基酸，具抗衰老作用。用量：成人用鲜品 10～15g；儿童3～10g。

金扁柏：卷柏科草本植物。性凉，味甘淡。功能清热退黄，凉血解毒。适用于急性肝炎阳黄证。民间用于肝炎、肺脓肿、痢疾、水肿等。用量：鲜品 30～60g。

叶下珠：大戟科草本植物。性凉，味微苦甘。功能清热平肝。适用于肝炎热证，对乙肝病毒有作用。民间用于肝炎、夜盲症、小儿疳积等。用量：鲜品 30～45g。

白毛藤：茄科蔓生草本植物。性凉，味苦。功能清热利湿。适用于肝炎黄疸湿热证。民间用于肝炎黄疸、胆囊炎、痢疾、急性肾炎、风湿关节痛、妇女白带等。用量：鲜品 30～60g。

## 参考文献

［1］张海鸥，杨永昇. 杨春波主任论治肝炎经验——肝炎之治主在"脾"［J］. 福建中医药大学学报，2014，24（6）：43－45.

［2］杨春波全国名老中医传承工作室. 深研温病创新识，辨治脾胃定标准［N］. 中国中医药报，2017－11－27（4）.

［3］王文荣. 杨春波脾胃湿热证治思路及用药经验［N］. 中国中医药报，2017－01－02（4）.

［4］骆云丰，陈锦团，黄恒青，等. 杨春波用药特点分析［J］. 山东中医药大学学报，2009，33（2）：142.

[5] 柯晓，黄恒青. 杨春波的学术思想及其对"脾胃"的研究和诊疗经验 [C]//中国中西医结合学会第十三次全国消化系统疾病学术研讨会论文汇编. 中国中西医结合学会，2001：4.

（陈玮）

# 杨 震

杨震，1940年6月生，西安灞桥人，西安市中医医院名誉院长。西安市中医医院主任医师、教授，中国中医科学院博士生导师，陕西中医药大学硕士研究生导师。首届"陕西省名老中医""杨震全国名中医传承工作室"及"长安黄元御学术流派传承工作室"首席专家。2017年被评为首届"全国名中医"，第三、四、五批全国老中医药专家学术经验继承工作指导老师，享受国务院政府特殊津贴。

## 一、学术思想

### （一）丰富、完善相火气机学说

杨震认为相火是人体提供生命能量的"火"，是人体的清阳。他把中医的相火理论与气机运动的规律相结合，提出"相火气机论"这一新的认识模式对人体生理、病理进行探讨。在肝病的应用中，根据肝脏"体阴用阳"以及肝病患者常易出现"用常有余，体常不足"的特点，在肝病的临床诊治中把肝脏等部位所产生的局部火热按"病理性相火"去研究，提出"六型相火"病机理论，分别是郁热相火、血热相火、湿热相火、阴虚相火、瘀热相火、相火虚衰。

## （二）提出"治肝五论"

杨震梳理历代医家对肝的功能认识，认为目前临床上对肝的功能的理论认识主要集中于肝主疏泄、主藏血，不够充实，他从研究"肝主疏泄"入手，厘清"肝主疏泄"的渊源、意义，阐释了"肝主敷和""肝主腠理"理论，结合相火论及气机理论，提出"肝主相火论""肝主气机论"，形成"治肝五论"指导肝病临床实践，即肝主敷和论、肝主疏泄论、肝主腠理论、肝主相火论、肝主气机论，创立补肝颐气汤、疏肝化瘀汤、乌紫解毒汤、白茜汤、桃红化浊汤、解郁合欢汤等治疗肝病的新方剂，丰富肝病的临床诊疗，提高临床疗效。

## （三）提出"治肝十法"

现代肝病中医病名不一，大多归属于胁痛、黄疸、积聚、鼓胀等病范畴。杨震认为在肝病的临床辨证方面，当"谨守病机，各司其属"，在治疗原则上应当注意：疏通气血，条达为要；体用结合，补泻适宜；明辨标本，缓急有度；整体治疗，兼顾七情。在治疗方法上，执简驭繁，提出"治肝十法"：凉血解毒法、芳香化浊法、疏肝理气法、疏肝健脾法、疏肝利胆法、柔肝养阴法、和肝健补法、清肝息风法、活血化瘀法、通络利水法。并在这"治肝十法"的指导下，组方四十余首，其中自拟方剂二十多首，应用于肝病的诊疗。

## 二、临证经验

### （一）治肝五论

**1. 肝主敷和论**

肝胆属木，皆属少阳生发之气，肝胆之气敷布于脏腑机体，诸脏气机因此升降出入，生化不息。杨震认为《黄帝内经》"木曰敷和"在人体脏腑而论，即为肝胆敷和，若肝胆调和，人体气机生化有序，五脏安和；若肝胆失却敷和，则生气失布，枢机不利，人体升降出入之机阻滞，气血无以化生，五脏六腑难以受气，生机难以维持。

**2. 肝主疏泄论**

肝主疏泄是指肝具有疏通、调畅全身气机，使之通而不滞、散而不郁的作用。肝主疏泄是肝的主要功能，其正常与否可影响到五脏六腑的机能、情志的调畅、生殖的发生、水液的输布等。杨震认为肝主疏泄的功能主要表现在疏理情志、疏理脾胃、疏泄胆汁、疏通血脉、疏通水液、疏调生殖、疏达腠理、疏导相火、疏导卫气、疏调睡眠十个方面。气机调畅是人体脏腑功能活动的基本形式，肝的疏泄失常是导致气机升降出入紊乱而致病的重要原因。运用肝主疏泄理论的治法如下：

（1）疏肝行气解郁

适应证：肝气郁结证。

常用方药：醋柴胡、郁金、陈皮、合欢皮、佛手、木香、玫瑰花、香附、荔枝核等。也可应用四逆散、越鞠丸、柴胡疏肝散等。

（2）疏肝行气化瘀

适应证：气滞血瘀证。

常用方药：醋柴胡、枳壳、白芍、青皮、香橼、香附、丹参、桃仁、泽兰、蒲黄、红花、生山楂、三七、大黄、木香、片姜黄、郁金等。

（3）疏肝行气止痛

适应证：肝郁气滞之痛证。

常用方药：延胡索、青皮、郁金等。还可应用推气散（出身《医学心悟》，组成：枳实、郁金、桂心、炙甘草、桔梗、陈皮、生姜、大枣）。

（4）疏肝行气化痰

适应证：痰气互结证

常用方药：郁金、瓜蒌、木香、桔梗、旋覆花、枳壳、佛手花、玫瑰花、薤白、白术、浙贝母、牛蒡子、鲜竹沥、香附、海浮石、胆南星、天竺黄等。

（5）疏肝行气化湿

适应证：气滞湿阻证。

常用方药：四逆散合用砂仁、厚朴、白豆蔻、木香等，或三香汤（组成：瓜蒌皮、桔梗、山栀、枳壳、郁金、香豉、降香末）。

（6）疏肝理气健脾

适应证：肝郁脾虚证。

常用方药：枳壳、佛手、山药、白扁豆、炒薏仁、神曲、麦芽、莲子肉、白术、山药、荷叶、厚朴等。

（7）疏肝理气和胃

适应证：肝胃不和证。

常用方药：枳实、陈皮、厚朴、木香、香附、乌药、桔梗、砂仁、莱菔子、旋覆花、神曲等，也可应用四逆散合用半夏泻心汤、二陈汤等。

（8）疏肝理气清胆

适应证：肝胆郁热证。

常用方药：蒿芩清胆汤加减（组成：青蒿、黄芩、陈皮、半夏、茯苓、甘草、枳实、竹茹、青黛、滑石、郁金、鸡内金、金钱草等）。

（9）疏肝行气利胆

适应证：胆石症或肝胆湿热之黄疸。

常用方药：四逆散加青皮、郁金、丹参、香橼、青蒿、黄芩、金钱草等。

（10）清肝调气泻火

适应证：肝阳上亢证、肝经实火证。

常用方药：柴胡、黄芩、川楝子、丹皮、降香、菊花、刺蒺藜、桑叶、决明子等；还可应用黛蛤散（组成：青黛、蛤粉）、化肝煎（组成：青皮、陈皮、丹皮、栀子、浙贝、白芍、泽泻、甘草）、泻青丸合泻白散（组成：龙胆草、大黄、栀子、川芎、防风、羌活、当归、青黛、桑白皮、地骨皮、甘草）。

（11）疏肝解郁安魂

适应证：肝失疏泄引起的精神异常。

常用方药：龙骨、牡蛎、炒枣仁、远志等；或采用柴胡加龙骨牡蛎汤（组成：柴胡、龙骨、牡蛎、黄芩、生姜、人参、桂枝、茯苓、半夏、大黄、大枣）。

（12）补肝气益肝血

适应证：肝气（阳）虚证。

常用方药：黄芪、党参、当归、白芍、茯苓、杜仲、巴戟天、狗脊、升麻、柴胡等。

### 3. 肝主腠理论

肝为枢，主疏泄，主气机的运行，疏导卫气，卫气卫护腠理、调节腠理开阖；肝藏血，肝血热肉充肤，淡渗皮毛，营养腠理。肝主腠理是指肝主腠理的濡养、开阖，只有腠理濡养充沛、开阖有度，才能调畅，才能保证营卫、精神、气血、津液正常的升降出入运行。杨震认为外感六淫、内伤七情、饮食劳倦、痰饮瘀血等因素，均可引起腠理的濡养、开阖失常，势必影响营卫、精神、气血、津液正常运行，形成气滞、血瘀、湿阻、痰凝、郁火、气血亏虚等不同的病理变化。因此，对于腠理疾病的治疗原则应当是开阖有度，贵条达，以平为期，在具体的治法上面应从肝论治，疏肝达郁。

### 4. 肝主相火论

杨震认为用异常相火来解释所有疾病未必完全适合，但是用来阐释肝脏疾病却十分恰当。杨震把肝脏疾病所产生的局部内生火热按病理相火这一理论去研究，认为肝脏疾病相关的异常相火可分为：郁热相火、血热相火、湿热相火、阴虚相火、瘀热相火、相火虚衰六型，并根据朱丹溪相火论、李时珍相火论等，结合相火的不同阶段、部位和病机，提出异常相火的治法，力求"使之以平"，使人体恢复健康的状态。

（1）郁热发之

用于治疗郁热相火。杨震认为郁热相火是异常相火的最早阶段，病在气分，以肝气郁结，肝火内炽，易于伤阴为主要病机。

治疗方法：运用疏肝、养肝、清肝的方法使气火不致向伤阴方面转化。

常用方药：合欢皮、佛手、香橼、茜草、大青叶、郁金、麦冬、天冬、白芍等。

（2）血热清之

用于治疗血热相火。杨震认为血热相火的病机是肝经血热。

治疗方法：采用温病热入营分的治法，以清热凉血解毒为主。

常用方药：茜草、紫草、败酱草、佛手，若伴有烦躁失眠者加玫瑰花、合欢花、代代花等，不用苦寒香燥之剂。

（3）湿热化之

用于治疗湿热型相火。杨震认为湿热相火病机为肝郁脾虚夹湿热。

治疗方法：治疗上以湿为主，热次之，可以仿温病中湿热证的治疗，采用芳香化湿之法。

常用方药：香薷、藿香、佩兰、青皮、茵陈、板蓝根、郁金、荷叶、砂仁。若湿热入于血分，加红花；若出现黄疸，可加茵陈、金钱草、鸡内金，或加用茵陈蒿汤等。

（4）滋阴润之

用于治疗阴虚相火。

治疗方法：属于阴虚火旺证者以滋养阴液为主，肝肾阴虚则应用滋养肝肾之法。

常用方药：阴虚火旺证常用生地黄、白芍、阿胶、火麻仁、麦冬、炙甘草等。肝肾阴虚甚至引起阴虚风动之证则采用三甲复脉汤。

（5）瘀热凉散之

用于瘀热相火。杨震认为瘀热相火多由湿热相火或血热相火进一步发展，引起瘀血阻络，热瘀互结，化热伤阴之证。

治疗方法：采用清热化瘀养阴为主，以凉血解毒、养阴散瘀为法。

常用方药：茜草、紫草、板蓝根、败酱草、枸杞、生地黄、桑椹子、麦冬、天冬、沙参、白芍等。若瘀血阻络，可用桃仁、大黄；若瘀热发黄，则加茵陈、金钱草、郁金、白茅根等。

（6）虚则补之

用于相火虚衰之证。

治疗方法：采用补肝温肾之法。若肝阳气虚以补肝益气为主；若肝肾阳虚则温养肝肾。

常用方药：肝气虚者采用黄芪、当归、陈皮、茯苓、白芍、阿胶等；肝肾阳虚者采用仙茅、淫羊藿、石楠叶、巴戟天、黄柏、知母、当归、桂枝、附子等。

**5. 肝主气机论**

肝主疏泄，既能升清又能降浊。肝为枢机，主持人体气机的调畅，可出可入，可升可降。肝推动阴阳升降出入，气血流通，保持阴阳平衡。当人体出现气机失调的疾病，可以从肝论治。对于肝病患者，调理气机是临床治疗的重要方法。杨震认为"疏"即疏通、疏畅、疏调。对于不同的状态，疏体现于不同的方面，凡是气机不足及有余均可应用疏肝调气的方法，使脏腑气机运行正常。在临床应用上，在黄元御下气汤的基础上进行加减，采用新组下气汤（组成：广橘红、法半夏、茯苓、炙甘草、丹皮、制首乌、炒杏仁、炒白芍），此方具有疏肝健脾、清肺降胃、调和上下之功。

## （二）治肝十法

杨震在临床上将现代肝病的治疗方法归纳为"治肝十法"，具体如下：

**1. 凉血解毒法**

适应证：适用于肝经血热证。

治法：清肝凉血解毒。

方药：自拟茜兰汤。茜草、紫草、板蓝根、佛手、白芍、败酱草、大枣。

**2. 芳香化浊法**

适应证一：湿热蕴于上、中焦，气机升降失常。

治法：宣肺化湿，芳香泄热。

方药：三香汤。瓜蒌皮、桔梗、山栀、枳壳、郁金、淡豆豉、降香末。

适应证二：肝郁夹湿热。

治法：疏肝健脾，清热利湿。

方药：自拟桃红化浊汤。桃仁、红花、香薷、佩兰、藿香、茵陈、茯苓、炒薏苡仁、青皮、郁金、白茅根、板蓝根。

**3. 疏肝理气法**

适应证：肝气郁结证。

治法：疏肝解郁。

方药：自拟疏肝理气汤。柴胡、白芍、枳实、炙甘草、青皮、郁金、丹参、香橼、川芎、苍术、栀子、神曲。

**4. 疏肝健脾法**

适应证：肝气乘脾（胃）证。

治法：疏肝健脾。

方药：自拟疏肝健脾汤。醋柴胡、枳实、白芍、炙甘草、鸡内金、茯苓、砂仁、炒薏苡仁、白豆蔻。

**5. 疏肝利胆法**

适应证一：肝胆郁热。

治法：疏肝利胆清热。

方药：蒿芩清胆汤。青蒿、黄芩、陈皮、半夏、茯苓、甘草、枳实、竹茹、青黛、滑石。

适应证二：肝胆疏泄不利，胆石内阻而热象不著者。

治法：疏肝利胆。

方药：自拟疏肝利胆汤。醋柴胡、枳实、白芍、炙甘草、青皮、郁金、丹参、香橼、青蒿、黄芩、滑石、青黛、玄胡、鸡内金、金钱草。

**6. 柔肝养阴法**

适应证一：肝阴不足，肝失所养。

治法：柔肝养阴。

方药：一贯煎加减。北沙参、麦冬、当归、生地黄、枸杞子、川楝子。

适应证二：肝郁肾虚，血不养肝。

治法：滋阴养血，清热疏肝。

方药：滋水清肝饮。熟地黄、山药、山萸肉、丹皮、茯苓、泽泻、柴胡、栀子、当归、白芍、酸枣仁。

适应证三：肝气阴两虚。

治法：益气养阴。

方药：自拟柔肝补肾汤。北沙参、枸杞子、麦冬、当归、阿胶、黄精、醋鳖甲、生龟甲、炒白芍、鸡内金、生地黄、制首乌。

**7. 和肝健补法**

适应证一：脾气虚兼肾阳虚。

治法：温阳益精，补肾固摄，健脾补肾。

方药：自拟加味无比薯蓣丸。茯苓、鸡内金、炒薏苡仁、砂仁、白豆蔻、山药、肉苁蓉、五味子、菟丝子、杜仲、牛膝、泽泻、熟地黄、山茱萸、茯神、巴戟天、赤石脂。

适应证二：脾气虚兼肾气虚。

治法：健运脾土，补肝益肾。

方药：加味补肝益肾汤。鸡内金、茯苓、炒薏苡仁、砂仁、白豆蔻、生黄芪、酒黄精、熟地黄、女贞子、菟丝子、枸杞子。

适应证三：肝气虚导致脾肾气虚。

治法：和肝健脾补肾。

方药：自拟补肝颐气汤。柴胡、当归、白芍、升麻、生黄芪、合欢皮、远志、茯苓、陈皮、酒萸肉、大枣。

**8. 清肝息风法**

适应证一：肝肾阴虚，肝阳上亢。

治法：镇肝息风，滋阴潜阳。

方药：镇肝熄风汤。怀牛膝、生赭石、川楝子、生龙骨、生牡蛎、生龟甲、生杭芍、玄参、天冬、生麦芽、茵陈、炙甘草。

适应证二：真阴大亏，虚风内动。

治法：滋阴养液，柔肝息风。

方药：大定风珠。白芍、生地黄、麦冬、生龟甲、生牡蛎、鳖甲、阿胶、炙甘草、五味子、火麻仁、鸡子黄。

适应证三：温病后期。

治法：益气补血、滋阴复脉。

方药：三甲复脉汤。生地黄、炒白芍、麦冬、炙甘草、阿胶、火麻仁、生牡蛎、鳖甲、生龟甲。

### 9. 活血化瘀法

适应证：肝气郁结，气滞血瘀。

治法：疏肝理气，活血化瘀。

方药：自拟疏肝化瘀汤。醋柴胡、枳实、炒白芍、炙甘草、丹参、香橼、青皮、郁金、鸡内金、醋鳖甲、大枣。

### 10. 通络利水法

适应证一：瘀阻脉络，水瘀互结，瘀血重而水不著。

治法：化瘀通络，行气利水。

方药：自拟四苓化纤汤。桃仁、茜草、海螵蛸、地龙、鸡内金、醋鳖甲、生黄芪、桑椹子、炒白术、猪苓、茯苓、泽泻。

适应证二：瘀阻脉络，水瘀互结，水著而瘀血轻。

治法：益气养阴，软坚利水。

方药：自拟甲苓饮。醋鳖甲、生龟甲、生牡蛎、麦冬、生地黄、炒白芍、阿胶、炙甘草、猪苓、茯苓、泽泻、火麻仁。

## （三）治疗肝纤维化的经验

杨震认为慢性肝病肝纤维化病因多为感受湿热疫毒之邪与正气不足，基本病机特点为肝络瘀阻，病性虚实夹杂。治疗原则以通络为大法，根据病情的发展及病邪的不断深入，通络之法有行气通络、活血通络、补虚通络、利水通络等，临床当灵活变通。治疗时注意补虚不碍邪，攻邪不伤正。临床上，将慢性肝病肝纤维化分为五型论治。

**1. 肝郁脾虚型**

治法：疏肝健脾，理气通络。

方药：和肝通络汤。柴胡、白芍、枳实、鸡内金、茯苓、白蔻仁、砂仁、炒薏苡仁、茜草、炙鳖甲、桃仁、大枣。

**2. 肝胆湿热型**

治法：清热化湿，活血通络。

方药：桃红化浊汤。桃仁、香薷、藿香、红花、佩兰叶、茵陈、白茅根、板蓝根、炒薏苡仁、茯苓、金钱草、青皮、郁金、鸡内金、炙鳖甲。

**3. 气滞血瘀型**

治法：疏肝理气，活血通络。

方药：疏肝化瘀汤。柴胡、白芍、枳实、青皮、香橼、甘草、郁金、丹参、炙鳖甲、鸡内金、海螵蛸、茜草、大枣。

**4. 气阴两虚型**

治法：益气养阴，扶正通络。

方药：三才化纤汤。天冬、生地黄、党参、地龙、炙鳖甲、海螵蛸、桃仁、茜草、鸡内金、桑椹子、黄芪、大枣。

**5. 肝肾阴虚型**

治法：柔肝滋肾，软坚利水通络。

方药：甲苓饮。生地黄、茯苓、猪苓、泽泻、生牡蛎、茜草、白芍、麦冬、阿胶、火麻仁、龟甲、炙鳖甲、海螵蛸、甘草。

## （四）治疗肝硬化的经验

肝硬化由肝纤维化发展而成，为所有慢性肝脏损伤的最终病理阶段，属于中医积聚、癥积、黄疸、鼓胀范畴，治疗起来较为棘手。杨震认为正气虚弱是肝硬化发生的重要基础，湿、热、毒、痰、瘀是病因，而瘀血阻络为肝硬化的主要病机。肝炎病毒与中医湿热疫毒同属一类，久伏于肝，成为伏邪，留藏肝内，而湿、热、毒互结，日久脾虚生痰，出现气滞血瘀之证，故湿、热、毒、痰、瘀相互胶结是肝纤维化程度逐渐加重的因素，也是疾病持续存在和发展的原因。

**1. 肝硬化早期**

治法：疏肝理气，活血化瘀。

方药：疏肝化瘀汤。醋柴胡、枳实、白芍、炙甘草、丹参、香橼、青皮、郁金、醋鳖甲、鸡内金、青黛、白矾。

**2. 肝硬化代偿期**

治法：攻补兼施。

方药：疏络化纤汤。灵芝、桑椹子、醋鳖甲、鸡内金、

桃仁、茜草、地龙、苏木、佛手、白芍、生黄芪、海螵蛸、
大枣。

### 3. 肝硬化失代偿期

治法：养阴利水泻热。

方药：甲苓饮。醋鳖甲、醋龟甲、生牡蛎、麦冬、生
地黄、白芍、阿胶、炙甘草、猪苓、茯苓、泽泻、火麻仁、
车前子、白茅根、鸡内金、泽兰叶。

## （五）治疗脂肪肝的经验

杨震认为脂肪肝命名为"肝痹"可更明确地反映脂肪
肝的病位和病性，脂肪肝是痰、湿、瘀等病理产物共同损
伤肝脾，使痰湿、瘀热结于肝络而发病。治疗上，应从肝
经血热、肝郁夹湿等证型进行论治，可取得较好的疗效。

### 1. 肝经血热

治法：疏肝健脾，消积泄热，活血通络。

方药：柴胡清肝汤或桑明合剂加减。柴胡、桑叶、菊
花、决明子、夏枯草、怀牛膝、生山楂等。

### 2. 肝郁夹湿

治法：疏肝健脾，祛湿化浊。

方药：桃红化浊汤加减。桃仁、红花、香薷、佩兰、
藿香、茵陈、茯苓、炒薏苡仁、青皮、郁金、白茅根、金
钱草。

### 3. 肝郁气滞血瘀

治法：疏肝行气化瘀。

方药：疏肝化瘀汤加减。醋柴胡、枳实、炒白芍、炙
甘草、丹参、香橼、青皮、郁金、鸡内金、醋鳖甲、大枣。

**4. 痰湿阻滞**

治法：化痰健脾。

方药：金砂散合二陈汤加减。鸡内金、砂仁、茯苓、炒薏苡仁、白豆蔻、橘红、法半夏、瓜蒌皮、浙贝、鲜竹沥、海浮石、海蛤壳等。

## （六）重视滋养阴液

杨震认为阴液是构成人的基本物质，是机体生理活动的物质基础。重视滋养阴液也是其一大学术观点。肝体阴而用阳，肝柔为养，当以甘缓养血育阴之药以养肝体，使其顺达调畅，从而达到柔肝的目的。具体可采用补肝血、养肝阴、益气养阴、滋阴息风等方法。

**1. 补肝血**

肝病日久，容易引起肝血亏虚，治疗以养肝血为要。在临证时常用白芍、当归、阿胶、首乌藤、黄芪、薏苡仁、砂仁、茯苓等。若为妇人肝血亏虚，冲任虚损，肝气不舒，肾水不足，则可应用调肝汤（组成：阿胶、巴戟天、白芍、甘草、山茱萸、山药、当归）。

**2. 养肝阴**

肝病患者常可出现肝阴不足之证。在治疗方面，在临证中多用酸甘化阴之品，如芍药、甘草、乌梅、玄参、西洋参、沙参、麦冬、百合、天冬、当归、山药、酸枣仁，若兼气滞甚者可加佛手、香橼、香附等药疏调肝气。

**3. 滋肾水**

在肝病的后期，常可见肝肾阴虚证。临床中采用肝肾同补的方法，常用当归、生地黄、麦冬、沙参、枸杞、白芍、黄精、菟丝子、桑椹子、女贞子、旱莲草、首乌等滋养肾水而益肝阴。若仅为肾阴不足,可应用左归饮,若肝郁夹肝肾阴虚,则选用滋水清肝饮滋阴养血,疏肝解郁。

### 4. 养肺阴

若患者出现肺阴虚时,临床常用滋阴润肺清热的方法治疗。常用桑叶、北沙参、杏仁、火麻仁、枇杷叶、天冬等,或应用养阴清肺汤滋养肺阴。此外,杨震在治疗肝气郁结、肝火旺盛之时多加用滋阴养肺之药,在肝火过亢之时,也常使用佐金平木之法,应用百合地黄汤等方药。

### 5. 滋脾阴

多用于脾阴虚的治疗。杨震认为,肝病患者脾阴虚并不少见,而且脾胃阴虚常常共见。治疗上应育阴增液,自拟滋脾饮,常用山药、白扁豆、莲子、炒薏苡仁、鸡内金、葛根、桔梗、炒神曲、炒麦芽、大枣等滋养脾阴,健脾和胃。

### 6. 益气养阴

热病后期或肝病日久容易伤及气阴,出现气阴两虚证。杨震认为肝脏疾病但见气阴两虚时均可应用益气养阴法治疗,"留一分津液,便留一分生机"。治疗上,常用西洋参、玄参、沙参、太子参、白术、麦冬等,也可应用三才汤或生脉饮或五参饮(组成:党参、丹参、玄参、苦参、沙参)益气养阴,清热生津。

### 7. 养阴利水泻热

适用于阴虚内热与水瘀互结证,此证常常存在治疗矛盾:滋阴而不利利水,利水而阴液更伤。针对这样的矛盾,采用滋阴利水泻热法,临床常用白芍、生地黄、麦冬、车前子、泽兰叶、白茅根、冬葵子等，或采用猪苓汤加龟甲、鳖甲等。

**8. 滋阴息风**

热病伤阴或肝病后期肝血虚及肝肾阴虚均可导致阴虚动风，此时宜用滋阴息风法，临证可用生地黄、白芍、麦冬、黄精、鳖甲、龟甲等药，若阴虚阳亢动风者，则可用镇肝息风汤治疗。

## 三、经验方

**1. 疏肝理气汤**

组成：柴胡、白芍、枳实、甘草、青皮、郁金、丹参、香橼、川芎、苍术、栀子、神曲。

功效：疏肝理脾，行气解郁。

适应证：适用于肝气郁结证。

**2. 解郁汤**

组成：合欢皮、夜交藤、郁金、茜草、佛手、白芍、麦冬、甘松、大枣。

功效：疏肝解郁，养阴凉血。

适应证：肝郁血热证。

**3. 金砂散**

组成：鸡内金、砂仁、茯苓、炒薏苡仁、白豆蔻。

功效：化湿健脾。

适应证：脾虚痰湿证。

**4. 和胃汤**

组成：枳实、佛手、香橼、香附、木蝴蝶、连翘。

功效：疏肝和胃止痛。

适应证：肝胃不和证。

**5. 疏肝利胆汤**

组成：醋柴胡、香橼、白芍、炙甘草、青蒿、郁金、青皮、玄胡、黄芩、金钱草、丹参、枳实、滑石、大枣。

功效：疏肝利胆。

适应证：肝胆湿热之黄疸或胆石症。

**6. 补肝颐气汤**

组成：黄芪、当归、陈皮、柴胡、升麻、白芍、茯苓、山萸肉、远志、合欢皮、首乌藤、大枣。

功效：补肝气，益肝血。

适应证：肝气虚证。

**7. 解郁合欢汤**

组成：合欢皮、佛手、郁金、麦冬、天冬、白茅根、白芍、香橼、大青叶、丹皮、茜草。

功效：清泻肝火，疏肝解郁，养阴凉血。

适应证：郁热相火。

**8. 茜兰汤**

组成：紫草、茜草、败酱草、板蓝根、白芍、佛手。

功效：凉血解毒，平调肝气。

适应证：肝经血热证。

**9. 桃红化浊汤**

组成：佩兰叶、香薷、藿香、白茅根、茵陈、板蓝根、茯苓、薏苡仁、青皮、郁金、桃仁、红花。

功效：疏肝健脾，清热利湿，活血通络。

适应证：肝郁夹湿热。

**10. 三才化纤汤**

组成：党参、天冬、麦冬、桃仁、茜草、紫草、地龙、鸡内金、醋鳖甲、生黄芪、桑椹子、大枣。

功效：养阴化瘀，软坚散结，兼以扶正。

适应证：瘀热相火兼正气不足。

**11. 滋脾饮**

组成：山药、扁豆、桔梗、鸡内金、麦芽、葛根、莲子肉、薏苡仁、山楂、大枣。

功效：柔肝养阴。

适应证：阴虚相火、脾阴虚。

**12. 桂附二仙汤**

组成：桂枝、附子、仙茅、淫羊藿、巴戟天、石楠叶、白芍、甘草、鳖甲、鸡内金、青黛、白矾，

功效：温肾补肝。

适应证：相火虚衰、肝阳虚证。

**13. 甲苓饮**

组成：醋鳖甲、醋龟甲、生牡蛎、麦冬、生地黄、白芍、阿胶、炙甘草、猪苓、茯苓、泽泻、火麻仁、车前子、白茅根、鸡内金、泽兰叶。

功效：养阴利水泻热。

适应证：鼓胀。

# 参考文献

[1] 任渊，高娜娜，孙文竹，等. 杨震教授治疗郁病经验 [J].
湖南中医药大学学报，2019，39（10）：1236 - 1239.

[2] 石磊，郝建梅，李知强，等. 白莲化癖汤联合经肝动脉栓塞化疗术治疗原发性肝癌临床观察 [J]. 中西医结合肝病杂志，2019，29（5）：413 - 414.

[3] 史艳平，王少波. 杨震治疗肝硬化经验 [J]. 山东中医杂

志，2018，37（9）：748－750.

［4］陈香妮，郝建梅，袁超. 杨震名老中医经验方"桃红化浊汤"治疗湿热瘀阻型肝纤维化临床效果［J］. 临床医学研究与实践，2016，1（3）：57－58.

［5］王海洋，孙玉英，黄欣，等. 杨震教授治疗阴虚型鼓胀经验［J］. 陕西中医，2015，36（7）：895－896.

［6］郝建梅，陈香妮，袁超，等. 杨震教授分型辨治慢性肝病肝纤维化的经验［J］. 中西医结合肝病杂志，2013，23（1）：52－54.

［7］任晓芳，杨璞叶. 杨震运用相火学说论治郁病经验［J］. 中医杂志，2009，50（9）：786，790.

［8］杨震. 杨震相火气机学说研习实践录——学术求索集［M］. 北京：中国中医药出版社，2019.

［9］杨震. 杨震相火气机学说研习实践录——临证经验集［M］. 北京：中国中医药出版社，2019.

［10］杨震. 杨震相火气机学说研习实践录——医案医话集［M］. 北京：中国中医药出版社，2019.

［11］杨震. 杨震相火气机学说研习实践录——方药新知集［M］. 北京：中国中医药出版社，2019.

（萧焕明　黎胜）

# 姚希贤

姚希贤，1930年6月生，河北衡水人，河北医科大学第二医院教授、主任医师、博士生导师，河北省首届十二大名中医，全国老中医药专家学术经验继承工作指导老师，享受国务院政府特殊津贴。姚希贤在临床治疗中关注现代医学进展，强调辨病与辨证相结合，针对不同的病及其相应的证采用灵活的治疗方法，并且勇于创新，注重药物配伍，积极探索慢性肝纤维化治疗的新思路、新方法，在临床治疗慢性肝病中取得显著效果。

## 一、学术观点

姚希贤认为慢性肝病、肝纤维化属于中医血瘀、胁痛、癥积痞块等范畴，病因病机为机体正气亏虚，湿浊邪毒乘虚而入，加之饮食不节，以致湿热蕴结，脾失健运，肝失疏泄，肝病既久乘脾犯胃及肾，致肝、脾、肾俱损，气、血、水搏结，从而慢性成病。姚希贤根据肝纤维化临床表现及肝脏纤维化的病理组织学特征，得出该病的发生是由于机体湿热内蕴，停滞日久，影响气机，气机郁滞，最终形成血瘀为患的结论。姚希贤认为中医所说的气，一般泛指机体的功能，如《医学真传》曰："人之一身，皆气血之所循行，气非血不和，血非气不运。"运血者便是气，气行则血流，气生成于血中，固护于血外，气为血之帅，血在脉中流行，赖于气之率领和推动，气行则血行，气止则血止。气既能行血又能摄血，使血液正常循行于脉管之中而不溢于脉外，因此气滞日久，就会导致血瘀，出现血瘀或出血之症，本病的关键在于气滞血瘀。

## 二、临床经验

### （一）肝纤维化辨证论治

慢性肝病、肝纤维化是各种致病因素导致的肝脏损害，除有肝细胞变性、坏死或再生等病变外，多有不同程度的纤维组织增生、胆系病变及肝脏血循环障碍，在临床上会出现皮肤瘀斑、蜘蛛痣、甚至舌青或瘀点及肝脾肿大等瘀血征象，随着肝脾肿大，质地逐渐变硬，瘀血征象越突出。姚希贤经过六十多年对慢性肝炎（病）、肝纤维化的诊疗实践经验和潜心研究，认为肝纤维化的病因病机虽复杂，但临床证型初期多为肝郁气滞，肝胆郁热，肝脾不和，中后期可见脾胃虚弱，肝脾血瘀，肝肾阴虚等。诸症中气滞血瘀最为常见，且常贯穿于疾病的各个阶段，临床上采用活血化瘀、疏肝理气方药治疗慢性肝病、肝纤维化可取得较好的疗效。

#### 1. 肝气郁滞型

此证型临床较为多见。主要表现为胸胁胀满，两胁窜痛或胀痛，疼痛每因情志而诱发或加重，胸闷气短，苔白，脉弦。部分患者兼有口苦呕吐，饮食减少，嗳气频繁。治疗法则：疏肝理气。常用方剂：丹栀逍遥散或柴胡疏肝散加减。

**2. 肝胃不和型**

临床表现为胸胁胀闷，嗳气食少，呃逆泛酸，饮食不消，大便溏泄，常因抑郁恼怒或情绪紧张而加重，舌苔多白，脉多弦滑。治疗法则：疏肝调气健脾。常用方剂：逍遥散合香砂六君子汤或平胃散与金铃子散加减。

**3. 肝郁胆热型**

多见于慢性肝炎或肝炎活动者，往往伴有胆系感染。临床表现为胁肋疼痛，口苦咽干，烦热，头昏目眩，胸闷纳呆，恶心呕吐，或出现目赤或目黄、身黄，粪燥结，尿黄少、黄赤，舌苔黄腻或脉弦滑数。治疗法则：疏肝解郁，清热利胆。常用方剂：龙胆泻肝汤加减。

**4. 气滞血瘀型**

本型最多见于慢性肝炎。病毒性肝炎越趋于慢性，肝纤维化越明显或加重，血瘀征象也越突出。临床表现为胁痛，肝脾肿大，皮肤瘀斑或见蜘蛛痣，舌质青（有瘀点）、苔白，脉弦等。治疗法则：疏肝理气，活血化瘀。常用方剂：逍遥散合桃红四物汤加减。

**5. 脾胃虚弱型**

临床表现为食欲不振，腹胀，便溏，疲乏无力，舌质淡，舌苔薄白或腻，脉细无力。治疗法则：健脾理胃。常用方剂：香砂六君子汤加减。

**6. 肝肾阴虚型**

多见于慢性肝炎后期，具有明显肝纤维化或肝硬化患者。临床表现为心烦，口干咽燥，齿鼻出血，手足心热或有低热，两颧微红，舌质红绛无苔少津，脉弦细稍数。有些患者还常有头晕、失眠、目昏涩、爪甲不荣及腰酸痛、腿软肢麻的表现。治疗法则：滋养肝肾。常用方剂：一贯煎或滋水清肝饮加减。两方均为滋养肝肾之重要方剂，但以后方为佳。

## （二）肝纤维化用药法则

慢性肝病肝纤维化，瘀血证贯穿始终，因此合理选用活血化瘀药物尤为重要，要根据瘀血情况，药物作用、药理药性加减运用。

### 1. 凉性活血化瘀药

如丹参、赤芍、郁金、丹皮等。用于有热象之证，如兼有口渴、小便黄、舌质红或红绛等。丹参性微寒，味苦，入心、肝经，有活血凉血、通经活络之功。一味丹参饮，功同四物汤，能行血而不破血，生血而不致瘀，为临床最常用的活血化瘀药物。姚希贤常大量应用丹参（一般 45 ~ 60g，慢性肝炎后期、肝硬化者 60 ~ 120g），并酌情予赤芍、归尾等药配伍使用。丹参除有抗菌作用外，因含有醌基，易与金属形成结合物而具有解毒功能，丹参还含有维生素 E，促进肝细胞新生，改善肝内血液循环，改善肝脏生理功能，促使肝脾回缩变软。赤芍微寒，入肝经，为清热凉血药，能活血止痛，大剂量对肝脏急性病变有良好作用，与丹参同用有协同作用。丹皮性微寒，入心、肝、肾经，有清热凉血、活血化瘀之功，能清血中热结，化瘀滞之血。郁金苦寒入肝、胆、心、肺经，有活血化瘀、利胆解郁之功，合并胆系感染者宜用。

## 2. 平性活血化瘀药

如桃仁、水蛭等。桃仁性平入肝、心、大肠经，主活血化瘀、润肠通便，血虚便秘者用。水蛭性平，入肝、膀胱经，主破血行气、消瘀通经，本药单用无明显抗肝纤维化作用，与其他软坚散结药合用可大大提高抗肝纤维化作用。

## 3. 温性活血化瘀药

如当归、红花、延胡索、鸡血藤、姜黄等。当归性温，入心、肝、脾经，能补血调经、活血止痛，因为当归能养肝血，可防柴胡之疏肝气、夺肝阴之虑，因此柴胡多与当归联用。红花性温，入心、肝经，有活血通经、消肿止痛之功。现代医学研究西红花有凉血解毒、降酶之功，多与赤芍、当药（肝炎草）用于急性或活动性慢性肝炎。延胡索性温，入肝、脾、心经，主行气活血止痛，胁肋胀痛者用，肝胃气滞、脘腹痞满者多与佛手并用。姜黄性温，主治寒凝，血瘀气滞证。鸡血藤性温，入肝、肾经，能活血补血、舒筋通络。

在活血化瘀情况下，用三棱、莪术可软缩肝脏；用鳖甲可软化脾脏。甲珠对前药有协同作用。姚希贤对慢性肝炎（病）、肝纤维化、肝脾肿大、体质虚弱者往往重用丹参、黄芪，再酌配赤芍、当归增强活血化瘀之力，再配合应用消积软坚药，先从小剂量开始，据情缓增。

治疗肝病，要注意顾全脾胃功能。所谓见肝之病，知肝传脾，当先实脾，实脾则肝自愈。此治肝补脾之要妙也。姚希贤常用炒白术、茯苓、内金、人参或西洋参、厚朴治疗肝病。厚朴与柴胡二药合用，行气宽中，疏肝解郁，调畅气机，一补一运以健脾益气，并消食化积。对无吐酸、烧心者加山楂。为了增强行气、消化功能往往将广木香与厚朴联用。

脾虚或肝郁脾虚症见纳呆、腹部胀满、脉弦滑、苔白厚如碱、有食滞者用鸡内金、莱菔子（性平，入脾、胃、肺经，主消食滞、降气祛痰，注意体虚无食积者不用莱菔子）。

脾胃虚弱症见脘腹胀满、纳呆、苔白或腻、脉沉滑者一般在健脾理气情况下加芳香化浊药，多用藿香、砂仁、厚朴（藿香微温，入脾、胃、肺经，主芳香化浊、和中止呕、祛暑解表，阴虚津少，无湿邪者不用）。恶心欲呕者用清夏或姜半夏（半夏辛温有毒，主入脾、胃、肺经，能燥湿化痰，降通止呕）。

凡转氨酶升高的急性患者，以应用板蓝根、大青叶、青黛或当药、败酱草等清热解毒药为主，肝胆经湿热、ALT 增高多用当药。肝热症见烦热、口苦、尿黄少、舌红或脉弦数者，加犀角（用代用品）、紫参或丹皮、栀子。对慢性肝炎转氨酶升高或升降不稳定，舌红或绛，苔黄白或腻，脉滑数，肝胆湿热者重用赤芍加当归，酌用郁金。

对细胞免疫功能低下者选用益气或补肾等扶正培本的中药。灵芝、吉林参及黄芪等可提高机体非特异性免疫力。灵芝、桑寄生、白术、吉林参入茯苓，可提高机体的非特异性免疫力，可酌情选用。

## （三）黄疸病的诊治

### 1. 辨病辨证相结合

姚希贤认为在诊治疾病时要做到辨病与辨证相结合，

在临床上治疗黄疸病证时，首先对之做出明确疾病诊断，是肝炎、胆石症还是肿瘤。对诊断为病毒性肝炎者，需明确为何种类型肝炎，是甲型、乙型肝炎还是其他类型肝炎，亦需明确是急性肝炎还是慢性肝炎，若为慢性肝炎，还须判断有无肝纤维化、肝硬化。在明确诊断、病因后，根据疗效确定采用何种治疗方法，用西医疗法、中医疗法还是采用中西医结合疗法。对采用中医药治疗者，临床情况复杂，患者体质迥异，差之毫厘，则有可能谬以千里，姚希贤认为应根据患者具体情况，不能拘泥于成法，更不能简单地见黄退黄，而应详辨患者阴、阳、寒、热、虚、实之不同。辨证论治是优化疗效的关键。

**2. 灵活运用活血药**

肝硬化患者多伴有凝血功能障碍，故在活血化瘀药物的选用上应谨慎。姚希贤在临床治疗急慢性肝炎中，观察到辨证选用水红花子、丹参、赤芍、西红花等活血化瘀药物能够促进肝细胞代谢，改善肝细胞损伤，具有良好降酶、改善血清转氨酶活力、防止肝坏死的作用。

**3. 祛邪当需扶正气**

姚希贤在辨证治疗急慢性肝病中注重"衰其大半而止"，将丹参、赤芍、红花等活血化瘀药与益气健脾中药联合应用，使祛瘀而不伤正，瘀血得祛，胆络通畅，溢泄有度，则有利于黄疸的消退，同时在临床慢性肝炎的治疗中具有逆转肝纤维化、改善肝功能等作用。姚希贤提到清热解毒药多苦寒伤正，只有正气充足才能驱邪外出，故正气不足祛邪不利者，辨证用药中多加用黄芪、当归、茯苓等健脾扶正，以助祛邪，同时防苦寒败胃。姚希贤在慢性肝病的动物实验中观察到丹参、黄芪联合应用具有改善急慢性肝损伤动物血清转氨酶活力、促进肝细胞再生、抑制胶原纤维增生、同时促进已形成胶原纤维降解和肝纤维重吸收的作用。

## 参考文献

［1］杨倩，冯玉彦，蒋树林．姚希贤瘀血论治慢性肝纤维化经验［J］．中华中医药杂志，2007（3）：168－171．

［2］杨倩，冯玉彦．姚希贤治疗慢性肝纤维化经验体会［J］．辽宁中医杂志，2007（3）：276－277．

［3］杨倩，胡冬菊，冯玉彦．姚希贤教授中西医结合治疗慢性肝炎肝纤维化经验［J］．陕西中医，2007（9）：1209－1211．

［4］杜姚，杜朋丽，郭子敬，等．姚希贤临证治疗黄疸病经验浅析［J］．中华中医药杂志，2019，34（8）：3554－3556．

［5］姚希贤．衷中笃西消化病治疗学［M］．北京：中国中医药出版社，2016：93－94．

［6］孙玉凤，姚希贤，蒋树林．肝纤维化的中医中药治疗［J］．世界华人消化杂志，2000（6）：686－687．

（李京涛　刘永刚）

# 尹常健

尹常健，男，1950 年 1 月生于山东临朐县，山东中医药大学附属医院主任医师、二级教授、博士生导师，全国传承博士后合作导师，山东省名中医药专家，山东省十大名医，山东十大名老中医，第四、第五批全国老中医药专家学术经验继承工作指导老师，享受国务院政府特殊津贴。中华中医药学会理事，中华中西医结合学会肝病专业委员会常委，中华中医药学会肝病专业委员会学术顾问，山东中医药学会肝病专业委员会主任委员，山东省医学会肝病专业委员会副主任委员。《中西医结合肝病杂志》《世界中西医结合杂志》编委，国家自然基金评委。先后承担国家"十一五"重大科技专项课题 3 项，教育部博士点基金 1 项，主持省中医药攻关课题 3 项，曾获山东省科技进步二等奖 1 项，三等奖 2 项，山东中医药科学技术奖一等奖 1 项，厅局级科技进步奖 6 项，出版学术著作 21 部。

## 一、临证经验

### (一) 肝病十大治法

尹常健通过整理古籍、总结国内外治法学研究的文献资料，特别是结合个人多年临床经验与心得体会，对肝病常用治法进行了梳理，优选重组，归纳出应用频率最高的十种治法，即疏肝法、健脾法、滋肾法、清利法、活血法、利水法、散结法、芳化法、养阴法和温阳法。

从这十种治法的内涵和意义来说，它们是完全不对等、不平行的。疏肝、健脾、滋肾是针对大多数肝病所涉及的主要脏腑以及这些脏腑的发病学特点而设立的；而养阴和温阳则主要从调整阴阳两大属性入手；清利、活血及芳化则主要为解决肝病过程中湿热、毒邪及瘀血、痰浊等病理产物而设；而利水法和散结法则主要针对肝病过程中所形成的水聚和癥积这一病理后果而行。将完全不对等、不平行的十种治法并列而论的根本原因，主要在于肝病中医治法研究必须全面针对现代医学肝脏疾病的防治这一客观现实，是根据这些疾病的治疗需要而确定的。虽然某些中医治法对某些肝脏疾病具体病变实质的治疗作用，如清热解毒减轻肝组织炎症、活血化瘀法阻抑肝纤维化的发生发展等，都已为临床和实验研究所证实，但从总体上看，中医治法的疗效主要还是反映在"证"的层面，面对西医肝脏疾病的防治任务，中医治法研究应不断拓宽研究领域，使治法研究更加深入具体。

## （二）用药顺应肝的生理病理学特点

### 1. 顺其疏达之性

从肝的功能活动即肝用而言，肝以气为用，性喜条达而恶抑郁，而肝脏的一个重要的病理特点又恰恰是肝气易郁。举凡外来情志刺激，内生郁闷烦恼或诸种毒邪内侵等，皆可导致肝气郁结。同时疾病过程中所产生之湿热、瘀血、痰浊等病理产物均可阻滞肝经气机，使肝气郁滞而不行。可见肝病过程中肝气郁结的机会最多，而肝气一郁，即犯他脏，或横逆，或上逆，或流窜三焦，扰乱血行，又可郁久化火，气滞而血瘀，引起气血逆乱，引发种种病变。因此，疏肝解郁、行气导滞为肝病治疗最为常用之法，即所谓"木郁达之"。

### 2. 适其柔润之体

肝以血为体，藏血而濡养头目及四末，肝体原本是柔润的，但是肝病中伤其柔润之体的因素却不少，如肝火易升、肝风易动、肝阳易亢的病理特性，均可造成肝阴不足、肝血亏耗；急慢性肝病中湿热内阻、肝气郁久化火也可导致热盛伤阴，造成肝之阴血亏虚；肝体失柔还可因他脏所累，如肝病日久，横伐中州，脾气虚弱则肝失土养，盗母气以耗肾水又使水不涵木，肝体因之而躁急；此外，久投疏达辛燥之剂亦易使气阴暗耗。由此，尹常健强调，临床上以肝体虚实而言，总以亏虚为主，在治疗上，一贯煎、四物汤、补肝汤、六味地黄汤等皆为常用方剂。药如生地黄、熟地黄、沙参、枸杞子、当归、白芍、酸枣仁、黑芝麻、百合、知母、乌梅、石斛、黄精、山药、五味子等，有养肝血、益肝阴者，有滋肾填精者，亦有气阴双补者，皆有助于肝复柔润之体。

### 3. 重视宏观调控，兼顾脏腑气血

尹常健指出，肝病用药除顺其性、适其体、顺应肝的生理病理特性外，还应充分认识肝易动难静、善干他脏的特点。人体作为一个有机的整体，生理上协调统一，病理

上互相影响，肝病尤其如此。古人有"肝为万病之贼"之说，实践证明是非常符合临床实际的。一些肝病特别是慢性肝病，可对其他脏腑气血产生广泛的影响，引发一系列复杂的证候，故用药时应详辨肝病影响所及何脏何腑、在气在血、病机如何，而采取不同的治法与方药。重视宏观调控，兼顾其他脏腑气血，既是顺应肝生理病理特点的重要一环，也是肝病用药的重要原则。

## （三）整体宏观辨治与局部微观用药相结合

中医整体观和宏观调治是有其临床优势的，但是肝脏疾病的诊断是建立在病毒学、病理学、组织学、免疫学及分子生物学等现代医学微观研究基础上的，如果局限于中医的望、闻、问、切观察方法，就无法对病变实质作出确切的分析与判断，因而用药对病变实质也缺乏针对性，甚至带有盲目性。只有宏观辨治与微观用药相结合，才能逐步使辨证论治由宏观领域进入微观领域。

尹常健提出，在方法上可以采取以下两个步骤，一是以宏观辨治用药为主，微观为辅，即先根据患者证、脉、舌的变化进行辨证，再参考现代医学检查指标，这两方面较为一致时，如症见发热、目黄、身黄、肢体困重、尿黄、大便黏腻及舌红苔黄腻等湿热征象，又有 ALT、TBIL 升高等相应变化，便可应用清热利湿解毒药如茵陈、栀子、田基黄、赤小豆、车前草、板蓝根、薏苡仁、通草、龙胆草、竹叶等，这些药不仅与宏观辨证对证，而且对肝细胞炎症这一微观病理变化也有较强的针对性。宏观与微观不一致时，如病理组织学改变见碎屑样坏死，诊为慢性活动性肝炎而临床证候却不明显，无证可辨时，如用药就应充分针对微观病理变化，如重用凉血活血解毒药如赤芍、丹参、牡丹皮、三七粉、紫草、茜草、鸡血藤、生地黄、大青叶、败酱草等，这对提高疗效肯定是有益的。二是以微观病理变化为依据和线索，再根据不同证候进行宏观辨证，从而确定治法和用药。如 ALT 升高、A/G 倒置、肝脾肿大等都可以作为微观指标，再依不同表现分为若干证型进行治疗和用药，既对某一主要矛盾有较强针对性，又体现了宏观辨证原则。经过长期摸索，有望发现和总结出某些肝脏疾病微观辨证用药的规律。

## （四）避免应用肝毒性药物

在以往研究中，人们较多地注重化学药物对肝脏的损害，如抗结核药、抗甲亢药、抗癫痫药、驱虫药、某些抗肿瘤药及抗生素等对肝脏的毒害，现在临床中药肝毒问题的突出也日益引起人们的重视。尹常健通过查阅国内外最新医学研究成果，结合自己的实践经验，指出有些中药的肝脏毒性较大，如果未经炮制或因制剂方法、给药途径、剂型、剂量不适当，都会引起中药药物性肝病。损肝中药主要有以下几种情况：

第一类是直接损害肝脏，引起中毒性肝炎的药物。如长期服用黄药子、苍耳子、蓖麻子、川楝子（皮）、天花粉、桑寄生、贯众、蒲黄、半夏、雷公藤等，均可引起肝脏损害，发生中毒性肝炎，使人出现肝区不适、疼痛、黄疸、肝脾大、肝功能异常。很多药物是传统治肝病的常用药，临床误用的机会更多，故应引起重视。

第二类为导致胆红素代谢障碍的药物。如大黄、川楝子、泽泻及四季青注射液等，长期大量应用，都会干扰胆红素代谢环节而出现黄疸。

第三类为能诱发肝癌的中药，如石菖蒲、炒小茴香、川椒、炒麦芽、诃子、肉桂皮、八角、青木香、木通、硝石等，均可诱发动物发生肝癌。

尹常健很重视上述中药对肝脏的毒性，建议在肝病用药时将其剔除不用，并强调在治疗其他疾病必须应用时，也应处处加用护肝措施，切不可轻信民间所谓之秘方验方，以免造成肝脏损害。

## （五）肝硬化腹水诊治八法

### 1. 宣肺利水法

主症：大腹水肿，气道喘满，小便不利，大便不畅，微恶风寒，舌淡，苔薄白，脉浮紧。

病机：肺气不利。

方药：炙麻黄 6g，生石膏 30g，炒杏仁 9g，赤小豆 30g，芦根 15g，冬瓜仁 30g，车前子（包）15g，生薏苡仁 30g，桑白皮 12g，法半夏 9g，橘皮 9g，全瓜蒌 12g，海蛤粉 15g，椒目 9g，生姜皮 6g。

随症加减：气短不能自续加桔梗 9g；咳嗽有痰加白前 9g，前胡 9g；自汗去炙麻黄，加茯苓 15g，白术 12g；腹胀不能转侧加香橼皮 9g；大便不畅加郁李仁 15g。

### 2. 健脾利水法

主症：腹大肿满，按之如囊裹水，气短乏力，面色萎黄，四肢倦怠甚或上肢水肿，纳呆便溏，舌淡或边有齿痕，苔薄白，脉沉缓或细弱。

病机：脾气虚损，水湿内聚。

方药：六君子汤加减：党参 15g，白术 12g，茯苓 15g，清半夏 9g，橘皮 9g，黄芪皮 15g，薏苡仁 30g，炒山药 30g，泽泻 12g，厚朴 9g，白扁豆 15g，莲子 15g。

随症加减：朝宽暮急为血虚，去党参加当归、芍药；暮宽朝急为气虚，倍党参、白术；朝暮俱急为气血两虚，用八珍汤。

### 3. 行气利水法

主症：腹大胀急，叩之如鼓，两胁胀痛，嗳气或得矢气后稍舒，小便不利，烦躁易怒，舌淡红，苔薄白，脉弦紧或弦滑。

病机：气滞湿阻。

方药：平胃散合逍遥散加减：柴胡 12g，白芍 12g，苍术 12g，厚朴 12g，橘皮 9g，香附 9g，炒枳壳 9g，木香 6g，佛手 9g，白术 12g，砂仁 9g，地骷髅 30g，大腹皮 15g，沉香 6g。

随症加减：心下痞满加枳实；尿少加车前子 15g，白茅根 30g。

### 4. 活血利水法

主症：腹大坚满，四肢消瘦，面色晦暗，胸腹壁可见脉络暴张，肌肤甲错或见血缕赤痕、肝掌，甚或衄血、吐血，唇青舌紫，苔燥，脉沉涩。

病机：瘀血内停，水液积聚。

方药：水红花子汤加减：水红花子 15g，土鳖虫 9g，泽兰 15g，黄芪 15g，大黄 4.5g，炒水蛭 9g，白茅根 30g，马鞭草 15g，穿山甲 9g，三棱 9g，醋白术 9g，青皮 6g，三七参粉（冲）1.5g。

随症加减：胁下痞块作痛加炒五灵脂 9g，矾郁金 15g；齿衄、鼻衄加炒生地黄 15g，栀子 9g；吐血加紫珠 12g，白及 9g，童便为引；皮下瘀斑加炒槐花 15g，地榆 12g；烦热低烧加青蒿 12g，十大功劳叶 12g。

**5. 温阳利水法**

主症：大腹水肿，腹胀，形寒肢冷，面色白，小便短少，脘腹满闷以入夜为甚，舌胖质淡，边有齿痕，苔薄白，脉沉细或弦大而重按无力。

病机：脾阳不振或肾阳衰微，水湿停聚。

方药：附子理中汤合五苓散加减：附片 9g，党参 15g，白术 15g，干姜 9g，甘草 3g，茯苓 15g，泽泻 15g，肉桂 6g，猪苓 15g，车前子 15g，牛膝 12g。

随症加减：大腹胀急加乌药 12g，炒莱菔子 9g；下肢浮肿者加黑豆 30g，防己 9g，或用济生肾气丸。

**6. 清热利水法**

主症：腹大肿胀，胸脘痞闷，肢体困重，恶心厌油，烦热口苦，小便短赤，大便黏滞不爽，或见面黄、目黄、身黄，舌红，苔黄腻，脉弦滑或滑数。

病机：中焦湿热。

方药：中满分消丸加减：淡黄芩 45g，黄连 9g，知母 9g，茯苓 15g，泽泻 12g，枳实 9g，厚朴 9g，砂仁 9g，通草 6g，白术 15g，橘皮 9g，荷梗 9g，薏苡仁 15g，淡竹叶 9g。

随症加减：身目黄染加茵陈 30g，地耳草 30g，车前草 15g；呕恶加姜半夏 9g，紫苏叶 9g。

### 7. 养阴利水法

主症：腹大肿满，脘腹膜胀，肝区隐痛，四肢消瘦，烦热口干，小便短赤，大便秘结，腰膝酸软，失眠多梦，头晕耳鸣，或见齿衄、鼻衄，舌红无苔或舌干起芒刺，脉弦细数。

病机：阴虚湿阻。

方药：猪苓汤合三子养肝汤加减：猪苓 45g，茯苓 15g，滑石 15g，阿胶（烊化）9g，通草 6g，白茅根 30g，女贞子 15g，楮实子 15g，枸杞子 15g，生白术 12g，天花粉 15g。

随症加减：口干、舌红无苔起芒刺者加生地黄 15g，玄参 15g；头晕耳鸣加白蒺藜 15g，杭菊花 12g；失眠多梦加炒酸枣仁 15g，合欢花 15g；五心烦热加银柴胡 12g，地骨皮 12g。

### 8. 攻逐水饮法

主症：腹大膨隆，坚满拒按，胀急不能安卧，转侧困难，小便艰少，大便不畅，体质尚实，利水药未收显效者。

病机：水饮内聚，正气未衰。

方药：①十枣汤：大枣 10 枚，甘遂、大戟、芫花各等份。甘遂、大戟、芫花共研细末，每服 1.5g，每日 1 次，清晨空腹服，以大枣 10 枚（劈）煎汤送服。或制成丸剂，每服 1.5g，清晨空腹吞服。若服后泻不止，可饮冷粥则易止。水泻后即停用，后以扶正健脾之剂调养。②舟车丸：黑丑 120g，甘遂 30g，芫花 30g，大戟 30g，大黄 60g，青皮、陈皮、木香、槟榔各 15g，轻粉 3g。上药共研细末，水泛为丸，如小豆大，每次 1.5g，温水送下。药后便泻一、二次，即可停药一、二日，后每天服 0.6g 为维持量，使水去其大半为度。上两方均为峻泻之药，轻粉剧毒，且不可大量或久服，应中病即止。③禹功散：黑丑头末 120g，茴香 30g，木香 30g 为末，用生姜汁调服。

注意事项：攻逐水饮之剂泻下之力极为峻烈，部分药尚有剧毒，临床除严格掌握禁忌外，只可暂用，不可久服，严格用量，中病即止，并注意水除后改以扶正方药调养。体虚、孕妇、有出血倾向、肝昏迷者均禁用。

## 二、特色诊治方法

### （一）特色诊法

临床大部分肝病病程较长，患者常因生理、病理及心理变化而出现许多复杂症状，有些症状甚至与病因并无直接相关性。有时病因解除了，而症状却一直存在，患者深为其所苦，及时解除这些症状，减轻患者痛苦就成为临床治疗的重要环节。要想建立起肝病中医药对症治疗框架，首先应对每一种常见症状发生的性质、程度、久暂、部位、病机规律等进行综合分析，然后确立相应的治法学范围、相对固定的方药，形成一个合乎临床规律与中医辨证原则的对症治疗框架。如胁痛可分隐痛——责之于阴虚——治之以滋肾柔肝——用一贯煎加减；胀痛——责之于气滞与湿热——气滞者疏肝解郁，湿热者清热利湿——气滞用柴胡疏肝散加减，湿热用二金汤加减；坠痛——责之于气虚——治之以补益中气——用补中益气汤加减等。另外，腹胀可分气滞作胀、脾虚作胀、湿热作胀、血瘀作胀、食积作胀、脾胃虚寒作胀等，又分别设立相应治法与相应方药。乏力、食少、发热、失眠等均可以此类推，这样有证、有法、有方、有药，相对固定，针对性强，可先治主症，后治兼症，也可数症并治，数法并施，数方并用，既有章可循，又可以灵活运用，不但便于掌握与总结经验，更便于学习与推介。

## （二）经验方

### 1. 消石方

组成：陈皮、青皮、柴胡、鸡内金、蛤壳、海金沙、郁金、金钱草、白芍、牡蛎、枳实、厚朴、浙贝、木香、熟大黄。

功效：疏肝利胆，消石排石，化痰散结，行气止痛。

方解：方中柴胡、郁金疏肝行气解郁，正如《药品化义》所言："柴胡，性轻清，主升散，味微苦，主疏肝。"胆石症患者经常因胆囊或胆管拘急痉挛而出现疼痛，故常用白芍、木香以疏肝行气止痛；金钱草、海金沙清热利湿，消除结石附着部位的水肿，为排石创造条件。根据"肠泄胆易泄"的原则，方中用熟大黄清热泻火通便；大黄中所含有的大黄酸具有扩张奥狄氏括约肌、收缩胆囊的作用，而且能够疏通毛细胆管内胆汁的瘀积，使胆管舒缩的功能得以增强。胆病久治不愈或者久用苦寒攻下之品极其容易致虚，因此应该重视扶正，故运用鸡内金健脾和胃。遵从"结者散之"的原则，用浙贝清热化痰，开郁散结，蛤壳、牡蛎软坚散结；枳实、厚朴、青皮、陈皮理气燥湿，化痰消积。诸药并用，从而达到疏肝利胆、通腑排石的目的。

### 2. 蝉衣利水方

组成：净蝉衣、炒莱菔子、芦根、白茅根、桔梗、生黄芪、生白术、大腹皮、柴胡、砂仁、仙人头、茵陈、王不留行、通草、大枣。

功效：疏肝健脾，活血通经，理气消胀。

方解：方中净蝉衣轻浮宣散，入肺、肝二经，既可疏散入肝，又可宣其外而利其内，使肺气宣畅，三焦通调而水液畅行；白茅根清热利尿，又不败胃，养阴生津，健脾益气，"利水不伤阴"；生白术健脾益气，燥湿利尿。以上三味共为君药。生黄芪健脾补中，利水退肿；仙人头行气消胀，利尿退肿；芦根清热利尿消肿；炒莱菔子消食除胀，降气化痰；大腹皮行气宽中，利水消肿，《本草纲目》载其能"降逆气，消肌肤中水气浮肿"；桔梗性散上行，能宣肺利气，通调水道以利祛湿。以上六味共为臣药，辅助君药利水消肿，行气消胀。柴胡疏肝理气；砂仁芳香开窍；茵陈善清利脾胃肝胆湿热，使之从小便而出；王不留行性善下行，能活血利尿。以上四味皆为佐药，在佐助君、臣药行气利水消肿的同时，又具有清热、利湿、通窍、活血之功效。通草、大枣共为使药，前者气寒味淡而体轻，入肺经，善利小便而消肿；后者在调和诸药的同时，可加强该方扶正之功效。

### 3. 清肝调脂饮

组成：生甘草、栀子、田基黄、青皮、赤芍、枸杞、决明子。

功效：清热活血，健脾利湿。

方解：方中田基黄、白术为君药，清热利湿祛瘀，健脾益气；赤芍、栀子、青皮、枸杞共为臣药，加强君药清热、活血、健脾之功效，并以青皮疏肝理气；决明子、熟大黄为佐药，在佐助君臣药清热活血的同时，又通过泻下作用，导邪而出；生甘草为佐使药，在加强该方清热扶正功效的同时，调和诸药。综观全方，补中兼泻，体现了养阴不忘调气，治肝不忘实脾，扶正不忘祛邪的原则，共达肝体得养、肝用得畅、邪去正安的目的。

清肝调脂饮组方具有较强的针对性，既参考了脂肪肝的阶段性病机特点（即本虚标实，以脾虚为本，兼有肝肾亏虚，以湿、热、瘀为标，兼有气滞、痰阻），选择清热、活血、健脾、利湿为主的药物，又针对非酒精性脂肪性肝炎的主要病理改变特点（即肝细胞脂肪变性和炎性细胞浸润），参考中药药理学研究结果选择具有调节脂肪代谢、抑制肝脏炎症反应、阻抑肝纤维化等功能的药物，从而达到辨病论治的目的。

**4. 柔肝抑纤饮**

组成：鸡血藤、当归、白芍、怀牛膝、三七粉（冲服）、小蓟、鳖甲（先煎）、鸡内金、枸杞、水红花子、茵陈、生甘草、薏苡仁、土鳖虫、皂角刺、大枣。

功效：滋肾柔肝，活血化瘀。

方解：方中鸡血藤、当归、鳖甲、皂角刺为君药，滋阴养血，化瘀散结；白芍、枸杞、牛膝、水红花子、三七粉、鸡内金共为臣药，辅助君药养血、活血、散结；茵陈、小蓟、土鳖虫、薏苡仁为佐药，在佐助君臣药活血通络的同时，又通过清热解毒利湿，铲除湿热疫毒之余邪；生甘草、大枣共为佐使药，在调和诸药的同时，加强该方扶正之功效。

# 参考文献

[1] 尹常健. 实现中医科学属性的理性回归 [N]. 中国中医药报, 2014 - 05 - 16（3）.

[2] 尹常健. 中西医结合的三大困扰 [N]. 中国中医药报, 2012 - 08 - 31（3）.

[3] 尹常健. 中医药护肝治疗的几个理论与实践问题 [J]. 中西医结合肝病杂志, 2008（2）: 65 - 67, 92.

[4] 尹常健. 中医发展需要宏观研究与微观研究的有机结合 [J]. 山东中医药大学学报, 2006（6）: 427 - 428.

[5] 孙建光. 尹常健辨治肝硬化腹水的经验 [J]. 中医药临床杂志, 2011, 23（8）: 663 - 664.

[6] 张永. 尹常健教授治疗肝硬化腹水经验选介 [J]. 中华中医药学刊, 2011, 29（4）: 696 - 697.

[7] 徐庆会, 方红, 仲云. 尹常健治疗肝硬化腹水八法 [J]. 中国中医药信息杂志, 2007（3）: 74 - 75.

[8] 朱瑞, 张永. 尹常健教授应用消石方治疗中老年泥沙样胆石症验案 [J]. 名医, 2018（12）: 92.

[9] 郭英慧, 孙建光. 尹常健教授消石方治疗胆石症经验总结 [J]. 中西医结合肝病杂志, 2021, 31（4）375 - 376.

[10] 陈静. 蝉衣利水方治疗肝硬化并大量腹水的综合方案研究 [D]. 山东中医药大学, 2012.

[11] 王伟芹, 尹常健, 孙建光, 等. 清肝调脂饮抗非酒精性脂肪性肝炎大鼠脂质过氧化反应的研究 [J]. 中国实验方剂学杂志, 2012, 18（12）: 229 - 232.

[12] 孙建光. 尹常健治疗脂肪肝经验 [J]. 世界中医药, 2011, 6（5）: 401 - 402.

[13] 尹常健, 陈谭升. 脂肪肝常用治法述要 [J]. 山东中医杂

志，2000（9）：519 – 521.

　[14] 尹常健. 尹常健学术文集 [M]. 济南：山东科学技术出版社，2012.

　　　　　　　　　　　　　　　（朱晓骏　吴韶飞）

# 俞荣青

俞荣青，1924年生于江苏无锡，江苏省名中西医结合专家，享受国务院政府特殊津贴，国家中医药管理局第二批全国老中医药专家学术经验继承工作指导老师，获卫生部金质奖章，江苏省科技进步三等奖，江苏省医学会"医师终身成就奖"。从事中西医结合肝胆病临床及研究工作六十余年，擅长中西医结合治疗内科消化系统疾病，尤其在中西医结合肝病临床研究上成绩突出。

## 一、学术思想

### （一）黄疸辨治

《卫生宝鉴》总结古代经验，根据黄疸性质，将黄疸概括为阴黄及阳黄，对后世治疗黄疸起了重要指导作用。一般说来，阴黄病程较长，黄色晦暗，多为脾肾内伤或有寒湿见证，治法以温肾健脾或温化寒湿为宜。但也不能凡是见到黄疸色泽晦暗，就一概给予温运或温化，必须结合四诊八纲，加以辨证。阴黄重感外邪可以出现湿热见证，有些黄疸晦暗如烟熏可以是血瘀于肝，精血运行不畅，以致发黄色晦暗，应该按照辨证施治，给以清热利湿或活血化瘀之法。总之，黄疸色泽晦暗的变证不一，故应审慎辨证，确切立法，才能获效。

## （二）清热解毒药治疗急性病毒性肝炎

急性黄疸型病毒性肝炎辨证多为外感湿热时邪，湿热结毒愈盛，黄疸也愈沉重，故常用清热利湿之法以退黄。为了助长其作用，俞荣青常加用一些清热解毒药，如青黛、板蓝根、蒲公英等，每能收到满意效果。急性无黄疸型病毒性肝炎虽不发黄，分型也有多种，但多有口渴、嗜饮、尿黄、身软、苔黄、脉濡等湿热症状。按照辨证与辨病相结合的看法，有上述见证者，给予类似的清热利湿解毒治法，从实践中体会，效果也常能令人满意。

## （三）肝昏迷时多见红绛舌

肝昏迷多见于急性、亚急性重症肝炎及肝硬化晚期。前者多为疫疠之邪，热毒内攻，最易化火化燥，伤及营血，故多见燥黄之苔、红绛之舌。后者也多由病毒性肝炎演变而来。因肝炎早期辨证以外感湿热者多，病情趋慢性以后，湿热之邪留恋不去，久困脾胃，郁结肝胆，导致肝肾之阴暗伤，当病情发展到最晚期肝硬化肝昏迷阶段，阴津受伤之红绛舌便十分多见。俞荣青曾统计慢性肝炎中辨证为肝阴虚或肝肾不足者约占三分之一，而肝硬化肝昏迷中舌红绛者达十之六七。随慢性肝炎及肝硬化病情恶化，舌质常由淡红舌转为红绛舌。反之，病情好转，红绛舌有时也能转为正常之淡红舌。所以，红绛舌作为提示慢性肝炎、肝硬化的预后指标之一，是有一定意义的。

## 二、临证经验

### （一）小儿慢性乙型病毒性肝炎

**1. 育阴养肝解毒法**

儿童乃稚阳稚阴之体，养护不当，毒邪外侵，易损阴伤阳。肝乃体阴而用阳之脏，小儿肝炎阴伤尤为多见。若治不及时，阴损及阳，易转为慢性顽疾。故对无症状的小儿乙肝病毒携带者或慢性肝炎，常以育阴养肝为先，辅以解毒之品，标本兼顾。

**2. 理脾和胃抑肝法**

小儿养护不当，易使脾胃受伤，肝木乘之则产生腹痛呕恶。故治疗时宜分清主次，以理脾和胃为主，抑肝为辅，即扶土抑木法。情志因素在小儿肝病中并不占重要地位，不可妄施疏肝之品。脾胃为后天之本，脾胃和则肝木自平，疾病易愈，所以在配合清热解毒之品时，药味宜少而精，以顾肝护胃。另外，腹痛是小儿慢性乙型肝炎的常见症状之一，必须注意区别虫性腹痛或癫痫性腹痛，以免误诊误治。

**3. 疏肝健脾利湿法**

若患儿病情反复，症状缠绵，则既有肝郁脾失健运，又有湿热留恋、黏着不去之意，故处方用药时应扶正与祛邪并用。疏肝用柴胡、郁金等，量宜小，既防伤阴，又防疏泄太过。清热利湿选茵陈、夏枯草、蒲公英、垂盆草等，既清热利湿，又护肝养肝，一举两得。益气健脾化湿则用太子参、炒白术、山药，温而不燥，辅以白芍、丹参、炒当归养血柔肝，使刚柔并举，则邪去正安。

俞荣青认为治疗小儿慢性乙型病毒性肝炎，上述三法是其大要。三者之间并非对立而是相互联系的，应以中医辨证为纲，三法为目，灵活处方用药。总的来说，脾胃强者育阴养肝为主，脾胃弱者理脾和胃为先，少用疏肝解郁药，精选清热解毒药为要。

## （二）慢性病毒性肝炎

中医认为慢性病毒性肝炎的病机主要是湿热疫毒之邪入侵机体，缠绵稽留，损伤正气，无力达邪外出，致使脏腑、气血、阴阳出现虚损或失调。其病位在肝，常涉及脾肾。病理以湿热、气滞、血瘀为标实，以气血、阴阳、脏腑亏虚为本虚。初病以邪实为主，渐转虚实夹杂，终则正气虚衰。

### 1. 初期

俞荣青认为，病初症情大多尚实，湿热留恋不净，本元受损较浅，立法当以利湿清热为主。若湿胜，重用利湿，兼用清热；若热胜，重用清热，辅以利湿。《伤寒论》指出："瘀热在里，身必发黄。"有时残留黄疸，肉眼可见；有时黄疸消隐，但验血可知。在清利湿热的同时，每辅以消瘀活血之味，以利退黄。由于湿热阻于中焦，气机升降失司，故常佐用理气畅中或和胃降逆之品。

### 2. 中期

患者疾病发展至中期，此时由于正不胜邪，疫毒入里，肝气受损，脉道不畅，则瘀血内停，肝络受阻，或肝郁化火，耗灼精血。可在疏泄肝气的基础上酌加养血活血之品，恢复肝之所藏，通畅肝经血络。若木旺乘土，使脾胃气虚，则宜益气健运，使后天健运，元气有充沛之机。

**3. 晚期**

患者病情日深，机体久遭病毒侵袭，正气固然耗损，病邪也趋衰退。俞荣青认为此时病机多以气血或阴阳虚损为主，虚则补之，此时祛邪当为次。若肾虚者，当滋水涵木；若脾湿久遏阳气，命门之火势微，又需温肾益火，以暖脾胃之阳。

## （三）肝硬化腹水

俞荣青认为鼓胀病虽涉及肝脾肾三脏，但病根在脾。后天虚衰，土壅木滞，气血瘀阻，水浊不行，遏阻泛滥，积聚膜原，这是肝硬化形成鼓胀的基本病机。此外，肺失通调，三焦气化不利，决渎失职，也是鼓胀形成的重要病理因素。若三焦气化失司，水道不通，津液不能正常输布，气机不能顺利升降，必然使隧道壅塞，气滞不行，血脉瘀阻，水湿内停，形成鼓胀。在治疗肝硬化腹水时应注意以下两点：

**1. 注重益气健脾，畅利三焦，辅以活血利水**

俞荣青认为，对肝硬化腹水病人而言，脾气虚衰乃病之根本。三焦气化失调、决渎失职又是影响病变严重程度的一个重要因素，故在利水治其标的同时，必须益气健脾，畅利三焦。脾气健，则气血得以化生，津液得以运行；三焦通，则气机顺利升降，水湿可以输布。脾运有权，水道通畅，清阳得升，浊阴可降，则后天资生有源，中气斡旋有望，顽痰宿恙自然渐趋向愈。否则，脾败土崩，水湿泛滥而不堪收拾。临床上一般可分为脾虚气滞、肝肾阴虚、脾肾阳虚、气滞血瘀型。

临床上以脾虚气滞湿阻者多见，也较易治疗。对此型，俞荣青常用的基本方组成是：黄芪、党参、白术、茯苓、大腹皮、丹参、郁金、当归、赤芍、鸡内金、鳖甲。如兼有湿热邪毒未清，表现为口干而苦，苔腻微黄者，加栀子、虎杖或白花蛇舌草等；如气滞湿阻明显，表现为食少腹胀甚，小便短少，舌苔厚腻，质淡体胖，脉弦滑者，去白术，加苍术、厚朴、陈皮以除湿散满；如气滞血瘀甚，表现为胁下痞块或刺痛不移，面晦舌紫，脉弦涩者，加延胡索、三棱、莪术等活血软坚化瘀之品；若气郁化热伤阴，见头晕失眠，舌红少津者，加北沙参、生地黄、枸杞子、麦冬、石斛等养阴生津。

**2. 注意药物以外因素**

肝硬化腹水的治疗除药物外，饮食和精神的调摄也非常重要。在治疗肝硬化腹水过程中，俞荣青非常注意药物以外因素对疗效的影响，尤其强调控制每日摄钠量的重要性。此外，俞荣青还认为，腹水消退后的饮食调护和精神调节也是影响疗效的一个因素。患者其胃肠浸泡在腹水之中，功能必然失常，水谷运化吸收必然失健，即使益气养肝之良药也难吸收。经治疗一旦水湿渐去，食欲渐增，则务必以保护胃气为重，坚持长期中药固本，忌用苦寒伤胃之品，饮食宜逐渐增加，且食物宜柔软易消化，而忌膏粱厚味、滋腻滞胃之品。在病程中，若能注意调畅病人情志，使其保持乐观开朗的精神状态，提高战胜疾病的信心，则有助于药物治疗，更好地发挥作用。

（四）乙型肝炎合并症

**1. 合并慢性胃炎、消化性溃疡**

慢性肝炎常有消化系症状，多表现为湿热残留不净。临床常见以下诸证：

（1）肝胃不和证：症见胁痛，脘痞，泛酸，嗳气，食生冷不适，舌苔薄白或腻，脉弦。治宜疏肝解郁，和胃降逆。

（2）肝脾不和证：症见疲软无力，胁痛，脘痞，脘痛，食生冷加重，腹胀，便溏，脉弦细，舌苔薄白或白腻。治宜疏肝健脾，益气温中。

（3）脾胃虚寒证：症见疲软无力，脘痞，脘痛，遇冷不适或加重，纳呆，腹胀，便溏。治宜益气温中健脾。

**2. 合并胆囊炎、胆管炎、胆道结石**

三病各有其临床特点，与慢性乙型肝炎并存时，以轻型多见，或症状潜隐混淆，需认真辨别。治则应遵"胆腑以通为用"之古训。主要包括以下几种证型：

（1）肝郁气滞证：症见右胁下胀痛，胁痛固定不移，食减厌油，脘腹痞满，舌苔薄白，脉弦，食纳不慎或情绪波动可加重病情。治疗以疏肝解郁、理气活血、轻度通下为主。

（2）肝胆湿热证：症见发热或不发热，右胁下及胃脘部疼痛拒按，口苦，呕恶，大便秘结，小便短黄赤，面目身黄，苔黄腻，脉濡数。治以疏肝利胆通腑、清利湿热为主。

（3）气血瘀阻证：此型多表现为肝炎症状经久不愈，

胆系合并症也较沉重，为湿热郁阻，气滞血瘀，邪气尚盛，渐露衰颓之兆。症见右胁下及胃脘部刺痛或剧痛，可触及肿块，纳呆，泛恶，发热或四肢厥冷，或有黄疸，尿黄赤，舌淡，脉沉弦细。治以疏肝利胆通腑、理气活血为主。

### 3. 合并糖尿病

慢性肝炎合并糖尿病者，更为难治。俞荣青认为其主要病机是脾为湿困，中州失运，阻滞三焦，湿从热化。多为热重于湿所引起的变证，与单纯消渴病的病因不同。

（1）湿热偏于中上二焦以多饮善饥为主症者，症见胁肋疼痛，乏力，精神不振，舌苔黄腻微燥，脉滑数。治以养阴生津，清热疏利。

（2）湿热偏于中下二焦以善饥多尿为主症者，症见胁肋疼痛，尿频量多，疲乏无力，便溏或便秘，舌苔薄白或黄，脉沉滑。治以补益脾肾，清热育阴。

### 4. 合并贫血

俞荣青认为临床上慢性肝炎合并贫血多为气血两虚之证。治疗需益气养血，以期阳生阴长。

（1）脾虚不运证症见面唇淡而不华，头晕心悸，纳呆食少，脘腹胀满，舌淡苔白，脉无力。治以健脾补气养血。

（2）失血过多证症见面唇不华，头晕目眩，心悸气短，舌淡，脉虚数，治以益气养血止血。

（3）瘀血内停，新血不生证症见胁下癥块刺痛不移，脘腹胀满，食欲不振，面唇淡而无华，舌淡微紫，脉沉弦或细涩。治以软坚祛瘀生新，补气养血。

（4）损气耗血证症见形体疲衰，精神萎靡，面白无华，

胁肋疼痛，纳呆运差，舌淡苔白，脉细无力。治以益气健
脾养血。

### 5. 肝昏迷

对于肝炎后肝硬化者，俞荣青重视预防及控制感染。
晚期肝硬化由于机体消耗及肝脏解毒功能不佳，防御机能
低下，极易发生感染。感染后代谢增加及细菌毒素加重了
肝脏之负荷。又因为感染期间患者摄食减少，经常输液，
排尿不利而导致电解质紊乱，这些因素都可以诱发肝昏
迷。故晚期肝硬化一旦发生感染，从感染后第三天起便应
该警惕肝昏迷的出现，并尽早采取预防措施。俞荣青总
结，即使感染初步好转，但由于治疗过程中存在摄食少、
输液、排尿不利等原因，电解质易发生紊乱，出现肝昏迷
之可能性仍然很大。在发现感染之后，首先应努力找出感
染之原因，采取积极有力之措施，使感染迅速完全控制。
为预防肝昏迷出现，除争分夺秒积极治疗感染外，还应鼓
励患者适当进食。另外在输液过程中，注意防止和及时纠
正电解质紊乱。若肝昏迷已经出现，在抢救中应掌握好控
制感染、防止和纠正电解质紊乱、支持疗法等各个环节。
必须抓住每一阶段中之主要矛盾，才能措施恰当。

俞荣青治疗肝昏迷时以清热凉营，解毒开窍为大法。
患者肝炎后肝硬化，易出现腹水，病情逐步加重后，常出
现视力模糊及性格改变、语言重复等精神障碍。所以应予
清热开窍息风，以及各种支持疗法。患者昏迷继续加深，
则会狂躁，失去定向力，时呈昏睡状态。此时俞荣青抓住
辨证要点，从阴虚热毒壅盛，邪陷心包论治，以清热解毒
涤痰开窍为大法，用清营汤加减。《温病条辨》曰："脉虚

夜寐不安，烦渴舌赤，时有谵语，目常开不闭，或喜闭不
开，暑入手厥阴也，手厥阴暑温，清营汤主之，舌白滑者，
不可与也。"本方以犀角为君，酸咸，微寒，入心、肝二
经，清热凉血，解毒定惊，寒而不遏，且能散瘀；钩藤清
热平肝，息风定惊；麦冬清热养阴生津；栀子、莲子心清
热解毒；琥珀、灯心草、石菖蒲、远志宁心安神；石菖蒲
化湿开胃，开窍豁痰，醒神益智。《滇南本草》曰远志
"养心血，镇惊，宁心，散痰涎"。配伍特点遵循叶天士
"入营犹可透热转气"，连翘清热解毒，轻宣透邪，使营分
之邪透出气分而解。方中用竹叶心、连翘、菖蒲、栀子泻
心火以开窍。俞荣青用涤痰通络法治疗痰火上蒙，如叶天
士云："痰火上蒙，根本下衰，先宜清上痰火。"犀角、琥
珀、钩藤、灯心草涤痰息风通络。

# 参考文献

［1］许尤琪，俞荣青．益气活血治疗肝炎后肝硬化临床观
察［J］．实用中医内科杂志，1993（1）：18 - 19.

［2］俞荣青．慢性肝炎转氨酶长期不降的治疗［J］．中医杂志，
1989（10）：14 - 15.

［3］陈静．俞荣青治疗慢性病毒性肝炎经验［J］．江苏中医，
1998（6）：12 - 13.

［4］王前山．俞荣青治疗小儿慢性乙型病毒性肝炎的经验［J］.
江苏中医，1995（5）：3 - 4.

［5］常洁．俞荣青教授治疗肝硬化腹水经验撷菁［J］．江苏中
医，1993（9）：3 - 5.

［6］王前山．俞荣青治疗肝硬化腹水经验［J］．山西中医，
1993（3）：6 - 8.

［7］董筠．俞荣青：清营解毒开窍救肝昏迷［N］．中国中医药

报，2015 - 01 - 12（4）.

　［8］陈静．俞荣青治疗慢性乙型肝炎合并症的经验［J］．湖北中医杂志，2000（2）：5 - 6.

（萧焕明　施梅姐）

# 袁今奇

袁今奇，男，1942年1月生，江苏东台市人，中共党员，荣誉博士，石河子大学医学院第一附属医院主任医师、教授，首届全国名中医。新疆生产建设兵团中医药学科学术带头人，兵团首批名老中医，全国名老中医药专家传承工作室指导老师，全国老中医药专家学术经验继承工作指导老师。1994年获国家人事部有突出贡献专家称号，2000年获首届香港紫荆花医学成就奖，2014年获中医药学会学术发展成就奖，享受国务院政府特殊津贴。1992年参加中国医疗代表团赴前苏联地区进行中医药援外工作，深受俄罗斯、哈萨克斯坦等国民众好评。曾受邀赴英、美、俄罗斯、日本、泰国、埃及等国家和中国港澳台地区参加学术交流活动，对继承和发扬中医药产生了积极的影响。先后发表学术论文145篇、出版专著12部；主持科研课题13项，其中国家级2项，省部级11项；科技成果获国家级奖励1项，省部级奖励13项。

## 一、学术思想

### （一）详察气血偏颇，确立十纲辨证

八纲辨证虽被奉为圭臬，然人之所病则气血乖违，气

血理论至为重要，气为中医学独特之概念，气血互生，相互影响，气行则血行，气滞则血瘀，气血不和，诸证由生。故气血应与八纲并重，名曰十纲辨证。

## （二）辨体当为首要，精准疾病本质

国医大师王琦教授首创中医体质学说，建立辨体－辨病－辨证模式。体质在发病、病机和证候中至为重要，辨病与辨证不可替代体质之辨。阐发三因制宜应以人为本，体质通常决定证候特点，故辨体当为首要，方可精准疾病本质，亦为中医诊病之核心理论。

## （三）针对标本缓急，直击合围固本

引用《孙子兵法》策略、姜春华大师截断扭转理论以及新安学派元神和气血之说，根据病种病情病势之异，提出精锐直击、综观合围及培元固本的学术见解，师古而不泥古，变法在己，充分体现中医治病哲学思想的特色与优势。

## （四）崇尚科学思维，践行处方实效

几千年来，疗效被视为中医传承和发展的价值体现。中医处方思维基于理法方药和临床经验积累，践行其科学性、实用性及实效性，这是中医药存在的命脉。提高临床疗效是中医药学发展的永恒主题，也是坚持中西医并重的基本方针、促进中西医结合及中医药走向世界的基石。

## 二、临床经验

### (一) 创新提出中医学对慢性乙型肝炎免疫耐受的认识与治疗

免疫耐受的特征为 HBV 病毒载量高水平、肝损害轻微、肝功能正常或轻度异常。免疫耐受使 HBV 不易被彻底清除，甚至终身在体内残留及复制，研究其机制和治疗方法难度很大。袁今奇认为正邪相争存在于慢性乙型肝炎病程的始终，遵循中医学正邪理论，慢性乙型肝炎的免疫耐受机制似可判定为：正虚邪实、正不胜邪或势均力敌、势不两立所形成的相持状态。正即正气，包括人体的肾气、阳气和抗病能力，亦即现代医学的免疫力或免疫功能；邪即邪气，泛指一切致病因子，针对 HBV 来说是湿热性疫毒，亦可称为邪毒或湿热邪毒。HBV 感染所致免疫耐受，便是人体正气不胜疫毒侵犯所引发病变的相持状态，也是疫毒不易清除的重要阶段和主要原因。在运用中医药激活并清除慢性乙型肝炎免疫耐受的治疗中，常可出现"正复胜邪现象"。袁今奇认为"正复胜邪现象"与中毒或合并重型肝炎有本质区别，此时遣方用药至为关键，当严密观察，把握"火候"，以"和"为度，重者宜加强清热解毒之力，并配合护肝降酶治疗。

### (二) 正邪相争，扶正解毒

正邪是疾病演变过程中一对矛盾和冲突的两个侧面，

疾病的转归取决于正邪斗争的结果。正邪理论可应用于慢性 HBV 感染的自然病程及每一个阶段的治疗。

免疫耐受期：应扶正与祛邪并重。此期正不胜邪，肝功能尚正常，治以扶正解毒，酌情使用虫类药以毒攻毒，选方遣药需把握尺度。

免疫清除期：祛邪为主，辅以扶正，配合活血化瘀。此期正邪相争，肝功能出现异常，治以清热解毒，凉血化瘀，若肝功能异常，酌用降酶药。免疫亢进，邪胜正衰者，应中西医结合治疗，抑制超强免疫，凉血解毒，防止坏病。

病毒残留期：应以扶正为主，结合祛邪。此期正复胜邪，出现暂时性完全应答或部分应答，治以健脾补肾，甘寒解毒，调节免疫，以和为度。

再活动期：应扶正托毒。此期正虚邪恋，病情反复，免疫紊乱，治以滋阴补肾，辨证论治，以防他变。

向愈期：应清除余邪，巩固疗效。此期正胜邪却，出现完全应答，治以补肾健脾，活血化瘀。

基本治愈期：应养血活血。此期邪去正安，免疫平衡，治以调补肝脾肾，调燮阴阳，以平为期。

## 三、用药经验

### （一）扶正解毒药

扶正药分为 6 类。即：益气扶正、助阳扶正、补肾扶正、健脾扶正、滋阴扶正、养血扶正。扶正药可增强和调节机体免疫功能；益气扶正如黄芪、党参、黄精、灵芝、红参等；助阳扶正如肉桂、桂枝、淫羊藿、仙茅、大芸等；

补肾扶正如巴戟天、菟丝子、枸杞子、五味子、冬虫夏草等；健脾扶正如茯苓、白术、山药、薏苡仁、扁豆等；滋阴扶正如麦冬、玄参、天冬、生地黄、鳖甲等；养血扶正如当归、阿胶、白芍、何首乌、龙眼肉等。

解毒药亦分为 6 类。即：清热解毒、化湿解毒、升阳解毒、通便解毒、虫类解毒（以毒攻毒）、化瘀解毒（有血瘀、痰瘀之分），解毒药可保肝降酶，减少因免疫效应的过度增强而导致的肝损伤，并抑制病毒复制。清热解毒如双花、虎杖、半枝莲、蛇舌草、紫草、水牛角等；化湿解毒如土茯苓、苦参、茵陈、垂盆草、黄芩、黄连等；升阳解毒如升麻、葛根、柴胡等；虫类以毒攻毒药如蜈蚣、蜂房、土鳖虫、全蝎等；通便解毒如大黄、枳实、莱菔子、火麻仁、郁李仁、番泻叶等；化瘀解毒如丹参、赤芍、川芎、桃仁、红花、泽兰、贝母、胆南星、海浮石等。

## （二）保肝降酶用药

清降法：选用茵陈、虎杖、双花、紫草、垂盆草、田基黄、败酱草、蛇舌草、半枝莲等，偏热者加生石膏、赤芍、丹皮、水牛角等；偏湿者加苍术、厚朴、陈皮、半夏、竹茹等。病势急重伴黄疸高酶者尤其适用清降法。

通降法：选用枳实、瓜蒌、大黄、莱菔子、郁李仁、火麻仁、明粉等，适于便干、便秘、酶高者。

补降法：血虚用当归、白芍、紫河车等；阴虚用五味子、乌梅、木瓜、女贞子等；阳虚用巴戟天、淫羊藿、升麻、葛根等；气虚用黄芪、党参、山药、甘草等。袁今奇认为慢性乙型肝炎患者越接近肝硬化，虚象越多，应根据

不同虚象选加相应补益药。补益扶正药多有提高免疫机能
的作用，不宜大剂量或大队使用，待转氨酶复常后，虚象
即可改善。

和降法：选用柴胡、香附、白术、陈皮、茯苓、砂仁、
白豆蔻、苏梗、佛手等，适用于肝胃不和，肝郁脾虚者。

化降法：选用丹参、郁金、鳖甲、红花、三七、桃仁、
浙贝母、泽兰、牡蛎、地龙、莪术等，适用于血瘀征象明
显者。

### （三）退黄用药

袁今奇认为黄疸的治疗当以阴阳为纲，湿、热、瘀为
关键，将退黄药分为 3 大类，清热利湿退黄药如茵陈、金
钱草、栀子、海金沙、黄芩、黄连、黄柏、苦参、蒲公英
等；温阳化湿退黄药如干姜、肉桂、桂枝、附子、苍术、
藿香、砂仁、豆蔻等；活血化瘀退黄药如赤芍、丹参、当
归、桃仁、川芎、莪术、郁金、泽兰、大黄等。黄疸的治
疗用药应"谨守病机，各司其属"，除常法之外，也有变
法，临证宜灵活运用，不可拘泥。对高胆红素血症，袁今
奇指出应重用茵陈、赤芍等，在临床实践中，根据病人具
体情况，茵陈、赤芍用量在 30～120g 不等，每获佳效。

## 四、特色诊治方法

### （一）特色诊法

辨体－辨病－辨证相结合，袁今奇指出应在中医理论
指导下结合现代医学检测指标进行"辨体－辨病"治疗，

提出"辨体当为首要，精准疾病本质"观点，国医大师王琦开"辨体－辨病－辨证"模式先河，创体质学说，袁今奇借鉴并发扬之。根据现代医学检测指标进行"辨体－辨病"，在研究慢性乙型肝炎发病、病机、证候和施治中至为重要，治疗时掌握病情主次，三因制宜，以人为本，方可提高临床疗效。故应视辨体为首要与核心，才能精准疾病本质。

（二）经验方

**1. 护肝抑毒系列方**

慢性乙型肝炎的治疗方法是抗病毒、免疫调节、抑制病毒复制，同时应抗炎症、坏死，尽量阻止病情向纤维化及肝癌发展，中医药治疗应充分发挥"治未病""既病防变""截断治疗"等理念和优势。袁今奇临床总结出护肝抑毒系列方如下：

Ⅰ号方：黄芪、红参、熟附子、肉桂、升麻、柴胡、淫羊藿、蜈蚣、白术、白花蛇舌草、蜂房、土茯苓、皂角刺等。本方用于慢性乙型肝炎免疫耐受期。本方扶正祛邪，益气温阳补肾，配合甘寒清热解毒、虫类药以毒攻毒激活免疫耐受，抑制病毒复制。

Ⅱ号方：黄芪、升麻、丹参、白术、赤芍、五味子、金银花、半枝莲、虎杖、柴胡、垂盆草、白花蛇舌草、皂角刺等。本方用于慢性乙型肝炎免疫清除期，ALT＞正常值上限 5～10 倍。本方祛邪扶正，甘寒、苦寒、清热解毒并重，护肝降酶，抑制病毒复制。

Ⅲ号方：黄芪、何首乌、肉苁蓉、枸杞子、丹参、白术、五味子、金银花、珍珠草、水牛角、赤芍、紫草、皂角刺等。本方用于服Ⅱ号方后肝功能未复常，HBV－M 未转阴者。本方祛邪扶正，益气补肾，清热解毒，凉血活血，抑制病毒复制。

在运用系列方的过程中，应掌握好免疫清除的重要标志——转氨酶升高，尤其是在免疫清除期。当 ALT 波动在正常上限的 2～5 倍时，原则上不用降酶药。波动在 10～20 倍范围以内者，此时可用降酶药，经过 8～12 周，ALT 会逐渐恢复至正常水平。免疫清除具有双面性，应把握好以"和"为度，以期正复胜邪，中病辄止。

**2. 扶正祛邪调肝方**

黄芪 15g，黄精 15g，淫羊藿 10g，桑寄生 15g，丹参15g，赤芍 15g，水牛角 10g，柴胡 10g，茯苓 10g，山豆根10g，二花 15g，虎杖 10g，白术 10g，熟军 6～15g，珍珠草30g。本方中的黄芪、黄精、桑寄生、淫羊藿、丹参、赤芍、丹皮、水牛角、珍珠草、二花等药物扶正祛邪、活血化瘀，茯苓、山豆根合用又具有调节免疫功能之效。本方以扶正固本为主，针对慢性乙型肝炎，临证时可根据患者体质、病情个体化辨体－辨证加减，每获良效。

**3. 五色六味方**

青蒿 10g，黄芪 20g，赤芍 10g，白术 10g，乌梅 10g，淫羊藿 15g。慢性乙型肝炎可归属于中医学"胁痛""疫毒""黄疸"及"虚劳"等范畴。有研究者基于循证医学的研究证据，根据"慢性乙型肝炎从肾论治"，提出"补肾为主，清化为辅"的治法，临床取得了较好疗效。本方诸药合用，共奏益气、健脾、补肾、解毒、化瘀之功。

# 参考文献

[1] 邹楠，徐佳，何善念，等．袁今奇教授治疗慢性乙型肝炎的理论研究及临床经验［J］．中西医结合肝病杂志，2018，28（2）：111-113.

[2] 袁今奇．慢性乙型肝炎中医药治疗中的有关问题［J］．世界中医药，2007，02（1）：8-9.

[3] 袁今奇．中医学对慢性乙型肝炎免疫耐受的认识和治疗对策［J］．中西医结合肝病杂志，2007，17（2）：65-67.

[4] 袁今奇，蔡钢，袁明，等．护肝解毒方清除慢性乙型肝炎免疫耐受及抑制病毒复制的临床研究［J］．中西医结合肝病杂志，2009，19（6）：323-330.

[5] 边文贵，袁今奇．扶正祛邪调肝方治疗慢性乙型肝炎128例［J］．四川中医，2005，23（8）：52-53.

[6] 杨军用，周云，李朕，等．袁今奇经方活用治疗疑难病验案［J］．时珍国医国药，2017，28（7）：1742-1744.

[7] 邹楠，杨百京，袁洪文，等．五色六味方联合拉米夫定片对慢性乙型肝炎患者外周血 Th17/Treg 平衡的影响［J］．中医杂志，2016，57（13）：1121-1124.

[8] 袁今奇．袁今奇医文集［M］．北京：中医古籍出版社，2018.

（刘江凯　张建文）

# 张赤志

张赤志，男，1945 年生，主任医师，教授、博士生导师。第一批全国名老中医药专家学术经验继承人，第四批全国老中医药专家学术经验继承工作指导老师，湖北省政府特殊津贴专家，湖北省名中医，武汉中医名师。曾任全国肝胆病专业委员会委员、中华中医中药学会肝病专业委员会委员、湖北省中医中药学会肝病专业委员会副主任委员。获政府科技成果进步奖 5 项。

## 一、学术思想

### （一）以肝脾胃为中心，重视补肾祛邪

张赤志提出慢性肝病早期正气未伤，邪伏于内，病情迁延不愈，容易肝病传脾，久病及肾，因此肝病日久容易伤及脾肾。故在辨证施治慢性肝病的时候，除了治肝，亦要顾护脾胃肾等他脏。临床上可用培土生木之法，应用四君子汤、补中益气汤、参苓白术散、香砂六君子汤随症加减，能较快地改善自觉症状，提高消化和吸收功能，有利于改善患者的营养状况及免疫功能。另外，肝病患者正气虚的本质是肾虚，此时把调理脾肾作为根本，可多用菟丝

子、淫羊藿、覆盆子、补骨脂、枸杞子、玄参、青蒿、生地黄、五味子等。

## （二）疫毒内伏是乙型肝炎的发病根源，治疗重清透

张赤志提出慢性乙型肝炎属"疫毒内伏"，乙型肝炎病毒侵入人体后，有一定的潜伏期，伏而未发，可无任何临床症状，在一些诱因作用下，如劳倦、饮酒、情志失调、其他疾病影响等，则可发为乙型肝炎。张赤志认为，慢性肝炎患者在发病之初常可见恶心、厌油、腹胀、纳差、小便黄、大便不爽或口苦、胁痛、急躁易怒、舌红苔黄等里证之候，这与伏邪初起必见里热内郁的证候特点相合；病在气分时，常呈现出湿热交蒸之势，以消化道症状为主，症见脘闷呕恶、便溏、苔黄腻、脉濡数等；病在营血分时，常无明显症状。慢性肝炎病情缠绵，治疗时间较长，用药复杂，也提示邪气之深必有所伏。

治疗上，应重视"清""透"二法，除运用清热解毒、利湿化浊、疏肝解郁、凉血活血等方法外，还需使用"透"法，如透热转气、疏利三焦、宣达分消，代表方有升麻葛根汤等。此外，张赤志常在解毒透邪的基础上，注重扶正补肾，善用玄参。

## （三）肝与大肠相通，肝病宜疏通大肠

肝病中后期可出现肠源性内毒素血症，不但加重肝损伤，还加重病情，甚至导致严重并发症的发生。张赤志认为，内毒素的病因病机为肝脾肾功能失调，湿热内蕴，瘀

血阻滞，湿瘀互结，郁久化热成毒，病位在肝、肠。同时邪热炽盛，正邪交争，易耗阴动血。结合"肝与大肠相通，肝病宜疏通大肠"的学术思想，立"通下解毒法"，用酒制大黄和乳酸菌素组成乳黄制剂防治肠源性内毒素血症。该制剂既可口服，亦可保留灌肠，能有效降低患者血氨水平，清除肠源性内毒素，改善患者预后。

## 二、临证经验

### （一）化痰祛瘀法治疗肝纤维化、肝硬化

张赤志认为痰、瘀可出现于肝病的早期、中期、晚期，以及肝硬化腹水的气、血、水三个阶段，在肝纤维化、肝硬化发生发展过程中占据重要地位。痰凝血瘀是肝纤维化、肝硬化发生发展的基本病机，并贯穿于疾病的始终。因此，临床上张赤志常用化痰祛瘀之法治疗肝纤维化、肝硬化，常用方剂有二陈汤、六君子汤、大承气汤、导痰汤、旋覆花汤、肥气丸、理中汤、排气饮、控涎丹、二贤散等；常用药物有橘红、半夏、牡蛎、旋覆花、茯苓、瓜蒌皮、蚕砂、胆南星、白术、枳实、礞石、风化硝、白芥子、海浮石、海蛤粉、海藻等。化痰法可单独使用，也可适当配以清热解毒、行气化湿、利水、消食化积、益气健脾、益气养阴、补肾柔肝、活血化瘀之剂。根据痰的病理特性，治疗中配合健运脾胃、行气及利湿之法尤为重要。

### （二）分期论治黄疸病

#### 1. 初期　常见湿热蕴阻证

湿热蕴阻型为黄疸病初期常见证候，因外感湿热时邪

或瘀热在里，病在气分，及于脾胃，阻滞气机，脾失健运，表现为纳呆呕恶、胸脘痞闷；肝胆疏泄不及，胆汁外溢则身目俱黄；膀胱气化不利则小便量少。如因湿热合毒，充斥三焦，伤及营血，则身热而汗出不解，痰湿蒙塞心神则神昏谵语，热灼络伤迫血妄行，则导致吐血、衄血等"急黄"的危候，故黄疸初期需以清热化湿解毒为要，权衡湿热邪气的侧重点，分而治之。

治法：清热化湿解毒，凉血活血。

常用方药：对于湿重于热者，主张用雷氏芳香化浊法，常用藿香、佩兰、半夏、陈皮、大腹皮、厚朴、荷叶、薏苡仁、茯苓、浙贝母、瓜蒌、六一散、茵陈蒿、白茅根等。对于热重于湿与湿热并重者，常用茵陈蒿汤及甘露消毒丹化裁，其中热重于湿者，需重用活血药，如丹参、泽兰、牡丹皮、赤芍等。对热毒重者，则用水牛角并用乳黄制剂（酒大黄、乳酸菌素）每日保留灌肠。治疗时需权衡湿热邪气的侧重点，分而治之。

### 2. 中期　常见寒热中阻证

此期病程迁延，因前期湿热蕴阻证过用寒凉，湿热之邪虽较前衰减，但因肝失疏泄，脾失运化，清阳不升，浊阴不降，气机升降失司，表现为黄疸持续，伴有心下痞、但满而不痛，或呕吐、肠鸣下利等证。

治法：开泄气机，扶阳健脾。

常用方药：三仁汤、半夏泻心汤等，常用藿香、杏仁、法半夏、白蔻仁等。若素体脾虚或因脾胃中阳不振，则常用二陈汤、补中益气汤，加沙参、石斛、砂仁等；若体胖少动，经常酗酒者，则加葛根升发清阳，并可解酒毒。

### 3. 后期　常见瘀血阻滞证、脾胃虚寒证

瘀血阻滞型见于黄疸后期，因肝藏血，又主疏泄情志，邪气久羁，肝失疏泄，水湿停滞，导致瘀血停滞，气机痞闷，则出现黄色晦暗，"腹胀坚满，少腹胀满，小便自利"或"腹不满，其人言我满"，舌质黯淡，苔少，脉涩等症。脾胃虚寒型亦可见于黄疸后期，因嗜食寒凉，或脾阳素虚，过用苦寒之药，损伤脾阳，湿从寒化所致，表现为黄色如烟熏，或虽有肌肤色黄鲜明，但同时可见脘腹胀满，食欲不振，大便溏，舌淡、苔白，脉沉细之症。

治法：活血退黄，温阳健脾。

常用方药：瘀血阻滞证常用丹参、赤芍、牡丹皮、红花、茵陈蒿、郁金、益母草、白茅根、茯苓、薏苡仁、全瓜蒌、白蔻仁等。脾胃虚寒型多用温阳活血退黄方，常用药物：鹿角霜、党参、白术、茯苓、当归尾、红花、苏梗、茵陈等。若寒盛者则加制附片、桂枝。

### （三）肝硬化腹水诊治经验

#### 1. 辛开苦降，和胃安神

张赤志以"正气存内，邪不可干"为指导，通过健脾和胃、顺从脾升胃降之性，恢复脾胃气机升降功能，祛邪而不伐正，喜用沙参、石斛养胃，半夏和胃降逆，黄芩清胃，砂仁醒胃，黄芪升胃，忌以大苦大寒之品损伤脾胃。常用药有茯苓、薏苡仁、白术、党参、陈皮、枳壳、厚朴、苍术、二芽、神曲、鸡内金等。

#### 2. 清热解毒，芳香渗湿

湿热之邪，法当清利。临床用药时要区分湿热的偏重

以及湿热在气在营。热偏重者，在气分以清热解毒为主，用药多寒凉，如茵陈、半枝莲、白花蛇舌草、银花、连翘等；在营血分则需透热转气，凉血凉营，用药如泽兰、丹参、生地黄、赤芍、水牛角等。湿偏重者，当以祛湿为主，有宣上、畅中、渗下三法，在上焦者，适当应用宣通肺气药物宣气化湿，如杏仁、桔梗、枳实、紫苏、枇杷叶之属；在中焦者，或用芳香化湿，如藿香、佩兰、菖蒲、郁金、白蔻仁等，或用苦温燥湿，如苍术、厚朴、草果、半夏等；在下焦者，宜淡渗利湿，如六一散、白茅根、通草等。湿热平衡者，仍以祛湿为主，"湿不与热结，势必孤也"。

### 3. 养血敛阴，活血化瘀

"初气结在经，久则血伤入络"，张赤志临床擅用活血化瘀药，或养血活血，或凉血活血，或止血化瘀。养血活血可用当归、丹参、川芎、制首乌、阿胶、鸡血藤等；凉血活血可用生地黄、丹皮、茜草、赤芍、玄参、紫草等；化瘀止血可用三七、蒲黄、五灵脂等。张赤志尤喜将蒲黄、五灵脂、赤白芍四味同用，以活血化瘀，敛阴养血，使甘不伤脾，寒温平衡。

### 4. 化痰通络，活血利水

张赤志认为肝络瘀阻是鼓胀的重要病机，治疗常采用化痰通络、活血利水之法，常用泽兰、制鳖甲、益母草、海藻等化瘀行水，尤喜用海藻一药消痰软坚，且剂量宜大，一般30~40g。并主张在化痰通络的同时，选用枳壳、大腹皮、制香附、炒莱菔子等行气之品。

### 5. 滋补肝肾，兼养肺阴

张赤志认为，肝肾同源，精血互生，故滋补肝肾为常用之法。然养阴与利水互为矛盾，养阴易助水恋邪，利水则易伤阴耗液，故遣方用药宜做到利水不伤阴，滋阴不碍湿。喜用楮实子、赤小豆、马鞭草、泽泻、白茅根、生地黄等，以滋补肝肾。肾为水之下源，肺为水之上源，故滋补肝肾的同时宜兼养肺阴，可用沙参、麦冬、石斛等品，以滋水之上源，有提壶揭盖之妙也。

## 三、特色诊治方法

### （一）经验方

**1. 抗纤软肝颗粒**
组成：鳖甲、海藻、牡蛎、丹参、莪术、全瓜蒌、大腹皮、大腹子、赤芍、薏苡仁。
功效：化痰软坚，活血化瘀。
适应证：肝纤维化、肝硬化。

**2. 化痰调脂方**
组成：生山楂、莱菔子、荷叶。
功效：化膏脂痰浊。
适应证：脂肪肝。

**3. 温阳活血退黄方**
组成：茵陈、鹿角霜、党参、白术、茯苓、红花、当归尾、紫苏梗。
功效：活血退黄，温阳健脾。
适应证：黄疸后期。

**4. 乳黄制剂**
组成：酒制大黄和乳酸菌素。

功效：通腑攻积，祛毒活血退黄。

适应证：肠源性内毒素血症。

**5. 降脂益肝汤**

组成：败酱草、决明子、生山楂、枸杞子、生首乌、姜黄。

功效：清肝解毒，润肠通便。

适应证：脂肪肝。

## （二）对药

**1. 黄芩配砂仁**

黄芩入肺、大肠、膀胱、胆四经，泻火除湿清胃；砂仁归脾、胃、肾经，行气调中，和胃醒脾。

**2. 沙参配石斛**

沙参归肺、胃经，养阴清热，益胃生津养胃；石斛归胃、肾、肺经，益胃生津，滋阴清热。

**3. 赤芍配丹参**

赤芍入肝经血分，清泄肝火，凉血活血偏于凉血；丹参养血活血偏于养血。

**4. 藿香配佩兰**

藿香味辛，性微温，归肺脾胃经，功能祛暑解表，化湿和胃。佩兰，味辛平，归脾胃肺经，功能解暑化湿，辟秽和中。藿香和佩兰相配，可除中焦湿气，振奋脾胃。

**5. 泽兰配郁金**

泽兰能舒肝脾之郁而活血破瘀，具有活血而不伤血、补血而不滞血的特点；郁金乃血中气药，活血化瘀偏于行气。

# 参考文献

[1] 沈震，费新应，邵志林. 张赤志教授分期论治黄疸的经验 [J]. 环球中医药，2019，12（1）：140－142.

[2] 郭明杰. 张赤志教授运用温病理论治疗慢性重型肝炎的学术思想及用药规律总结 [D]. 湖北中医药大学，2018.

[3] 韩梦玲，程良斌. 张赤志教授治疗慢性肝炎临床经验 [J]. 中西医结合肝病杂志，2018，28（2）：114－115.

[4] 杨超，张赤志. 张赤志治疗湿热型慢性乙型肝炎经验 [J]. 湖北中医杂志，2015，37（2）：28－29.

[5] 杨瑞华，张赤志. 张赤志教授用升麻葛根汤治疗慢性肝炎思路探微 [J]. 国医论坛，2012，27（5）：12.

[6] 杨超，覃双来，张赤志. 张赤志教授治疗早期非酒精性脂肪性肝病经验 [J]. 湖北中医杂志，2012，34（4）：31.

[7] 杨瑞华，张赤志. 张赤志教授辨治肝炎特色举隅 [J]. 光明中医，2012，27（1）：140－141.

[8] 陆定波. 张赤志论治重型肝炎的经验 [J]. 湖北中医杂志，2011，33（8）：21－22.

[9] 程良斌. 张赤志教授从痰论治肝硬化的经验 [J]. 中西医结合肝病杂志，2011，21（2）：108－109.

[10] 费新应，熊振芳. 张赤志治疗早期肝硬化的经验 [J]. 湖北中医杂志，2010，32（3）：30－31.

[11] 李华成. 张赤志论治阴黄经验 [J]. 江西中医药，2009，40（2）：26－27.

[12] 史华新，陈盛铎. 张赤志治疗肝病经验举隅 [J]. 湖北中医杂志，2008（10）：19－20.

[13] 柏涛，黄小玲，李之清，等. 张赤志治疗高胆红素血症经验举隅 [J]. 中西医结合肝病杂志，2008（2）：112.

[14] 蔡岳，张赤志，王学书. 行气化痰法治疗非酒精性脂肪肝

的临床观察 [J]. 中医药导报, 2015, 21 (17): 83 – 85.

[15] 聂广, 张赤志, 唐智敏. 察同求异: 邪毒致肝络瘀阻证的研究思路 [J]. 中西医结合肝病杂志, 2007 (6): 321 – 325.

[16] 张赤志. 黄疸难治之证辨治四法 [J]. 中西医结合肝病杂志, 2007 (5): 257 – 258.

[17] 程良斌, 张赤志. 降脂益肝汤治疗脂肪肝 32 例 [J]. 中西医结合肝病杂志, 2005 (3): 179 – 180.

[18] 张赤志. 慢性重型肝炎辨治心得 [J]. 中医杂志, 2004 (4): 255 – 256, 275.

[19] 张建军, 张赤志. 温阳活血退黄方治疗阴黄证的疗效观察 [J]. 湖北中医杂志, 2001 (6): 29 – 30.

[20] 刘坚, 沈洁, 张赤志. 重症肝炎患者中医辨证与预后的关系 [J]. 中西医结合肝病杂志, 1997 (1): 23 – 24.

[21] 张赤志, 周祯祥, 王茹凤. 肝胆病证治精要 [M]. 北京: 科学技术文献出版社, 1999.

[22] 王伯祥, 张赤志, 聂广. 肝胆病中西医诊疗学 [M]. 北京: 中国中医药出版社, 2000.

[23] 张赤志, 田德英. 中西医结合肝脏病学 [M]. 北京: 人民军医出版社, 2002.

（萧焕明　黎胜）

# 张　琪

张琪（1922—2019），男，汉族，黑龙江省中医研究院技术顾问、主任医师、研究员，兼任黑龙江中医药大学教授、博士研究生导师、中华中医药学会终身理事、中国中医科学院首届学术委员会委员、黑龙江省中医药学会名誉会长等职。全国老中医药专家学术经验继承工作指导老师，享受国务院政府特殊津贴。从医七十余年，精于仲景学说，对金元四大家、明清各家学派及叶天士温病学术理论有高深造诣。出版著作有《脉学刍议》《临床经验集》《张琪临证经验荟要》等 8 部。

## 一、临证经验

### （一）非酒精性脂肪性肝病辨治四法

张琪认为非酒精性脂肪性肝病的病位在肝，病机为本虚标实，以肝郁脾虚为本，水湿、痰浊、血瘀为标，与肝脾二脏功能失调关系最为密切。肝主疏泄，调畅气机，脾主运化，脾为后天之本、气血生化之源，水谷精微在脾的"散精"作用下输布全身，营养五脏和四肢百骸。脾运化功能有赖于肝之疏泄，若情志失调、饮食不节、劳逸失常，均可致肝气郁结，脾胃受损，肝失疏泄，脾失健运，痰湿内生。肝气不畅，横逆乘脾，出现脾运功能失调，导致水谷精微运化输布障碍，痰饮水湿内生，瘀血停留。因此，肝郁脾虚为非酒精性脂肪肝发病的内在基础。张琪针对本病的发病机制，拟定了以下治疗四法。

**1. 疏肝开郁法**

肝主疏泄，喜条达，恶抑郁，肝气调畅，则气血冲和，使人情志愉悦，促进运化功能；若情志抑郁，肝失疏泄，气机不畅，多表现为胸胁胀痛或窜痛，嗳气不舒。张琪常以疏肝开郁法治疗，以四逆散为基础方，方药组成：柴胡20g，香附20g，白芍20g，枳实15g，陈皮15g，当归15g，丹皮15g，甘草l5g。

**2. 平木补土法**

本法为治疗肝旺脾虚之法。肝失疏泄，横逆克脾，则脾失健运，表现为情志抑郁、心烦易怒、腹胀肠鸣或痛泻、舌苔白腻或舌尖赤、脉弦等一系列肝气亢、脾气虚的表现。治疗需平抑肝气、健脾以助运化。抑肝宜用白芍、乌梅、佛手、五味子；疏肝可用柴胡、香附等，常用痛泻要方加减，方药组成：白术30g，芍药30g，陈皮20g，防风15g，五味子20g，香附15g，决明子20g，柴胡20g。

**3. 理气通络法**

因肝主藏血，气血相附而行，气为血之帅，气郁日久，血因之而滞，叶天士谓之"久病入络"，除前述症状外，常见舌紫暗，有瘀点、瘀斑等，所谓"久病多瘀""久病入络"。用血府逐瘀汤化裁，方药组成：桃仁20g，红花15g，丹参20g，当归20g，赤芍20g，柴胡15g，川芎20g，桔梗

15g，枳壳 15g，厚朴 15g。

**4. 健脾化浊法**

此为治疗脾虚失运、湿浊阻滞之法。脾失健运，正气虚损，则痰浊、水湿内停，出现胁满腹胀、大便溏薄、食少呕恶、倦怠乏力等症。张琪认为脾虚运化无权，痰湿内生，治疗特别重视健脾助运以消生痰之源，采用二陈汤加减以化痰湿，使湿浊除、脾气健。方药组成：半夏 20g，白术 20g，茯苓 15g，黄芪 30g，砂仁 15g，泽泻 15g，山楂 15g，陈皮 15g，甘草 15g。治疗中尤其重视健脾益气药物的应用，常重用白术、茯苓、黄芪以抑木培土，体现了"见肝之病，知肝传脾，当先实脾"的思想。

## （二）慢性乙型肝炎治疗要点

### 1. 扶正重视肝脾肾，以调理脾胃为先

肝脾肾失调既是正气亏虚、疫毒恋伏所造成的结果，亦是正虚邪恋的重要因素。因此，张琪强调治疗慢性乙型肝炎扶正宜重视肝脾肾，疏肝、扶肝、益肾是恢复正气祛除邪气的基本治法。其中又以调理脾胃为关键，主张治脾不嫌其早，主要原因除脾胃在慢性乙型肝炎发病和演变处于关键位置外，还有以下五点：一是脾胃证候持续时间长，其中脾胃虚弱证贯穿于慢性乙型肝炎病程的始终；二是在慢性乙型肝炎病程中，脾胃证候居多，如脾胃虚弱、脾虚湿阻、脾胃湿热等，与脾胃相关的证候如肝郁脾虚、肝胆湿热、脾肾阳虚、气阴两虚等；三是调理脾胃疗效好，如慢性乙型肝炎的腹胀属湿热者用中满分清饮，属寒湿者用中满分消汤，即疏肝不应，调理脾胃气机可获佳效；四是

其他治法配合健脾益气药可提高疗效，如疏肝健脾法、健脾祛湿法、健脾活血法、健脾益肾法、健脾养肝法，较单纯疏肝、益肾、除湿、活血等疗效为佳；五是脾旺可预防和阻止疾病由浅入深，截断疾病的转归，对此，张琪常先证而治，即使未见明显的脾虚证候，也每于方中加白术、茯苓等健脾药，以先安未受邪之地，正合"治肝不治脾，非其治也"的观点。

扶正不仅重视治脾，亦重视治肝，慢性乙型肝炎由于疫毒留滞肝内，导致肝气郁而不伸，成为该病的发病条件和基本病机。张琪论治慢性乙型肝炎注重顺应肝之体用，治用宜疏达，常用柴胡、麦芽、香附、川楝子、香橼、橘叶等。若肝虚无力疏泄，属肝气虚者，则用黄芪、人参等；属肝阳虚者，则用杜仲、肉苁蓉、淫羊藿等。治体宜柔润，养肝血常用当归、白芍、熟地黄、何首乌、龙眼肉等；益肝阴则常用枸杞子、桑椹子、女贞子、墨旱莲、鳖甲等。在选方上，张琪重视用升降相宜、刚柔相济、协调体用的四逆散，称其为治肝基础方。

张琪善用补肾之法，一方面肝藏血，肾藏精，精可化为血，故肝肾乙癸同源，慢性乙型肝炎患者常见肝阴血不足之象，而补益肾精能充养肝体，水涵则木荣，即"虚则补其母"。另一方面肝肾同寄相火，相火之源在命门，肾寄此火，可输布一身之火，以奉生身之本，肝有此火，可升发疏泄，敷布春生阳和之气，故肝气的调达疏泄功能有赖肾阳之温煦，若肝失温煦则可致肝郁不升。常用的补肾阴药物有山萸肉、黄精、玉竹、天冬、女贞子、墨旱莲、龟甲、肉苁蓉、紫河车、菟丝子、冬虫夏草、沙苑子等。

## 2. 辨治失调性变化，燮理气血为要

慢性乙型肝炎可出现多种失调性变化，如脏腑失调、阴阳失调、气血失调。张琪认为，气血失调尤为重要。慢性乙型肝炎早期邪伏肝脏，使肝郁不达而肝气郁滞，并影响脾胃气机升降，出现中焦气滞，此阶段主要表现在气分。然而"气非血不和，血非气不运"，气不运血则气滞血亦凝，继气滞后则出现气郁血滞证，此时患者胁痛由间歇窜痛转为持续疼痛且部位趋于固定，舌由红转为黯红，肝脾肿大。一般此期持续时间较长，若迁延日久，失治误治则可使病情进展而为血瘀，临床可见肝脾肿大质地变硬，肝掌、蜘蛛痣更明显，舌质紫或现瘀点瘀斑，瘀成更加重气滞。若瘀更甚，"血不利则为水"，则转成鼓胀（腹水）之重疾。故初病在气，久延于血，由气结致血瘀是慢性乙型肝炎的发展规律。另因病久气虚而导致瘀血则为气虚血瘀，其与气滞血瘀同中有异。故治肝应重视调理气血。

慢性乙型肝炎气滞→血滞→血瘀是一个阶段性病理演化过程，张琪主张应根据病情的轻重、部位、深浅、动态变化随证治之。气滞于肝之轻者选用柴胡、麦芽、香附等，重者择用青皮、延胡索、郁金等。气滞于脾胃之轻者，常用枳壳、陈皮、砂仁等，重者常用枳实、川朴、木香、槟榔等。血滞为气滞到血瘀的过渡阶段，治法可于行气药中择加理血之品如丹参、赤芍、桃仁等，或选用理气兼活血药如郁金、延胡索之类。肝脾肿大相当于中医的"积聚"，喻昌曾言："积聚乃鼓胀之根"，在具体治法上主张不宜刻意攻伐，应消补兼施，"补而不滞，消而不伤"，化瘀不伤正，养正积自除，常用软坚消痞药有：炙鳖甲、鸡内金、

牡蛎、海藻等。对于气虚而致血瘀者，多为肝气弱，气自留结而致血行瘀滞，常选用黄芪、人参并酌加枳壳、陈皮等，使益气而不滞气，理气而不伤正。

### 3. 论治求因，活用清热解毒

正气亏虚，肝脾肾异常，气血失调是慢性乙型肝炎的病变基础，湿热、瘀血是其病理产物，而这些病理变化均与疫毒恋伏直接相关，疫毒留之愈久，每与湿热相合，二者同气相求，则使病机与临床表现更错综复杂，虚损性和失调性变化日趋严重。张琪常于细微之处察到"独处所藏之奸"，亦不忽视辨病，重视现代医学的客观检查，治疗上既强调扶正和调理，亦重视清热解毒祛邪药的使用，并将抗乙肝病毒的清热解毒药按性味主要分为两大类：一类是苦寒之品，如苦参、大青叶、板蓝根、虎杖、黄芩、连翘、败酱草、山豆根、半枝莲等；另一类为甘寒之品，如蒲公英、白花蛇舌草、土茯苓、金银花、半边莲、垂盆草、田基黄等。

由于清热解毒均属寒凉之剂，用之不当易败伤脾胃，耗损阴精，戕伐阳气，故张琪确立使用清热解毒药应以寒而勿滞，凉而勿凝，苦而不燥为原则。具体为：第一，喜用甘寒类药物，此类药甘可益脾阴，寒可清热，不似苦寒药易损伤脾胃和阴阳之气。第二，根据病证、体质与他法配合使用。如以湿热内蕴为主者，则依其缓急轻重，湿与热之孰多孰少，相机选用利湿、化湿、燥湿之品与清热解毒药配伍用之，使湿除热解。湿热作为慢性乙型肝炎的主要病理产物之一还常兼杂于他证中，张琪用清热解毒药与茵陈等清热利湿之品合用，给邪以出路，使湿热和疫毒从小便而解。常用凉血活血药如紫草、丹皮、茅根、丹参、赤芍等。若见阴亏者，则选用甘寒清热解毒药与白芍、五味子、山萸肉、石斛、麦冬等相伍，可达酸甘化阴之目的，能顾护营阴。脾胃气虚者，可与黄芪、党参、白术等配伍，使毒解而不伤气分，黄芪还可托毒外出。

### （三）肝硬化辨治三法

#### 1. 抑木扶土，消疸解毒

张琪认为，肝旺乘脾，肝脾不和，贯穿于本病的始终。脾胃为后天之本，气血生化之源，肝旺乘脾，脾胃不能运化水谷精微，气血化生不足，脏腑失养，故导致脏腑虚损，阴阳失调；脾胃无力运化水湿，湿邪阻滞，郁而化热，湿热毒邪弥漫于三焦，正气无力驱邪外出，充斥于周身，不得泻越，则变证百出。湿热毒邪熏蒸于肝胆，胆汁不循常道，则见肢体、面、目重度黄染；湿热毒邪蕴藉上扰神明，则神昏谵语；湿热毒邪阻滞于下焦，则小便短赤，甚或癃闭；湿热毒邪阻滞于内，则腹胀、腹痛、大便秘结不通；湿热毒邪深入于血分，煎灼营血，则出现血瘀、血热、甚则败血阻滞；湿热疫毒与败血阻滞交互为患，则病势凶险，病情恶化迅速。

#### 2. 峻剂逐水，攻补兼施

张琪认为大量腹水、胀满严重者，一般健脾利水之剂效果不佳，然而峻剂攻下，容易损伤病人正气，同时腹水消退后，腹胀减轻，腹部可以宽松于一时，但是略停药后，腹水又再度聚集，病人腹胀如故，临床上这种情况并不少见。但是大量腹水，腹胀难忍，此时如果不用峻剂攻下，则水无出路，病情必有急转直下的趋势，透析又存在一系列的禁忌和副作用，因此只要辨证肝硬化病人尚未出现便血昏迷，一般状态尚可，尚在可攻之时，往往当机立断，抓住有利时机，果断应用峻剂攻水，以消除胀满，临床常用舟车丸改为汤剂，加减化裁。以甘遂、大戟、芫花攻逐脘腹之水，临床应用三药时，先以醋炙后再入药，以减少对胃肠道的刺激。以大黄、牵牛子荡涤胃肠实热，泻下攻积，用量多少根据病人体质强弱以及蓄水轻重程度而定。大黄一般用量为 15g，最多曾用到 50g，但要注意中病即止，适时减量。临证观察有大量病人用药之后排出大量水样便，随后小便通利，再用茯苓导水汤之类健脾行气，尿量逐渐增加，腹水也随之逐渐消除。

**3. 软肝化癥，专方专治**

张琪认为肝炎后肝硬化的病机为正虚邪实，正虚即肝虚、脾虚、肾虚，邪实即气滞、瘀血、痰浊、蓄水、湿热毒邪内蕴，正虚与邪实相互交织，错综复杂，变证百出，远非常规一方一药所能奏效，尤其随着西医治疗的广泛普及，求治于中医的大多为西医多方治疗而无效的顽固病人，因此张琪治疗本病多用大法复方，消补兼施。本病表现以脾大为主，腹胀满，胁肋胀痛，食少纳呆，通常将柔肝软坚与清热解毒合用，以自拟软肝化癥煎治疗肝炎后肝硬化，屡用屡验。本方组成：柴胡 20g，白芍 20g，黄芪 30g，青皮 15g，虎杖 20g，郁金 10g，茯苓 20g，人参 15g，山萸肉 15g，枸杞 15g，炙鳖甲 30g，蒲公英 30g，五味子 15g，白术 15g，茵陈 30g，黄连 10g。本方以炙鳖甲软坚散结为核心，取法《金匮要略》鳖甲煎丸之意，原方用于治疗久疟、疟母。疟母为久疟积于胁下结成痞块，张琪认为实则为脾肿大，鳖甲既有软坚散结之功，又有滋阴清热之力，脾大型肝硬化大多出现五心烦热、舌红、脉细数等阴虚证候，故以鳖甲为首选，辅以青皮、郁金、虎杖、柴胡疏肝理气，活血化瘀。参芪益气，白术健脾，白芍养阴，山萸肉、枸杞补肾。全方配伍消补兼施，以期达到"补而勿壅，消而勿伤"的效果。

## 二、特色治法

### （一）用药经验

#### 1. 黄疸不离茵陈蒿

茵陈蒿味苦，性微寒，归脾、胃、肝、胆经。《名医别录》谓："通身发黄，小便不利，除头热，去伏瘕。"茵陈蒿苦泄下降，寒能清热，善清利脾胃肝胆湿热，使之从小便出，故为治黄疸之要药。张琪临证治疗急性黄疸型肝炎，必用茵陈蒿，详审病机，灵活配伍。如急性黄疸型肝炎症见黄染明显，色泽鲜明如橘子有光泽，身热口苦，呕吐恶心，不欲食，腹满便秘，小便色深黄，舌苔干或黄，脉缓大有力或沉滑，肝区痛，肝大有触痛，肝功能检查见酶、絮及黄疸指数增高，血中胆红素阳性者，辨证为"阳黄"，则用茵陈蒿配伍清热解毒之品，如以茵陈蒿50g，栀子20g，大黄50g，金银花50g，板蓝根30g为基础方进行加减治疗。

对于黄色不鲜明，尿少、色黄，大便溏，腹满，头昏，恶心，脉沉缓，舌苔白厚腻，肝功能有明显改变，肝大者，辨证属"湿重热轻",则用苦温化湿法治疗,如以茵陈蒿30g,白术15g,泽泻15g,猪苓15g,茯苓20g,桂枝15g为基础方加减。

如爆发性肝炎,急性、亚急性肝功能衰竭见黄疸进行性加深,身热,意识障碍,在昏睡前或已昏睡,先昏睡继而烦躁不宁、谵妄和狂躁,最后转入昏迷或半昏迷,舌质红绛,苔黄燥,胀满或有腹水,小便少色黄赤,脉滑数或弦数,肝功能明显减退,黄疸指数随黄疸加重而增加,血氨有时升高,肝缩小伴明显肝臭者,辨证属"急黄",治疗则以清热解毒为主,健脾利湿为辅,活血化瘀次之。用茵陈蒿50~100g,川连15g,金银花50g,龙胆草15g,败酱草50g,大黄15g,茯苓20g,白术20g,当归25g,郁金15g,丹参25g,甘草15g为基础方加减。

**2. 胁痛论治七法**

张琪认为,对胁痛当辨寒热虚实,切忌专事疏达。大凡胁痛,胀痛属气,刺痛属血;暴痛在经,久痛在络;拒按属实,隐痛喜按属虚;胀痛时作时止走窜在气分,痛无休止在血分;痛处不移或日轻夜重为血瘀,疼痛走窜为气滞;隐痛、痛势悠悠多为肝之气血不足,灼痛属肝经郁热。常用治法如下:

疏肝解郁法:方用柴胡疏肝散合金铃子散加减治之,适用于肝郁气滞之胁痛,疼痛的特点为两胁窜痛无定处,时痛时止,多随情志喜怒而变化。

活血通络法:方用血府逐瘀汤合手拈散加减,适用于瘀血阻络之胁痛,疼痛的特点为痛有定处,且为刺痛,夜甚,按之痛甚或有痞块肿硬。

益气养血通络法：方用参芪补肝汤，适用气血两虚络脉不畅之胁痛，疼痛的特点为隐痛，悠悠不休，喜按，遇劳则甚。

清肝疏郁法：方用丹栀逍遥散加味，适用于肝经郁热证，疼痛特点为肝区热痛而胀，烦躁易怒。

化瘀凉血法：方用清化瘀热汤，适用于血瘀血热之胁痛，疼痛的特点为胁胀热痛夜甚，舌质紫黯。

清热利湿法：方用茵陈黄芩汤，适用肝胆湿热之胁痛，疼痛的特点以胀痛为主，触痛明显，呕恶，厌油腻。

养正软坚法：方用消痞软肝汤加减，适用于正气已虚，痰瘀互阻，络脉凝塞之胁痛，疼痛特点为胁痛固定，入夜为甚，拒按，胁下有块。

## （二）经验方

### 1. 藻朴合剂

组成：海藻 40g，厚朴 30g，牵牛子 30g，木香 30g，槟榔 20g，生姜 25g，人参 15g，白术 20g，茯苓 30g，知母 20g，天花粉 20g。

功效：行气逐水消肿，健脾益气养阴。

主治：肝硬化腹水。

方解：方中海藻为治疗腹水的有效药物。《本草纲目》记载其可治大腹水肿，有软坚散结之用，但治疗本症用量宜大，一般以 25g～50g 为佳。牵牛子苦寒有毒，有泻下作用，逐水消肿，为治肝硬化腹水的有效药物，配合厚朴、槟榔、木香行气利水，相辅相成。由于肝硬化腹水病人体质日耗，气血不足，一味攻下则正气不支，故须掌握消补兼施之大法，正邪兼顾方能取效。为此，方中加人参、茯苓、白术以益气健脾。此外，肝硬化腹水多出现肝阴亏耗、阴虚内热证候，如舌红绛、五心烦热等，故方中加知母、天花粉，亦可加白芍以敛阴，防止燥热耗伤阴液。诸药合用，共奏逐水行气、益气养阴之功。

**2. 地香醒脾益胃汤**

组成：生地黄20g，麦冬20g，沙参20g，公丁香10g，麦芽25g，佛手15g，枳壳15g，甘草10g，百合15g。

功效：芳香醒脾，滋阴养胃。

主治：萎缩性胃炎、肥厚性胃炎、胃及十二指肠溃疡、浅表性胃炎及顽固性胃痛等胃阴亏耗证，症见胃脘痛，口干不思食，腹胀，手足心热，舌红少津，无苔或少苔，脉细数者。

方解：本方为张琪在益胃汤基础上化裁而成。方中生地黄、沙参、麦冬、百合皆阴柔养胃阴之品，恐碍脾之运化，故用公丁香芳香醒脾，佛手、枳壳、麦芽行气和胃，用之无不效。益胃汤出自《温病条辨》卷二："阳明温病，下后汗出，当复其阴，益胃汤主之。"原方组成：沙参三钱、麦冬五钱、冰糖一钱、细生地黄五钱、玉竹（炒香）一钱五分。张琪用此法化裁治疗萎缩性胃炎等慢性胃病辨证为胃阴不足者，效如桴鼓。

# 参考文献

［1］李淑菊，张佩青；王今朝，等．张琪教授临证要诀［J］.上海中医药杂志，2007，41（4）：1-3.

［2］姜德友．国医大师张琪治疗慢性乙型肝炎学术经验［J］.

辽宁中医杂志，2013，40（8）：1505－1510.

［3］张琪. 慢性肝炎及肝炎后肝硬化的治疗［J］. 中国中医药现代远程教育，2004，2（8）：28－30.

［4］孙元莹，张玉梅，姜德友. 张琪教授治疗肝炎后肝硬化经验介绍［J］. 时珍国医国药，2006，3（1）：153－154.

［5］王暴魁，谢宁，姜德友. 张琪治疗肝炎后肝硬化经验［J］. 中医杂志，1996（4）：202－203.

［6］刘淑红，高尚社. 国医大师张琪教授辨治肝硬化腹水验案赏析［J］. 光明中医，2011，26（6）：1099－1101.

［7］孙元莹，姜德友，王远红. 著名老中医张琪治疗肝硬化临证举隅［J］. 中国社区医师，2002（7）：8－10.

［8］潘洋，王炎杰. 张琪治疗肝硬化腹水经验［J］. 中医杂志，2011，52（5）：380－381.

［9］吴深涛，姜德友. 张琪学术思想探赜［M］. 北京：科学出版社，2013.

［10］张琪. 张琪临证经验荟要［M］. 北京：中国中医药出版社，1992.

（刘江凯　张建文）

# 张瑞霞

张瑞霞，女，1935年4月出生，汉族，西安市人，中西医结合内科主任医师，陕西省中西医结合肝病专家，国家级、陕西省名老中医。任陕西省中医院内科主任，陕西省中西医结合学会内科学会委员、陕西省肝病防治协会委员、陕西省中西医结合学会肝病专业委员会副主任委员、陕西省药品审批委员会委员。国务院有突出贡献专家，享受国务院政府特殊津贴，第二、三批全国老中医药专家学术经验继承工作指导老师，中国中西医结合学会授予"中西医结合贡献奖"，国家中医药管理局设传承工作室，陕西省中医药管理局长安医学张氏肝病流派第一代传承人。主持研制的治疗慢性肝炎中药制剂"肝悦片""乙转灵"获陕西省人民政府和陕西省科技成果二、三等奖。擅长各类肝病治疗，提出了"补肝体，强肝用"的学术思想。

## 一、学术思想

### （一）补肝体

肝体即肝脏的形体，包括肝之气血阴阳，仰赖于肾精、肾阴的充实和滋涵，血液之濡养，中宫脾土之气的培育，

肾阳、脾阳的温煦，才得以保持其柔和条达之性。补肝体
当从以下四方面进行：①水以涵之：若面色黧黑，或晦暗，
或有腰膝酸软，或耳鸣如蝉，或五心烦热，或盗汗，夜间
口干，舌红，少苔或无苔，或有裂纹，脉细弦或细数，尺
脉微或尺脉大者，当滋肾阴以补肝阴，常用滋肾清肝饮、
一贯煎化裁，或可合用女贞子、金樱子、楮实子。②血以
濡之：若面色无华，目眦、爪甲色淡，或有头晕、心慌等，
舌质淡，脉细，当养肝血以补肝体，方用补肝汤、八珍汤、
归脾汤化裁。③土以培之：若面色萎黄，乏力，纳差，大
便稀，脉濡缓，舌淡红，体胖大，苔白腻，当培土以补肝
气，方用六君子汤、补中益气汤等化裁，可合用山药、扁
豆健脾益气，且可兼补脾阴。④火以煦之：若面色㿠白，
畏寒，大便稀，舌质淡，苔水滑，脉沉细弦，或沉迟，或
细弱，当温阳以补肝阳，方选金匮肾气丸或附子理中汤，
可随症加淫羊藿、杜仲、吴茱萸等。

## （二）强肝用

肝用即肝的功用，肝主疏泄、主藏血功能的发挥赖于
肝气、肝阳的升发调畅，亦赖于肝阴、肝血提供物质基础。
若肝气、肝阳为邪气所扰乱、抑制，则肝阳不振，肝气郁
滞不伸，而肝用不得。故需补肝体、理气机、祛邪气而达
到强肝用之效。肝的气血阴阳充盛，则肝用得以强健，故
以上补肝体之法均可帮助肝用的发挥。张瑞霞认为，阴血
不能自行，气为血之帅，阴血得气以行之，故在上述补肝
阴、肝血之法中，常合用四君子汤补气，或佐黄芪以补肝
气，桂枝以温肝阳，使肝用发挥。若胸胁疼痛或胀，脉弦，

用四逆散。若肝郁甚者，用柴胡疏肝散，痛甚可合金铃子散。胃脘疼痛，可合用丹参饮。即使肝郁症状不显，亦常加香附、郁金以疏肝郁，强肝用。

## 二、临证经验

### （一）疏肝与养肝结合

肝主疏泄，性喜条达，对人体气机的运行有着重要的调节作用。但其为病则显露出刚强之性，故曰"木曰曲直"。肝属厥阴，内寄相火，易于化火动风，所以用"体阴用阳"来概括其生理功能。肝脏的疏泄功能是与肝体密切相关的，若肝血充沛，肝体不燥，则疏泄有度；若肝血不足，肝气有余，则易于横逆致变，即肝体愈虚，肝用愈强。疏肝法是"强肝用"的一种方法，凡肝脏"曲"而不"直"者用之。养肝法是"补肝体"的一种方法，凡肝脏"直"而不"曲"者宜之。"疏肝"与"养肝"是中医治疗学动静观的体现，二者结合为"补肝体、强肝用"的具体应用，疏养结合常用的方剂如下：

#### 1. 四逆散

疏肝理脾，养肝解郁，调畅气机。方中柴胡入肝胆经，升发阳气，透邪升阳以解郁，疏肝理气；芍药酸甘化阴，敛阴养血柔肝，与柴胡合用以补养肝血，条达肝气，可使柴胡升散而无耗伤阴血之弊，使邪去郁解，气血调畅，清阳得升；佐以枳实理气解郁，泻热破结，与柴胡为伍，一升一降，加强疏畅气机之功，并奏升清降浊之效，与白芍相配，又能理气和血，使气血调和；使以甘草，调和诸药，益脾和中。张瑞霞用本方治疗肝脾气郁所致胁肋脘腹疼痛诸证。用量：柴胡 10g，白芍 15g，枳壳 15g，甘草 10g。

### 2. 一贯煎

柔养肝体之要方。肝脏体阴而用阳，性喜条达而恶抑郁。肝肾阴亏，肝失所养，疏泄失常，气郁停滞，进而横逆犯胃而引起两胁胀痛，纳差，食后胀闷不适，口干，爪甲少华，小便黄，烘热，下肢酸软无力，舌红少苔，脉细数。本方重用生地黄为君，滋阴养血，补益肝肾；沙参、麦冬、当归、枸杞子益阴养血柔肝，配合生地黄以补肝体，育阴涵阳。柔养中不忘疏泄，以滋养肝肾阴血。且方中柴胡、川楝子同为疏肝药，柴胡性升散，川楝子功在苦降。一般肝气郁结，阴伤不著者用柴胡，取其疏肝解郁；若肝郁化热，肝阴已伤，用川楝子取其清肝止痛。配伍沙参、麦冬、当归、枸杞子滋阴养血以柔肝。用量：沙参 15g，麦冬 30g，川楝子 10g，当归 10g，生地黄 10g，枸杞子 15g。

### 3. 补肝汤加味

补血养肝柔肝之要方。症见两胁隐痛，头晕，肢体麻木，筋脉拘急，或筋惕肉瞤，面色不华，舌质淡，脉弦细或细涩。本方具有养血滋阴，柔肝舒筋之功。方以补肝汤加黄芪、鸡血藤、丹参而成。用量：熟地黄 10g，当归 10g，川芎 10g，白芍 12g，酸枣仁 30g，木瓜 10g，黄芪 30g，鸡血藤 30g，丹参 30g。方中以四物汤养血柔肝，配以木瓜、甘草酸甘化阴，柔肝舒筋；麦冬、酸枣仁滋阴养肝。诸药合用，共奏养血滋阴，柔肝舒筋之用。

### 4. 补中益气汤

脾运健旺，生血有源则肝有所藏；若脾虚，气血生化无源，则肝血不足。故治疗应补脾益气，使肝血充足。若症见气短乏力，面色晦滞，不耐疲劳，稍劳则精神倦怠，纳差，食后脘胀，大便时溏时干，小便时黄，舌淡苔白，脉细者，方用补中益气汤加味。方中黄芪补中益气，升阳固表为君；党参、白术、甘草甘温益气，补益脾胃为臣；陈皮调理气机；当归补血和营为佐；升麻、柴胡协同参、芪升清阳为使。本方补气健脾，使后天生化有源，脾气健旺，肝有所藏。用量：党参 15g，黄芪 30g，生白术 15g，升麻 6g，柴胡 6g，陈皮 10g，当归 10g，炙甘草 6g。

**5. 金匮肾气汤**

慢性肝病之邪为阴为湿时，易伤阳气，日久累及肾阳，形成肾阳虚衰之候，症见腰膝酸软，小便不利，畏寒肢冷，舌淡体胖苔白，脉沉迟者，治宜温阳补气，方用金匮肾气汤加味。方中干地黄滋补肾阴，山萸肉、山药滋补肝脾，辅助滋补肾中之阴；桂枝、附子温补肾中之阳，意在微微生长少火以生肾气；泽泻、茯苓利水渗湿；丹皮清泻肝火，与温补肾阳药相配，意在补中寓泻，以使补而不腻。用量：熟地黄 24g，山药 15g，山萸肉 15g，茯苓 10g，泽泻 10g，丹皮 10g，制附片 10g，桂枝 10g，黄芪 30g。

**（二）疏肝不应，重调脾胃**

慢性肝病病位在肝，以肝气郁结为主要病机，肝失疏泄，久病必伤脾胃，治疗应重视整体观念，不拘于局部病灶。"见肝之病，知肝传脾"，故在治疗时，必须重视脾胃，重视脾胃即为"补肝体"之体现。肝之气血阴阳，仰赖于肾精、肾阴的充实、滋涵，血液之濡养，依赖中宫脾土之气的培育，肾阳、脾阳的温煦，才得以保持其柔和条达畅茂之性。所以重调脾胃也是在为更好地"补肝体"而准备。脾胃得调，肝体得补，疏肝可应，"补肝体、强肝用"方得以体现。

**1. 肝脾不调**

肝主疏泄，有助于脾的运化，脾主运化，气机调畅，有助于肝疏泄。慢性肝病患者，情志不遂，郁怒伤肝，肝失疏泄，脾失健运而成肝脾不调之证。症见胁痛腹胀，食后尤甚，情绪抑郁，周身困倦，大便溏稀，小便时黄，舌淡边有齿痕，苔根部厚腻，脉弦细。治宜疏肝理脾，补脾升阳，方以柴芍六君子汤加味。用量：柴胡 10g，白芍 12g，陈皮 10g，清半夏 12g，党参 15g，白术 30g，茯苓 10g，甘草 10g。

**2. 肝胃不和**

情志不畅，肝郁气滞，影响脾胃运化，脾失健运，痰浊内生，胃失和降，而成肝胃不和证。症见胁胀脘痞，口苦泛恶，小便短赤，少寐，苔黄腻，脉弦滑。治宜抑肝降胃，方用黄连温胆汤加夏枯草、代赭石。用量：黄连 10g，陈皮 10g，清半夏 15g，茯苓 10g，甘草 10g，枳壳 15g，竹茹 6g，夏枯草 10g，代赭石 30g。

**3. 肝强胃弱**

肝主升发，胃主下降，两者密切配合，以协调气机升降的平衡。当肝失疏泄，或胃失和降，则形成肝胃不和证。症见胁痛隐隐，嘈杂善饥而食入难消，口渴咽燥，大便干，舌红少苔，脉弦细。治宜抑肝扶胃，方用玉女煎加石斛、木瓜、玉竹、生山楂。用量：生石膏 30g，熟地黄 10g，麦冬30g，知母10g，牛膝10g，石斛12g，玉竹12g，木瓜10g，生山楂20g。

### （三）病变日久，保护肾气

慢性肝炎来自母婴传播者，婴幼儿脏腑娇嫩，肾气未充，感受湿热疫毒，更伤肾气，以致先天受损，后天之精得不到先天之精的有力资助；后天不足，疫毒深伏，成年后由于肾虚，免疫功能低下，不能清除疫毒，使疫毒长期滞留于体内，损伤肝脏，出现肝失疏泄、脾失健运，病情进展，形成气滞血瘀或肝脾血瘀，最终转为积证。成年人感染者，则系肝失疏泄，气机失常，疏泄不及则肾失气化，疏泄太过则子盗母气，肾气受损，出现肝实肾虚。若肝病气郁化火，或肝火素盛，或湿热久蕴，则灼伤肝阴，肝肾精血同源，肝阴不足致使肾阴亏虚；如素体肾阴不足，又兼木火相煎，更伤肾阴，也表现出肾水不足之证。临床上慢性肝炎日久不愈者常见面色㿠白或黧黑晦暗，目睛干涩，眩晕耳鸣，腰膝酸软，足跟痛，男子阳痿遗精，女子月经失调等肾虚症状。因此，肾虚参与慢性肝炎发病的全过程。补肾的中药有刚燥和柔润两类，刚燥者如附子、干姜、肉桂等，功在温里散寒，回阳救逆，用之有伤阴劫血之弊，临床上除表现为脾肾阳虚、阴寒内盛之证外，一般不用。柔润者如巴戟天、肉苁蓉、淫羊藿、菟丝子、桑寄生、锁阳、生地黄、熟地黄、五味子、女贞子、枸杞子、首乌等，这些药物甘温而缓和，补肾而不峻。肝为刚脏，体阴而用阳，肝体易伤，用药宜柔而不宜刚，宜和而不宜伐。慢性肝炎的肾虚多数表现为精气不足，而非阳虚阴盛内寒，故治疗应该补重于温，而非温重于补，补肾药物的选择应该是温而不热，润而不燥之药，而非刚燥之品。

## （四）结合实验室指标选药

### 1. 转氨酶升高

辨证论治加用降酶中药治疗，常用药物：①疏肝理气药：柴胡、白芍、厚朴、郁金、佛手等；②清热利湿药：夏枯草、蒲公英、黄芩、大黄、虎杖、土茯苓、泽泻、藿香、蔻仁、茯苓、茵陈等；③清热解毒药：板蓝根、金银花、连翘、白花蛇舌草、败酱草、野菊花等；④健脾益气药：黄芪、党参、白术、茯苓、山药等；⑤益气养血药：黄芪、党参、酸枣仁、当归、熟地黄、黄精等；⑥滋补肝肾药：五味子、山茱肉、何首乌、熟地黄、女贞子、杜仲等；⑦活血化瘀药：桃仁、丹参、三棱、莪术、丹皮、益母草、鸡血藤等；⑧酸收降酶：五味子、生山楂、木瓜等。

### 2. 蛋白代谢异常者

促进肝脏蛋白代谢的药物多由健脾、益气、补虚类药物及活血类药物组成。常用药：党参、黄芪、白术、山药、郁金、熟地黄、当归、阿胶、肉桂、三七粉、水牛角、白芍、鳖甲、穿山甲等。

### 3. 根据病毒指标用药

急性肝炎以清热解毒、利湿和胃为主，慢性肝炎以气阴双补、益气养血、滋补肝肾为主。①清热解毒药：虎杖、白花蛇舌草、忍冬藤、蒲公英、紫草、大黄、黄柏、土茯苓、败酱草、茵陈、板蓝根；②益气养血药：当归、太子参、党参、黄芪、山药、熟地黄、阿胶；③滋补肝肾药：

枸杞子、山萸肉、何首乌、女贞子、熟地黄、黄精、桑椹子、肉桂、杜仲；④清热化湿药：茵陈、郁金、泽泻、猪苓、土茯苓、生大黄、栀子、野菊花、虎杖、白花蛇舌草、蒲公英、大青叶、夏枯草；⑤疏肝解郁药：柴胡、白芍、川楝子、厚朴、香附、佛手、郁金、当归、陈皮；⑥补气药：党参、黄芪、太子参、黄精、白术、砂仁、山药、麦芽、神曲、茯苓、仙茅、淫羊藿、补骨脂、菟丝子、莲子肉；⑦滋补阴血药：沙参、麦冬、夜交藤、何首乌、枸杞子、女贞子、鳖甲、生地黄、白芍、鸡血藤、合欢皮、白茅根、石斛、酸枣仁；⑧活血化瘀药：丹皮、陈皮、鳖甲、穿山甲、当归、白芍、赤芍、红花、桃仁、三七。

### 4. 免疫调节

①增强巨噬细胞吞噬功能药：白花蛇舌草、女贞子、鱼腥草、金银花、鸡血藤、草河车；②增强 T 细胞功能药：人参、黄芪、党参、白术、茯苓、桑寄生、灵芝、薏苡仁、猪苓、淫羊藿、鹿茸；③增强 B 细胞功能药：肉桂、仙茅、菟丝子、锁阳、黄精；④降低球蛋白药：鳖甲、元参、天冬、麦冬、北沙参；⑤促进淋巴细胞转化药：生地黄、阿胶、桃仁、蒲公英、紫花地丁、柴胡、黄柏、白扁豆、麻黄、菟丝子、黄连、五味子、白芍、桑枝；⑥清除免疫复合物药：生地黄、玄参、桃仁、红花、川芎、益母草、地龙、甘草、大黄、银花、连翘、莪术、赤芍、丹皮、青蒿、丹参；⑦抗肝纤维化药：桃仁、红花、赤芍、丹参、柴胡、甘草、三棱、莪术、穿山甲、鳖甲、山楂。

## 三、特色诊治方法

### （一）经验方

#### 1. 柴芍六君子汤

由柴胡、白芍、陈皮、清半夏、党参、白术、茯苓、炙甘草组成，功可疏肝解郁，健脾和中，主治肝郁脾虚，肝胃不和之证，症见胁肋隐痛，不思饮食或大便溏泻，面色萎黄，眼眶黯紫，倦怠乏力，舌质淡苔薄白边有齿痕，脉弦细。柴芍六君子汤中，柴胡、白芍重在疏肝柔肝，柴胡味苦微辛，性微寒，入肝经，为疏肝解郁之要药；白芍性味酸甘，柔肝止痛，敛阴和营。二者配伍，一散一收，颇符合肝体阴而用阳的生理特性。六君子汤能健脾和胃，与柴芍合用，共奏疏肝理气、健脾和胃之功。肝脾关系密切，肝主疏泄，脾主运化，脾生血，肝藏血。按五行相生相克规律，土需木疏，木需土荣。两者之间有相互化生、相互制约的关系，故肝有病常影响脾胃。若肝失疏泄条达，则影响脾胃之气升降和正常转输。治疗时通过调理脾胃，加强脾胃的生化功能，以此治疗肝病，常可达到良好疗效。由此可见，肝脾二脏生理关系密切，病理相互影响，治疗应补其不足。如《金匮要略》曰："见肝之病，知肝传脾，当先实脾。"体现了张瑞霞治疗肝病临证处方的特点。

#### 2. 柴平饮

由柴胡、黄芩、陈皮、清半夏、党参、甘草、生姜、大枣、苍术、厚朴组成，功可和解少阳，祛湿和胃，主治胸膈痞满，饮食不进，头目昏眩。方中用小柴胡汤和解表里，平胃散健脾化湿，二方合二为一，故名曰"柴平饮"。由于肝病患者常常影响饮食，出现肝气不舒、胃中湿停之胁胀脘痞、苔腻、脉弦等症，对此，柴平汤肝胃同治，以奏胃开食进之效。临床用之，疗效非凡。

### 3. 金虎退黄汤

本方是张瑞霞根据多年治疗黄疸总结出的经验方，由虎杖、金钱草、栀子、桃仁、红花、桂枝组成，功可泻火除烦，清热利湿，凉血散瘀，主治各类肝病出现的黄疸、难治性残余黄疸等。方中虎杖性微寒，味微苦，归肝、胆经，具利湿退黄、活血化瘀之功效，是治胆退黄的专药，为君药。金钱草性微寒，归肝、胆经，有清热利湿，活血退黄之功，临床多用于各型黄疸病及肝病的治疗，效果较佳；栀子性寒，味苦，具有泻火除烦、清热利湿、凉血散瘀的功效，与君药同用，可加强其利湿退黄散瘀之功效；桃仁与红花均入肝经，同具活血祛瘀之功。四者为臣药，有助君药利湿退黄，活血化瘀。桂枝性温、味辛，有行血脉而消瘀血、助气化而行津液的作用，同时能调和诸药，故为使药。诸药合用，共奏清热利湿、活血化瘀退黄之功。

### 4. 芪丹荔核汤

本方是张瑞霞治疗慢性肝炎、早期肝硬化，防治肝纤维化的自拟中药汤剂，由黄芪、荔枝核、丹参、水蛭、鳖甲、生牡蛎组成，功可补气活血、软坚散结、化瘀解毒、柔肝保肝，主治慢性肝炎、早期肝硬化，防治肝纤维化，症见胁痛、倦怠乏力或胁下痞块者。方中以黄芪为君益气扶正；丹参活血化瘀养血以助君药达到益气扶助正气的目的；荔枝核行气散结为臣；使以水蛭，取其破血、逐瘀、通络的功效，治疗癥瘕积聚；虎杖清热祛湿以解余毒；鳖甲、生牡蛎活血软坚散结。

## （二）对药

### 1. 牡丹皮配栀子

牡丹皮能清热凉血，活血散瘀，栀子能泻火解毒，清热利湿，凉血散瘀。张瑞霞擅用两药配伍，用于各类慢性肝病有热者，尤其出现五心烦热、烦躁不眠时，亦用于过敏性疾病。

### 2. 太子参配黄芪

太子参具有补气益脾、养阴生津之功，黄芪能补气固表、止汗托毒、生肌、利尿、退肿。二者合用，发挥益气养阴之效，用于慢性肝病有脾功能亢进及体虚者。

### 3. 柴胡配白芍

柴胡能和解表里、疏肝、升阳，白芍能养血柔肝、缓中止痛、敛阴收汗。二者合用有柔肝健脾、舒肝止痛的作用，对慢性肝病肝郁脾虚者具有良好疗效。

### 4. 当归配赤芍

当归能补血活血、调经止痛、润肠通便，赤芍能清热凉血、散瘀止痛。二者合用，当归养血活血，赤芍清热凉血散瘀，共奏养血活血散瘀之功，用于慢性肝病有气血瘀滞者，亦用于过敏性紫癜的治疗。

### 5. 金钱草配蒲公英

金钱草能利水通淋、清热解毒、散瘀消肿，蒲公英能清热解毒、消肿散结。二药合用，可增强清热解毒、清肝利胆之功，清热利湿，和中健脾，利胆而无伤脾胃之虞。

### 6. 鳖甲配穿山甲

鳖甲能滋阴潜阳、软坚散结、退热除蒸,穿山甲能活血散结、通经下乳、消痈溃坚。二者均有软坚散结功效,合用可增强软坚散结,活血通络之力,张瑞霞擅用此对药治疗早期癌症、慢性肝病肝脾肿大、肝硬化脾大等。

# 参考文献

[1] 薛敬东,李粉萍,何瑾瑜,等. 张瑞霞对慢性乙型肝炎中医治疗经验 [J]. 世界中医药,2012,07 (2):113.

[2] 李粉萍,范先枝. 张瑞霞慢性肝炎的治疗特点 [J]. 陕西中医,2007 (9):1208 – 1209.

[3] 李粉萍. 张瑞霞主任医师治疗慢性丙型肝炎的经验 [J]. 陕西中医,2005 (9):947 – 948.

[4] 阎培林,刘边林. 张瑞霞主任医师治疗肝病的经验 [J]. 陕西中医,1999 (9):408 – 409.

[5] 李粉萍,薛敬东. 名老中医张瑞霞疏肝健脾法治疗慢性肝炎经验介绍 [J]. 中西医结合肝病杂志,2011,21 (6):366.

[6] 何瑾瑜,董璐,杨跃青,等. 金虎退黄汤干预大鼠急性胆汁淤积肝损伤实验研究 [J]. 中国药业,2018,27 (17):18 – 20.

[7] 崔瓅,薛敬东. 薛敬东主任医师运用柴平汤治疗慢性乙型肝炎的经验总结 [J]. 临床医学研究与实践,2016,1 (13):119.

[8] 杨跃青,薛敬东,张燕,等. 芪丹荔核汤治疗慢性肝病疗效观察 [J]. 陕西中医,2015,(3):298 – 299.

[9] 薛敬东,李粉萍,杨跃青,等. 名老中医张瑞霞治疗原发性胆汁性肝硬化的经验介绍 [C] //中华中医药学会名医学术思想研究分会年会论文集. 中华中医药学会,2013.

[10] 薛敬东,李粉萍,何瑾瑜,等. "肝与大肠相通"在黄疸病治疗中的理论研究 [C] //世界中联第五届肝病国际学术大会论文

集.2013：193 – 194.

[11] 薛敬东.张瑞霞主任医师治疗慢性肝炎经验 [J]. 湖南中医杂志，2000（5）：20 – 21.

[12] 李粉萍，薛敬东，何瑾瑜，等.名老中医张瑞霞学术思想研究 [J]. 陕西中医，2011，32（11）：1523.

[13] 薛敬东，李粉萍.名老中医张瑞霞学术思想及临证经验荟萃 [M]. 西安：陕西科学技术出版社，2011.

（朱晓骏　薛敬东　叶苗青）

# 张西俭

张西俭，男，生于 1944 年 5 月，上海市人。医学硕士，主任中医师、教授，第四批全国老中医药专家学术经验继承工作指导老师。学术上主张理论与实践相结合，在坚持中医药特色的基础上推陈出新。对中医气机理论、虚实理论、方剂配伍规律等方面有独到见解。毕生致力于发挥中医药特色，强调辨证施治、不拘一格。临床精于平脉辨证，诊务之首，先切脉象，主张脉诊应以阴阳、虚实、脉气、脉质和脉气之中的气机趋向的分析以及多部位、多角度的对比分析为要点，对脉诊有独到观点和丰富的经验。

## 一、学术思想

### （一）提出脉气、脉质学说

张西俭提出，认识脉象，除了掌握寸关尺、浮中沉、胃神根及 28 脉之外，还应从析脉气和脉质、阴阳、气机动向入手，以揭示病因病机。张西俭认为脉气和脉质分析是脉诊的核心内容。通过脉气脉质分析则可以较好地统一病（证）与 28 脉之间的关系，因而脉气脉质变化是本质的因素，是脉象变化的内在根据。但脉气脉质的变化，不是可以直接察知的，必须通过分析 28 脉的力、势、律、率、体、形、位、流畅度、充盈度，以及胃、神、根等因素才能得出结论。当持脉者对脉气和脉质分析非常熟练时，才能直接指感到脉气脉质的变化。

脉气即脉的气势，指脉中的非形质类因素，属于中医学"气"的范畴，脉气活动表现为力与气机运动两个方面。体察脉气时，通过举按寻来感受患者脉力的强弱（脉动搏击指尖力量的大小）及维持状态（即有无脉力或忽大忽小的不稳定情况）、脉势的浮沉张缩（有无亢张之势或收缩之气）、脉的流畅度、脉率的迟数、节律的整齐与否以及脉位的深浅和尺部的收纳之力的有无。脉气变化体现了脏腑之气的盛衰及气机升降浮沉的变化，也反映了风、热（火）、寒等无形病邪的盛衰形式。一般而言，凡脉气强盛、劲急、张扬、浮亢、动数、脉幅高大的脉象，如浮滑脉、浮数脉、洪脉、弦滑、弦数等均提示气机活跃亢张，多主风热、风火、肝阳、肝风、内热壅盛、君相火亢进等病症。但在病久严重时期，元阴元阳虚竭，亦可出现脉气劲数之象，即真脏脉之类，主病危难治。反之，脉气虚弱不振、沉敛、涩滞，脉幅低平，如沉弦、沉涩、紧、结、迟缓、散、微、细、虚弱等脉象，都提示气不足或内敛、下沉、滞涩等病机，主气（阳）虚、寒凝、气滞、痰湿、瘀血、积滞等病证。

脉质即脉的质地，脉体的壁质和脉管中的内容物。脉质信息包含脉体、脉形、脉的充盈度等因素。脉质的变化反映出人体阴血、津液等阴性物质的有余或不足，以及水湿、痰液、瘀血、积滞等有形之邪的存在与否和盛衰形势。

切诊时，通过触指的举按可以感觉到脉管壁质的厚度与柔度、脉管中内容物的饱满度和流畅度，从而了解脉质的变化。脉壁质地柔软、弹性良好，脉管内容物充盈而不盛实、无涩滞感，均表示人体气血阴津充沛、分布合理，且无致病的无有形之邪存在。如脉壁单薄、虚软，脉体空虚、细小为脉质不足，提示阴血不足（常兼气或阳虚）。反之，脉壁厚实失柔，坚硬无弹性，脉管中内容物饱满涩滞，为脉质过余，提示水湿、痰饮、瘀血、积滞等病理产物蓄积。由于脉质兼指脉管的壁质和脉管内容物，故脉象能反映出此二者中一项或两项的病变。

## （二）重视湿滞互结证

张西俭在多年的工作中对湿滞互结证颇为关注。湿滞互结证指由于各种原因导致湿邪和积滞产生，并互结于中焦，使中焦气机活动痹滞，化生郁火（郁热），郁火上炎、外发、下迫，或化风、化毒、犯血，从而产生多样临床表现的证候。从临床实践观察，除湿消滞，疏解两邪对气机的痹滞，是取得疗效的着眼点。临床所见在湿滞互结证形成过程中，有时可有其他脏腑气血阴阳失调所形成的病证与其兼合出现，相互影响。如湿滞互结证兼肝郁阳亢、脾胃阳虚、痰瘀阻络、肝肾不足、冲任不调等证，这样在临床表现和整体的病机结构上形成更为复杂的局面。兼证是使湿滞互结证复杂化或临床表现多样化的又一基础，增加了辨证施治的难度。

## （三）有无虚实说

《素问·调经论》曰："五脏之道，皆出于经隧，以行血气，血气不和，百病乃变化而生。""气血以并，阴阳相倾，气乱于卫，血逆于经，血气离居，一实一虚。"此即言气血在不同部位之间的配置，呈异常聚盛者称"有"名"实"，反之为"无"名"虚"，这是关于物质和能量在空间的动态关系的概念。有无虚实说与邪正虚实说的主要区别为：①邪正虚实说以虚实描述邪正的形势与预后，有无虚实说则用虚实表明气血津液聚散不平，稳态破坏。②邪正虚实说的虚实对象广泛，"邪"包括外感内伤一切不正之因，"正"有脏腑经络、神志形骸、营卫气血津液精等不同。有无虚实说之虚实针对身体可流注的物质能量，内涵上无"外邪"成分。③邪正虚实说之虚实在证候方面或纯虚实或错杂，后世又有真假之辨；有无虚实说的虚实则共生，是一种病变的两个侧面，无所谓真假。④邪正虚实说意在捕捉病变的主要矛盾，以把握疾病传变转归的依据；有无虚实说旨在揭示各局部病变之间的统一性。⑤虚实理论的治则是补虚泻实，邪正虚实说中体现为扶正祛邪，有无虚实说中为调经通决、平衡气血输布。

## （四）邪毒犯肝致络病说

病邪久羁，由经入络，由气入血，邪与气血相结，痹阻络脉，或致络中营虚而不畅。络病有寒热、虚实、偏气偏血之分，顽固、长期的刺痛、胀、痞、麻、有形或无形结滞、肢体畸变等是络病的主要临床表现。湿热瘀结，其表现如发黄、尿赤、腹大如箕、两胁癥块坚硬、腹壁青筋显露、面部红络密布、身臂蜘蛛痣、手掌殷红、舌苔黄腻或腻浊等，反映了"湿热混处血络中"的病机性质。但邪有缓剧，凡致病深重顽固者，应视为邪毒，如湿热之毒、痰毒等。毒邪犯肝，易结滞于肝，往往肝失疏泄而致瘀，如此邪瘀胶结，可形成有络病特征的重症肝病。

## 二、临证经验

### （一）祛邪扶正与治络兼施

治疗湿热毒邪或痰毒所致的肝病，清热解毒、除湿化痰为必用之法。清热解毒药选白花蛇舌草（或水线草）、败酱草、半枝莲、肿节风、山豆根，以及黄芩、黄连、黄柏、栀子之类，除湿药用茵陈、金钱草、薏苡仁、土茯苓等，化痰药如半夏、南星、贝母、白附子、黄药子、淡昆藻等，此外可据患者阴阳气血之虚选用适当扶正药。事实证明以上治法对络病性肝病，效果仍欠佳，系病邪伏踞于血络，病处深层细微之地，需配合通络法才能攻邪扶正。叶天士治络有辛香、辛温、辛润、清宣络热、温润通络和虫蚁搜剔六法，可兼融运用。本类肝病因有癥积和其他络瘀气滞病变，当参叶氏疟母与肝络痛胀治例，即搜剔消癥兼辛香润通之法，药如鳖甲、山甲、僵蚕、蜈蚣、桂枝、桃仁、赤芍、当归、郁金、莪术、泽兰等味。然单以通络之法治疗，则药缓而欠全面，不能取得满意疗效，需配合清热解毒、除湿化痰、剔络消癥等治法，有正虚者辅以扶正。本法宜力求早施，治疗过晚，则机体损伤过重，甚至胃气亡败，多药而无效。

### （二）识用膏方

张西俭认为膏方对于难以速治的慢性痼疾，有时能获特殊疗效。膏方体积小，含糖高，适口且便于保存，药性和缓，服用量不大，故易于为患者接受，利于长期坚持治疗，且作用稳健，远期疗效较优。运用膏方讲究实效，意义有二：①习惯上膏方作小量久服之用，故多适用于病证的稳定阶段，以便辨证治疗。否则病情多变，膏方调剂不及，造成浪费，影响疗效。②春夏养阳，秋冬养阴。阳虚气寒患者，在春夏阳升时投药，易于见效，阴虚内热患者，宜在秋季阳降时治疗，较为顺势。

膏方黏腻，要注意脾胃功能，即使脾健之人，久服膏滋，也可能滞胃，需每料更方时仔细辨证，时刻保护后天之本。清代程钟龄曾用参附煎膏救治阳微将脱之症，以参麦煎膏救津液将枯之症。因此，张西俭认为，膏方又是治疗急证中应该重视的一种传统剂型。

## 三、经验方

### 芪鲜饮

组成：黄芪、白鲜皮

用法用量：随症处方中配伍煎服，1日1剂。黄芪3岁以内幼儿用5g，3~5岁儿童用5~10g，5岁以上儿童可用至15g，成年人用量30g以上。白鲜皮3岁以内幼儿用3~5g，3~5岁儿童用5~10g，5岁以上儿童用10~15g，成年人用量15g以上。为防止过量引起胃部不适，宜从初始量开始逐渐增加。

功效：益气扶正，清热肃毒。

主治：肝脏、消化系统恶性肿瘤，病毒性或变态反应性皮肤斑丘疹或疱疹。不论脉证虚实，均应辨证使用。

随症加减：肝脏及消化系统恶性肿瘤需根据虚实寒热辨证加味。元气虚加人参、生白术；阴虚加地黄、玉竹、女贞子、麦冬、天冬、天花粉；血虚加当归、枸杞、大枣；阳虚加制附片、鹿角片、肉苁蓉、锁阳；痰瘀互结、瘤毒显著者则适当选用制鳖甲、莪术、白花蛇舌草、白英、龙葵、山豆根、山慈菇、黄药子及虫类搜剔化瘀之味；病毒性疾病宜与金银花、连翘、板蓝根、大青叶、蒲公英等配伍；变态反应性疾病加金银花、蝉蜕、蛇蜕、水牛角、牛蒡子、防风等祛风解毒药。

## 参考文献

［1］陈中沛，张西俭．张西俭教授湿滞互结证的观点和诊治经验（一）［J］．中国中医急症，2017，26（4）：622-625.

［2］路瑜，赵颜俐，苟春雁，等．从脉气、脉质浅述张西俭脉诊经验［J］．上海中医药杂志，2011，45（2）：11-14.

［3］张西俭．重症肝病从络论治的体会［J］．四川中医，1993（1）：22-24.

［4］张西俭．《内经》虚实理论中有无说辨［J］．北京中医药大学学报，1995（4）：12-15.

［5］左国庆．重庆名医名方［M］．重庆：重庆出版社，2013：113-115.

［6］马有度，李庆升，丛林．中医精华浅说（续一）［M］．成都：四川科学技术出版社，1989：161-164.

（胡建华　尹瑞英）

# 张云鹏

　　张云鹏，1931年10月生，男，江苏省启东市人，主任医师，首届上海市名中医，全国老中医药专家学术经验继承工作指导老师、"全国优秀中医临床人才研修项目"上海市专家指导组成员、全国中医中西医结合肝胆疾病临床诊疗指南课题组顾问，享受国务院政府特殊津贴。从事中医临床、教育、科研工作六十余年，在学术上师宗仲景，精通伤寒，兼善诸家，融会贯通，强调临床实效，重视系统观念，主张多元辨证。张云鹏治学严谨，德高术精，提出慢性肝病"毒损肝络"假说，倡导慢性肝病"从毒论治、解毒为先"的诊治大法，在慢性肝炎、脂肪肝、肝硬化等多种慢性肝病的治疗上颇具特色。著有《张云鹏内科经验集》《临床中医家——张云鹏》《张云鹏肝病学术经验集》等著作。

## 一、学术思想

### （一）崇尚仲景学说，采撷诸家论述

　　张云鹏从事中医临床和研究半个多世纪，逐步形成了以仲景学说为经，诸家论述为纬，兼收并蓄、融合汇通、

坚持发展、重在实效的学术思想。先生精通伤寒，认为整体观念是《伤寒论》的基本精神，辨证准确是《伤寒论》的精髓所在，论治严密是《伤寒论》的关键之道，六经提纲是《伤寒论》的辨证要点，合病、并病是《伤寒论》的常中之变，而汤证对比、分辨异同指导临床，更是后世医家处方的楷模。

张云鹏认为，《伤寒论》中虽没有肝病病名的记载，但有关肝病或类似肝病的论述并不少，例如"身黄，脉沉结、少腹硬""伤寒瘀热在里，身必发黄""身黄如橘子色""身目为黄，所以然者，以寒湿在里不解故也"，这些原文讲述的病机多为湿热内郁，并且已有阳黄、阴黄的病因区别。《金匮要略》中更有《黄疸病脉证并治》专论黄疸病。从病机上来说，有湿热发黄、寒湿发黄、瘀血发黄、瘀热发黄、火劫发黄、燥结发黄、女劳发黄、虚黄等。从病因上来说，有黄疸、谷疸、酒疸、女劳疸等。从病理属性上来说，更有湿盛、热盛、湿热两盛等。这些论述均为张云鹏日后形成的肝病系列诊治思路打下了基础。张云鹏擅用经方治疗各类肝病，如用茵陈蒿汤治阳明发黄、肝胆湿热阳黄，抵当汤或桃仁承气汤治疗血瘀发黄，理中汤治疗寒湿发黄，茵陈五苓散治疗湿重于热发黄，大黄䗪虫丸治疗肌肤甲错，鳖甲煎丸治疗癥瘕等。此外，张云鹏非常推崇四逆散，在肝病的治疗中常以此方为基础灵活配伍，并说此方是柴胡疏肝散、逍遥散的祖方，以疏肝解郁、升降气机、调和透邪见长，可治肝郁气滞、邪热内郁以及情志不遂等所致的多种疾病。

## （二）重视系统观念，主张多元辨证

张云鹏善于勤求古训，博采众长，从先贤的论述中汲取中医学精髓，同时从系统科学中寻求有效认识、观察问题的新方法。在学术上非常重视系统科学的发展及其与中医学理论的相关性。张云鹏从系统观念出发，主张多元辨证，提出从多层次、多侧面、多因素、多变量、多方位考虑疾病的始因与变化。张云鹏重视运用系统观念的关系，辨人、辨时、辨地、辨病位、辨病因、辨病态、辨病机等，对疾病的认识不但要看现在的症状，还要了解过去的症状，同时也要预测未来的症状。就辨证而言，中医有八纲辨证、病因辨证、气血津液辨证、脏腑辨证、经络辨证、六经辨证、卫气营血辨证、三焦辨证、七情辨证等，医者必须从整体出发，统筹兼顾，全面考虑，不能只一而论，失之偏颇。疾病情况是复杂多变的，证候显现有真相也有假象，故而中医有"舍脉从症"和"舍症从脉"之说。在治病、治症、治人的过程中，何者为先，何者为急，都必须在整体观念上，采用综合的原则去认识疾病、分析疾病、处理疾病。而这种重视系统观念，多元辨证治疗的思想更是贯穿于张云鹏慢性肝病临床诊治中。

## （三）阐发毒损肝络，治病解毒为先

中医学对肝病有独到的认识，既包括现代医学的肝脏本病，还涉及更广泛的肝系统疾病，尤其对肝病病因病机的研究近年来不断深化，毒邪致病理论日益受到重视。张云鹏认为，湿毒、热毒、疫毒、酒毒、药毒等外来之毒和脏腑气化升降功能失调所致的痰毒、瘀毒、秽毒、浊毒等内生之毒，是肝病的主要致病因素。不论是湿毒、热毒、疫毒、酒毒、药毒侵入肝体，还是痰毒、瘀毒、秽毒、浊毒自内而发，初期肝络损伤尚轻，但随着湿毒、热毒、疫毒、酒毒、药毒聚而不解，则进一步产生痰瘀秽浊等病理产物，加重肝络损伤。气滞血瘀，瘀血内阻，壅遏络道，毒瘀痰阻，肝络癥积，病势深重，久治难愈。

张云鹏提出"毒损肝络"假说，在临床应用中不断加以完善，在此基础上，确立了"解毒为先"的治疗大法。张云鹏认为：甲型肝炎，热毒内盛是主要病机，以清热解毒为大法；乙型肝炎，疫毒内伏是主要病机，以清解疫毒为大法；脂肪性肝炎，以瘀毒、痰毒为患，且常从热化，故采用传统的降脂治疗是不够的，须以化痰解毒为治疗脂肪肝的大法；肝硬化则以解毒活血软坚为主。

（四）明察邪正态势，攻补得当有序

人体是一个有机整体，构成人体的各个组成部分以各自不同的功能在生理上既相互依赖又相互制约。疾病是逐渐向愈还是日趋严重，其中的关键所在是人体的邪正态势。医者当据此来正确掌握祛邪与扶正的关系，明确当下治疗选择先扶正以祛邪还是先祛邪而安正。张云鹏正是擅于在复杂的临床表象中抓住要领，分清邪正盛衰，查明疾病邪正的走势，抓住邪正转变的契机，灵活有效运用攻补方法，从而治愈了很多的疑难杂症。

如甲型病毒性肝炎，发病急，来势凶，有很强的传染性，张云鹏认为本病是因感受时行疫邪，再加饮食不当，导致肝胆湿热，气血失调，热毒内盛所致，具有外感热病中瘟疫病的特征。肝胆湿热，热毒内盛是甲型病毒性肝炎的主要病机。因此，治疗甲肝应着眼于消除疫毒，疏利肝胆。急性期、活动期以祛邪泄热为主；稳定期、恢复期以调整机体为主。治疗时要注意祛邪不能过峻，扶正不宜过蛮，理气当防止过分香燥，疏肝应避免耗伤阴液。理气时兼顾活血，祛瘀时注意行气。苦寒之品最易伤中，可与温药同用。理气之药也能耗气，可佐健脾之药。扶正与逐水，当衡量缓急使用，扶正防其胀满，逐水避免克伐太过。辨病与辨证相结合，方能提高疗效。对于病毒性肝炎的治疗，应根据肝及其相关脏腑的生理，结合肝炎的病因病理来确立治疗原则，即以治肝、脾、肾三经为主，治胆、胃、肠三经为辅，抓住湿、热、痰、瘀不放，注重和畅气血。从慢性肝病肝胆湿热、热毒内盛、气血失调的病机出发，抓住疾病共性，改善肝功能，恢复肝脏正常的生理情况。

## 二、临证经验

### （一）解毒祛邪为先，辨证辨病结合

#### 1. 慢性乙型肝炎

张云鹏认为，消除乙型肝炎病毒是治疗乙型病毒性肝炎的重要方面，同时不能忽视乙型肝炎的组织损伤是一系列免疫反应的结果。因此，调控免疫是治疗乙肝的主要环节之一。乙型肝炎的病程由实致虚，由虚致实，虚实错杂是总的病机。所以，治疗应当清补兼施，清中寓补，补中有散，做到祛邪不伤正，扶正不留邪，审证求因，辨证论

治。在治疗中，遵循解毒祛邪为先的临床思路，辅以辨证与辨病相结合的治疗原则，方能获良效，最终达到消除肝炎病毒、增强机体免疫能力的治疗目标。根据不同的辨证分型，张云鹏制定了以下5种治疗方法：

（1）疏肝健脾解毒活血法

用于肝脾不和、湿毒内蕴的患者。症见腹胀不舒，胁肋胀痛，精神抑郁，食欲不振，小便色黄，脉弦，舌质淡红，苔薄白或白腻。可选用柴胡、赤芍、黄芩、丹参、郁金、佛手、板蓝根、败酱草、叶下珠、白花蛇舌草等。

（2）补气活血清热解毒法

用于气虚血瘀、湿热稽留的患者。症见肝区疼痛，神疲乏力，少气懒言，自汗，脉细或弱，舌质淡红，边有齿痕或有瘀斑，苔薄白。可选用黄芪、党参、黄精、赤芍、丹参、连翘、蒲公英、板蓝根、叶下珠、白花蛇舌草等。

（3）滋养肝肾清热活血法

用于肝肾阴虚、余热未清的患者。症见肝区隐痛，头晕目眩，腰膝酸软，五心烦热，口燥咽干，脉细数，舌质红或有裂纹，苔少。可选用生地黄、麦冬、沙参、石斛、延胡索、枸杞子、银柴胡、当归、白芍、栀子、丹参、叶下珠、白花蛇舌草等。

（4）补肾利湿活血解毒法

用于肾气不足、湿毒未净的患者。症见面色少华，腰膝沉重而痛，耳鸣乏力，肝区时有隐痛，脉沉细或沉弦，舌质淡或夹青，苔白腻。可选用淫羊藿、桑椹子、旱莲草、菟丝子、杜仲、丹参、郁金、叶下珠、白花蛇舌草等。

（5）健脾补肾活血解毒法

用于脾肾两虚、湿瘀内阻的患者。症见面色晦滞，四肢不温，腰膝痛，腹胀便溏，饮食不佳，中脘痞满，小便不利，脉沉细无力或沉迟，舌质淡，舌体胖，或有齿痕，或色青，苔白腻或白滑。可选用党参、黄芪、白术、茯苓、淫羊藿、仙茅、巴戟天、干姜、半枝莲、黄柏、川芎、郁金、金钱草、叶下珠等。

**2. 降脂理脂治疗脂肪肝**

本病的发生当以痰瘀互结、脂浊积聚、肝络不和为主。发病过程中，痰、瘀、热、毒均为内生之邪。其治疗方法应为解毒、化痰、祛瘀、清热等多种治法相结合。因痰瘀互结为其主要病机，故而治疗过程中，化痰活血应贯彻始终。脂肪肝的防治重在"去除病因，合理膳食，适当活动，降脂理脂"。

在临床治疗上，张云鹏采用辨证与辨病相结合的治疗方法，提出"整体出发，寻找病因，研究病机，观察病期，掌握证候，分清主次，多向调节，综合施治"的新思路，并创立"降脂理肝汤"为基本方治疗脂肪肝（见本节经验方部分）。

（1）痰瘀互结，肝络不和

相当于脂肪肝无炎症及伴发症者。症见形体肥胖，肝区胀痛，乏力，腹胀，血脂升高，舌质暗红，苔薄腻，脉细弦。治法：化痰活血，疏肝通络。方药：降脂理肝汤。如胁痛，加延胡索15g，八月札20g；大便不畅，加生大黄6g或芦荟2g。

（2）痰瘀互结，毒邪犯肝

相当于脂肪肝伴血清丙氨酸氨基转移酶升高者。症见形体肥胖，肝区胀痛，神疲乏力，纳差，口苦口干，化验检查可见血脂升高，肝功能异常，舌质暗红，苔薄白腻或薄黄腻，脉细弦。治法：化痰活血，清热解毒。方药：降脂理肝汤加连翘 10g，垂盆草 30g，六月雪 30g，平地木 30g。

（3）痰瘀互结，肝胆湿热

相当于脂肪肝胆红素升高伴发胆囊炎、胆结石者。症见形体肥胖，肝胆区胀痛，巩膜黄染，口干尿黄，大便秘结，化验检查可见血脂与胆红素均升高，舌质暗红或尖红，苔白腻或黄腻，脉弦或弦数。治法：清热利湿，化痰活血。方药：降脂理肝汤加茵陈 30g，田基黄 30g，金钱草 30g，猪苓 15g，黄芩 15g。

（4）痰瘀互结，肝络痹阻

相当于脂肪肝伴有肝硬化表现者。症见肝区胀痛或刺痛，面色黧黑，精神疲乏，头晕，腰酸，或见肝掌、蜘蛛痣，血脂升高，舌质暗红或有瘀斑，苔白腻，脉弦细或弦涩，或细涩。治法：化痰活血，疏肝利胆。方药：降脂理肝汤加炙鳖甲 10g，马鞭草 15g，水红花子 15g，鸡血藤 15g。

（5）痰瘀壅肝，阴虚阳亢

相当于脂肪肝伴有高血压者。症见形体肥胖，肝区胀痛，时有烘热，头昏项背不适，烦躁易怒，血脂与血压均升高，舌质红或暗红，舌边尖红，苔白腻，脉弦，或弦滑，或弦细。治法：化痰活血，滋阴潜阳。方药：降脂理肝汤加黄芩 15g，夏枯草 15g，钩藤 15g，栀子 10g，枸杞子 10g，女贞子 15g。

（6）痰瘀壅肝，心脉失和

相当于脂肪肝伴有冠心病或心律失常者。症见肝区胀痛，胸闷或痛，或夜间刺痛，或心悸，精神疲乏，血脂偏高，心电图检查可见心肌缺血或心律失常表现，舌质暗红，或有瘀斑，苔薄白，脉细或细弦，或结，或代，或促，或散。治法：化痰活血，养血通脉。方药：降脂理肝汤加檀香 9g，砂仁 3g，水蛭 6g。

（7）痰瘀壅肝，肺肾不足

相当于脂肪肝伴糖尿病者。症见肝区胀痛，消渴引饮，腰酸尿多，神疲乏力，化验检查可见血脂、血糖升高，舌质红或暗红，苔薄白，脉细或细弦。治法：化痰活血，滋补肝肾。方药：降脂理肝汤加玉米须 15g，地黄 15g，山药 30g。

（8）痰瘀壅肝，冲任不调

相当于脂肪肝伴内分泌失调者。症见形体肥胖，肝区胀痛，腹胀不适，心烦，腰酸背痛，月经不调，或月经量少，或围绝经期血脂偏高，舌质暗红或淡红，或边尖红，苔薄腻，脉细或细弦。治法：化痰活血，调理冲任。方药：降脂理肝汤加女贞子 15g，巴戟天 15g，淫羊藿 15g，黄柏 10g。

（二）解毒化瘀结合，议病分期立法

肝硬化的发生多与七情郁结、饮食劳倦、疫毒内蕴或肝脾不和、脾虚湿困、气机不利有关，疫毒、寒、热、虚、实、血瘀、湿、痰等多种致病因素均可导致本病的发生。张云鹏认为，致病的毒邪包括外来毒邪，也包括脏腑气化功能失调引起的内生毒邪，无论何种原因引起，肝病日久，肝脾肾脏腑虚损，正气日衰，气虚血行滞缓以致血瘀，瘀阻肝络，疫毒湿热蕴久灼津生痰，痰瘀互结，故本病以正虚邪恋、气滞血瘀为其本，湿热毒邪羁留血分、痰浊水停为其标。因而，本病的治疗以解毒软坚活血为主，兼利胆化湿、扶正调控免疫。

在肝硬化治疗中，张云鹏提倡"议病分期，辨证立法"。在肝硬化活动期，以肝功能异常为主要表现，症见面色秽垢，食欲不振，肝区胀痛，口干心烦，皮肤瘀斑瘀点，小便黄赤，舌质红，苔黄腻，脉细弦。证属疫毒稽留，湿热内伏，血分有热。张云鹏认为，肝功能指标不仅是现代医学诊断肝炎的重要指标，也是中医衡量疫毒湿热在人体为患的客观指标，可以看作是中医望诊手段的延伸，在临床运用中应加以参考，灵活运用。虽有疫毒内伏、气滞血瘀等邪实之证，但正气虽伤而不甚，治疗当以解毒疏利为主，用以活血化瘀，疏肝理气，佐以消痞散结。处方以解毒软肝方（组成：莪术、水红花子、赤芍、马鞭草、白花蛇舌草、苦参）加垂盆草、龙胆草、六月雪、水牛角片等药物加强清热解毒、活血软坚的功效。

如肝硬化患者肝功能正常，则需坚持"缓则治其本"的原则，治疗当以解毒活血软坚、扶正调控免疫为主，攻补兼施、辨证施治。症见胁肋胀痛或窜痛，急躁易怒，喜太息，口干口苦，嗳气腹胀，纳差便溏，脉弦，舌质淡红，苔薄白或薄黄者，证属肝气郁结，治疗可以解毒软肝方加柴胡、枳壳、丹参、白芍等，疏肝理气，解毒散郁。症见食后胃脘胀满，食欲减退，大便溏薄黏腻，腹胀，气短乏力，恶心，口淡而不欲饮，面色萎黄，舌淡胖边有齿痕，苔薄白或白腻，脉沉细或细弱者，证属脾虚湿盛，治疗可予解毒软肝方加茯苓、白术、薏苡仁、陈皮等健脾化湿，扶正解毒。

肝硬化疫毒日久由气入血，胶结瘀阻于血分，肝气不得疏达则胆汁疏泄不畅，溢于血分，周行全身而致黄疸久久不退。因邪可致瘀，瘀可助邪，疫毒附于瘀血而难以清解。故而对于黄疸的治疗，张云鹏认为当以活血、化瘀、凉血、行气与清热解毒相结合，故以莪术、水蛭、水红花子、赤芍、郁金、石见穿、马鞭草、胡黄连、茵陈、栀子、生大黄组成治疗的基本方。用入血分之药，起到化瘀行气、凉血解毒、利湿退黄的治疗效果。辨证以湿热偏重的患者，可以清热利湿退黄，选用茵陈、栀子、金钱草、胡黄连、生大黄等药物；以瘀血阻络偏重的患者，可以活血通络，选用水蛭、地鳖虫、莪术、赤芍等药物；血瘀日久而结滞不化，可以散结通瘀退黄，选用炙山甲、皂角刺、丝瓜络、石见穿、牡蛎等药物。治阴黄突出化瘀清热通络，治阳黄突出活血解毒通腑。

肝硬化疾病后期，病情复杂多变，可出现多种并发症。如伴发腹腔积液，则属于中医"鼓胀"范畴，临床可见患者腹大如鼓，皮色苍黄，腹壁青筋暴露，此时患者患病日久，正气已衰，邪实炽盛，证属虚实夹杂。正虚是其病之本，积聚、水臌是其病之标。患者正气虚惫至极，邪浊壅滞日甚，既耗伤正气，亦阻碍气机正常运行。因而治疗当采用"急则治标，缓则治本"的原则，以宽中行气、峻下逐水为主，佐以益气健脾、活血通络，待水气略退，再予扶正治本。张云鹏将鼓胀的治疗方法归纳为以下十法：

**1. 清热解毒**

热毒是引起鼓胀的原始病因之一，临证当视热毒的轻重，选用适当的清热解毒药物，常用药物有板蓝根、大青叶、败酱草、虎杖等。

**2. 利水祛湿**

湿邪亦是本病的病因之一，常贯穿病程始终。早期湿困中焦，宜芳香化湿，可选用藿香、佩兰、玉米须等；继而脾虚湿盛，宜健脾燥湿，可选用白术、苍术、厚朴；后期水臌为患，则选用茯苓、车前、泽泻利水消臌。

**3. 疏肝理气**

本病患者多见气机不畅，因而疏肝理气亦是本病常用的治疗方法，可选用柴胡、木香、郁金、枳壳等疏肝理气解郁。

**4. 活血化瘀**

肝病日久入络而成鼓胀，因而瘀血癥瘕是鼓胀的病因之一。治疗时需加强化瘀消癥。对于活血化瘀药物的选择，可选用活血养血、活血利水的药物，如丹参、当归、泽兰、益母草等。

**5. 软坚散结**

积聚坚硬难消，单用活血化瘀药物难以消散，必须加用软坚散结的药物，可选用鳖甲、牡蛎、炮甲片等药物以软坚散结消癥。

**6. 健脾益气**

鼓胀患者常兼有脾虚，脾虚气滞水液运行不畅亦是鼓胀的病因之一。因而治疗时可加用黄芪、党参、白术、茯苓等药物健脾理气。

### 7. 滋补肝肾

鼓胀日久,肝肾必虚,而出现虚实夹杂之象,可加用:生地黄、黄精、女贞子、鳖甲、枸杞等药物滋补肝肾。

### 8. 温补脾肾

久病肝肾不足,阴损及阳,临床可见脾肾阳虚之象,治疗可佐以淫羊藿、附子,与党参、黄芪联用。

### 9. 杀虫化积

杀虫是治疗虫臌的主要方法,常用槟榔、雷丸、白矾、苦参等。

### 10. 攻下逐水

鼓胀较重,非一般利水渗湿之品所能消除,须用逐水峻剂,如甘遂、芫花、大戟、牵牛子等。但因患者久病体虚,治疗时不宜攻逐太过,以免损伤脾胃,或攻逐不慎、破瘀过猛而致出血危象。

## 三、特色治法

### (一) 经验方

#### 1. 降脂理肝汤

组成:泽泻、决明子、丹参、郁金、海藻、荷叶。

功效:降低血脂,活血化瘀,疏肝通络。

主治:高脂血症、脂肪肝。

方解:方中泽泻、决明子有利水泄浊,化痰降脂之效;丹参、郁金疏肝化瘀,行气活血;海藻化痰活血,软坚散结；荷叶升清降浊。六药配合，共行疏肝解郁、化痰降浊、活血消瘀之效。

随症加减：对于慢性非酒精性脂肪性肝炎患者，出现血清丙氨酸氨基转移酶轻度升高而持续不降者多为热毒内盛、气血失调所致，可加六月雪、垂盆草、叶下珠、紫花地丁、败酱草、金银花、连翘等清肝经湿热，保肝降酶，减轻肝脏炎性反应。如出现胆红素增高，伴发黄疸症状者，多为湿浊郁蒸、胆失疏泄所致；如湿重兼热者，用茵陈、金钱草、猪苓等利湿清热退黄；如热重而腑气不通者，可用龙胆草、生山栀、生大黄等药物通腑泄热退黄；如血分有热者，用胡黄连、赤芍、丹皮等凉血退黄；肝气郁结者，可加用延胡索、八月札、佛手等疏肝理气；如患者病情迁延日久，正气损伤，可予太子参、当归益气养血；伴有肝肾不足者，可加用枸杞子、女贞子、桑椹子等滋补肝肾；伴有脉络瘀阻者，可加用莪术、地鳖虫、水蛭、马鞭草等活血逐瘀通络。

### 2. 解毒软坚方

组成：败酱草、马鞭草、苦参、白花蛇舌草、水红花子、地鳖虫、郁金、莪术、赤芍。

主治：肝硬化。

功效：清解疫毒，软坚化瘀。

方解：白花蛇舌草、苦参清热解毒，莪术、赤芍、马鞭草、水红花子清热凉血，并可辨证加用龙胆草、垂盆草、六月雪、连翘、水牛角片等以加强清热解毒凉血功效。现代药理研究显示，白花蛇舌草、马鞭草具有增强免疫、保肝、抗肿瘤作用；赤芍、苦参、莪术、水红花子具有促进肝细胞再生、抗纤维化等作用；苦参尚有抗乙肝病毒复制作用。

## （二）对药

### 1. 决明子合海藻治疗脂肪肝

决明子味苦甘，性凉，入肝、肾经，善清肝明目，利水化浊。可治疗脂肪性肝炎、肝硬化腹水、风热眼痛、习惯性便秘等疾患。《药性论》言其"利五脏，除肝家热"；《日华子本草》云："助肝气，益精水；调末涂，消肿毒。"海藻味苦咸，性寒，入肺、脾、肾经。可软坚消痰，利水泄热。善治瘰疬、瘿瘤、积聚、水肿、脚气、睾丸肿痛等疾患。二者合用可去脂浊、畅肝络、软肝结、清肝热。治疗脂肪肝药量宜大，常用量：决明子30g，海藻30g。

### 2. 水红花子合马鞭草抗肝纤维化

水红花子味咸，性寒，可消瘀破积，健脾利湿。善治胁腹癥积、水臌、胃痛、食少腹胀、火眼、疮肿、瘰疬等。《滇南本草》载其能破血、治小儿痞块积聚、消日久坚积、疗妇人石瘕症。马鞭草味苦，性凉，入肝、脾经。能清热解毒，活血散瘀，利水消肿，主治外感发热、湿热黄疸、水肿、癥瘕、痈肿疮毒等疾患。《本草拾遗》谓其主癥癖血瘕、久疟、破血。张云鹏认为此二药合用可延缓肝纤维化进程，并能清肝热、解肝毒、散郁结，为防治肝纤维化的要药。常用量：水红花子30g，马鞭草20g。

### 3. 苦参合叶下珠抗乙肝病毒

苦参味苦性寒，功能清热燥湿，杀虫利尿，尤其善去肝胆湿热；叶下珠味微苦、性凉、无毒，入肝、脾经，内服清热平肝、清肝明目、消疳止痢、利尿，外用解毒消肿。

现代药理学研究证实：叶下珠具有抗乙型肝炎病毒、修复肝细胞损伤、抗原发性肝癌等作用。常用量：苦参30g，叶下珠30g。

### 4. 鸡血藤合花生衣升高血小板

鸡血藤味苦甘，性温，入心、脾二经。能活血舒筋。花生衣味甘、涩，性平，入肺、脾、肝经，能养血止血。张云鹏认为二药相伍具有活血生血、清热解毒的多靶向调节作用，可升高血小板的数量，对肝硬化脾功能亢进造成的血小板减少尤为显效。常用量：鸡血藤15g，花生衣15g。

# 参考文献

［1］花根才，周琴花. 肝硬化腹水治验张云鹏主任临床经验举隅［J］. 陕西中医，1995，16（8）：359.

［2］吴娅妮，周佩娟，陈轶，等. 降脂理肝汤治疗非酒精性脂肪肝临床疗效分析［J］. 辽宁中医药大学学报［J］，2014，16（6）：19-21.

［3］张雯，商斌仪，李莉，等. 解毒软坚方治疗毒邪内蕴、瘀阻肝络型乙型肝炎后肝硬化临床观察［J］. 上海中医药杂志，2014，48（2）：31-34.

［4］周韶虹. 张云鹏辨治非酒精性脂肪性肝病经验［J］. 上海中医药杂志，2011，45（2）：4-5.

［5］缪皓霞. 张云鹏教授解毒祛邪法在肝病治疗中的运用［J］. 中医药学刊，2005（12）：2136-2137.

［6］陈晓蓉，徐瑛. 张云鹏解毒软坚法治疗肝硬化经验［J］. 中华中医药杂志，2007，22（2）：113-114.

［7］周晴，杨悦娅，张云鹏. 张云鹏解毒为先治疗肝病的临证思辨特点［J］. 辽宁中医杂志，2010，37（7）：1216-1218.

［8］张雯，李丹，陈昶洲，等．张云鹏论治非酒精性脂肪性肝病经验［J］．中医文献杂志，2019，37（4）：49－51.

［9］沈小珩．张云鹏治疗肝病经验撷英［J］．上海中医药杂志，2006，40（8）：19－20.

［10］杨悦娅．张云鹏治疗脂肪肝的思路与临证经验［J］．山西中医，2006（6）：5－7.

［11］徐瑛，陈晓蓉．张云鹏治疗脂肪性肝炎经验［J］．四川中医，2005（10）：4－5.

［12］王见义．张云鹏药对应用经验撷萃［J］．上海中医药杂志，2012，46（9）：14－15.

［13］张云鹏．张云鹏内科经验集［M］．北京：人民卫生出版社，2006.

［14］张云鹏．中国百年百名中医临床家丛书——张云鹏［M］．北京：中国中医药出版社，2002.

［15］徐瑛，陈晓蓉．张云鹏肝病学术经验集［M］．上海：上海交通大学出版社，2008.

（朱晓骏　张雯）

# 周信有

周信有（1921—2018），男，汉族，山东省牟平人。甘肃中医药大学教授，甘肃省第五、第六届政协委员，全国《黄帝内经》专业委员会顾问，全国首批和第二批、甘肃省第三批老中医药专家学术经验继承工作指导老师，享受国务院政府特殊津贴。第三届国医大师、全国首批确定的500名老中医之一，在全国中医界有较高的声望。从医五十余年，在临床上擅长诊治肝病、血液病、老年病等。研制的"舒肝消积丸"已通过省级鉴定。

## 一、学术思想

### （一）扶正祛邪，攻补兼施

周信有认为肝炎、肝硬化患者多具有正虚邪实、虚实夹杂的特点，病机以湿热、虚、瘀为主。湿热夹毒、邪毒留恋、乙型肝炎病毒持续存在是致病的主要病因；正气虚损、免疫功能紊乱低下是发病的重要病机；肝失条达、气滞血瘀、微循环障碍是本病的基本病理变化。因而周信有认为治疗本病应在清热解毒、祛湿、行气、活血的同时注意扶助正气。清热解毒祛湿清除病因，抑制肝炎病毒复制，还可以减轻肝实质炎症，防止肝细胞坏死和促进肝细胞修复与再生，进而使肝功能恢复正常。扶助正气当注意培补脾肾，根据"肝病传脾""乙癸同源"的理论，肝病补虚当以脾肾为主，脾肾为先后天之本，补益脾肾不仅可以增强正气、提高免疫功能和机体抗病能力，而且能促进病毒的清除。活血祛瘀的目的是针对"瘀"而施治，"瘀"包括了肝络阻塞、微循环障碍和纤维形成，其中纤维形成是各类肝炎向深重发展的重要因素。活血化瘀具有扩张肝脏血管，改善血液流变、改善肝微循环和抑制纤维形成的多方面作用，可减少病变部位的缺血，改善肝脏营养及氧气供应，防止肝细胞的坏死和纤维组织增生，加速病灶的吸收和修复，以及软缩脾脏、降低门静脉高压的作用。所以活血化瘀是治疗急慢性肝炎和肝硬化的重要方法。

### （二）以通为补，以补为通

《黄帝内经》谓："勇者气行则已，怯者着而为病也。"说明了虚与瘀互为因果的关系。肝络阻塞、血瘀肝硬、肝脾肿大之"瘀"与肝脏抗病能力低下、正气严重虚损不足之"虚"密切相关。肝脾肿大，瘀血不行，又可导致新血不生，成为促进气血虚损不足的因素。这突出体现了"虚"与"瘀"互为因果，形成恶性循环的病理特点。

### （三）全面兼顾，整体调节

周信有认为肝硬化腹水的形成一由脾肾阳虚，肾虚不化，脾虚不运而致水液潴留，此因虚而致；一由肝失条达，气血瘀滞，血不循经，津液外渗而成，即《金匮要略》所谓"血不利则为水"，此因瘀而致。"虚"与"瘀"互为因果，形成恶性循环。因此周信有在临床辨证多分为脾肾阳虚和虚瘀癥积两型，治疗仍遵循全面兼顾、整体调节的宗旨，采取攻补兼施的治疗原则，予以培补脾肾、祛瘀消癥、利水消肿之法。另外肝硬化腹水虽多表现为脾肾阳虚的证型特点，但由于水邪潴留而不化津，体液循环中有效循环量减少，可出现口燥咽干、舌质红绛、阴津严重亏涸的阴虚之象。此时预后较差，需警惕阴虚风动、出现肝昏迷的可能，又当辨证施治灵活掌握。如兼有瘀黄者，仍从瘀论治，乃治黄之变法。周信有尚指出治疗肝硬化时，如病人体质较强壮，尚耐攻伐，配以汤药以激荡之，常收良效。对临床基本治愈的患者则强调以丸药服之以除病根。

## 二、临证经验

### （一）乙型肝炎

周信有认为，根据乙型肝炎的临床症状、体征和病理特点，可分为湿热未尽型、肝郁脾虚型、气阴两虚型和虚瘀癥积型四种。湿热未尽型突出的是"湿热蕴结"，显示出一种病情活动的现象。此型可见于慢性乙肝的活动期、表面抗原（HBsAg）阳性滴度较高且 ALT 持续异常的患者。治疗可清热祛邪，以抑制乙肝病毒复制和促使 HbsAg 转阴，减轻肝细胞炎症反应及防止肝细胞坏死，并促进肝细胞修复、再生和促使 ALT 恢复正常。肝郁脾虚型的病情变化较轻，其症状特点突出表现肝强脾弱、脾虚不运所致的胁痛、纳差、疲乏等，其肝脏损害尚不严重，肝功能改变较轻。

气阴两虚型一般比肝郁脾虚型病情更加严重，突出的是虚，如疲乏无力，其病理变化为各型所共有，而本型疲乏无力的程度是由轻转重，甚至感到严重疲乏不支。有的还因气损及阴而出现口燥咽干、心中烦热等阴津不足现象。虚瘀癥积型是四型中最严重的一型，此型突出的是"虚"与"瘀"交互出现的病理特点，症见虚羸不足、疲倦乏力、胁下癥积、面黧舌暗、腹水鼓胀、腹壁青筋等，多见于慢性活动型肝炎或兼肝硬化者。

## （二）肝硬化

周信有主张诸法并用，以"疏肝理气解毒，扶正化瘀消积"为总则，并自拟舒肝化癥汤。但临证具体遣方用药时须注意以下几方面。

### 1. 活血化瘀

肝络阻塞、瘀血内停是引起肝硬化的重要原因。治疗肝纤维化的形成对预防和治疗肝硬化具有非常重要的作用。而活血化瘀类药物具有明显的抗肝纤维化增生作用，可以改善肝脏微循环，促进肝内胶原纤维的降解及纤维蛋白溶解，或可抑制肝内胶原的合成，使肝脏回缩。在运用活血化瘀药物时，周信有常用桃仁、红花、赤芍、丹参等养血祛瘀，复以三棱、莪术等破血消积。轻重药并用有利于改善肝脏微循环，增加肝细胞的营养和氧的供给，可增强消积化瘀、软化回缩肝脾的效果。但肝硬化病变有活动期和静止期之不同，活动期使用大量活血化瘀药，不仅效果不好，反有伤络破血诱发出血及肝昏迷之虞，临证不可不知。对于一些病程长用上述药物难以奏效的患者，可酌配软坚散结之品，如龟甲、鳖甲类以促进肝脾肿大的回缩，对病情大有裨益。

### 2. 扶助正气

肝炎后肝硬化多属免疫功能缺陷，主要是免疫功能低下，使肝细胞持续受损，正气亏虚。因此，扶助正气对防治肝硬化亦很重要。由于本病病程较长，常见虚实错杂之象。虚瘀交错，互为因果，故其治疗亦须渐消缓磨，缓徐图治，否则徒施大队活血化瘀之品，于病情无益。若与补益药合并运用，可祛邪不伤正，扶正不助邪。临床及实验证明，某些补益方药本身也具有抗肝纤维化组织增生之作用，如党参、白术、黄芪、麦冬、枸杞子、灵芝、何首乌等。

### 3. 清热解毒

周信有指出许多肝硬化早期和慢性活动性肝炎难以区别，且相当部分慢性活动性肝炎可发展为肝硬化，而慢性活动性肝炎绝大多数与病毒复制有关，因此，抗病毒治疗对肝硬化的形成有积极的防治作用。此外，毒邪凝聚是导致本病的一个重要原因，且气滞、血瘀、痰凝日久可化热盘踞。现代药理及临床证实，抗病毒类药物大多属清热解毒药，故常用大青叶、板蓝根、虎杖、茵陈、白花蛇舌草、青黛、夏枯草、龙葵等。

### 4. 温阳利水

肝硬化失代偿期多为晚期阶段，临床辨证分型多属脾肾阳虚型和虚瘀癥积型。主要表现为脾肾阳虚，气化失司，血瘀肝硬，症见胁下癥积，腹水潴留，身体虚羸等。周信有遵"全面兼顾整体调节"之宗旨，采取攻补兼施的治疗原则，予培补脾肾、活血祛瘀、利尿消肿之品。周信有指出，临床上治疗肝硬化腹水，每重用党参、白术，轻则15～30g，重则30～50g。再配合祛瘀利水之水蛭、益母草，伍以大队利水消肿之品猪苓、茯苓、泽泻、车前子等，以达消除腹水之目的。若证偏肾阳衰微，症见肢冷神疲、呼吸气促、面色黧黑、腹水鼓胀等，加制附片9～15g，桂枝9g，以补肾益火，温阳化水。

周信有经过多年的临床观察后指出：在用中药利水渗湿、温阳化气、祛瘀利水的基础上，再配西药利尿剂氢氯噻嗪和保钾利尿剂螺内酯，可加强腹水消退，确实较单一的中药或西药利尿法优越。

另外，肝硬化腹水虽多表现为脾肾阳虚的证型特点，但有的晚期肝硬化腹水由于水邪潴留而不化津，体液循环中之有效体液量减少，亦常出现口燥咽干、舌质红绛、阴津严重亏涸的阴虚之象。此时预后较差，须警惕阴虚风动，而出现肝性脑病之可能。

## 三、特色诊治方法

### （一）经验方

**1. 舒肝化癥汤**

组成：柴胡9g，茵陈20g，板蓝根15g，当归9g，丹参20g，莪术9g，党参9g，炒白术9g，黄芪20g，女贞子20g，五味子15g，茯苓9g。

用法：水煎服。亦可共碾为末，炼蜜为丸，每丸重9g，日服3丸。

适应证：各种病毒性肝炎。

方解：柴胡疏调肝气；茵陈、板蓝根、茯苓清解利湿，抑制病毒；当归、丹参、莪术等养血调肝，活血祛瘀，以扩张肝脏血管，增强肝内血液循环和增加肝脏血流量，从而起到改善肝脏营养及氧气供应的作用，防止肝脏细胞损害、变性和纤维组织增生，以防止肝病的发展，并促使肝病恢复；党参、白术、黄芪、女贞子、五味子为扶正补虚之品，参、术、芪健脾益气，有利于血浆蛋白的升高，改善肝功能；女贞子、五味子补益肝肾，促使肝细胞功能的恢复，其中五味子酸收入肝，可起到降酶作用。

随症加减：①湿热较甚或瘀胆者，茵陈可用 40~60g，或加赤芍 20g，栀子 9g，可增强清利湿热、祛瘀利胆的作用。②虚羸者，阳虚酌加淫羊藿 20g，仙茅 20g，肉桂 9g 以温补肾阳；阴虚酌加生地黄 20g，枸杞子 20g 以滋补肾阴；气虚加党参、白术各 20g；血虚者重用当归 20g。③肝硬化腹水者补虚与祛瘀并用佐以理气利水消肿。补虚用党参 20g，白术 30g，黄芪 30g，淫羊藿 20g，仙茅 20g，巴戟天 20g，鳖甲 30g，鹿角胶 9g 共成培补脾肾之功；祛瘀则加赤芍 20g，三棱 15g，莪术 15g；腹水加大腹皮 20g，茯苓皮 20g，泽泻 20g，白茅根 20g，车前子 20g。如此标本兼治有利腹水消除，恢复肝脏代偿功能。

**2. 处方 1 号**

组成：虎杖 20g，茵陈 20g，板蓝根 20g，党参 20g，炒白术 20g，黄芪 20g，赤芍 20g，丹参 20g，莪术 20g，延胡索 20g，制鳖甲 30g，枳实 20g，炙甘草 6g。

用法：水煎服。

适应证：肝硬化代偿期。正气虚损，肝失疏泄，肝络阻塞，血瘀肝硬，一般属于肝郁脾虚型、肝郁血瘀型。症见右胁胀痛，胁下癥积（肝脾肿大），脘痞纳呆，体倦神疲，舌质暗淡，脉沉弦等。

随症加减：在上方的基础上，常重用和增加培补脾肾和活血之品，如淫羊藿、仙茅、巴戟天、党参、黄芪、白术、鳖甲、鹿角胶、三棱、水蛭等，常收到满意的效果。

**3. 处方 2 号**

组成：党参 20g，炒白术 20g，黄芪 20g，淫羊藿 20g，仙茅 20g，仙鹤草 20g，制鳖甲 30g，赤芍 20g，丹参 20g，三棱 15g，莪术 15～30g，鹿角胶 9g（烊化），大腹皮 20g，猪苓、茯苓各 20g，泽泻 20g，车前子 20g（包煎），益母草 20g，柴胡 9g，生水蛭粉 5g。

用法：水煎服。并加用生水蛭粉 5g，早晚分吞。

适应证：肝硬化失代偿期，常并发功能性肾衰竭（肝肾综合征）。本病证属脾肾阳虚，气化失司，血瘀癥积，腹水蛊胀，表现出虚瘀交错，本虚标实的特点。

方解：此病所表现出的邪实正虚、血瘀肝硬、腹水潴留，乃脾土衰败，脾虚失运，肾阳衰微，阳虚不化的结果。故本方以三仙（淫羊藿、仙茅、仙鹤草）、党参、白术、黄芪、鹿角胶以扶正培本，补益脾肾，健脾渗湿，温阳化水；以赤芍、丹参、三棱、莪术、益母草、水蛭等活血。

## （二）经验药

水蛭：其化瘀通络、利水消肿作用远胜他药，且有较好地软化回缩肝脾、利胆退黄之功。常配合猪苓、茯苓、泽泻、车前子、大腹皮等利水消肿之品，再加益母草及理气导滞之枳实,以达消除腹水之目的。

鳖甲:软坚散结,回缩肝脾,与党参、白术、黄芪、仙茅、淫羊藿等相伍,有较好地升高白蛋白、纠正蛋白倒置的作用。

注意事项:食管-胃底静脉曲张、血小板减少、有出血史者破血祛瘀重品宜少用或不用,但活血祛瘀轻品如当归、丹参等仍宜应用,而散瘀止血的三七尤其必用。

# 参考文献

[1] 李琼,滕龙,李永勤,等.周信有辨治病毒性肝硬化经验 [J].中医杂志,2018,59 (8):643-645.

[2] 李琼.周信有论治肝炎后肝硬化 [N].中国中医药报,2018-04-02 (4).

[3] 周信有国医大师传承工作室.周信有:崇《内经》释十九条复方多法治肝病 [N].中国中医药报,2018-03-16 (4).

[4] 张毅,李金田.周信有教授辨治乙型肝炎的临证思路与经验 [J].云南中医中药杂志,2006 (6):4.

[5] 吴全学.周信有教授辨治病毒性乙型肝炎经验拾零 [J].甘肃中医,2005 (8):13-14.

[6] 吴全学.周信有教授治疗肝炎后肝硬化经验介绍 [J].甘肃中医学院学报,2005 (3):3-5.

[7] 申秀云.周信有教授辨治乙肝的特点 [J].甘肃中医学院学报,1999 (1):3-4.

[8] 温丽芬.周信有教授论肝病辨治 [J].甘肃中医学院学报,1997 (3):3-4.

[9] 何建成.周信有教授治疗肝炎后肝硬化经验介绍 [J].新中医,1996 (12):3-4.

[10] 温丽芬,李永勤.周信有教授用药特点初探 [J].甘肃中

医学院学报，1994（2）：1-2.

［11］吕文良．名老中医肝病治验录［M］．北京：金盾出版社，2012.

（胡建华　尹瑞英）

# 周仲瑛

周仲瑛，男，1928 年 6 月出生，世代中医，幼承庭训，随父周筱斋教授学习中医。南京中医药大学主任医师、教授、博士生导师、江苏省名中医、国医大师。目前担任中国中医科学院学术委员、江苏省中医学会终身名誉会长等职，获"全国中医药杰出贡献奖"称号。始终坚持以提高疗效为首要目标，临床辨证注重病机分析，强调以脏腑病机为临床辨证的核心，独创审证求机、知常达变、辨证五性、复合施治诸论，首创"第二病因""瘀热论""伏毒论""复合病机"等多种学说，擅长从"风痰瘀热毒虚"入手，采用"复法大方"治疗慢性肝病，特别是在病毒性肝炎、肝硬化、重型肝炎方面的学术观点和辨治经验，得到了国内外中医界的认同和广泛应用。

## 一、学术思想

### （一）湿热瘀毒论

20 世纪 80 年代初，面对病毒性肝炎发病率日益升高的情况，周仲瑛提出病毒性肝炎"湿热毒瘀蕴结"新概念。从病毒性肝炎的病机演变过程来看，无论湿热从外感受，还是从内而生，必然首犯中焦，困遏脾胃。脾喜燥恶湿，湿盛则困脾；胃喜润恶燥，热盛则伤胃。湿热蕴遏交蒸，土壅木郁，势必导致肝疏泄失司，热毒瘀郁于肝，湿毒内蕴脾胃，表现"肝热脾湿"之候，久则肝脾两伤，甚则病及于肾。因此，周仲瑛提出湿热毒瘀蕴结是慢性病毒性肝炎发病的基础，且贯穿于该病的始终，其病理性质主要属于邪实，但邪毒久羁，热伤阴血，湿伤气阳，又可表现出虚实夹杂之候。总之，湿热毒瘀等病理因素互相交结，气病及血，"瘀毒郁结"为病变的主要环节。周仲瑛指出"湿热瘀毒互结"复合病机是慢性肝炎病理演变过程中的基本病机，湿热、气滞、血瘀、毒之间存在相互转化、因果夹杂、复合为患的关系，提出临证之际只要把清化湿热瘀毒法作为基本治法，依据病机虚实多寡和兼夹主次，随症加减，灵活应用，就抓住了慢性肝炎祛邪的关键，提高中医治疗慢性肝炎的针对性、准确性。

## （二）肝脾相关论

《素问·至真要大论》言："厥阴之胜，耳鸣头眩，愦愦欲吐，胃膈如寒……胃脘当心而痛，上支两胁……甚则呕吐，膈咽不通。"《难经·第七十七难》亦曰："见肝之病，则知肝当传之于脾，故先实其脾气。"仲景提出"见肝之病，知肝传脾，当先实脾""故实脾，则肝自愈，此治肝补脾之要妙也"，是对肝脾相关理论的引申及发展。肝为刚脏，属木应春，喜条达而恶抑郁，有赖脾之运化、散精以濡养。脾胃属土，腐熟运化水谷精微，乃气机升降之枢，有赖肝胆之疏泄。湿热伤人，脾胃首当其冲，故肝炎病人常以疲劳乏力、纳差厌油腻为主症；后期又因肝木横逆犯脾，或脾虚湿困，常见胁肋脘腹痞胀或疼痛；脾运不健，气血生化乏源，又可见气虚血瘀、气滞血瘀等。周仲瑛常将此类证候用"肝脾两伤"概括，既包括肝郁脾虚证，还包含肝热脾湿、肝脾气虚、肝胃不和、气虚湿停、气虚血瘀和肝脾统藏血液失职等多种含义。故常在清化湿热瘀毒的基础上，配合调和肝脾，使湿祛热清，气血畅达。用药上，调和肝脾常须疏理气机，应防止过用温燥，重视维护肝阴，一方面因湿热特别易耗气伤阴，另一方面疏利温燥太过亦可耗伤气阴，气阴两伤则使病情更为复杂，变证迭出。

## （三）脏腑病机论

周仲瑛主张临证应"活化辨证"，强调辨证应首重病机，提出"病机十三条"，构建了中医病机辨证新体系，基本思路是"病理因素为纲，脏腑理论为基础"。辨识脏腑病机是临床辨证的重要内容，充分体现了周仲瑛从中医整体观出发，认为五脏六腑实为一个整体的思想，其内涵包括五脏相关、脏腑表里、脏腑同治等多个方面。这其中不仅体现了中医学方法论的整体观，更是蕴藏了中医临床中重要的诊治思维过程——基于"五脏一体""脏腑同病"，治疗理当"脏腑同治"。脏腑同治的意义在于临床疾病诊治过程中整体观的实践，并最终落实到处方配伍当中。周仲瑛在内科疑难病证的诊治方面积累了大量临床经验，辨治善于紧扣病机，从病理因素及脏腑病机入手，分析脏腑之间的生克乘侮关系，采用脏腑同治之法达到预期疗效。周仲瑛"肝为五脏之贼，为病最易延及他脏，应注意脏病及腑的关系，扩大辨证视野，进行整体调节"，因此，他提出了"治肝"当先运脾、"治肝"还当利胆、"治肝"常须和胃、"治肝"也要理肠、"治肝"勿忘补肾的思想，认为治疗肝硬化应紧抓肝脾不放松（治脏），胆胃肠腑也要通（治腑）。这些经验充分体现出周仲英对中医脏腑同治理论的灵活应用，对后学的指导意义巨大。

### （四）复合病机论

"复合病机"理论的内涵是指病性、病理因素、脏腑病位及病势都存在病机复合与转化的复杂关系，周仲瑛指出临证时若能够把握复合病机的转化规律，就能够执简驭繁，从而最大限度地提高临床疗效。而邪气之为病，除正气不足外，必然离不开脏腑病机这一内涵，《黄帝内经》之"病机十九条"早已明言及此。同样，周仲瑛"复合病机"的基本内涵，不仅是指邪气之间复合为患，虚实之间、脏腑病位之间及病机转化趋势之间也存在复合多变的临床特征。因此，这种立体的、动态的病机演变过程，是指导临床辨证用药的关键所在。由此可见，在传承周仲瑛临床经验研究过程中，一方面，可以对瘀热、湿热、风火、痰瘀、湿热疫毒郁结等病理因素开展研究，另一方面也需要以脏腑病机为核心开展研究。强调复合病机是内科疑难病的共性病机特征，病证结合模式应首重疾病的基本病机，因机立法，复法制方，并概括这样的辨证方法为"病机辨证"。例如周仲瑛总结出肝硬化的基本复合病机是"湿热瘀毒郁结，肝脾肾亏虚"，"瘀热"是其关键病机，是肝硬化不同阶段病机发生演变、转化的枢纽。

### （五）"伏毒"论

周仲瑛将温病中的"伏邪"及"苛毒"理论从外感引入内伤杂病范畴，伏邪既可外受，也可内生；邪气蕴蓄不解为毒，既有感而即发的毒，又有伏而后发的毒，进而提出"伏毒"的概念，倡"伏毒"专论。"伏毒"指内外多种致病的邪毒潜藏人体某个部位，具有伏而不觉，发时始显的病理特性，表现为毒性猛烈，病情危重，或迁延反复难祛的特点。肝硬化的发病可用伏毒学说解释，HBV 属外感伏毒，具有湿热疫毒特性，侵入人体后因正气尚强，大多不立即发病，为潜藏阶段，日久耗伤正气，或复加新感，内外相引，从里而发。"伏毒"的辨证原则有五：一辨毒的外受、内生；二辨毒的阴阳属性及其相关病理因素；三辨所在病位及其病理传变；四辨毒的特异性或普遍性，是一毒一病（如乙肝病毒），还是一毒多病，如热毒、瘀毒；五辨邪正的标本缓急及其动态变化。治疗应以攻毒护正，化解透托为原则。

## 二、临证经验

### （一）慢性乙型肝炎诊治二法与四原则

周仲瑛提出慢性肝炎"湿热瘀毒证"概念，创立清化瘀毒法和扶正化瘀法。进而又提出慢性肝炎治疗四原则：即祛邪重于扶正、清热重于化湿、治血重于治气、调养重于温补。

### 1. 清化瘀毒法——湿热瘀毒证

症状：肝区胀痛或刺痛，纳差，脘痞，泛恶，腹胀，两腿酸重，口干苦黏，大便溏垢或秘，小便黄，面色黧滞，或见血缕，舌苔腻、色黄或白，质黯红或有瘀斑，脉弦或濡数。

基本方药：化肝解毒汤。组成：虎杖、平地木、半枝莲、土茯苓各 15～20g，垂盆草 30g，田基黄、败酱草各 15g，贯众、片姜黄各 10g。

功效：清化湿热，解毒散瘀。

方解：药用虎杖、平地木为君，入血解毒，清热利湿；半枝莲、垂盆草、田基黄、土茯苓清热利湿解毒为臣；败酱草、贯众清热解毒活血为佐；片姜黄活血行气，入肝为使。

随症加减：湿热中阻加炒黄芩、厚朴；肠腑湿热加凤尾草、败酱草；湿热在下加炒苍术、黄柏；湿热发黄加茵陈、黑山栀；热毒偏重加龙胆草、大青叶；谷丙转氨酶增高加蒲公英；湿浊偏重加煨草果、晚蚕砂；血分瘀热加白花蛇舌草、制大黄；营血热盛酌加水牛角片、丹皮、紫草；肝郁血瘀加土鳖虫、马鞭草；胁痛配延胡索、广郁金；食欲不振配鸡内金、炒谷芽；泛恶配白蔻仁、陈皮；衄血配茜草根、白茅根。

### 2. 扶正化瘀法——正虚毒郁证

症状：肝区隐痛或胀痛不适，不耐疲劳，头昏，腿酸，口苦黏，时有腹胀，大便溏，小便时黄，面色黄滞，舌苔薄腻或中后部黄腻，质隐紫或有瘀斑，脉细弦或濡软。

基本方药：太子参12g，焦白术、茯苓、枸杞子、制黄精、丹参各 10g，虎杖、半枝莲各 15g，土茯苓 20g。

功效：调养肝脾，清化瘀毒。

方解：本方适用于正虚邪恋，虚实夹杂，正气虚弱，邪毒内伏，病势迁延者。本方中太子参、白术、茯苓补气健脾渗湿，辅以枸杞子、黄精平补肝肾；佐以虎杖、土茯苓、半枝莲凉血解毒利湿；取丹参为使，入血凉血活血。

随症加减：肝血虚加当归、白芍；肝肾阴虚酌加桑椹子、炙女贞子、制首乌；谷丙氨酸氨基转移酶高者加五味子；阴虚有热加大生地黄、金钗石斛；脾虚酌加党参、黄芪；肾阳虚加淫羊藿、菟丝子；肝郁气滞加柴胡、香附；化火加山栀、丹皮；血瘀加桃仁、山甲；湿困加苍术、厚朴；热蕴加茵陈、蒲公英。

**3. 慢性肝炎四原则**

（1）祛邪重于扶正

因本病总因感受湿热病毒所致，急性期固属邪实，即使迁延转为慢性，耗损正气，但同时仍有湿热余邪的存在，为此，当求因论治，采用清除湿热瘀毒的针对性方药，祛邪以扶正，避免误补助邪；如见正虚者，则当祛邪与扶正并重，或主或次地配伍扶正药，扶正以祛邪。在肝功能复常、二对半转阴的巩固阶段，虽以扶正为主，但亦不宜纯补，以防恋邪。

（2）清热重于化湿

根据慢性肝炎临床表现，一般偏于热毒内蕴者为多，此因病久则湿从热化，肝热则郁而化火，故常热重于湿，治应清解热毒为主，化湿为辅，针对具体病情，酌情组方配药，但须注意清热不可过于苦寒伤中，抑遏脾阳，选药应与急性黄疸肝炎湿热重者有别。化湿不可滥予温热燥烈，耗伤肝阴。

（3）治血重于治气

由于病情的迁延，本病逐渐转为慢性，势必久病入血，邪毒从气分进入血分，湿热与血互结，表现为血热与血瘀并见，如面色暗红，满布赤丝血缕，手掌鱼际红赤，舌质多紫，或见齿衄等，故宜凉血和血，凉血以解毒，和血以化瘀，同时兼以清泄气分之热，肝郁气滞者，疏理肝气。活血药物有抑制肝脏纤维组织增生的作用，能改善其病理性损伤，防止肝硬化，但忌用消克破血伐肝之品。

（4）调养重于温补

临床所见，本病久延肝脾不调，必致肝脾两伤，故治当调养。但热毒瘀郁，伤阴耗血者多，伤气损阳者少，为此，用药又应以平补柔养为主，既不可滋腻壅滞碍脾，亦应防甘温补气助热，特别要慎用温补肾阳之剂，以免促使湿热再度复燃，一般而言，多以养阴为主，补气为次。

## （二）"热毒壅结"诊治重型肝炎

重型肝炎可以归纳出以下几个特点：一是疫邪热毒猛烈，熏灼肝胆，胆汁外溢，出现骤发黄疸，身目如金；二是血分瘀热火毒炽盛，迫血妄行，而见吐衄、斑疹、便血；三是火、热、毒扰动肝风或内陷心包，出现神昏抽搐；四是湿热毒邪弥漫三焦，脉络瘀阻，以致气血水互结为鼓胀，尿少腹大。反映为热毒、火毒、瘀毒等方面，治疗应根据血分瘀热火毒炽盛的特点，立足于清解血分瘀毒，凉血化瘀。由于本病病理重点之一是疫毒、热毒、火毒的郁滞壅结，因此必须强调清热泻火解毒。同时，毒入血分，瘀阻脏腑经络，火、热、毒、瘀相搏，故又应重视凉血散血化瘀，用药须防止苦寒之品过于凉遏，所谓"凡用清凉，须防冰伏，必佐活血疏畅，恐凝滞气血"。凉血解毒法正是清热解毒与凉血散瘀的复合应用，临床和实验研究证明，本法具有清解热毒、活血退黄、凉血止血、祛瘀生新、救阴扶正等作用。

### 1. 清血分热毒

外感疫毒，邪陷入里，热因毒生，或火热炽盛，内侵营血，瘀结生毒。本病的发生，与"热""毒"密切相关，故清热解毒是治疗的重要环节。热毒轻者，清热解毒即可；热毒深重，除泻火外，还须从凉血解毒着手，清血分之热，解血分之毒，祛除病因，阻止病情进一步发展。其作用机理有以下几点：一是凉血散瘀可以清热。凉血之品，本身即具清热泻火、凉血解毒之效，配合散瘀之法，使热瘀分解，不致搏结，有利于热毒之清化，如柳宝诒曰："瘀热所为者，必须导去瘀热，俾热邪随瘀而下，庶几病势可转危为安。"二是清热凉血可以解毒。凉血药物多兼解毒之功，而且清泄血分火热亦有助于祛邪解毒。目前认为，凉血解毒之犀角地黄汤具有直接降解内毒素和促进机体对内毒素的清除作用，是治疗本病的有效处方。三是凉血解毒对肝炎病毒有抑制作用，特别是乙肝病毒深伏血分，留于肝脏，亦是一种毒。实验表明，凉血解毒制剂——清肝解毒针对鸭乙型肝炎病毒（DHBV）具有明显抑制作用。

### 2. 散瘀以退黄

瘀热内阻，郁而发黄，尤其是重度黄疸，更以瘀热互结为基本病机。通过凉血活血散瘀，可使郁结于血分之热毒消散，则黄疸易退。其作用机理，一是活血化瘀以退黄。因滞之血脉通利畅达，肝胆疏泄功能改善，则胆汁可循常道。二是清热凉血解毒以退黄，逆折火热之邪，清解血分瘀毒。其中具有泻下作用的大黄等还能通腑泄热解毒，使邪从肠腑而出。

### 3. 凉血以止血

重型肝炎合并出血，基本病机为瘀热搏结，络损血溢，若见血止血，单纯收涩，难以奏效。必须采取凉血散瘀之法，清血分之热，行脉络之瘀，血得安宁，自可归经，即叶天士"直须凉血散血"之意。凉血化瘀止血法的优点在于凉血而能清热，以免热盛复再动血耗血；化瘀且能解毒，有利脏腑功能恢复，减少邪毒损害；止血而不留瘀，以防败血留阻伤络，而致出血难止。

### 4. 祛瘀以生新

血瘀是重型肝炎的基本病理状态之一，始终存在于整个病程。瘀又易和热、毒等相互搏结，因此，活血化瘀不容忽视。凉血解毒法的基本作用之一就是化瘀行血，祛瘀生新，如赤芍、生地黄、丹皮等就兼有凉血和化瘀双重效能。通过清解热毒，祛除腐败，则不致瘀滞壅结，"瘀血去则新血生"。

### 5. 存阴以扶正

热在血分，阴液必伤。阴虚则邪热愈盛，且可加重血瘀，故病程中必须时时注意顾护阴液。凉血解毒亦能养阴而存液，首先，某些清热凉血之品，兼具养阴之功，如生地黄，既能滋养阴血，又"最善于清热、凉血、化瘀血"，具有多种复合作用，临床为常选之药。其次，清热可存阴，凉血可护血，因血中邪热得清，经脉宁静，避免动血耗血，自可达到存阴之目的。最后，化瘀解毒，祛除有害的致病因素，则可减少邪毒对阴血的损害，且瘀滞能通，新血亦生。故凉血解毒法亦寓匡正之义。综上所述，凉血解毒法具有清热解毒、化瘀退黄、凉血止血、祛瘀生新、养阴扶正等多方面综合作用，能有效地解除重型肝炎火热毒互结、动血耗血、伤阴损正等病理状态。

### （三）用药经验

#### 1. 清热祛湿、化瘀解毒是基本治法

湿、热、瘀、毒、郁是各型慢性肝病过程中的共性病理因素，"湿热瘀毒郁互结"复合病机是慢性肝病的基本病机特征，邪毒久羁，伤阴血，耗气阳，可导致气虚、阴虚等。慢性肝病的病位主要在肝、脾两脏，病情迁延，涉及肾，证候表现最常见胁痛、尿黄、大便溏、口干、疲劳乏力、隐痛、腹胀、胁胀、口苦、大便干（秘）、纳差，舌脉最常见苔黄、苔腻、舌质暗、苔薄、舌质红、舌质紫及脉细、脉滑、脉弦、脉濡，这些症状大多可用湿热瘀毒郁结复合病机概括。清化疏泄"湿热瘀毒郁"是周仲瑛治疗慢性肝病的基本治法，同时常与理气、滋阴、益气、健脾消食等治法配伍使用。临床用药主要包括三类：第一类是清热祛湿药物：茵陈、蒲公英、垂盆草、黄芩、苦参、茯苓、叶下珠、苍术、夏枯草、老鹤草、酢浆草、田基黄；第二类是凉血化瘀解毒药物：赤芍、郁金、丹参、虎杖、片姜黄、丹皮、熟大黄；第三类是常用配伍药物：包括疏肝理

气、健脾化湿、滋养肝肾药物，如醋柴胡、香附、厚朴、焦白术、太子参、青皮、陈皮、枸杞、炙甘草、法半夏、藿香叶。这三类药物可依据临床具体情况组成。周仲瑛治疗慢性肝病常用基础方，既包含茵陈蒿汤、茵陈五苓散、四逆散、二陈汤、胃苓汤、小柴胡汤、犀角地黄汤等方，更有蒲公英、垂盆草、苦参、叶下珠、夏枯草、仙鹤草、酢浆草、虎杖、田基黄等现代研究对肝病具有良好疗效的中药，其中垂盆草是降酶要药，具有清热利湿作用，既是辨证选用的结果，又符合药理作用的辨病用药，一举两得。

**2. 复法大方，综合兼顾**

《素问·至真要大论》论述组方原则时提出"奇之不去则偶之，是谓重方"，《素问·异法方宜论》言："杂合以治，各得其所宜，故治所以异，而病皆愈者，得病之情，知治之大体也。"证候交叉复合，表里、寒热、虚实错杂，多脏传变并病，复合立法能够适应具体病情，取得较好的疗效。尤其对多病多证的患者，还应按辨证做到主次有别，在针对主病主证采用某一主法的同时，又要把握其整体情况，注意兼病、兼证，复合立法，兼顾并治。由于复法大方具有药味多、药力强、药量大等特点，故适用于病有兼证，尤其是疑难杂症患者。即使单一的证，有时也需通过复合立法，求得相互为用，以形成新的功效，如温下法、酸甘化阴法、苦辛通降法等。此外还可以复法取得反佐从治，或监制、缓和其副作用。实践证明，温与清的合用，通与补的兼施，气与血的并调，升与降的配伍等，确能进一步增强疗效，消除一法所致的弊端，如纯补滞气、寒热格拒等。用药上主要由五大类构成，一是抗癌解毒类，二是化痰散痞、软坚散结类,三是活血化瘀类,四是宣降气机类,五是益气养阴类。

(1)升降结合

升降是脏腑气机运动的一种形式,人体脏腑气机的正常活动,维持着人体正常的生命活动。如肝气的升发与疏泄,脾气的升清与胃气的降浊。临床上可见气机升降失常的表现,如肝失疏泄、脾不升清、胃失和降等。其病理变化表现为升降不及、太过和反常3种。在治疗上根据脏腑部位不同,结合其生理病理特点选方用药。病在肝者,如肝癌,应疏肝理气,可选柴胡、香附、郁金、陈皮、香橼、枳壳、枳实、川楝子、绿萼梅;病在脾胃者,如胃癌、肠癌,应化湿理气,辛开苦降,可选木香、藿香、厚朴、半夏、干姜、人参、枳实、大腹皮等。

(2)补泻兼施

内伤杂病虽多,然其要不外虚实两端。《素问·通评虚实论》云:"邪气盛则实,精气夺则虚。"虚实是邪正盛衰在临床表现上的具体反映。一般来说,初病多实,久病多虚,然而,由于人体是一个极其复杂的有机体,邪正虚实往往错综复杂,初病未必就实,如虚体感冒,治当扶正解表;久病亦未必就虚,往往伴有气滞、痰饮、水湿、瘀血等。如慢性肝炎既有疲劳乏力、腰膝酸软、口干便溏等肝脾肾俱损的征象,又有胁痛、脘痞、尿黄、纳差、目赤、口苦、口臭、舌红苔黄腻、脉弦滑等湿热瘀毒互结之表现。治疗当视其虚实程度,选用水牛角、丹皮、赤芍、紫草、草果、虎杖、田基黄、白花蛇舌草、半枝莲、茵陈、大黄、龙胆草、山栀等药泻其实,同时又需酌用太子参、炙鳖甲、茯苓、白术、枸杞子、桑寄生、石斛、生地黄等补其虚。

（3）寒热并用

寒证与热证，多系脏腑阴阳失去平衡而产生的临床表现。各脏腑之间的寒热表现各有差异，或一脏有寒、一脏有热，或同一脏腑既有热象又有寒象（如肝热脾寒之黄疸），尤其是肝胆脾胃疾病，即使无明显寒热夹杂之象，但采用辛温与苦寒合法，按主次配伍，每能提高疗效，如半夏泻心汤合左金丸治疗肝胃不和之胁痛等。

（4）敛散相伍

使用于病情复杂之证，如既有气阴耗散或卫阳不固，又有外邪客表或气机郁滞，内热郁蒸等表现。故治疗既需收敛固涩，又需疏散外邪或行气解郁、清中泄热。

（5）阴阳相求

阴和阳在整个病变过程中，关系非常密切，一方虚损，往往可导致对方失衡，阴损及阳，阳虚及阴，最终演变成阴阳两虚，治疗固需阴阳双补，然单纯的阴虚或阳虚亦要从阴阳互根求之。

（6）表里相合

表证和里证往往可以单独出现，亦可兼见。表里同病者表里双解，此乃常规，但对内伤杂病里证的治疗适当配入表散之品，可以达到调和表里、提高疗效之目的。如在治疗肝硬化之水肿时，可以在辨证施治的同时加入羌活、防风等疏风解表药。即使是阴水致肿，配伍疏风解表药也可起到"风能胜湿"消肿的目的。

（7）气血互调

气与血是人体生命活动的重要物质基础，二者相互资生为用，亦每多影响为病。气与血不足，机体失于温煦、濡养，固需益气以生血，或补血以益气，然在补益气血药中，参以活血行血药，更有助于增强疗效。

（8）多脏兼顾

五脏互为资生制约，脏与腑表里相合，病则互相影响，故治疗不仅要按其相生、相克关系从整体角度立法，有时还需两脏或多脏同治，把握疾病传变的规律，采取先期治疗，如肝病当宗"见肝之病，知肝传脾"之意，肝脾同治。切忌顾此失彼，只看表象，不求本质，只看现状，忽视因果关系。

## 三、经验方

### （一）化肝解毒汤

组成：平地木、虎杖、半枝莲、土茯苓各 15～20g，垂盆草 30g，贯众 5～10g，黑料豆 10g，片姜黄 10g，生甘草 2～3g。

功效：清化瘀毒。

方解：方用虎杖、平地木，二药苦平，清热利湿，活血化瘀，入血解毒为君；垂盆草甘淡凉，清热利湿，解毒降酶，半枝莲辛平，清热解毒，活血散瘀，土茯苓甘淡平，清热利湿解毒，合而为臣，协同增效；贯众苦微寒，清热凉血解毒，片姜黄辛苦温，活血行气以缓痛胀，黑料豆甘微寒，清肝益肾，共为佐药；生甘草甘平泻火解毒，调和诸药而为使。全方具有清泄肝经湿热瘀毒之功。

随症加减：按主要用量多少，分轻、中、重 3 类，根据邪毒的轻重，正气的强弱酌情选择。脘腹胀满者加厚朴花、枳壳、藿梗、莱菔子、大腹皮；转氨酶居高不降有湿热者应用垂盆草、鸡骨草、蒲公英、田基黄；瘀毒重者加制大黄、丹参、赤芍、虎杖，湿热不显时可选五味子、乌梅、枸杞子、二至丸等；兼有胆囊炎或胆石症者，常加郁金、鸡内金、海金砂、金钱草、路路通；肝区疼痛者选片姜黄、炒延胡索、九香虫、失笑散等；伴有肥胖、高脂血症者加决明子、泽泻、生山楂；伴有泛酸、胃痞者加黄连、吴茱萸、蒲公英；头痛头昏者加白蒺藜、夏枯草；有出血倾向者加茜草、仙鹤草、白茅根、大蓟、三七。

### （二）十味脂肝汤

组成：醋柴胡、茵陈、生楂肉、郁金、蒲公英、赤芍、香附、夏枯草、丹参、泽泻。

功效：疏肝理气，清化痰湿，活血消浊。

主治：脂肪肝、肥胖患者。

方解：方中醋柴胡旨在引诸药直达肝胆，用量多为5g，与配伍香附，共奏疏肝理气之功；茵陈能清利湿热，通常是治疗肝病黄疸的首选药物，无论阴黄、阳黄都可选用，为治疗非酒精性脂肪肝必选药物，原因在于肝性疏泄，痰湿瘀滞肝胆，最易郁而化热，容易形成湿热、瘀热，久则变证良多，因此，选用茵陈清热利湿，有助于"既病防变"，且茵陈又能疏肝之郁，而无凉遏脾胃之弊，一举三得。脂肪肝属于脂膏积聚之证，所以选用生楂肉旨在消痰运脾，最能消化油腻肉食积滞，且山楂还能行气散瘀，用之殊宜；赤芍、郁金、丹参合用，能凉血活血、祛痰化湿、疏肝利胆，与本病病机最为合拍；夏枯草与蒲公英合用，清热利湿、消散郁结之力尤强；更有泽泻消痰渗湿行水，清泄肝肾伏火，对于合并肥胖、高脂血症者尤常使用。

随症加减：肝气郁结重者，加用青陈皮以理气消痰，或加苍术、半夏以燥湿化痰、运脾和胃，痰湿祛则郁结除；胁痛者加炒玄胡；肥胖者，加海藻、荷叶化痰散结，升清降浊；脘腹胀满者，加厚朴花、枳壳、莱菔子，运脾化痰消胀；尿酸增高或伴下肢浮肿者，加土茯苓、玉米须；肝胃不和、反胃吐酸者，加黄连、吴茱萸；舌苔黄腻，加藿香、佩兰；痰多者加姜半夏、僵蚕、泽漆；头昏、颈僵者，加水蛭、葛根；伴高血压、头痛、头晕者，加天麻、钩藤、菊花、石决明；疲劳乏力、便溏者加党参、山药、薏苡仁；腰酸肢软，加枸杞子、桑寄生；若肝功能异常，转氨酶增高者加酢浆草、垂盆草；伴有胆囊炎、胆结石者，加金钱草、海金沙；肝脾肿大者，加鸡内金、鬼箭羽、泽兰、炙鳖甲。

## 参考文献

［1］张鹏飞，张文风.周仲英复法治疗肿瘤［J］.吉林中医药，2021，41（3）：348-352.

［2］郭仁清.周仲瑛教授癌毒理论与消化系恶性肿瘤的辨治实践［D］.南京中医药大学，2011.

［3］周仲瑛.国医大师周仲瑛［M］.北京：中国医药科技出版社，2011：207-213.

［4］周仲瑛.跟名师学临床系列丛书·周仲瑛［M］.北京：中国医药科技出版社，2010：105-120.

（李京涛　刘永刚）

# 朱曾柏

朱曾柏，男，1931 年出生，湖北省监利县人，湖北中医药大学教授，著名中医痰病学家。从事教学、医疗、科研工作五十余年，临床经验丰富，学术思想独特，尤其注意学习与掌握现代医学的成果，并将其用于治疗疑难杂症、危急重症、乙肝和多种癌症，因而独辟蹊径。出版的医学著作有《中医痰病学》《中医内伤热病学》《慢性病毒性肝炎的辨证施治》《朱曾柏疑难杂症医疗经验集》《朱曾柏治癌病案选》《乙型肝炎的辨症施治》等。他多年临床研究提出的"中医广义痰病诊断标准"，其中包括体征特点和症状特点两方面，概括为 28 条，对诊断和防治痰病痰证起到了积极作用。

## 一、学术思想

### （一）常见证型的诊治

#### 1. 湿热之毒中阻

所谓湿热之毒中阻，是指肝、胆、脾、胃四个脏腑为湿热之毒郁滞蕴遏。按中医脏腑相关的整体生理病理观，肝脏有病往往要涉及胆和脾胃，一损俱损，一荣俱荣。肝、胆、脾、胃同属中焦，故谓之曰"湿热之毒中阻"。临床表现主要是肝区或两胁下胀满疼痛，并可波及脘腹、肢体困重，食欲不振，厌食油腻，口黏口苦口臭，偶有恶心和低热，大便常呈糊状而气臭，尿黄且短，舌苔黄腻或厚腻，或舌根部常年覆少许黄腻苔不化（舌苔黄不一定是热，但却是血分郁毒之候），脉象濡缓。治以清化湿热之毒，兼以和胃疏肝，药用茵陈、虎杖、板蓝根、连翘、垂盆草、槟榔、车前子、贯众、广陈皮、川厚朴、薏苡仁、白花蛇舌草、土茯苓、金钱草、甘草。

**2. 肝阴亏损夹毒**

中医认为肝肾同源，其生理病理至关密切，肝脏有病，必然伤及肾阴，或使肾阴暗耗，形成肝肾阴亏夹毒。临床表现主要是肝痛明显，也有隐痛而喜轻轻揉按者（这是正虚邪恋不去之候）。稍有劳作，肝痛即加重，同时伴头晕、形体日见消瘦、精神疲惫、腰胫酸软、乏力，或有低热、眼目干涩、夜寐不宁、口干、面色晦暗或潮红，女病人则月经量少、舌质红而少苔或舌面龟裂、脉细数。本型患者肝功能损害一般比较明显，病程较长，治以滋养肝肾兼以清肝解毒，药用当归、制首乌、山萸肉、丹参、巴戟天、枸杞子、白芍、女贞子、炒川楝、虎杖、板蓝根、槟榔、延胡索、甘草。若胁肋不适、脘腹胀甚，可在滋养肝肾剂中少佐疏肝行气之品，如橘叶、佛手花之类。

**3. 活血解毒清热**

活血解毒清热剂主要用 HBsAg 等持续阳性而症状和体征不明显或 HBsAg 转阴后又复阳者。药用虎杖 50g，露蜂房、紫草、龙胆草、槟榔 10g，研极细末（蜂房蒸后微火烤干），制成蜜丸，成人每次10g，一天3~4次（儿童酌减），以茵陈、板蓝根、连翘煎水送服。也可同时吞服明矾0.2g，贝母粉1g。虎杖性味苦寒，历代医家惯用于水火烫伤。蜂房甘平，入肝经，虽有小毒，但不少医家并没有囿于有毒之说，一直用于以毒攻毒、杀虫、助阳。壮阳、助阳之剂可能有助于提高体液免疫功能，而乙型肝炎用蜂房，又无径用参、芪等补气滋胀之弊。用蜂房治疗乙型肝炎（特别是对那些症状和体征不明显的患者），只要炮制得法，用量适当，"以毒攻毒"疗效是比较好的。紫草苦寒而无毒，入心包络和肺经，是中药中解毒凉血不可多得的佳品，李时珍推崇为"其功长于凉血止血"，擅治"血热毒盛"之证。乙型肝炎经久不愈，脏腑失和，体内津液气血化为痰湿，痰湿黏滞难去，因而出现毒骊于痰、痰积化毒的病理变化是可能的，因此吞服明矾、贝母粉渗化痰湿，是十分必要的，可以提高HBsAg阴转率。

## （二）对于肝痛的诊治

朱曾柏从多年的临床实践中，对肝痛、肝大以及运用活血化瘀法（药）有些经验和教训。肝痛、肝肿大经久不愈，多归属于"胁痛"门类。其病机证治，一般可归纳为：瘀血痛、气滞血瘀痛、肝肾阴伤痛、痰瘀交阻痛。

### 1. 瘀血肝痛

特点是刺痛明显，或抽掣作痛，拒按，心烦，舌质紫暗。有的患者巩膜常有少许血络浮现，可选加或适当加重丹参、玄胡、郁金、五灵脂、赤芍、桃仁、牛膝、三七粉（吞服）、败酱草、蒲公英、白花蛇舌草等药物的用量。活血止痛，清热消炎解毒，可同时用蒲公英、红花、桃仁、乳香、没药、景天、三七等研末，布包外敷于肿痛处。病情严重者，血热化毒，可用药液吞服犀黄丸。如服药后，肝痛、肝大不减，头晕，食欲减退，心烦不适，是用活血化瘀之药过急过猛之故，应减轻药量。

**2. 气滞肝痛**

以胀痛为特点，痛处喜按，舌上无瘀点，舌质不红，情志抑郁，或饱食后胀痛加重，可在适用方中选加或加重川楝子、橘叶、泽兰、玫瑰花、麦芽、刺蒺藜、郁金等行气活血止痛。川楝子治肝痛效果较好，又有清热解毒杀虫功用，药量应稍重，可用至20g。王旭高认为"川楝清肝，柔刚正好""清润和调""柔以驭之，尚可驯其横逆，此金铃子之柔肝，固非芳香诸物之可以一例者也"。诚属经验之谈，值得临床借鉴。气滞血瘀肝痛，若上述药选择、配伍得当，较之其他类型肝痛较易治疗。

**3. 阴虚肝痛**

本型特点是患者对肝痛特别敏感，隐痛而喜揉按，肝功能损害明显。由于瘀痛持久不解，损伤气血，或湿热久稽，暗耗肝阴，故必伴疲惫、头晕、腿软胫酸、失眠心烦、口干等症，或有低热（阴虚生热），舌质嫩红，少苔，脉象细数，患者常因肝痛而影响睡眠，而睡眠不好，肝痛、疲惫更甚，形成恶性循环，故病情较重。王肯堂在《证治准绳》中说："气与血犹水也，盛则流畅，少则壅滞，故气血不虚则不滞，既虚则鲜有不滞者。"气血虚衰而运行不畅，亦属不通则痛，故肝肾精血亏损，也是产生肝痛的重要因素，而且由于体虚耐受力差，故肝肾阴亏患者，对肝痛尤为敏感，可在适用方中适当加白芍、甘草、柏子仁、乌梅、炒川楝、当归、延胡索、枸杞、枣皮等。所以肝肾阴伤肝痛，治疗须以滋养柔润之剂为主。肝体阴用阳，养肝之体，即可柔肝之用。陈士铎说："治胁痛必须平肝，平肝必须补肾，肾水足，肝气得养，不治胁痛，胁痛自平也。"如肝痛仍不止，可再用延胡索研成极细末，每次随药吞服 6~9g。延胡索性味平和，止痛效果好，还可镇静。以细末吞服（研得越细，止痛效果越好），奏效之速，屡见不鲜。其他类型肝痛经久不愈，亦可以延胡索研末吞服。

**4. 痰瘀肝痛**

其特点是胀闷疼痛，肝大如覆杯，肢体困重，厌油腻，喜淡食，面色暗晦，睛光滞涩，舌质暗红，苔白腻，或舌根部白腻苔常年不化，这是肝气郁结逐渐聚为痰浊、瘀血之证，中医名"肥气"，叶天士、吴鞠通等人所言之"肝着"。王肯堂等人则径直言明："痰走于肝，……胁肢胀痛。"也是指痰瘀交阻所形成的肝肿大和疼痛，然而临床上对这种肝痛、肝大的机理，常常被人们所忽视，多按破血软坚或消炎护肝等常法诊治，效果往往不好。由于肝大痞硬，患者亦极其恐惧，虑其有癌变之患。对于此种肝大肝痛，应按散痰行瘀为治，可在适用方中选加木瓜、旋覆花、荸荠、薏仁、生牡蛎、威灵仙、夏枯草、丹参、红花、郁金、浙贝母、杏仁、橘红，运用得当，收效甚捷。如确属瘀血、死血而形成的肝硬化，即肝脏组织纤维化、坏死者，则应选用醋鳖甲、三棱、莪术、红花、丹参、牛膝、延胡索、片姜黄、王不留行子、泽兰、白花蛇舌草、半枝莲、蒲公英等活血软坚，消炎解毒，并酌加鳖虫、丝瓜络、蜣螂等虫蚁搜剔之品，以促进活血软坚药发挥疗效。此外，还可用生山甲、鸡内金研极细末，随药吞服，以加强软坚散积功用。

## 二、临证经验

### （一）用药经验——善用三七

从临床治疗肝纤维化的体会和实际疗效看，如能以平和之剂外敷（包括外搽）、内服，可尽早控制肝纤维化（包括血吸虫性肝纤维化），阻止病势发展，达到逆转的效果。内服法：三七研极细粉，另取当归尾、黄芪、浙贝母、甘草煮水送服，每次 4~5g，每天 2~4 次，至少服半年。外用法：用三七粉（量多）、大黄、莪术，先把大黄、莪术放于 80% 酒精中浸泡 7~8 天，去掉莪术、大黄，再加适量蜂蜜，搅成稀糊状，用时将三七粉倒于莪黄膏中，摊在多层纱布上，外敷于患处，每次外敷时间不超过 6 小时，外出行动时敷药更好。外用膏取下后，放在消毒器皿中，盖好，可反复使用 2~3 次。治疗肝纤维化，鳖甲虽是一味好药，但一般不用，常用三七易鳖甲。其原因有二：一是体质不特别虚弱的患者，每天至少要服 80g，剂量太大，宜戕伤胃气。中医治病，特别是治慢性疾患，顾护胃气非常重要。二是现在市售之鳖甲，多为人工养殖，其化癥破积之药力远不如野生鳖甲。防治肝纤维化，中医应从瘀、痰、毒三方面组方遣药。三七化瘀生新为主药固然是重要的，但不能忘了痰和毒。中医论痰，是五脏六腑俱有，全身内外皆到，瘀血、败血中必然留伏痰浊；而瘀之既久，必然化毒。中医对毒的认识，其层次是多维性的，不若西医单指病毒。以三七为主药，配伍浙贝母、莪术瘀痰毒并治，效果明显。防治慢性乙肝纤维化如此，其他因素引起的肝纤维化，也可参照本法使用。

## （二）经验方

土茯苓、板蓝根、生甘草，上三味药物为朱曾柏所创制的"朱氏乙肝散"中的一组角药。朱曾柏认为乙肝系湿热疫毒所致，治疗乙肝要治"本"。乙肝的"本"就是乙肝病程中最显露、最突出的证；而证又是病机的核心表现，因此按当时的病机施治也是治"本"。乙肝治疗求"本"，还应包括因人制宜、因时制宜、因地制宜等因素。其治法为清化湿热疫毒，少佐活血疏肝，方用朱氏乙肝散，由土茯苓、板蓝根、茵陈、黄芩、丹参、大黄、藿香、白花蛇舌草、半枝莲、甘草组成。方中土茯苓甘、淡、平，无毒，入肝经，是化湿利湿之要药，使湿从尿出，湿从水化，湿去热孤，俾湿热分消，病毒亦可化解或潜消。现代药理研究表明，土茯苓的粗黄酮类成分有解毒、抗肿瘤、抗脂质过氧化和利尿作用，这些都与中医中药治疗湿热疫毒中阻证并行不悖。板蓝根味苦、性寒，是中医历代治疗时行疫病、疫毒内伏血分之要药，本品有较好的解毒、清热、散结之功效，而治疗病毒性疾病和乙肝湿热疫毒中阻证，自应当以主药应用。朱氏乙肝散运用二十多年七次易其方，而土茯苓、板蓝根、甘草三药始终不变，其制方之义，也在于此。

## （三）特色诊治方法

### 正确运用活血化瘀药

肝藏血、主疏泄，肝有病，则血脉瘀滞，形成所谓

"瘀"，或曰"肝经蓄血"。因此在适用方中适当选用活血化瘀药，促使血流加快，软化瘢痕，是十分必要的。实验证明，活血化瘀药对于肝炎有消炎、止痛、解毒作用。张介宾有言："瘀血有所留藏，病久致羸，似乎不足，不知病本未除，还当治本，若误用补，必益其病矣。"何梦瑶说："凡血行妄瘀蓄，必用桃仁、大黄行血破瘀之剂，……故不必问人之虚实强弱，必去无疑。"可见肝炎运用活血化瘀药是必要的。常用药物如丹参（可重用至30g）、桃仁、赤芍、炒山楂等。如体质较好，病程不长，也可在方中选用三棱、莪术、红花等破血较强的药物，不过这些药物性味峻猛，用量不宜过重。运用活血化瘀药也应注重"辛润通络"法，可选用旋覆花、四制香附、土鳖虫（一般用6g即可）、合欢皮等辛润通络之品。"辛润通络"法，方药稳妥。所以叶天士用"辛润通络法"治"肝着胁中痛"，吴鞠通以"宜通肝络法"治"肝着"，谓"顺其势而利导之"，皆属活血化瘀之举，而且能收到较好的疗效。朱曾柏用活血化瘀药时，亦常仿通络法之义而遣药，效验亦佳。新瘀宜急散，久瘀宜缓攻，正邪兼顾，是临床运用活血化瘀法（药）须注意的。运用活血化瘀法（药），要注意不是所有肝炎都用，若病程久，肝肾阴虚之症明显（特别是女性患者），即使有瘀血症状，如肝痛、肝脏肿大等，也不能贸然使用，因这种"瘀血"系由阴虚血亏、血少成瘀所致，宜从补益肝肾入手，增液生血，才能改善临床症状，达到血液流畅的目的。

# 参考文献

[1] 冀振华，陈德忠．名医朱曾柏［J］．湖北中医杂志，2010，

32（2）：3 - 6，1.

[2] 朱曾柏．以恒达变以变求恒——从乙肝的诊治看辨证论治整体性的特色和优势 [J]．中国中医基础医学杂志，2004（3）：5 - 12.

[3] 朱曾柏．我用三七 [J]．湖北中医杂志，2010，32（8）：26 - 27.

[4] 王鸿士，钱英，朱曾柏，等．乙型肝炎证治 [J]．中医杂志，1985（4）：10 - 14.

[5] 朱曾柏．肝痛肝大的治疗经验 [J]．重庆医药，1982（6）：37 - 38.

[6] 朱曾柏．三七妙用 [J]．辽宁中医杂志，1995（7）：327 - 328.

[7] 朱曾柏．疑难病证验案四则 [J]．辽宁中医杂志，1989（5）：1 - 3.

[8] 朱曾柏．慢性病毒性肝炎的辨证施治 [J]．中医杂志，1982（9）：48 - 51.

[9] 朱曾柏，杜天植．论中医外治法 [J]．湖北中医杂志，1982（1）：1 - 6.

[10] 朱曾柏，郭辉雄．对《有关肝风的病机分析及其证治》一文的商榷 [J]．中医药学报，1981（1）：59 - 63.

[11] 朱曾柏．中医肝脏脏象研究小议 [J]．湖北中医杂志，1979（1）：16 - 20.

[12] 朱曾柏．慢性肝炎的辨证施治 [J]．新中医，1975（4）：15 - 19，14.

（包剑锋　欧阳媛）

# 邹良材

邹良材（1910—1989），江苏常熟人，名家栋，字良材，中医内科主任医师、教授、硕士生导师，全国著名中医肝病专家。1927 年春，拜师常熟名医陆敬臣，从师之后，刻苦学习，尽得其传，于 1931 年挂牌行医，渐闻名乡里，潜心研究肝病的中医诊治，终厚积薄发，以治疗肝病而闻名，与同时期享有盛名的肝病专家关幼波齐名，业内有"南邹北关"之称，为江苏省中医院肝病中心学术奠基人。邹良材借鉴现代医学知识，深入探讨肝脏疾病，师古而不泥古，广纳历代医家之长。

## 一、学术思想

### （一）肝木脾土，阴阳互根

肝与脾在生理病理上关系十分密切。肝主疏泄，脾主运化；肝藏血，脾生血统血，肝主疏泄而为藏血之所，脾主运化而为气血生化之源。肝为气机疏泄之主，分泌胆汁，输入肠道，帮助脾胃对饮食物进行消化，脾得肝之疏泄，则升降协调，运化功能健旺，肝失疏泄则脾土升降失常。脾为气机升降之枢，脾土壅遏，亦影响到肝气的疏泄，脾乃后天之本，为气血生化之源，脾运健全，则气血充足，肝体得养；脾运无权，则气血不足，肝失所养。血液方面，脾之运化，赖肝之疏泄，而肝藏之血，又赖脾之化生。脾气健运，血液化源充足，则肝有所藏，而脾运不健，统摄无权，亦可使肝藏血不能。

邹良材认为"黄疸""胁痛""癥积"等病，其病机初起可概括为肝气乘脾、肝脾不和、肝气犯胃、湿困脾胃，病久则可转化为脾虚湿蕴、肝脾两虚、肝阴亏损或气滞血瘀等。本病开始每多见纳差、乏力、腹胀、胁痛等症，是由于脾胃失运而肝木乘侮所致，因此，该阶段的治疗，强调治脾胃更胜于治肝。

慢性肝炎或早期肝硬化症见肝区作痛，口苦胁胀，脘腹痞满，纳谷不香，精神不振，四肢乏力，二便自调，苔薄，脉弦者，可根据其临床证候表现辨证为肝脾不调，治疗应用疏肝健脾法，在疏肝同时，培补脾土。正所谓"虚则补之，实则泻之"，补法也不是猛补、滞补，而是一面补益元气，一面则宣布五脏阳气，纠正衰败之脏气，使得其运行转输之能恢复。方用四逆散加减：炒柴胡、大白芍、枳壳、焦白术、云茯苓、广郁金、制香附、川楝子、鸡内金、延胡索。便溏苔腻见湿重者，酌加苍术、楂曲；腹胀纳差者，加木香、砂仁；肝区痛甚者，加九香虫、红花。

## （二）肝胆相济，互为表里

胆位于胁下，附于肝，与肝相连，肝之余气泄于胆而成胆汁，注入肠中，帮助脾胃消化吸收食物。胆虽为六腑之一，却与其他五腑不同，只贮藏胆汁而不接受水谷糟粕，故又把胆归属于"奇恒之腑",若脾胃湿热熏蒸肝胆,胆液上逆或外溢,则出现口苦、呕吐黄水或黄疸。张景岳在《类经》中称:"肝气虽强,非胆不断,肝胆相济,勇敢乃成。"正因为肝和胆关系密切,所以胆的作用甚至也能认为是肝的部分功能。从临床来说,肝胆的生理病理虽各有特点,但往往其间有特殊联系,两者的有关临床表现实际上也很难决然分开。胆发生病理变化时,通常可以虚实分言之:胆虚可见头晕、易惊少寐、视物模糊等;胆实则出现目眩耳聋、头晕、胸满胁痛、口苦、呕吐苦水、易怒,或往来寒热等。

### (三)肝升肺降,阴阳交会

阴阳交则生,不交则病,离则死。肝为阴中之阳,肺为阳中之阴。肝主升发,肺主肃降,肝升肺降,气机调畅,气血流行,脏腑安和。邹良材在治疗肝炎过程中,症见肝区隐痛,口干咽燥,干咳少痰,或有痰血齿衄,溲黄,时有低热,舌红有裂,苔少或剥,脉细数者,则根据其临床证候表现辨证为肺阴不足,肝火偏旺。治宜清养肺阴而制肝,方用沙参麦冬汤加减:南北沙参、大麦冬、肥玉竹、川百合、干芦根、大白芍、粉丹皮、生甘草。若常有低烧者,加地骨皮、青蒿、银柴胡;盗汗者,加浮小麦、红枣;口干甚者,加细川斛、冬瓜子;溲赤者,加生地黄、木通、竹叶。

## 二、临证经验

### （一）重型肝炎辨证分型论治

重症肝炎包括急性坏死型肝炎和亚急性坏死型肝炎，病情进展迅速，预后恶劣，多见于素体虚弱者、嗜酒者、孕妇或原有慢性肝脏疾病患者。其中急性肝坏死型之病情最为凶险。此类疾病不但发病急剧、传变迅速、病情重笃、预后恶劣，而且还具有传染性。重症肝炎如从中医病因学来考虑，一般也可由感受湿热、疫疠之邪，或饮食失当等引起，但由于演变急剧，往往会迅即内传营血、直犯心包，极重者更可因邪势鸱张、正气颓败，而于黄疸未乃呈现之时出现厥脱之变，从而导致迅速死亡。邹良材认为，重症肝炎通常分三种类型。初起时以热毒炽盛者为多见，持续时间亦长；而本病临终前往往会有一由实转虚之突变，此时便可陷入气阴涸竭或气阳衰脱之险恶境地。

#### 1. 热毒炽盛型

本型为重症肝炎之主要表现类型，患者呈现一派热毒化火、深入营血之象，可见高热、烦躁、口渴欲饮，目睛肌肤黄染，并迅速加深，腹胀满，大便秘结，小便黄赤，甚者神志昏糊或谵语、抽搐，或见便血、尿血、衄血，舌质红绛，苔黄燥或黄腻，脉来滑数等。邹良材论治此证，重点每放在"火毒"二字上，投以大剂清火解毒、凉营泄热之品。常用茵陈蒿汤合三黄解毒汤加减进治；如出血倾向明显，则更参犀角地黄汤化裁。药如茵陈、川连、黄芩、大黄、山栀、犀角（或水牛角）、生地黄、丹皮、赤芍、紫草等。如伴见口渴多饮、汗出、脉洪大，为胃热偏炽，可加用知母、石膏清泄之；如烦躁便秘，脉沉实有力，为腑热壅结，可伍芒硝荡涤之；出血较多者，更可加用藕节炭、地榆炭、茜草炭之类以凉血止血；如见神昏谵语、抽搐，为热毒内闭心包，引动肝风，宜配用羚羊角粉、安宫牛黄丸或神犀丹，以凉肝息风，清心开窍。

### 2. 气阴涸竭型

重症肝炎病情由实转虚、急剧恶化之时，此型往往较早出现。患者可见气息短促，面垢额红，或有身热，汗多而黏，神志昏糊，手足搐搦，或兼齿鼻衄血，甚至呕血、便血不止，舌红而干，脉来促数或芤等。遇本证当急投益气救阴之剂，可以生脉散为主方扩充，药如西洋参、麦冬、五味子、山药、龙骨、牡蛎等。出血不止者，可酌加阿胶珠、藕节、白茅根，或吞服三七粉；神志不清者也可参用安宫牛黄丸。

### 3. 气阳衰脱型

重症肝炎呈现此型，多已去死不远，极难挽回。症见气息低微，神志淡漠或昏迷不醒，肢冷汗出，或二便失禁，舌淡苔白，脉微细欲绝等。勉力救治之际，可配用参附汤意扩充进治，以浓煎频频灌服为宜（昏迷者可酌情置胃管适量分次鼻饲），药如红参、制附子、白术、干姜、蛤蚧等。

在这里，邹良材特别强调，上述分型是指一个病程的某一阶段而言，而不是指一个病的全过程，而且即使在一个病程中，也绝不是静止不变的，而是相互联系又有区别的。其中有些证型既能单独出现，有时也可复合出现，还可能相互转化，例如气阴涸竭和气阳衰脱两型，常有交互错杂出现之情况，此时便宜参合生脉、参附两方之意回阳救阴，进行抢救治疗。

## （二）善用方药

### 1. 善用大黄

邹良材治肝脏病，用大黄之处甚多，他认为在这类疾病的发生发展过程中，多有与湿热瘀毒相关者，大黄既可清热除湿，又可解毒行瘀，因而颇为相宜。如在治疗急性黄疸型病毒性肝炎中，中医常用的茵陈蒿汤、栀子大黄汤等，均有大黄。大黄配茵陈，则清热除湿退黄之力益胜；伍入芒硝、枳实，则功专通腑消胀。对大便稀溏者，邹良材亦有使用大黄的，但多为制大黄，同时配以黄柏、黄连等苦寒燥湿之品。邹良材还发现，不少连续服用大黄的病人，约一周后，泻下作用便会明显减弱，以至消失，大便可转为正常。由于大黄不但具有清热、解毒、泻下、退黄等作用，而且有止血、消瘀、化癥的功效，故既可用于急性黄疸型病毒性肝炎，对无黄疸的急性病毒性肝炎、慢性病毒性肝炎，以及肝硬化患者因湿热瘀结而出现吐血、衄血、癥积等情况的，亦常可酌情选用。

### 2. 药物降酶

（1）清热解毒药

邹良材临床常用夏枯草与蒲公英两味，不少急慢性肝炎病例应用后能收到降低谷丙转氨酶的效果，但有些病例收效并不完全令人满意。通过临床观察，邹良材体会到还需因人而异，辨病和辨证相结合。如邪热明显，症见舌红、苔黄、口干而苦者，则可加用龙胆草、黄芩、大黄；肝经郁热不甚重者，则用秦皮、土茯苓、蒲公英；如热不重，湿亦不甚者，用夏枯草、蒲公英、凤尾草；若脾虚明显的加苍白术；两腿酸软无力的加虎杖、薏苡仁；如出现肝阴不足者，则以柔肝养阴为主，以一贯煎为基础再加上述药物；若见脾阳不振者则应以平胃、理中为基础再行加减；如见舌胖质淡紫、有瘀血征象者，则加入桂枝、泽兰、马鞭草等。总之，临床所见谷丙转氨酶升高者，确系湿热为主，清热解毒药固需应用，但亦不能忽视苦寒太过，易伤脾胃的情况，因临床上该病均以消化道症状为最多见。

（2）五味子的应用

五味子性温，味酸，功能敛肺、补肾、止汗、固精、补虚、利肝、止泻。按中医的传统认识，酸可以敛邪，而中医对谷丙转氨酶的升高，大都认为与湿热有关，故似对湿热不重而肺肾阴虚之象明显者，用此药较为恰当；若湿热重时则虽配以清利湿热药同用，也较为适宜。五味子降谷丙转氨酶速度快，近期疗效较好，不良反应少，对症状改善也有一定的作用。但也有一些病例在用五味子降酶以后，常在停药后出现谷丙转氨酶的明显反跳现象。对这个问题，邹良材采取逐步减量的方法，较长时期用小剂量维持，疗效似能获得巩固，长期服用亦很少有副作用，仅有一些胃病患者反映略有脘胀、泛酸现象，经对症处理后可很快消失。

### 3. 提高血浆蛋白

邹良材认为病至慢性肝炎阶段，大都已肝脾两伤，治疗要纠正肝功能、调整蛋白比例，绝大多数应以调补为主。

但以补肝为主还是补脾为主呢？这就要依病人的具体病情而定。如有低热衄血、肝区隐痛、口干、少寐、脉细数、舌绛等阴虚现象者，当以补肝阴为主，方以六味地黄汤合一贯煎加减；如见体倦乏力、肢面浮肿、大便溏薄、纳差腹胀、脉细小弦、苔薄白、质淡而胖等气虚阳微现象，又当以补脾阳为主，方以理中汤合保元汤。但也有少数病例由于素体脾虚湿盛，长期感腹胀纳差、神倦少力、有时下肢轻度浮肿，其舌苔黄腻或根腻，舌质胖、边有齿印，对养血柔肝之品或益气健脾之剂均不能接受者，则给予化湿运脾、芳香泄浊之不换金正气散加减，反能生效。

## 三、特色诊治方法

### （一）特色治法

对肝系疾病的治疗，王旭高在《西溪书屋夜话录》中分为：肝气、肝风、肝火，三者同出异名，但各有主症，因此治法亦异，故肝病最杂而治法亦广。此分类方法虽得后世推崇，但分类较繁，相类者亦不少，邹良材结合自己的经验，归纳总结成肝气治法、肝火治法、肝风治法及其他治法，共四类八大法。

**1. 肝气治法**

适应证：胸胁或胃脘部胀闷或痛，少腹气坠，睾丸胀痛。如肝气犯胃则嗳气泛酸，食欲减退或伴恶心呕吐；如肝气乘脾则可见腹痛作胀，大便溏泄等。

具体法则：

（1）疏肝法：常用主方如柴胡疏肝饮、金铃子散等。

药物如柴胡、青陈皮、郁金、香附、川楝子、延胡索、苏梗、木瓜、香橼皮、玫瑰花、绿梅花、佛手等。如病久入络，则可考虑配合通络法，酌选旋覆花、红花、桃仁、归须、赤芍、三七、丝瓜络、九香虫、泽兰等药。

（2）柔肝法：多以一贯煎为主方化裁。常用药如当归、白芍、枸杞子、柏子仁、生地黄、首乌、山萸肉、阿胶、木瓜、女贞子、沙苑蒺藜、牡蛎、玄参等。本法在肝火及肝风治法中使用更多，但在肝气见证之后期，如已见口干、舌红、脉细数等阴虚之象，此时若仍予疏肝，即如饮鸩止渴，必须养其肝体，其用自柔，所谓"以柔济刚"是也。

**2. 肝火治法**

适应证：有实火、郁火、虚火之分。实火症见目赤妄乱，发痉发厥，小便赤痛或淋闭，脉多弦数搏指，有时发病可由骤然大怒或情绪激动引起。郁火症见寒热往来，呕恶泛酸，乳房结核或颈项瘰疬，烦热胁痛，甚或胀满，脉多乍大乍小，每由肝气郁结，日久化火所致。虚火症见头面烘热，午后颧红，骨蒸潮热，心烦不寐，或嘈杂善饥，舌红苔少，脉多弦细而数。

以上临床表现，多见于现代医学之高血压病、胆囊炎、肺结核咯血、脑血管意外、精神病、神经官能症等疾病中。

（1）清肝法：代表方有化肝煎、丹栀逍遥散。常用药如丹皮、山栀、黄芩、桑叶、杭菊、连翘、夏枯草、羚羊角、白芍、甘草等。

（2）泻肝法：代表方为龙胆泻肝汤。常用药如龙胆草、芦荟、黄连、黄柏、大黄、山栀、柴胡、甘草等。

以上两法多用于实火、郁火，如夹痰可酌配入青黛、海蛤粉、瓜蒌皮；夹瘀可加旋覆花、郁金、桃仁、红花等。如属虚火者，则宜用柔肝法，已如前述。

**3. 肝风治法**

适应证：肝风上旋则头目眩晕、头痛耳鸣；旁走经络则经脉挛掣或四肢麻木作痛；内乘脾土则胸闷痞胀、恶心。此外，如心惊肉跳、口眼歪斜，甚至瘫痪昏厥等，皆属肝风之类。

以上临床表现，可见于现代医学之高血压病、颜面神经麻痹、脑血管意外、梅尼埃综合征、神经官能症、甲状腺功能亢进症、子痫等疾患之中。

具体法则：

（1）镇肝法：可选镇肝熄风汤为主方。常用药如石决明、牡蛎、龙骨、龙齿、紫贝齿、生铁落、代赭石、磁石等。

（2）平肝法：每以羚角钩藤汤为主方。常用药如羚羊角、天麻、钩藤、全蝎、地龙、杭菊等。

**4. 其他治法**

肝病易兼脾、肺证候，故下述两法，亦颇常用。

（1）补脾抑肝法：肝郁既久，失于疏达，横逆犯及脾土，见脘腹胀满、嗳气频频、食少便溏等，治疗时应在疏肝同时培补脾土。除用柴胡、香附、佛手、香橼皮、苏梗等疏肝药外，尚宜伍入党参、白术、茯苓、山药、木香、莲肉等补脾之品。

（2）清肺制肝法：肝火上炎而犯肺，出现咳嗽气急，胸痛，咯血等症状，可采用清养肺阴而制肝之法，治疗时可以沙参麦冬汤为主方加减。常用药如沙参、麦冬、玉竹、石斛、川贝母、百合、枇杷叶等。

（二）经验方

**兰豆枫楮汤**

组成：泽兰、黑料豆、路路通、楮实子。

功效：滋补肝肾，利水除湿。

方解：方中泽兰苦辛微温，入肝、脾两经。功用活血行水，《本草求真》则称其能"入脾行水，入肝活血"。黑料豆，甘平无毒，入脾、肾两经，功用活血，利水，祛风，解毒，主治水肿胀满，风毒脚气，黄疸浮肿。路路通，异名枫实，性味甘平，能通十二经，功用祛风通络，利水除湿，《本草纲目拾遗》称："其性能通行十二经穴，故治水肿胀满用之，以其能搜逐伏水也。"楮实子，性味甘寒，入肝、脾、肾三经，滋肾益阴，利水消肿。

临床应用：治疗鼓胀，历代医家均有"阳虚易治，阴虚难调"之说。对阴虚鼓胀的病理机制，先辈论及者不多，仅明代赵养葵的《医贯》及钱镜湖的《辨证奇闻》中略事谈及，治法皆从补肾之水以制肾火入手，方用六味地黄汤加麦冬、五味子治之。邹良材认为，如肾水明显亏损者，用六味当属合拍；如仅有阴虚之先兆，即投六味地黄汤却似嫌太滋，因设兰豆枫楮汤试用于临床，经多年观察，确能收到一定的疗效。

## 四、调护摄养

调护摄养属中医学"摄生"或"养生"范畴，明代李梴在《医学入门》中说："若夫病有服药针灸不效者，以其不知保养之方。"指出了患病后注意"保养"的重要性。由于肝脏疾病的病程一般都比较长，病情也往往易见反复，因此除了应该进行有效治疗外，密切配合精神、饮食、生活起居诸方面的调护摄养，也是必不可少的。

## （一）保养精神

肝病患者如能正确对待疾病，确立开朗、达观的生活信念，往往就能使精神活动发挥良好的调节作用，促使肝脏功能得到恢复。《素问·上古天真论》指出："恬淡虚无，真气从之，精神内守，病安从来。"这是对精神作用的更高评价。但是真要做到这一点，也殊非易事，特别是在患病之后。《备急千金要方》："凡人不可无思，当以渐遣除之。"指出精神情志方面的刺激，实际上是不可避免的，但是发生之后，却可以及时通过自我宽慰和排遣而使之转而淡漠，从而减少以至消除对人体的伤害。

## （二）调节饮食

肝病在临床上，可以说自始至终会在脾胃方面表现出明显的症状。病人容易出现消化、吸收方面的障碍，诸如食欲不振、泛恶、呕吐、脘腹胀满、嗳气频仍、大便干结或溏薄等。因此，对饮食尤其需要谨加审选、调节。病人既不可因偏嗜辛辣烟酒而伤肝助热，也不可因多进油腻或失慎于生冷不洁而进一步损伤脾胃之运化。不过进食过少或饮食过于疏简也绝非相宜，因为营养不足同样会招致严重的脏气失调。对于有肝硬化合并食管胃底静脉曲张的病人，食物质地的粗糙更可诱发食管胃底静脉破裂而大量出血。临床上有些患者食欲较好，但稍多食，便会腹胀不适，此即所谓"胃强脾弱"，应该注意避免饱食，可实行少食多餐法。辛辣之物皆能助热生火，葱、韭、蒜、辣椒均宜少吃为好，烟酒必须禁绝。油腻之品，特别是动物脂肪，肝脏病人不宜多吃，因为一则碍脾助湿，食后不易消化；二则严重者会扰乱中都，致吐致泻，使脾胃之气大受损伤，实在得不偿失。对肝昏迷前期或已入昏迷期者，含蛋白较高之荤食也在禁止之列。一般而言，肝脏病人脾胃运化功能差者，宜选用淡薄清滋、有助消化以及增进食欲的食物来配合调理，到消化功能渐有恢复时，再逐渐增加补益作用较强而味厚的食品。瓜果中，西瓜可清暑利尿，暑天食用颇为有益；苹果厚肠止泻，枣子甘温补中，也可适当进食；梨性过于寒凉，肝脏病人应当慎用；山芋、南瓜能助湿生热，故均不宜进食。此外，腹水患者，尚应禁忌盐、碱，否则水邪更易潴留，必致影响治疗，加重病情。

## （三）劳逸适度

肝脏病人在急性期和明显肝功能损害阶段，休息是十分必要的。如果肝功能损害基本得到恢复，或者病情较长时间处于稳定状态，还应适当鼓励患者参加一些体格锻炼。运动可使气血流畅，体力增强，只要掌握得当，对促进病体的恢复，将大有裨益。适合于肝脏病人锻炼的方法很多，在《保生秘要》中提到"散步"，特别是春天的郊游，对肝脏病人较为适宜。《黄帝内经》上曾提到"导引""吐纳"类的健身运动，是以"以意运气""动静结合"为主要形式的锻炼方法，更适宜病人采用，比较通行的八段锦、太极拳，以及气功等，就属这类。不过在锻炼过程中，应该遵守循序渐进的原则，并且持之以恒，才能收到预期的效果。临床上有不少病人通过锻炼，收到了十分理想的效果，例如肝功能长期反复不正常的，逐渐趋向正常，有些则进一步获得痊愈。这确实给一些顽固的慢性疾病增加了治愈的机会，为病人带来了信心和勇气。

## （四）起居有常

肝脏病人的机体抵抗力都较弱，容易感受外邪，可因经常外感而进一步损害肝脏功能，导致病情迁延反复或加重，这在临床也属多见。所以，除了应通过治疗提高机体抵抗力外，注意平时生活起居的调摄，以防避外邪侵袭，也显得十分重要。"起居有常"，就是使生活有一定规律，病人要妥善安排休息、活动等作息时间，还应注意冬天的保暖、夏天的防暑，以及防止因过于贪凉而反致受寒。居地也不宜潮湿，衣服要及时跟随气候变化而增减。俗话说"急脱急着，胜似服药"，颇有道理。此外，还应按照季节的不同，对起居作息时间适当加以调整。春夏两季，气候温暖，万物充满生气，应该相应增加些活动时间，使阳气畅和；秋冬两季，气候转凉，万物趋于结实收藏，此时便应注意防寒保暖，并可适当减少活动，早睡晚起，让阴精更多地在体内增长、贮存。

## 参考文献

[1] 邹良材 . 谈谈肝硬化腹水证治 [J]. 中医杂志，1981（5）：30 - 32.

[2] 邹良材，朱世楷 . 治"肝"八法 [J]. 江苏医药，1977（9）：

44 - 45.

［3］赵新敏，邹良材，严明，等．扶正化瘀治疗肝炎后肝硬化50 例［J］．江苏中医，1988（6）：4 - 6.

［4］黄建新，邹良材，严明．脾运不健是慢性病毒性肝炎的病理关键［J］．江苏中医杂志，1986（6）：4 - 6.

［5］邹良材，朱世楷．中西医结合治疗肝硬化合并腹水［J］．新中医，1974（3）：10 - 13.

［6］邹良材，左言富．谈谈肝炎的几个治则［J］．江苏医药，1976（3）：16 - 17.

［7］金实，邹良材．叶案运用"肝病三法"经验探讨［J］．辽宁中医杂志，1983（4）：8 - 9，14.

［8］邹良材，朱世楷，尤松鑫．兰豆枫楮汤治疗（阴虚型）肝硬化腹水［J］．江苏中医杂志，1980（5）：22.

［9］邹良材，朱世楷，尤松鑫．邹良材肝病诊疗经验［M］．北京：中国中医药出版社，1983.

（包剑锋　臧倩）